江苏省高等学院重点教材立项建设项目

21 世纪创新教材

U0380245

预防医学

（第三版）

（供临床、口腔、全科医学及相关专业用）

主　　编　赵进顺　黄水平　徐广飞

副主编　刘　卉　倪春辉　孙峰　陆荣柱　徐莉春　江俊康　许爱芹

编　　者　（以姓氏笔画为序）

王　春（南通大学公共卫生学院）　　　　邵继红（徐州医学院公共卫生学院）

仇梁林（南通大学公共卫生学院）　　　　周　琪（宁波大学医学院预防医学系）

刘　冉（东南大学公共卫生学院）　　　　赵　波（泰山医学院附属聊城人民医院）

许爱芹（徐州医学院公共卫生学院）　　　赵华硕（徐州医学院公共卫生学院）

江俊康（南通大学公共卫生学院）　　　　赵进顺（宁波大学医学院预防医学系）

孙　峰（扬州大学医学院）　　　　　　　赵健亚（南通大学公共卫生学院）

吴冬梅（南京医科大学公共卫生学院）　　倪春辉（南京医科大学公共卫生学院）

李晓东（南通大学公共卫生学院）　　　　徐广飞（南通大学公共卫生学院）

谷玉明（徐州医学院公共卫生学院）　　　徐　进（宁波大学医学院预防医学系）

张美荣（徐州医学院公共卫生学院）　　　徐莉春（徐州医学院公共卫生学院）

张晓宏（宁波大学医学院预防医学系）　　黄水平（徐州医学院公共卫生学院）

张莉娜（宁波大学医学院预防医学系）　　菅向东（山东大学齐鲁医院）

邹祖全（宁波大学医学院预防医学系）　　董长征（宁波大学医学院预防医学系）

邹宝波（宁波大学医学院预防医学系）　　韩丽媛（宁波大学医学院预防医学系）

陆荣柱（江苏大学医学院）　　　　　　　廖　奇（宁波大学医学院预防医学系）

学术秘书　廖　奇　周　琪　赵华硕

东南大学出版社
SOUTHEAST UNIVERSITY PRESS

·南京·

内 容 提 要

本书是 21 世纪创新系列教材之一,由浙江、江苏和山东等省高等院校的有关预防医学专家编写。本书主要介绍生活环境、职业环境、食物及社会心理因素对健康的影响以及环境与健康统计分析中常用的医学统计学方法。书中编写了 14 个实习指导,供各院校在实践教学中选用。附录部分包括预防医学专业常用词汇中英文对照及医学统计方法附表,供使用者参考或查阅。

本书内容简明、新颖,实用性强,可作为临床、口腔、全科等医学及相关专业用作教材,同时也是疾病防治和广大临床医务工作者有用的参考书。

图书在版编目(CIP)数据

预防医学/赵进顺,黄水平,徐广飞主编. —3 版. —南京:东南大学出版社,2014.3 (2020.12 重印)
ISBN 978 - 7 - 5641 - 4776 - 1

Ⅰ. 预… Ⅱ.①赵…②黄…③徐… Ⅲ.①预防医学
Ⅳ.①R1

中国版本图书馆 CIP 数据核字(2014)第 038300 号

预防医学

出版发行	东南大学出版社
出 版 人	江建中
社 址	南京市四牌楼 2 号
邮 编	210096
经 销	江苏省新华书店
印 刷	江苏扬中印刷有限公司
开 本	787 mm×1 092 mm 1/16
印 张	29.25
字 数	730 千字
版 次	2014 年 3 月第 3 版 2020 年 12 月第 5 次印刷
书 号	ISBN 978 - 7 - 5641 - 4776 - 1
印 数	14001 - 15000
定 价	58.00 元

再版前言

预防医学是医学教育中一个重要组成部分,它和基础医学及临床医学共同组成现代医学的整体。随着医学模式从传统的单纯生物医学模式向现代的生物-心理-社会医学模式的转变,人们的健康观已发生了根本改变,健康不仅仅是没有疾病或虚弱,而是躯体、心理和社会适应能力的完好状态。预防医学在疾病防制和健康促进中的重要作用,不容忽视。编写本教材的目的,旨在使医学生在掌握基础医学和临床医学知识的基础上,获得预防医学的基本理论、基础知识和基本技能,遵循现代医学模式,建立疾病预防与健康促进的三级预防观念,提高综合素质,树立面向未来、勇于开拓的创新精神,以面对 21 世纪疾病防制和健康促进任务的挑战,为实现世界卫生组织提出的"人人健康"的崇高目标,奠定良好的预防医学基础。

本书的第一版由汪国雄教授、黄水平教授和赵进顺教授主编,于 2002 年 12 月出版。2008 年 1 月由黄水平教授和徐广飞教授主编了第二版。本书前两版,主要用于临床医学(包括各专业方向)的预防医学教学,本教材以严谨、实用、新颖的编写风格受到了广大使用者的好评。为适应现代医学教育飞速发展的需要,根据使用者的建议,编委会决定对本书进行再次修订。修订后的教材,继续贯彻前两版中的"三基"(基本理论、基础知识和基本技能),体现"五性"(思想性、科学性、先进性、启发性和适用性)和适应医学模式多元化的思想,强调培养临床医学生疾病预防的观念。教材保持了第一版和第二版的实用性和可操作性,尽量精选实例,将近年来本学科领域的新概念、新进展以及新的国家标准、法规等及时编入书中。在充分利用我国资料的基础上,注意吸收了国外的最新发展。本书在保证系统性的同时,适当增加了与临床实践密切相关的疾病防治知识。继续保留第二版中在每节开始前列出教学要点,每章后留有复习思考题,以利于学生自主学习与思考。

全书包括理论和实习指导两部分。理论部分包括绪论以及正文两篇共 11 章。绪论不仅介绍了预防医学的定义和研究对象、目的与方法,以及临床医学生学习预防医学的目的与意义,而且着重阐述了健康和疾病三级预防的基本概念,以及当前存在的影响健康的主要环境问题等。第一篇介绍环境因素与健康,共分 4 章,分别阐述生活环境、职业环境、食物和社会心理因素对健康的影响。第二篇是医学统计学方法,共分 7 章,阐述医学统计的基本原理和常用统计方法,深入浅出,注重应用。实习指导共编写了 14 个,供各院校结合本校情况选用。

在本书修订过程中,宁波大学医学院及各参编院校领导和教务处给予了大力支持,在此谨向他们表示衷心的感谢。感谢本书第一版和第二版的全体编委,特别感谢第一版主编汪国雄教授,他高度严谨、求实的作风不仅使本书初版以高质量获得了使用者的好评,且仍然影响着参与历次再版的全体编委。另外,在本书历次版本的编写过程中,始终得到了东南大学出版社常凤阁老师的大力帮助,在此表示由衷的感谢。在本书修订过程中,全体编委尽心尽力、通力合作,力求使本书既有创新性,又体现实用性。但由于时间仓促、水平有限,书中错误与疏漏在所难免,恳请广大读者批评指正。

赵进顺　黄水平　徐广飞

2013 年 11 月 28 日

前　言

　　预防医学是整个医学教育的重要组成部分。随着医学模式从生物医学模式向生物－心理－社会医学模式的转变，人们的健康观发生了巨大改变。健康不仅仅是没有疾病或虚弱，而是躯体、心理和社会适应能力的完好状态。这就把健康看成是人类生命活动的最重要的质量指标。健康观的改变，促使人们对预防保健的需求日益增加，预防医学已越来越成为一门与临床医学密切相关的课程。编写本教材的目的，旨在使医学生在学习基础医学和临床医学的同时，获得和强化预防医学的基本理论、基础知识和基本技能，确立现代医学模式，增强疾病预防的观念，提高综合素质，树立面向未来、勇于开拓的创新精神，以面对 21 世纪的挑战，为实现"人人健康"的崇高目标，奠定良好的基础。

　　全书包括理论部分和实习指导两大内容。理论部分有绪论及环境与健康、医学统计学方法两篇。绪论介绍了预防医学的定义和研究对象、目的与方法，同时着重阐述了健康和疾病三级预防的基本概念以及我国预防医学的成就和面临的挑战。第一篇环境与健康，共分五章，在第一章中主要阐述人类生存的环境及其与健康的关系，当前存在的主要环境问题，环境污染的来源、危害及防治原则等；第二至五章分别阐述生活环境、食物、职业环境和社会心理因素对健康的影响。第二篇是医学统计学方法，共分七章，从实例入手，阐述医学统计的基本原理和常用的统计分析方法，深入浅出，注重应用。由于在系列教材中单独编写了《流行病学》《保健医学》等，因此，本书对这些内容未作阐述。实习指导共介绍了 14 个，供各院校结合本单位情况选用。

　　本书在编写过程中，除注意阐述"三基"内容外，还重视并体现了以下一些特色：① 新颖性：将近年来本学科的新概念、新观点、新进展以及新的国家标准、法规等及时编入书中，加以阐述和介绍；② 实用性：强调理论联系实际，学以致用，尽量不编入在今后相当时间内实际工作中不涉及的内容；③ 综合性：立足国情又博采众长，充分利用我国的资料，阐明我国亟待解决的问题，同时注意吸收国外的先进经验。

　　在本书编写过程中，得到了各参编院校领导和教务处的大力支持，在此谨向他们表示衷心的感谢。全体编委在编写过程中尽心尽力，通力合作，力求使本书既有所创新，又体现实用。但由于水平有限，本教材中错误与疏漏在所难免，恳请广大读者批评指正。

汪国雄　黄水平　赵进顺

2002 年 8 月 1 日

目　　录

绪　　论

学习要求

掌握：预防医学和健康的概念，三级预防的内容。

熟悉：学习预防医学的意义。

了解：我国预防医学取得的成绩和面临的挑战。

预防医学是在近代随着产业革命和生产社会化、工业化、都市化的发展，逐渐建立起的一门医学应用学科。使其成为一门精准学科的人是德国公共卫生学家 Pettenkofer Maxvon，他将物理学和化学方法应用到卫生学方面，研究空气、水、土壤对人体的影响，测定了大气中 CO_2 对呼吸的意义，并发明了测定 CO_2 的方法，于 1882 年出版了《卫生学指南》一书。

19 世纪下半叶，第一、二次技术革命促进了西方工业的迅速发展，都市人口急剧增加带来了劳动条件和生活条件的一系列卫生问题，除了传染病威胁居民的健康外，还出现了理化因素所造成的职业和环境危害，迫使一些先进的工业化国家在城市规划、新建和改建工厂时，不得不考虑给排水、住宅卫生、工厂卫生等环境卫生和卫生立法问题。以改善环境，防治流行病和各种卫生问题的卫生学（hygiene）应运而生。这一时期可称为预防医学上的第一次革命，其主要目标是防治急、慢性传染病和寄生虫病。

从 20 世纪 50 年代开始，由于预防医学第一次革命的成功，传染病的发生和流行得到了有效的控制，人类的疾病谱和死因谱发生了明显变化，心脑血管病、恶性肿瘤和意外伤害上升为人类的前三位死因。这些疾病主要是不良的行为生活方式和社会环境因素所致，对这些疾病单纯用生物医学手段难以解决，必须用社会心理和行为干预措施，动员社会各种力量才能有效防治。由此，预防医学的重点就从单纯的生物预防进入到生物与社会预防并举，这段时期称为预防医学第二次革命。

20 世纪 70 年代后，一些发达国家的心脑血管病与恶性肿瘤引起的早期死亡开始有所减缓，这时对健康的主要威胁不是来自内源性机体功能紊乱，而是来自环境污染和社会条件的改变，如家庭、社会、工作场所的变化，同时还有暴力、酗酒、滥用药品等。针对上述问题，预防医学又开始了第三次革命。它的工作重点开始由社会进入社区，因为社区预防比社会预防在组织管理上更严密，计划措施更切合实际，评价效果更具体，反馈系统更及时，能对保护和促进人民健康、提高生活质量起更大的作用。

我国古代就已经有预防医学的思想萌芽，如《黄帝内经》中指出"上医治未病，中医治欲病，下医治已病"，汉代《淮南子》中记载"良医常治无病之病，故无病"。但是由于工业和经济发展的落后，我国的预防医学发展起步明显晚于西方发达国家。预防医学在我国得到快速发展得益于 1978 年以来实行的改革开放。改革开放三十多年来，随着我国经济的飞速发展和与国外科研和教学交流的增加，预防医学发展迅猛，缩小了与发达国家之间整体水平上的差距。我国的疾病预防监督管理和研究体系也已经基本形成，并与国际接轨。令人欣喜的是，在个别预防医学领域，我国已经逐渐走在了世界前列。

一、预防医学的概念和内容

(一)预防医学的概念

预防医学(preventive medicine)是以人群为主要研究对象，研究环境因素对健康的影响，疾病和伤害在人群中的发生、发展和分布规律，以及制订防治疾病与伤害、增进健康、延长寿命、提高生命质量的对策和措施的一门综合性学科。基础医学、临床医学和预防医学共同组成医学的整体。临床医学和预防医学分属两个独立的一级学科，两者之间既有区别又紧密相连。预防医学与临床医学的主要区别在于，临床医学的服务对象主要是已经患病的个体病人，而预防医学的服务对象是所有人群(包括健康和患病的所有个体和群体)。预防医学的特点包括：工作重点是健康人和无症状患者，注重人群健康效益，研究重点是环境与人群健康之间的关系，研究方法注重微观和宏观相结合，对策与措施更具积极预防作用。近年来，随着现代医学的发展，预防医学与临床医学之间的相互渗透和相互借鉴日益加深、加快，预防医学的理论和方法在临床医学中得到了广泛应用。

(二)预防医学的研究内容

预防医学的研究内容十分广泛，不仅要研究人群的健康状况，还要研究环境(自然环境与社会环境)对健康的影响，以及改善社会卫生状况，提高人群健康水平的社区卫生措施。随着社会的发展和医学科学的进步，现代预防医学进一步扩展了研究内容，如环境因素由自然环境扩展到了社会环境，由生理环境扩展到了心理环境。同时，预防医学的疾病防制重点，也由急、慢性传染病向传染病与慢性非传染性疾病防制并重转移。预防医学的主要研究内容包括：

1. 研究外界环境因素对健康影响的规律，探索改善和利用环境因素预防疾病、增进健康、提高劳动能力和生命质量的措施。

2. 评价和研究环境因素对疾病和健康的影响及人群健康状况的评价方法。

3. 研究充分利用社会资源，搞好卫生保健服务的规律和措施。

针对预防医学的主要研究内容，本教材将主要阐述：①人类生活和劳动所处环境对健康的影响。包括生活环境、生产环境对人类健康影响的基本规律、食物及社会与心理因素与健康的关系，阐述保护和改善环境以及利用环境因素预防疾病、增进健康、提高劳动能力的措施，探讨营养和膳食在防治疾病、促进健康中的有益作用；②研究和评价环境因素对群体健康影响的统计学原理与常用方法。

二、健康的概念及其影响因素

(一)健康的概念

1946 年，国际卫生会议通过的《世界卫生组织法》将健康定义为：不仅为疾病或羸弱之消除，而系体格、精神与社会适应上之完全健康状态。1948 年《世界卫生组织宪章》明确指出：健康不仅是没有疾病，而且是一种个体在躯体上、精神上、社会适应上的完好状态。世界卫生组织提出的健康十条标准包括：①有充沛的精力，能从容不迫地担负日常生活和繁重的工作而不感到过分紧张；②处事乐观，态度积极，勇于承当责任，事无巨细，不挑剔；③应变能力强，能较快地适应外界环境的各种变化；④善于休息，睡眠良好；⑤能抵抗一般感冒和传染；

⑥体重适当，身体均称，站立时头、肩、臀位置协调；⑦头发有光泽，头屑少；⑧眼睛明亮，反应敏锐，眼睛不易发炎；⑨牙齿清洁，无疼痛，牙龈无出血而颜色正常；⑩肌肉丰富，皮肤富有弹性。

可以从下列四个方面来理解健康的内涵：①健康是动态的概念，即健康研究的内容是一个从最完善的体魄到逐步受到损害，以至得小病到重病的连续过程；②健康关注的应当是一个完整的个体，不仅是生物人，而且是具有复杂心理行为过程的社会人，这使医学的着眼点扩大了，也使医学研究的领域扩大了；③由于健康的评价和健康的影响因素需要从生物学、心理学、社会学等多重层面加以衡量和探索，使得健康的涉及面从个体扩大为群体；④既然影响健康的因素是多方面的，那么促进健康的对策也应是多途径、全方位的。

（二）医学模式的转变

对健康及其相关问题的认识，是人类在与疾病不懈斗争的实践中逐步趋于完善的，这正反映了人类在不断地修正自己的思维方法。我们将观察和解决医学问题的思维方法和行为方式称为医学模式（medical model），实际上就是关于医学问题的观念形式。

长久以来，医学模式历经了神灵主义医学模式、自然哲学医学模式、机械论医学模式，直至 19 世纪的生物医学模式。生物医学模式对现代医学的发展起到了积极的作用，通过预防接种、杀菌灭虫和抗菌药物的使用，人类对传染病和感染性疾病的防治取得了辉煌的成就。但是，生物医学模式也有其片面性，即它缺乏整体和系统的观点，只注重人的生物属性，忽视了人的社会属性。在人类疾病谱发生根本性的改变之后，面对列于人类前三位主要死因的心脑血管疾病、恶性肿瘤和意外事故等慢性非传染性疾病，单纯的生物医学模式显得无能为力。

于是越来越多的医学科学工作者意识到需要有新的医学模式来指导健康问题的实践与研究。1977 年美国精神病学和内科学教授恩格尔（Engler）提出，需要创立一种超越于生物医学模式的新模式，即生物-心理-社会医学模式（bio-psycho-social medical model）。该模式并非简单否定传统的生物医学模式，而是对生物医学模式的完善和超越。生物医学模式在当今的卫生保健活动中仍然占有十分重要的地位，但是从整体观念出发，生物－心理－社会医学模式更能全面、客观地指导人们认识和解决现代社会的卫生保健问题。

（三）影响健康的因素

在生物-心理-社会医学模式指导下，20 世纪 70 年代，加拿大学者拉隆德（Lalonde）和美国学者德佛（Dever）提出，影响健康的因素主要分为四个方面：

1. 环境因素　环境包括自然环境和社会环境。人类健康问题总是与环境因素密切相关。原生环境和次生环境中均存在大量的健康有益因素和有害因素。人类改造环境的活动往往带来一些危害健康的因素。工业生产使水、空气、土壤和食物受到化学物质的污染，构成对健康的威胁。社会环境涉及政治制度、经济水平、文化教育、人口状况、科技发展等诸多因素。良好的社会环境是人民健康的根本保证。污染、人口和贫困，是当今世界面临的严重威胁人类健康的三大社会问题。

2. 生活方式及行为因素　生活方式是指在日常生活中各种行为构成的图景。生活方式及行为因素包括饮食与营养、风俗习惯、嗜好（吸烟、饮酒）、滥用药品、交通工具（如车祸）、体育锻炼和精神紧张等。与社会因素和心理因素密切相关的不良行为生活方式已成为当今危害人们健康、导致疾病及死亡的主因。在我国，位居前三位死因的恶性肿瘤、脑血管病和心脏病，都与不良行为生活习惯有关。

3. 医疗卫生服务因素　医疗卫生服务包括医疗卫生政策的制定、医疗卫生机构的布局、医疗卫生资源的分配及其利用等。医疗卫生服务水平直接关系到疾病的转归和人群的健康。

4. 生物遗传因素　血友病、镰刀红细胞贫血症等遗传病直接与遗传缺陷有关。糖尿病、心脑血管疾病、精神障碍性疾病及部分肿瘤的发生也和遗传因素有关,是遗传因素、环境因素、生活方式及行为因素联合作用的结果。

上述四个方面因素相互依存,其中生活行为方式对健康起主要影响,其次是环境因素、医疗卫生服务和生物遗传因素。这四个因素受到国家的经济水平和卫生事业发展的影响,同时还取决于社会群体的文明程度、生态平衡的保持、自然资源的利用以及人口数量等。它们相互作用、相互制约,共同影响群体的健康水平。

三、我国的卫生工作方针和疾病的三级预防策略

(一)我国的卫生工作方针

卫生工作方针是指引卫生工作向前发展的方向和目标。我国的卫生工作方针随着形势的变化曾有过几次调整。新中国成立初期,我国卫生工作的三大原则是:"面向工农兵、预防为主、团结中西医"。1952 年根据周恩来总理的提议,又将"卫生工作与群众运动相结合"列入卫生工作原则。1984 年全国六届人大确定"预防为主、城乡兼顾、中西结合"为当时的卫生工作方针。20 世纪 90 年代初提出的卫生工作方针是:"贯彻预防为主、依靠科技进步、动员全社会参与、中西医并重、为人民健康服务"。1996 年中共中央、国务院召开全国卫生工作大会,颁发了《关于卫生改革与发展的决定》,提出新时期我国卫生工作的方针是:"以农村为重点,预防为主,中西医并重,依靠科技与教育,动员全社会参与,为人民健康服务,为社会主义现代化建设服务"。这个指导方针的核心是为人民健康服务,为社会主义现代化建设服务,这是党和政府对卫生事业改革和发展的基本要求,也是卫生工作必须坚持的正确方向。农村卫生、预防保健、发展中医药是我国卫生工作的战略重点,坚持贯彻"科学技术是第一生产力"的思想,使我国卫生领域的主要学科和关键技术逐步达到国际先进水平,重视健康教育,可以充分提高广大人民群众的健康意识和自我保健能力。2012 年十八大提出中国卫生工作的方针是:坚持预防为主,以农村为重点,中西医并重,围绕人人享有基本医疗卫生服务的目标,积极推进新型农村合作医疗,公共卫生和基层医疗卫生,努力为群众提供安全有效,方便价廉的医疗卫生服务。

(二)三级预防策略

"预防为主"是一切卫生工作都必须认真贯彻的指导方针。人体健康问题的出现,是一个从量变到质变的渐进过程,根据健康损害形成的不同阶段,将预防策略分成三个等级,即三级预防策略(preventive strategies at three levels)。三级预防策略是贯彻预防为主卫生工作方针的重要体现和具体措施,即以人群为对象,针对健康和疾病演变和发展变化过程的不同时期,全方位地搞好预防、治疗和康复等保健服务。

1. 一级预防(primary prevention)　也称病因预防,是针对致病因素采取的预防措施,使健康人免受或少受致病因素的危害,同时对机体采取一些增进健康的措施。一级预防首先应制定预防疾病、促进健康的政策和策略,如全民健身运动计划、预防高血压纲要、居民膳食指南的基本原则等;其次,采取具体措施消除或减少病因,如通过工艺改革控制工业废气污染、加强消毒灭菌净化病区环境等;第三,面向大众推行保健措施和开展健康教育,如预防接种、合理膳食指导等。

一级预防包括针对健康个体的措施和针对整个群体的措施。

针对健康个体的措施有：①个体健康教育，注意合理营养和体育锻炼，培养良好的行为和生活方式；②预防接种，提高机体免疫水平；③婚前检查和禁止近亲结婚，预防遗传疾病；④做好妊娠和儿童期卫生保健。

针对整个群体的措施有：①制定和执行各种与健康有关的法律、规章制度及政策；②利用各种媒体开展公共健康教育，提高公众健康意识；③提供安全卫生的饮用水和食品，并加强监督与管理；④修建公众体育锻炼和休闲娱乐场所，公共场所禁止吸烟；⑤提高社区医疗水平及覆盖面。

2. 二级预防（secondary prevention）　也称临床前期预防，即在疾病的临床前期做好早期发现、早期诊断、早期治疗的"三早"预防工作，从而使疾病能够得到早期治疗而不致加重和发展。对于慢性病，一方面要利用普查、筛检、定期健康检查、高危人群重点项目检查等形式，及早发现和诊断亚临床患者；另一方面要大力研制高敏感性的诊断技术和方法，发现早期损害，大力提高临床治疗方案的有效性。对于传染病，要做到早发现、早隔离、早治疗，防止扩散蔓延，并及时做好传染病报告。

3. 三级预防（tertiary prevention）　也称临床期预防，对已患病者，及时治疗，防止恶化；对慢性病患者，通过医学监护，减少疾病的不良影响，预防并发症和伤残；对已丧失劳动力或残疾者，通过康复医疗，使其能参加社会活动，提高生命质量，延长寿命。

无论是临床工作还是社区保健工作，临床医学工作者都应该深刻领会三级预防策略的内涵，在自己的岗位上自觉地贯彻落实三级预防措施。

值得提出的是，近年来，在上述三级预防的基础上，又提出了四级预防（quaternary prevention）的概念，四级预防是针对医疗卫生领域的过度医疗（overmedicalisation）问题，如过量使用或滥用抗生素，超剂量或超频率使用有一定损害作用的医学检查等，目的是保护人体（尤其是就诊病人）免受过量药物和医疗检测所带来的健康损害。

（三）卫生保健策略

卫生保健要贯彻"社区化"的原则，大力发展以社区为基础的卫生保健系统。根据我国的实际情况，为合理分配卫生资源，我国提出在农村开展初级卫生保健，在城市开展社区卫生服务的保健策略。

1. 初级卫生保健（primary health care）　又称基层卫生保健，是指基层卫生机构所应当担负的卫生保健和医疗服务工作。我国根据《阿拉木图宣言》所阐述的初级卫生保健精神实质，对初级卫生保健的定义作了以下表述："初级卫生保健是指最基本的、人人都能得到的、体现社会平等权利的、人民群众和政府都能负担得起的卫生保健服务"。初级卫生保健是一种综合性的服务，包括预防、治疗和康复等多个方面。其基本内容有八项：①增进必要的营养，供应足够的安全饮用水；②创建清洁卫生的环境；③开展妇幼保健及计划生育工作；④主要传染病的预防接种；⑤地方性疾病的防治；⑥针对主要卫生问题开展健康教育；⑦常见病和常见伤害的有效处理；⑧提供基本药物。

2. 社区卫生服务（community-based health care）　起源于20世纪60年代的英国，是以城市社区为范围，以家庭为单位，以老、幼、妇、残为重点人群，将预防、保健、诊疗、护理、康复、健康教育和计划生育技术指导融为一体（六位一体）的综合性卫生服务模式。社区卫生服务在提高人群健康水平、改善生活质量、推动社会和经济发展等方面起到重要的保障作用。

过去十几年中，我国卫生事业快速发展，城乡居民健康状况进一步改善，但制约卫生事业发展的体制性、机制性、结构性问题仍未得到根本解决,如农村卫生机构服务能力不强,基础条件差,人员素质不高;城市则由于不断扩容及工业化引发人口流动、环境污染、职业卫生和意外伤害等一系列社会问题。政府一直将实现全民基本卫生保健及完善社区卫生服务列为卫生工作的主要目标,2007年5月国务院批转的《卫生事业发展"十一五"规划纲要》在总体发展目标中指出:到2010年在全国初步建立覆盖城乡居民的基本卫生保健制度框架,使我国进入实施全民基本卫生保健国家行列;到2010年在全国城市初步建立比较完善的社区卫生服务体系,不断提高服务水平,为城市居民提供安全、方便、价廉的公共卫生服务和基本医疗服务。到2013年,上述目标在我国的大部分地区已经逐步实现。

四、医学生学习预防医学的目的和意义

1988年,在爱丁堡召开的世界医学教育会议指出:医学教育的目的是培养促进全体人民健康的医生,即要求医生必须获得不仅针对个人而且针对人群的治疗疾病和促进健康的能力。在医学本科教育课程设置中,预防医学是一门必修课程。

医学生在学习临床医学课程的同时,也要学好预防医学,其目的在于:①完整地认识现代医学,对生物-心理-社会医学模式有透彻理解和掌握;②初步认识和掌握预防医学的观念、知识和技能;③学习预防医学思维方法;④树立预防为主思想。医学生应当认识到:临床医学已不单纯只有传统的"开处方"任务,而有更广泛、更全面的任务,包括促进健康(对尚未患病的人)、预防疾病(对处于危险因素中的人)、协助康复(对已经患病的人)和减轻痛苦(对生命垂危的人)等。

预防医学的很多思想早期都是由临床医生提出的,如,1796年乡村医生Jenner首创牛痘苗并在人体预防接种成功和推广;Snow J.是一位英国内科医生,他很好地利用了霍乱死亡病例资料,以标点地图等方式揭示了霍乱死亡的分布现象及其规律,分析出污染的饮用水为其传播途径,并推论其病原可能为一种活的物质,进而追溯出某水厂为其污染的源头,经采取关闭措施控制了发病。但自19世纪末开始出现了临床医学与预防医学的分离,早期是个体和群体卫生方法的分离,至1916年洛克菲勒基金会决定支持创办与医学院分离的公共卫生学院,标志着这种分离已达体制化。临床与预防分离造成了两个学科之间的分裂状态,对医疗保健事业造成了很多不良影响,如重治疗轻预防,重个体轻群体,医疗费用大增,医疗卫生资源分配不均等。随着我国疾病谱发生改变,心脑血管病、糖尿病及恶性肿瘤等已成为影响居民健康的主要疾病,目前临床尚缺乏治愈此类疾病的有效方法,减少其危害的关键在于预防。由于上述慢性病的发生受个人生活方式及社会环境的影响较大,因此临床医生在临床工作中应该具备大预防的观念和意识,自觉地将对患者的健康教育纳入工作范畴,并注意观察临床就诊患者的异常状况,运用预防医学知识分析发病的流行病学分布,由此可能追溯到引起异常的环境因素,在源头采取措施进行防制,能大大提高预防的效率。

通过预防医学的学习和实践,有利于临床医学生构建预防医学思维,将预防、保健、康复融为一体,成为一名世界卫生组织(WHO)提出的"五星级医生"(five-star doctor),即:①卫生保健提供者,能根据预防、治疗和康复的总体要求提供卫生服务;②医疗决策者,能从伦理、费用与病人等方面综合考虑和合理选择各种诊疗技术;③健康教育者,能承担健康教育的任务,有效地促进个体和群体的健康;④社区卫生领导者,能根据个人、社区和社会对卫生保健的需求做出合适的反应及参与卫生决策;⑤卫生服务管理者,能协同卫生部门及其他社会机构开展卫生服务管理。

五、我国预防医学取得的成绩和面临的挑战

新中国成立以来,我国政府一直把"预防为主"作为卫生工作的基本方针,使国民的健康得到了不断改善和提高,取得了举世瞩目的成绩。但是,经济发展带来的严重环境污染,生活水平提高导致的人体营养过剩,以及生存与工作压力加大和生活节奏加快带来的心理卫生问题,都给我国预防医学的进一步发展带来了前所未有的挑战。

(一)我国预防医学取得的主要成绩

1. 人民健康水平不断提高　新中国成立前,由于瘟疫和饥荒,加上战乱不断,我国人民的健康状况极差,人均期望寿命仅仅 35 岁。新中国成立后,我国认真贯彻了"预防为主"的卫生工作方针,制定并执行了一系列卫生法律、法规、条例、标准和管理办法,如《传染病防治法》《食品卫生安全法》《母婴保健法》《职业病防治法》《学校卫生工作条例》等。通过免疫接种、消毒隔离、检疫监测、消灭病媒动物、垃圾粪便无害化处理、食物和饮用水安全保障等综合性的预防措施,我国在疾病控制方面取得了举世瞩目的成就。20 世纪 60 年代初期我国第一个宣布消灭天花;消灭野毒株引起的麻痹型脊髓灰质炎已得到证实;有效控制了古典生物型霍乱、鼠疫、回归热、黑热病、斑疹伤寒等严重危害人民健康的传染病;很多地方病,如血吸虫病、疟疾、丝虫病已基本控制。尽管我国经济尚属发展中国家,但一些重要的健康指标如婴儿死亡率或人口期望寿命等已基本达到发达国家水平。全国人口死亡率已由新中国成立前的 2.5% 降低到 2006 年的 0.681%;婴儿死亡率也由新中国成立前的 20% 下降到 2005 年的 1.9%。2010 年我国第六次人口普查显示,我国人均预期寿命已达到 74.83 岁。

2. 我国卫生服务体系逐渐完善　各级医疗卫生机构都有了巨大的发展,卫生管理机构和人员队伍已具一定规模。国家、省、市、区、县不同级别的疾病预防控制中心和卫生监督所相继建立,各自的工作任务和职能进一步明确。我国农村地区的县、乡、村三级医疗预防保健网已经形成,即以县级综合性医院为龙头,以乡卫生院为枢纽,以村卫生室为网底,综合实施医疗、预防及保健等各项卫生工作措施,配套齐全、功能完备、运转协调的农村医疗卫生服务体系。三级医疗预防保健网中的一级医疗预防保健机构,在农村是村卫生室,在城市主要是社区卫生服务中心等基层医疗单位,是最基层的医疗、预防组织,它承担了居民基本医疗服务的任务、基层公共卫生工作及大量的保健工作,是卫生工作的重点机构。

(二)我国预防医学面临的挑战

1. 慢性非传染性疾病(non-communicable disease,NCD)已成为影响我国人民健康和死亡的首要原因。随着我国工业化和现代化进程的发展,影响健康的危险因素如环境污染(包括大气、水、土壤、粮食和蔬菜等污染)、吸烟、饮酒、膳食结构不合理、体力活动减少、精神紧张等将呈持续上升趋势。据统计,恶性肿瘤、脑血管病、呼吸系统疾病和心脏病是我国城镇居民目前的主要死因。需要提出的是,慢性非传染性疾病的防治既是我国面临的严峻挑战,也是全球面临的重要公共卫生问题。

2. 传染病危害仍然不可忽视　近年来,由于病原体的变异、自然和社会环境的变化以及人们生活方式的改变,一些传统的传染病的危害仍然很大或死灰复燃,如结核病、性传播疾病、血吸虫病和布鲁斯菌病等。我国目前常见多发传染病包括:病毒性肝炎、痢疾、感染性腹泻、流感、疟疾、霍乱等。近 30 多年来,全球新发现的传染病达 40 多种。这些新发现的传染病大部分在我国都有病例发生或流行。近年来流行于中国的新发传染病包括:艾滋病、肠出血性大肠埃希菌 O157:H7 感染、O139 霍乱、军团菌病、空肠弯曲菌腹泻、莱姆病、单核细胞

李斯特菌引起的食物中毒、小肠结肠炎耶尔森菌感染、汉坦病毒肾综合征出血热、新型肝炎、肺炎衣原体感染、小隐孢子虫感染腹泻、汉赛巴通体感染的猫抓病、禽流感、严重急性呼吸系统综合征（severe acute respiratory syndromes，SARS、甲型 H_1N_1 流感、H_7N_9 禽流感等。新发传染病的不断出现，给人类带来了新的严重威胁，其传播范围广、传播速度快、社会危害影响大，已经成为全球公共卫生中的重点和热点领域。

3. **职业病危害仍十分严峻** 自 2002 年 5 月《职业病防治法》颁布实施以来，职业病防治工作逐步走上了依法管理的轨道，全社会职业病防治意识逐步增强，大中型企业职业卫生条件有了较大改善。但是，随着经济的快速发展以及工业化、城镇化和经济全球化的不断推进，当前职业危害形势依然严峻。我国职业危害广泛分布在煤炭、冶金、建材、有色金属、机械、化工等传统工业，以及计算机、汽车制造、医药、生物工程等新兴产业和第三产业等行业。暴露于各种职业危害因素者超过 2 亿人，职业危害接触人数、分布领域都在世界上居首位。在我国各类企业中，中小企业占 90% 以上，吸纳了大量劳动力，特别是农村劳动力。职业病危害也突出地反映在中小企业，尤其是一些个体民营企业。随着经济和科技的发展，新技术、新工艺、新材料广泛应用，新的职业危害风险以及职业病不断出现，职业病防治工作正在面临新的挑战。

4. **意外伤害发生率不断升高** 意外伤害一般是指外来的、突发的、非本意的、非疾病的使身体受到伤害的客观事件。损伤和中毒的发病率一直是我国城乡居民的第 5 位死因。排在脑血管病、恶性肿瘤、呼吸系统疾病和心脏病之后。根据流行病学调查，人群中意外伤害的发生存在内在规律，大部分意外伤害是可以预防的。目前，我国前 5 位致死性伤害依次为：交通事故、自杀、意外跌落、溺水和意外中毒。

5. **食源性健康问题突出** 食源性疾病是指通过摄食方式进入人体内的各种致病因子引起的通常具有感染或中毒性质的一类疾患。近年来，食源性疾病越来越受到重视，食品安全已经列入我国公共卫生和农业的重要工作内容之一。瘦肉精事件、假酒事件、地沟油事件、在食品中掺入工业颜料事件等屡有发生，造成多起食物中毒的发生，给人民的健康、生命及财产造成了巨大损失。转基因食品（transgenic food)以及以转基因生物为食物或原料加工生产食品的食品安全问题，近年来国内外争论很大，我国正逐渐成为转基因食品的消费大国，转基因食品的生物安全问题，已经成为社会热点问题，亟待实验和流行病学的综合评价。

6. **老龄化问题发展迅速** 我国已进入标准型老年社会。我国在 20 世纪末，60 岁以上老年人口占总人口的比例超过 10%，已开始进入老龄化阶段。进入 21 世纪后，我国人口老龄化速度加快。2005 年底，60 岁以上老年人口近 1.44 亿，占总人口的比例达 11%。预计到 2040 年我国老年人口将达到 4 亿多，占总人口的 27.2%，占全世界老年人口的 22%；特别是 80 岁以上的老龄人口，将由 1 300 万增加到 7 400 万，这表明我国将很快进入高龄化社会。老年人口的增多，许多慢性病、心理卫生、跌倒致伤乃至一些传染病的问题也随之增加，老年人的健康问题将成为一个非常突出的问题。据抽样调查，近 30% 的老人健康状态较差或很差。上海市对 5 000 名老人进行随机抽样调查，老年痴呆症（alzheimer's disease)在 65 岁组患病率为 4.86%，75 岁组为 12%。如何在老年人口基数增大、人口老龄化加快而且发展不平衡的条件下，促进老年人的健康，提高其生活和生命质量，是我们社会发展中面临的又一个重大卫生和社会问题。

7. **环境污染潜在健康危害巨大** 我国是一个人口大国，由于地理和气候等原因，生态系统本身比较脆弱。但目前粗放的生产方式，导致了资源和能源过度消耗，同时造成了严重的环境污染。水、大气、土壤污染和环境破坏导致的气候变化等,进一步增加了疾病发生和传播的机会。如洪涝灾害后,感染性腹泻如霍乱、痢疾、伤寒增加。

8. 医源性疾病已不可忽视　医疗的目的是治病救人、恢复健康。但在医疗过程中,由于诊断和治疗不当造成的医源性疾病不仅增加病人的痛苦,也增加经济费用。在医源性疾病中,仅医院内感染造成的危害就十分严重。据统计,我国医院内感染的发生率在 10% 左右,在医院的死亡病人中,直接或间接起因于医院内感染的达 30%～40%。据估计,我国平均每年因医院内感染增加住院费约为 54.3 亿元。在我国发生的医院内感染中,无法避免的内源性感染约占 30%,可以避免的外源性感染约占 70%。另外,过度医疗如大剂量不合理使用抗生素、超剂量或超频率使用有一定损害作用的医学检查等所造成的损害,也是不可忽视的医源性卫生问题。

(赵进顺)

第一篇　环境与健康

第一章　生活环境与健康

第一节　人类的生活环境

学习要求

　　掌握：环境污染物的来源及其对健康的危害；当前存在的主要环境问题；环境污染对健康影响的特点及其对健康的危害。

　　熟悉：环境对机体作用的影响因素；人群对环境异常变化的反应；生态系统健康；环境污染物的来源和转归。

　　了解：环境的基本组成和环境因素的分类；人类健康与环境因素的关系；环境污染引起的各类疾病；环境污染的防治原则、我国环境保护的基本国策和方针。

一、人类环境的基本组成

在地球几十亿年的漫长发展进程中，逐渐形成了适合人类生存的环境，从而形成了生命。人类的生存环境非常复杂，包括了一切客观存在的，与人类生存有关的自然以及各种社会条件。世界卫生组织给环境的定义是：在特定时刻由物理、化学、生物及社会的各种因素构成的整体状态，这些因素可能对生命机体或人类活动直接或间接地产生现实的或远期的作用。人类存在的环境包括自然环境和生活环境，其组成和质量的优劣都与健康密切相关。

（一）自然环境与生活环境

1. 自然环境（natural environment）　自然环境是人类赖以生存的物质基础。根据其组成特点，可划分为大气圈、水圈、土壤岩石圈和生物圈。

（1）大气圈：大气圈（atmospheric sphere）是指地球外面包围的气体层，按物理性质的不同通常分为：对流层、平流层、中间层、热层和外大气层。随着距离地面的高度不同，大气层的物理和化学性质发生很大的差异。

（2）水圈：地球上的水以气态、液态和固态的形式分布于空气、地表和地下。它们共同构成了水圈（hydrosphere）。水圈一般分为地表水和地下水两大类。如果水体受到污染后，污染物也会通过水循环而进入大气、土壤和人体。

（3）岩石圈（lithosphere）：又称地壳，主要由岩浆岩和沉积岩组成，平均厚度 30 km 左右。地壳表面长年受到风化侵蚀和生物的作用，逐渐形成了能使植物生长的土壤。地壳中元素的分布是不均衡的，这就容易形成某些地区内的水体及生物体中个别微量元素的含量过多或过少。例如，当某地区地下水流经含高氟矿床或者氟基岩时，地下水含氟量会明显增加，成为地方性氟病的原因。

（4）生物圈（biosphere）：是地球上全部生物及其生活领域的总称，是由生物生存的大气圈、水圈、岩石圈所构成。生物圈不仅是生物生长的场所，也是生命诞生、繁衍和发展的场所。生物圈中不停地进行着物质、能量、信息的流动与交换。

2. 生活环境（living environment） 生活环境指人类为从事生活活动而建立的居住、工作和娱乐环境，包括城乡居民点、居住区中的住宅以及各种公共场所。一些生活环境因素如家用化学品，也可归入生活环境的范畴。生活环境的质量与人体健康息息相关。

（二）环境因素的分类

人类赖以生存的自然环境和生活环境，是由各种环境因素组成的综合体。按环境因素的属性可分为以下四类。

1. 物理因素 气温、气湿、风速、热辐射等气象条件，对人体的热平衡有较大影响。环境噪声能影响人体听觉等生理功能，妨碍休息、睡眠。太阳辐射中紫外线具有杀菌、抗佝偻病、增强机体免疫力等作用。微波辐射对心血管系统可产生一定影响。另外，人类生产活动排出的放射性废弃物可引起环境的放射性污染，造成健康危害。

2. 化学因素 自然环境中许多化学成分含量适宜对保障人类生存十分重要。但是人类的生产生活活动，可使空气、水、土壤等化学组成在一定范围内发生变化，产生大量的化学性污染物质，不仅影响环境质量，而且可以通过空气、水、食物等环境介质进入体内，对人体健康造成各种有害影响。例如，用含镉的废水灌溉农田，通过生物富集和生物放大作用可使水稻等农作物中镉的含量显著增加，如果当地居民长期食用含镉量高的稻米，就使镉在体内大量蓄积而导致慢性中毒。人类接触的化学性环境因素较多，成分复杂，其中分布广泛并且对人体健康危害严重的化学性污染物主要有硫氧化物、氮氧化物、一氧化碳、烟尘、挥发性烃、重金属化合物、耗氧有机物、多环芳烃、石油、酚、氰、农药、卤代烃、放射性物质等。

3. 生物因素 生物因素主要指环境中的细菌、真菌、病毒、寄生虫和生物变应原（如真菌孢子、植物花粉、尘螨等）。如果环境中的微生物种群发生变异或环境中存在生物性污染，可对人类健康造成影响。历史上，由病原微生物引起的霍乱、鼠疫等传染病曾一度严重威胁人类的生命健康。花粉、尘螨及其代谢产物等可成为生物变应原，诱发某些过敏性疾病。有些可产生毒素的动植物，可通过一定方式与人体接触后造成健康危害，如蛇毒咬伤、河豚中毒、误食毒蕈等。

4. 社会心理因素 良好的社会经济条件、适宜的工作条件和居住条件、必要的社会保障、良好的生活方式等有利于人体健康；社会动乱，经济负担过重，劳动和居住条件差，吸烟、酗酒等不良生活习惯，都会妨碍人们身心健康的发展。社会因素和心理因素关系密切，对健康的作用往往是相辅相成的。随着现代医学模式的改变和健康观念的转变，社会心理因素对人类健康的影响，已日益受到重视。

（三）原生环境与次生环境

按照环境是否受过人类活动的影响，可分为原生环境（primary environment）和次生环境（secondary environment）。

原生环境是指自然形成的、未受或少受人为因素影响的环境。在原生环境中存在着多种对机体健康有利的因素,如清洁并含有正常化学成分的空气、水、土壤,适宜的阳光辐射和气象条件,以及优美的风光等对健康都是有益的。但有些原生环境由于各种原因也会对机体产生不利影响,如生物地球化学性疾病就是由于原生环境中水、土壤里某些元素过多或过少,居民通过长期饮用水、摄食后,导致体内出现相应元素的过多或过少,最终引起具有明显地区性的特异性疾病。

在人类活动影响下形成的环境称为次生环境。人类在改造自然的过程中,虽然为人类的生存提供了良好的物质条件,但同时也对原生环境施加了影响,尤其是人类在改造自然的过程中忽视了生产力运动也要受制于自然的作用,在不断向自然索取中破坏了自然平衡,在不断向自然排放废弃物的过程中,造成了严重的环境污染。所以,全世界一百多年来,尽管社会发展、经济增长和人类进步,但同时也引发了全球性资源枯竭、环境污染等一系列难以克服的问题。

二、人类与环境的关系

(一)人体与环境的关系

人类的生存和延续与其生存环境关系密切。在漫长的生物进化和征服自然的进程中,人类不断地适应和改造外界环境,通过新陈代谢,人体不断地与环境之间进行着物质、能量、信息交换,与外界环境形成了一种长期的相互联系、相互制约、相互作用的对立统一关系。这种对立统一关系主要表现在以下两个方面:

1. 人与环境物质的统一性 人与环境都是由物质组成。两者之间尽管存在一定的差异,但在某些方面却又表现出较好的一致性。这种一致性首先表现在人体内所含的主要化学元素和地壳化学组分及其含量呈现明显的相关性(图1-1)。

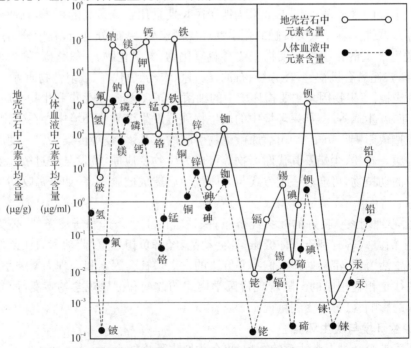

图1-1 人体血液和地壳中元素含量的相关性

引自:杨克敌主编《环境卫生学》,2003

2. 人对环境的适应性 人体各种组织器官的结构和功能的建立,也是生物体在适应环境变化的长期过程中形成的。从水螅到脊椎动物排泄器官的发展过程,都与它们生存环境密切相关。环境因素在一定范围内变化时,人体可通过自身的机能调节来适应。如在高原、高山等缺氧环境下,可通过人体红细胞数和血红蛋白含量代偿性增多来提高携氧量,以维持正常生命活动。环境中的很多自然因素,如紫外线、多种微量元素等,常常对人体呈现"有利"与"有害"的双重作用。在一定的数量范围内,这些因素往往为机体生命活动所需要,或对机体不产生有害影响,但超过一定范围,则对机体的健康带来影响甚至威胁生命。当有害因素作用于机体时,如果通过生理生化的调节功能使机体的防御系统与有害因素的刺激保持平衡状态,就不会发生病理状态,表现为机体对环境的逐步适应。否则,机体的调节功能与外界环境的平衡一旦被破坏,机体就可能出现病理变化而影响健康,甚至导致疾病的发生和死亡。

人类在适应环境的同时,又发挥着改造环境的高度能动性,使环境更有利于人类的生存。但是,人类活动中产生的大量有害物质,又足以破坏环境,最终无可避免地影响人类自身健康。环境养育了人类,却又可以因受人类的破坏而危及人类。人类必须与环境保持密切、协调的关系,互利共存。

人与环境之间呈现出较为复杂的关系,两者之间处在一种动态平衡的辩证统一整体中。只有辩证地认识和研究人类与环境的关系,不断掌握环境中各种因素的特点,才能有针对性地采取有效措施,达到保护人群健康的目的。

(二)影响环境有害因素对人体作用大小的因素

1. 污染物的理化性质 物质的化学组成和结构不仅决定了它的理化性质,而且影响其毒作用性质和毒性的大小。例如,醇类中的丁醇、戊醇的毒性就大于乙醇和丙醇;芳香烃苯环上的氢原子被硝基或氨基取代时,能够明显增强形成高铁血红蛋白的能力。在物理特性方面,物质的溶解度、挥发性的高低以及固体颗粒粒径的大小,都是影响环境污染物生物学作用或毒性的重要因素。

2. 剂量效应(反应)关系 剂量是指进入机体的外来化学物的数量。效应是指外来化学物引起机体产生生物学作用的能力。人群与环境有害因素在相互作用过程中,随着作用于机体的有害因素数量的变化,机体发生的生物学变化也不同,即不同的剂量产生不同的生物学效应。剂量效应关系(dose-effect relationship)是指进入机体的剂量与某个机体所呈现出的生物效应强度间的关系。剂量反应关系(dose-response relationship)是指随着剂量增加,某一生物群体中出现某种特定生物学效应的个数增加,通常以出现特定生物学效应的个体占总测试个体数的百分数来表示,如发生率、反应率等。

3. 作用时间与蓄积效应 环境有害因素特别是化学性污染物往往是在比较低的剂量下长达数月乃至数年的重复暴露,只有在体内的蓄积达到产生病理性损害的剂量时才会出现有害的生物学效应。因此,环境有害因素在一定的作用剂量或作用强度下,作用时间的长短对机体产生有害生物学效应的严重程度具有重要影响。

经过多次反复暴露后,环境中有害因素或环境化合物在体内具有蓄积性,如果在机体靶器官和组织中的浓度或剂量蓄积到有害作用水平,就将这种现象称为物质蓄积(material accumulation)。另外,机体虽然长期接触某种环境有害因素或化学物,却难以在体内检测出该物质或其代谢产物,但这种有害效应可以逐渐累积,最终导致器官或组织机能的改变,表现出中毒的病理症状,这种现象称为功能蓄积(functional accumulation)。功能蓄积涉及的毒作用机制较为复杂,可能与其造成的损伤难以有效修复等原因有关。

4. 环境因素的联合作用　在实际生活中往往是多种环境因素同时作用于人体,因此应考虑多种环境因素对人体健康的联合作用特性,综合分析所引发的生物学效应。例如环境的温度、湿度、气流的改变,不仅可以影响化学物质的存在形式,而且可以影响机体对化学物质的代谢功能。化学物质之间联合作用的作用方式主要有以下几种类型。

（1）相加作用（additive action）:多种化学物质共存时,毒效应表现为每一种化学物质单独作用的总和。化学结构接近,或同系物,或靶器官相同、作用机制类似的化学物质同时存在时,易发生相加作用。例如,大部分刺激性气体的刺激作用多为相加作用。

（2）相乘作用（synergistic action）:多种化学物质共存时,毒效应大于各自单独作用之和。化学物质作用的靶器官可以不一样,但最终的生物学效应一致。例如一氧化碳与二氧化硫共存时,一氧化碳使血红蛋白携氧能力降低,二氧化硫能刺激呼吸道,引起呼吸功能障碍,加重缺氧。一氧化碳与氰化氢或硫化氢同时存在时,都能使细胞利用氧发生障碍。

（3）拮抗作用（antagonistic action）:多种化学物质共存时,毒效应小于各自单独作用之和,即一种化学物质的存在能够抑制另一种化学物质的生物学毒性作用。例如阿托品与胆碱酯酶抑制剂;二氯甲烷与乙醇。

（4）独立作用（independent action）:当各种化学物质各自对机体的生物学效应不同,其作用方式、途径、部位均不相同,彼此互无影响时,可表现出各自不同的效应。

5. 人群易感性　在环境有害因素的生物学效应方面,不同人体存在差异。对环境因素有害作用反应更为敏感和强烈的人群,通常称为易感人群。

影响人群易感性的因素大致可分为两类。一类是年龄、健康情况、营养状态和行为等因素。例如,婴幼儿由于血清免疫球蛋白水平较低,解毒酶系统发育尚不完善,因而对环境中有害因素的作用往往表现出更高的易感性。另一类是遗传因素,包括种族、性别、遗传缺陷和环境应答基因多态性等方面。环境应答基因（environmental response gene）是指对环境因素的作用产生应答反应的相关基因。环境应答基因的多态性是导致人群易感性存在差异的一个重要原因。1997 年,美国国立环境卫生研究所（NIEHS）提出了环境基因组计划,旨在研究与人类疾病相关的基因多态性。

（三）人体对环境有害因素的反应

环境因素的改变会不同程度地影响人体的正常生理活动,当环境的改变不超过人体的适应范围时,人体可通过自身调节适应。但如果环境变化超出了人体正常生理调节的范围,则可能引起人体功能和结构发生异常改变,甚至导致病理性的改变。

当环境有害因素作用于人体时,随着接触负荷的增加,人体开始出现变化,但仍在正常生理调节范围内,属正生理代偿状态,此时如果停止接触有害因素,情况就会逆转,机体随之向着健康的方向发展,并保持相对稳定状态。但是机体的代偿功能是有限的,如果环境有害因素持续作用,机体代偿功能会逐渐出现障碍,最终则导致疾病的发生,甚至死亡。有害因素对健康的影响,机体发生的生理、生化改变和病理效应是一个连续的过程。一般情况下,因代偿失调而患病的人可能只占接触人群中的少数。因此,应该及时发现环境因素引起的临床前期的变化,有效防止疾病的发生与发展。人群对环境有害因素不同反应的分布模式,构成了一个金字塔形的人群健康效应谱（spectrum of health effect）（图 1 - 2）。之所以出现健康效应的上述分布模式,主要有两方面的影响因素:一方面环境有害因素作用于机体的剂量、强度、作用时间等存在差异；另一方面，由于存在着个体年龄、性别、健康状况、遗传因素等方面的不同，造成个体敏感性的差异。所以，环境有害因素作用于人群时，个体的反应性是有差异的。

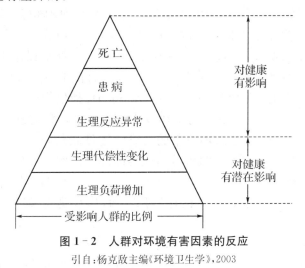

图 1-2　人群对环境有害因素的反应

引自：杨克敌主编《环境卫生学》，2003

三、生态系统和生态平衡

（一）生态系统与生态平衡

在自然环境形成和发展进程中，生物与非生物之间、生物群落之间逐步形成了一个相互依存的完整体系。在这个系统中进行着物质、能量、信息的流动和循环。这种生物群落与非生物环境所组成的自然系统称为生态系统（ecosystem）。生物群落是指地球的有机界，包括微生物、动物、植物及人类等；非生物环境包括空气、水、无机盐类、氨基酸等。

生态系统是一种复杂的、各个组成部分随时间而发生变化的动态系统，它不断发生物质、能量、信息的交换和转移，使得生态系统中生产者、消费者和分解者之间，物质、能量、信息三者的输入、输出之间保持着动态平衡状态，称为生态平衡（ecological balance）。生态平衡是由长期进化过程而逐渐地建立起来的一种相互协调和相互补偿的关系，是生物生存、活动、延续繁衍得以正常进行的基础。

生态平衡一旦受到影响、破坏，将会给生物甚至人类带来不同程度的危害。影响生态平衡的因素有自然和人为两个方面。自然环境在短时间内发生的剧烈变迁，如火山爆发、海啸、山洪、地震、雷电等，能导致生态平衡的严重破坏。但这类事件发生频率较小，往往在地理分布上也有其局限性和特定性。人为因素的影响，如过度砍伐森林、破坏植被、自然资源开发利用不合理、废弃物处理不科学、人口过快增长等。这类事件发生频率频繁，对生态平衡的破坏作用极为严重。在一定限度和范围内的变化，生态系统可进行自我调节，以建立新的平衡。但是，生态系统的调节能力是有限的，若超出其调节能力，生态平衡就会受到不可逆的破坏。

（二）食物链

食物链（food chain）是指在生态系统中，一种生物被另一种生物吞食，后者再被第三种生物吞食，彼此形成的以食物连接起来的链锁关系。这种链锁关系是生态环境中不同营养级的生物逐级被吞食以满足生存需要而建立起来的。食物链中的每一个营养层次叫一个营养级,各种食物链在生态系统中相互交错构成食物网。

生态系统中,能量的流动、物质的迁移转化,都是通过食物链和食物网进行的。特别要指出的是,环境中某些不易降解的化学性污染物,可通过食物链从一种生物体向另一种生物体转移,并逐级增大在生物体中的浓度。通过食物链,使高位营养级生物体内的环境污染物浓度高于低位营养级生物体内浓度的现象,称为生物放大作用(biomagnification)。生物体内污染物浓度的增加还与以下两种作用有关:①生物蓄积作用(bioaccumulation):指同一生物个体对某种物质的摄入量大于排出量,因而在生命过程中该物质在体内的含量逐渐增加的现象。②生物浓缩作用(bioconcentration):指生物体摄入环境中某种物质后加以浓缩,使生物体内该物质的浓度高于环境浓度的现象。食物链对环境中物质的转移和累积具有重要的影响,即使进入环境中的污染物浓度较低,也有可能通过生物放大作用,使高位营养级的生物受到危害,最终威胁人类的健康。例如,研究表明,水体中的有机氯农药 DDT,经过水体内各级水生生物的食物链,在肉食鱼脂肪中的含量比在水体中的浓度增大约 8.5 万倍。世界上已经确认的环境公害病,如水俣病、痛痛病的发生,都与食物链的生物放大作用有关。

(三)生态系统健康

随着社会经济和现代科学技术的飞速发展,人口指数的迅速增加和膨胀,人类在显著地改变地球面貌的同时,也导致了一系列的全球性生态环境问题,如温室效应、臭氧层的破坏、森林的过度砍伐、植被的破坏、水土流失、资源耗竭和各种各样的环境污染等。在经历了太多的来自环境的惨痛教训后,人类开始关注生态环境的健康,并采取相应的保护措施。正是在这种全球生态系统普遍出现退化的背景下,科学家们于 20 世纪 70 年代末提出了"生态系统健康"概念。目前,生态系统健康的研究正成为热点。

生态系统健康(ecosystem health)是指具有活力和自我调节功能、结构稳定的生态系统,揭示了生态系统的综合特性。通俗地说,生态系统健康是指生态系统所具有的稳定性和可持续性,即在时间上具有维持其组织结构、自我调节和对胁迫的恢复能力。生态系统健康可以通过活力、结构和恢复力三个特征来定义描述。活力主要指生态系统的功能性,包括维持系统自身的功能和为人类提供服务的功能;结构稳定是指具有完整的、均衡的、多样的生物群落和生物种群;自我调节功能是指依靠其自我调控和反馈作用,在受到威胁时维持系统的正常结构和功能,以保持系统的稳态。

生态系统健康是一门研究自然系统、人类活动和社会组织的综合性学科。它所倡导的不仅是生态学的健康,而且还包括经济学的健康和人类健康。随着人类对自然环境的干扰和破坏越来越频繁,加快制止生态系统的进一步恶化,修复生态系统的损伤,重建已破坏的地球生命支持系统,具有重要的生态学和现实意义。生态系统健康作为一种生态系统和环境管理的方法和目标,在自然科学、社会科学和健康科学之间架起了一座桥梁,为全球生态环境问题的解决带来新的希望。

四、当前存在的主要环境问题

(一)当前备受关注的全球性环境问题

长期以来,人类的生产、生活活动,如过度砍伐森林、滥捕滥杀野生动物、过度排放污染物等,对环境的影响和危害急剧增加,出现了不少的环境问题。当然,由自然因素如火山爆发、地震、泥石流等引起的自然灾害,也会对局部和区域性的环境造成了影响和破坏。简单地说,人类活动或自然因素引起环境质量下降,对地球上的生物和人类的正常生存与发展造成的影响和破坏,称为环境问题。

按照导致环境问题的原因不同,可将其分为三大类:第一类是原生环境问题,各种自然灾害和地方性疾病所造成的环境问题,属于这一类;第二类是次生环境问题,主要是指由人为的因素引起的环境问题,如环境污染和生态破坏等;第三类是社会环境问题,主要是指由于社会经济的发展水平或社会结构的变化(如人口剧增、经济的无序发展、无节制的城市规模扩大)所带来的社会生活问题以及粮食和资源问题。其中,第二类环境问题具有全球的普遍性和共同性,为世人所瞩目,其产生的环境危害和破坏也具有全球性。

1. 全球性气候变暖　近百年来地球表面温度变化总的趋势是明显上升。据联合国环境规划署和世界气候组织的研究表明,20 世纪中地球表面温度大约以每 10 年升温 0.3 ℃ 的速度上升,预计到 2100 年,地球表面平均气温将升高 3 ℃,大大超过过去 1 万年来的温度变化速度。而且目前地球变暖的趋势有别于从前,一方面最近出现的变暖显然是由人类活动造成的,而不是像过去是由地质和天体过程造成的;另一方面,当前变暖的进程大大加快。目前认为,引起全球性气候变暖的主要原因是温室效应引起的。

大气层可使短波辐射直接透过,而吸收大部分来自地球的长波辐射,并以逆辐射的方式把热量传给地球,大气层对地面的这种温度保护作用称为温室效应。当大气中有温室效应的气体浓度增加时,就会加剧温室效应使地球表面温度升高。有温室效应的气体主要包括 CO_2、CH_4、N_2O、O_3、CFC(氯氟烃类)等。温室气体能捕捉约 90% 的外逃热辐射,并能保留住很长时间。

人类的生产生活活动向大气排放大量 CO_2 及其他有温室效应的气体,仅 CO_2 每天的全球排放量就达 1 500 万 t,由此带来的全球性气候变暖,使人类健康受到严重威胁。由于热浪冲击导致循环、呼吸系统疾病患病率、死亡率上升。一些虫媒疾病随气候变暖可使流行范围扩大。气候变暖加快了水的蒸发,导致降雨量增加,特别是助长了灾难性暴风雨的形成。气候变暖使气候带移动,森林将受到严重破坏,使已经紧迫的物种灭绝问题更加恶化。气候变暖使海洋上层海水升温膨胀和极地冰山融化,造成海平面上升,使沿海低地遭受被淹没的危险。气候变暖对农业生产一方面有助于提高产量,另一方面也会造成干旱、病虫害流行。目前,地球的平均气温已达历史最高记录,全球性气候变暖带来的健康威胁和造成的生态破坏已引起各国政府的高度关注,各种国际合作研究计划纷纷启动,力图通过加强政府间合作,减少温室气体排放量。

2. 臭氧层破坏　臭氧层对保护地球上的生命、调节气候具有极为重要的作用。它能吸收 90% 太阳辐射的紫外线,为地球提供了一个防止紫外线辐射有害效应的屏障。自 20 世纪 50 年代以来,人们发现大气中臭氧含量有减少的趋势,并证实在南极上空出现了臭氧层空洞,这无疑削弱了臭氧层阻挡、吸收射线,保护地球生物免遭射线损伤的作用。臭氧层的破坏将导致人类皮肤癌、白内障等疾病发病率的大大增加;眼、呼吸道黏膜刺激炎症患者比例上升,人体免疫力降低。据估计,若臭氧层损耗 10%,仅美国死于皮肤癌的人数就将增加到 150 万,白内障患者达到 500 万人。另外,紫外线还能破坏植物的生长和生态环境,加重温室效应,给人类的生活与生存造成严重威胁。

大气臭氧层被破坏的原因目前还没有彻底阐明,大量资料表明,消耗臭氧层物质包括含氯氟烃(CFCs)、哈龙、甲基氯仿、四氯化碳、甲基溴和含氢氯氟烃(HCFCs)六大类物质。我国自 1989 年正式签署加入《保护臭氧层维也纳公约》、1991 年加入《关于消耗臭氧层物质的

《蒙特利尔议定书》以来，在保护臭氧层方面已取得重大进展。

3. 酸雨　降水（包括雨、雪、雹、雾等）pH 小于 5.65 时称为酸雨。酸雨现象已是世界范围内备受重视的环境问题。大气受到 SO_x、NO_x 等化学性污染是酸雨形成的主要原因。酸雨造成水体酸化，促进了重金属物质在水中的溶出，特别是当饮用水水源受到影响时，就不可避免地对人体健康产生危害。酸雾在大气烟雾事件中，常与其他大气污染物发生联合作用，增强污染物的健康危害。酸雨对生态环境的影响是多方面的，水体酸化还可以严重威胁水生生物的生存，甚至造成某些湖泊中水生生物绝迹。酸雨造成土壤酸化，使肥力下降，农作物生长受到影响。此外，酸雨对森林、植被的影响也非常严重。

我国的酸雨危害形势也很严峻，主要由 SO_x 污染大气引起的，东南沿海经济发达地区的酸雨问题较严重。因此，应制定严格的排放标准，控制 SO_x 对大气的污染。应使用低硫燃料和改进燃烧方法，减少 SO_x 排放量。另外，应加强酸雨污染的预报工作。酸雨问题是全球性问题，应注重国际合作，解决酸雨的跨国界污染，并研究酸雨治理的新技术。

（二）当前我国较为突出的环境问题

随着我国经济的快速发展，环境问题也日益突出。在过去很长的时期内，我国在资源开发过程中忽视了环境保护，治理速度落后于破坏速度。虽然国家在污染源治理、达标排放、城市环境治理以及主要污染物总量控制等方面取得了一定成效，但是我国环境污染形势依然十分严峻。尤其值得注意的是，生态系统破坏和自然资源无节制的开发和耗竭，将给整个国家和子孙后代带来无可估量的后患。因此，保护自然资源和生态系统免受破坏，将是我国目前乃至未来相当长一段时间内最受关注的环境问题。当前，我国较为突出的环境问题可以归纳为以下几个方面：

1. 土地荒漠化和水土流失依然严重　我国是荒漠化危害最严重的国家之一，目前全国荒漠化土地总面积超过 262 万 km^2，约占国土总面积的 27.3%，主要分布在我国西北、华北和东北 13 个省、自治区和直辖市。荒漠化给我国的工农业生产和人民生活带来了严重的影响，据估计，全国每年因荒漠化造成的直接经济损失 500 多亿元。更严重的是，荒漠化面积每年仍然继续在扩展，已经成为长期制约中西部地区经济和社会发展的重要因素。

水土流失同样是当前我国生态环境面临的一个重要问题，其中以黄土高原地区水土流失最为严重。据中国环境状况公报资料，2006 年全国水土流失面积共有 356 万 km^2，占国土总面积的 37.08%。不合理地开垦、乱采滥伐森林、生态环境不断恶化是造成我国水土流失日益严重的主要原因。

2. 森林资源和草原生态仍呈减少、衰退趋势　我国地域广阔，植物种类繁多，森林资源丰富，森林面积列世界第 5 位，森林蓄积列世界第 6 位。但是，由于不合理的开荒种地、乱砍滥伐，我国许多主要林区的森林面积大幅度减少，全国森林采伐量和消耗量超过森林生长量。在森林密集地区包括东北、四川、海南等地，毁林速度惊人。大、小兴安岭林区森林资源日益枯竭。

我国拥有包括荒草地在内的各类天然草原近 4 亿 hm^2（60 亿亩），居世界第二位，占国土面积的 41.7%。我国天然草地植被破坏严重，现正成为水土流失多发区及沙尘暴发生区。而平原草地却因利用条件便利，在逐年增大的拓垦中，面积正在缩减。由于政府对草地建设的投入一直严重不足，人为破坏加速了生态环境恶化，致使草原生态系统失衡，生产力下降。

3. 大气污染形势严峻　我国使用的是以煤炭为主的能源结构，使大气污染以煤烟型为主。可吸入颗粒仍为我国城市主要大气污染物，但 SO_2 的排放量逐年增加明显。据《中国环境状况公报》资料,2000 年全国 SO$_2$、烟尘排放总量分别为 1 995 万 t 和 1 165 万 t,2006 年 SO$_2$、烟尘排放量分别为 2 588 万 t 和 1 078 万 t。部分城市已开始转向煤烟型与机动车尾气混合型污染。国内包括北京在内的多个大城市的大气环境状况已被列入世界大气污染较为严重的城市之列。

4. 主要水系、流域的污染呈上升趋势　国家监控断面资料表明,我国水质状况令人担忧,生活污水排放量、化学耗氧量(chemical oxygen demand,COD)排放量及农业污染呈持续上升趋势。湖泊水富营养化状况十分严重。这将严重制约我国经济发展,并极大地影响人民生活和健康。

5. 固体废弃物污染严重　固体废弃物是指在生产、生活和其他活动中产生的丧失原有利用价值或者虽未丧失利用价值但被抛弃或者放弃的固态、半固态或置于容器中的气态的物品。根据《中华人民共和国固体废物污染环境防治法》中给出的定义,固体废物是指在生产、建设、日常生活和其他活动中产生的污染环境的固态、半固态废弃物质。在我国,由于固体废弃物回收利用率较低,未能全部实行无害化处理,造成大量没有被处理的固体废弃物污染环境,特别是城市周边地区,公路、铁路、河道两侧及近海海域,都是固体废弃物污染的集中地区。

以上仅仅是我国目前较为突出环境问题中的几个方面,充分认识我国环境污染的现状,有利于提高全民环境意识,完善环境保护的法律法规,加强执法和监督,有效控制环境污染,改善环境状况,以确保我国社会主义现代化的顺利进行,并造福子孙后代。

五、环境污染对健康的影响

自然环境是人类生存的必要条件,与人类的健康关系十分密切。随着社会经济和现代工农业生产的飞速发展,人类在开发和利用自然环境资源,改造和创建新的生存环境时,将大量的生产、生活活动中产生的废弃物排入环境中,对自然环境产生了巨大影响,出现了许多的环境问题。

环境污染(environmental pollution)是指由于各种人为的或自然的原因,使环境组成发生不可逆的变化,造成环境质量的下降和恶化,破坏了生态平衡,并对人类健康造成直接的、间接的或潜在的有害影响的现象。环境污染不仅破坏了人类的生存环境,带来了严重的健康危害,而且引发了资源短缺问题,并造成了巨大经济损失。严重的环境污染叫做公害(public nuisance)。

(一)环境污染物的来源及其转归

1. 环境污染物的来源　进入环境并能引起环境污染的物质称为环境污染物。环境污染物的种类极为复杂,按照其属性可分为环境物理性、环境化学性和环境生物性三大类。环境污染物一方面来自自然因素如火山爆发、森林火灾、地震、沙尘暴等;另一方面来自人类的生产、生活活动。其中人类活动排放的环境污染物是引起环境质量恶化更为重要的因素,主要包括以下几方面:

(1)生产性污染:工业生产过程中会排放大量“三废”,即废气、废水、废渣,如果这些排放物不经过适当处理大量排放到环境中,就有可能造成环境污染(表 1 - 1)。另外,由于农业生产中农药的普遍应用,造成农作物、畜产品及野生生物体中农药的残留,空气、水、土壤等也可能受到不同程度的影响。

表1-1　工业"三废"中主要有害物质及其来源

主要有害物质	主要污染来源
废气　煤烟及粉尘	火力发电站、工业锅炉、交通工具、水泥厂、采矿采煤、筑路等
有毒粉尘:铅、砷、锰、氟、镉、磷等及其化合物	金属冶炼及加工工业、机械制造等
有害气体:二氧化硫、氮氧化物、一氧化碳、硫化氢等	煤燃烧、化工、印染、合成纤维工业
废水　化学毒物:酚、氰、铅、汞、铬、砷、氯及其化合物、有机磷、苯及其硝基化合物、酸、碱等	化工、机械、冶金、印染、采矿、造纸工业、电镀、家电等
有机质:油脂、有机悬浮物、细菌及其他病原体	造纸、皮革、屠宰、生物制品、食品加工、石油化工及医院废水等
废渣　无机废渣:矿石、炉渣、含无机毒物的金属矿渣、化工生产废渣等	采矿、冶炼、化工、锅炉等
有机废渣:食品加工厂的废渣、动物尸体、动物内脏及皮、毛、骨等	生物制品、屠宰、食品加工、皮革工业等

引自:仲来福主编《卫生学》,2006

（2）生活性污染:生活污水、粪尿、垃圾等生活废弃物常因处理不当成为重要污染来源。随着人口的增长及人们生活水平的提高,生活污水及垃圾产量剧增,而相应的处理措施却远远没有跟上。因此,生活废弃物造成的环境污染问题不容忽视。

（3）交通性污染:交通运输产生的噪声、振动、废气等都可造成不同程度的环境污染。

（4）其他:无线电广播、电视、通信电磁波等,长期作用可引起神经衰弱症候群,甚至对心血管等系统的功能产生影响。医用、军用、工业用原子能等排放的放射性废弃物也可造成环境的污染。

2. 环境污染物的转归

（1）自净作用:自然环境依靠自身的能力,将一些有害因子降低到无害程度,这种作用称为自净作用。自净作用的类型主要有以下三种:

1）物理作用:污染物可在风力、水流等因素作用下得以扩散稀释;通过重力沉降可降至地面或水底;挥发性污染物可以从水、土壤中挥发到大气中,进一步扩散。

2）化学作用:自然环境中存在着一些酸性物质和碱性物质,能与某些环境污染物发生中和作用。如天然水中常含有硅酸盐矿物质、水中溶解性二氧化碳、混悬的二氧化硅等,都可使大量酸性废水或碱性废水在排入水体后得到中和。此外,氧化还原反应等过程也在环境污染物的自净过程中发挥一定的作用。

3）生物学作用:许多有机性污染物在有氧条件下,经微生物生物氧化作用可以形成稳定无害的无机物,或分解成低毒以至无毒的化合物。环境中的生物拮抗作用,可加速病原体的死亡。另外,植物在吸收有害气体净化空气方面可发挥重要作用。

（2）迁移:污染物可从一种介质转入另一种介质,也可以在同一介质的不同场所间转移。如在风力的作用下,污染物可被吹向下风侧。由于沉降作用,污染物可造成地面或水体底质的污染。

（3）形成二次污染:由污染源直接排入环境中的污染物称为一次污染物。一次污染物在环境中可发生物理、化学、生物学等作用,生成理化特性与原来完全不同的新的物质,被称之为二次污染物,如光化学烟雾、甲基汞等。一般来说,二次污染物的危害性往往大于一次污染物。

（4）二次污染：由于某些原因，使已经转移的污染物又返回原来的环境中时，即造成二次污染。如沉降于公路两旁的铅尘，被风吹起后可再度污染大气；沉积于水体底泥中的重金属等污染物被翻腾起来，可以造成水体的重新污染。

（二）环境污染对健康的危害

1. 环境污染对健康影响的特点　环境污染对健康的影响十分复杂，具有以下特点：①环境污染物或环境有害因素可通过多种环境介质（空气、水、食物等）、多种渠道进入人体。②对人体健康的危害往往是以慢性损伤为主，具有低剂量（浓度）、长期反复作用的特点。③环境污染的范围大，受环境污染影响人群广泛且反应个体差异较大，包括老、幼、病、弱以及具有遗传易感性的易感人群，因此造成的健康危害表现出明显多样性。④环境污染物种类繁多，性质各异，多种污染物同时存在时引起的健康危害往往是多因多果，增加了健康效应的复杂性。

2. 环境污染对健康的危害

（1）特异性损害

1）急性危害：环境污染物在短时间内大量进入环境中，可导致暴露人群在短时间内出现不良反应、急性中毒甚至死亡。环境污染引起的急性中毒事件主要有：

①大气污染的烟雾事件：英国伦敦曾多次发生由煤烟引起的大气污染事件，在 1952 年发生的伦敦烟雾事件中，一周内就比历史同期多死亡 4 000 多人。在美国洛杉矶、纽约等地多次发生的光化学烟雾事件，使当地居民健康受到严重危害。

②事故性排放导致的环境污染事件：1984 年 12 月，印度博帕尔市发生的某化工厂异氰酸甲酯泄漏事件导致 2 500 多人死亡，15 万多人的健康也受到严重影响。1986 年 4 月，前苏联切尔诺贝利核电站发生爆炸导致的核泄漏事件，造成 13 万居民急性暴露，31 人死亡。

③生物性污染导致的急性传染病：饮用水水源受病原体污染后，未经妥善处理和消毒即供居民饮用，可以导致介水传染病的发生或暴发流行。生物性污染导致的急性传染病也可经空气传播，如 2003 年春季暴发的世界范围内的"非典"（严重急性呼吸道综合征，SARS）流行，就是经空气传播的急性传染病。

2）慢性危害：当环境污染物或环境有害因素低剂量、长期反复作用于机体时，可产生一系列的慢性危害。

①慢性中毒：20 世纪 50 年代以后，在日本由于汞污染、镉污染导致人体慢性中毒而引起的水俣病、痛痛病等公害病举世震惊。生产环境中铅、汞、锰、苯等生产性毒物引起的慢性中毒也极为常见。一些有机氯农药脂溶性强，又难以降解，此类物质在体内蓄积到一定程度时，对人体即可产生不良的健康危害。

②致癌作用：环境中存在着多种致癌因素，这些因素根据其性质可分化学性的、物理性的、生物性的三类。在多种致癌因素中，化学性致癌因素估计占 80%～90%。目前已对 800 余种化学物质的致癌性进行了研究，确认的人类致癌物约 60 种。放射线的照射可引起白血病、肺癌等；紫外线的过度照射与皮肤癌的发生密切相关；鼻咽癌与 EB 病毒感染有关。肿瘤已成为威胁人类健康的常见疾病之一，在世界许多国家疾病谱和死因构成中都名列前茅。国内外大量流行病学研究资料显示，空气污染对肺癌的发生具有重要意义。水污染与肝癌的关系研究也提示了环境污染对肿瘤发生、发展的重要作用。

③致畸作用：某些药物、化学毒物都能影响胚胎发育过程，使胚胎发育异常而造成畸形

的发生。20 世纪 60 年代发生的举世震惊的"反应停事件",就是外源性化学物质致畸的典型例子。美国国立职业安全与卫生研究所(NIOSH)有毒物质登记处登记的 37 860 种工业化合物中 585 种有致畸性。此外,人类致畸因素中还包括放射线照射、风疹病毒、弓形虫感染等,这些因素都有可能造成胎儿畸形。

④致突变作用:一些环境化学因素、物理因素、生物因素等,在一定条件下能引起遗传物质发生的变异,此现象称为突变。突变是致突变作用的后果。突变的类型可分基因突变和染色体畸变两类,基因突变是指 DNA 在分子水平上的改变,主要有碱基置换、移码、小缺失、插入等改变;染色体畸变是在观察细胞分裂中期相时可见的改变,包括染色体结构异常和染色体数目异常。科学研究已证明,致突变性是许多致癌物质所具有的共同特性,致突变性与致癌性密切相关。

3)对免疫功能的影响:某些药物、农药等化学物质以及电离辐射等因素,对免疫系统可产生明显的免疫抑制作用。有一些环境污染物还可作为致敏原而引发变态反应性疾病。

(2)非特异性损害:环境污染物或有害因素对健康的危害除上述特异性作用外,还可出现一些非特异性损害。其主要表现为机体抵抗力下降、劳动力降低,人群中一般常见病、多发病的发病率增加等。

3. 环境污染引起的疾病

(1)公害病:因严重的环境污染而引起的区域性的中毒性疾病称之为公害病(public nuisance disease)。公害病是环境污染所造成的最严重后果。公害病具有明显的地区性、共同的病因和症状体征等特征。一旦环境污染得到控制,病因得以消除,疾病即得到控制。工农业生产的发展,使公害已成为全球性的重大社会问题。近一个世纪来,全世界发生了几十起公害事件,较严重的有英国伦敦烟雾事件、美国洛杉矶光化学烟雾事件、日本水俣病事件、痛痛病事件、印度博帕尔异氰酸甲酯事件和前苏联切尔诺贝利核电站事件等。

(2)职业病:职业病是生产环境中存在的各种有害因素所引起的一类疾病。如特殊职业暴露引起的苯中毒、矽肺等。对于职业病的定义和范围,不同国家根据本国的具体情况,以法律的形式加以限定。近年来,我国职业病发病率有增长趋势,已受到有关部门的关注。

(3)传染病:含有病原微生物的污水未经净化消毒处理排入水体时,有可能引起伤寒、霍乱、痢疾等介水传染病的暴发流行。

(4)食物中毒:由于摄入含有毒有害物质或被有害物质污染的食品而引起的以急性中毒过程为主的一类疾病。化学毒物、微生物污染食品等都可成为食品毒性的来源。

六、环境污染的防治

环境是人类生存和发展的基础,是经济、社会发展的重要前提。环境污染的问题不仅备受关注,而且综合防治刻不容缓。长期以来,我国政府已逐步认识到这个问题的重要性。早在 20 世纪 70 年代初,我国就提出"全面规划,合理布局,综合利用,化害为利,依靠群众,大家动手,保护环境,造福人民"的 32 字方针。到了 80 年代,环境保护被确定为我国的一项基本国策。在此期间,相继出台了《中华人民共和国环境保护法》等相关的法律。进入 21 世纪,党中央、国务院高度重视环境保护工作和环境污染防治工作。面对环境污染的新形式,新内容,提出要努力实现三个方面的转变:一是从重经济增长、轻环境保护转变为保护环境与经济增长并重;二是从环境保护滞后于经济发展转变为环境保护和经济发展同步;三是从主要用行政手段保护环境转变为综合运用法律、经济、技术和必要的行政手段解决环境问题。尽管如此,环境污染的问题在现阶段依然十分突出,形势还相当严峻。因此,环境污染的防治工作应综合考虑多方面因素,从根本上消除造成环境污染的原因。

(一) 预防工业性污染

工业企业排放的"三废"是环境污染物的主要来源,因此,工业"三废"的治理也成为防止环境污染的重要环节。首先,应根据当地具体情况做好整体规划,使工业企业合理布局。一切新建、扩建和改建的企业,都应将防治"三废"的项目和主体工程同时设计、同时施工、同时投产("三同时")。另外,要加强生产工艺的改革,大搞综合利用,从根本上减少和消除污染物质的排放。应采取积极有效的措施对"三废"加以净化处理,避免排放后对环境造成的污染。

1990 年联合国环境规划署从全面的系统的预防环境污染这一角度出发,从战略高度上提出了"清洁生产"的概念,主张从生产过程到产品的本身应做到废弃物的最少化,以减少对人、对环境的危害。清洁生产理念的建立,有助于实现节能、降耗、节水、节地的资源节约型经济,实现生产方式变革,以尽可能小的环境代价和最小的能源、资源消耗,获得最大的经济发展效益,对环境保护具有深远的意义。

(二) 预防农业性污染

农药已广泛应用于农、林、牧等病虫害的防治,对农业增产丰收起了重要作用。但是,大量不合理地滥用农药而造成的环境污染问题已相当突出。化肥、农药使用的不合理影响和破坏了生态系统的结构和功能,减少了生物种类,使千百万年来形成的生态系统的平衡和稳定被打破。应提倡化学农药、生物防治和物理防治等方法配合起来的综合防治。

污水灌溉带来的危害不容忽视。有的污水含病原体;工业废水中含有多种有毒、有害物质,特别是重金属和一些性质稳定的有毒化学物质,生物不易降解。未经适当处理,直接用工业废水或城市污水灌溉农田,会造成严重后果,如造成环境卫生恶化、传染病和寄生虫病传播等。因此,在引灌前对污水要进行预处理,使水质达到灌溉标准后才能使用。

(三) 预防生活性污染

据"中国环境状况公报"的资料,2006 年全国废水排放总量为 537.0 亿 t,比上年增长 2.4%;其中生活污水排放总量为 297.5 亿 t。但是目前我国生活污水达标治理率还不足 20%。另外,应重视含丰富氮、磷的生活污水引起的水体富营养化问题。太湖因总氮污染严重,湖体水质处于中度富营养状态。2007 年 6 月,因水体富营养化,蓝藻在一定范围内的暴发,导致无锡市部分地区饮用水水源水质的下降,影响了当地人民的正常生活。

生活垃圾的处理也是目前我们面临的严重问题。我国生活垃圾有效处置率仅为 13%,多数地区还没有实行垃圾的分类收集,固体垃圾中有用物质的回收利用度较低。

医院污水由于含有大量细菌、病毒和寄生虫卵等病原体,常成为重要的环境污染源。另外,医院污水中常含有消毒剂、药剂、试剂等多种化学物质,放射性同位素治疗的污水还含有放射性物质。由此可见,必须对医院污水进行适当处理后才能排入环境中,以免造成危害。

(四) 预防交通性污染

多种交通运输设施和设备,可发出噪音、排放废气、泄漏有害液体、散发粉尘等,造成环境污染。汽车尾气的排放是造成大中型城市大气污染的主要原因之一。

（五）加强管理，做好监测

　　环境污染的防治要与有效的管理措施相结合。尤其是在我国目前技术比较落后、财力有限的情况下，加强管理对环境污染的防治工作显得尤为重要。因此，各级政府和相关部门应加强环境保护的行政管理，采取合理的规划措施和工艺防护措施进行综合治理，制定切实可行的环境卫生标准，做好环境监测和人群健康监测，切实做到环境监测为环境管理服务。

（刘　冉）

第二节　大气环境与健康

> **学习要求**
>
> 　　**掌握**：大气圈按气温垂直变化的分层及各层的主要特点；紫外线对生物体的作用；大气污染对健康的危害（直接和间接）；SO_2、NO_x、$PM_{2.5}$、光化学烟雾对健康的危害。
>
> 　　**熟悉**：大气的物理性状及其卫生学意义、空气离子的生物学功能；二噁英对健康的危害。
>
> 　　**了解**：大气的化学组成及其卫生学意义；几种主要的大气污染物的来源；大气卫生的防护措施。

　　空气是人类赖以生存的重要外界环境介质之一，人体与外界环境之间不断地进行着气体交换和热交换，通常一个成年人每天需要呼吸两万多次，吸入的空气达一万多升，以维持正常的生命活动，因此，空气的清洁程度和理化特性与人类健康有着极为密切的关系。

一、大气的组成及其卫生学意义

（一）大气的垂直分层

　　地球表面包围着受引力作用而随地球同步旋转的大气，称为大气圈（也叫大气层）。大气圈厚度有 2 000～16 000 km，没有明显的上界。随着距地面高度的不同，大气圈的物理和化学性状发生着极大的变化，根据这些理化性状垂直变化的特点，一般将大气圈划分为五层。

　　1. 对流层（troposphere）　是大气圈中最靠近地球表面且密度最大的一层，平均厚度约为 12 km。该层的厚度随地球纬度不同而有差异，赤道处为 16 km，两极处为 8 km。在同一地点不同的季节也会产生差异，夏季较厚，冬季较薄。对流层集中了整个大气质量的 75% 和几乎全部的水汽及固体杂质，各种复杂的天气现象（如雷电、雨雪、风等）都是发生在该层中，排入大气的污染物也绝大多数在此层。该层的特点有：①温度随高度的增加而递减，气温垂直递减率通常为 6.5 ℃/km。②空气具有强烈的垂直对流运动。近地表的空气接受地面的热辐射后温度升高，与高空的冷空气形成垂直对流，这样就有利于地球表面中大气污染物的扩散。但该层也可出现逆温现象，即大气温度随高度升高而上升，此状态下不利于地表大气污染物的扩散。人类活动产生并排入大气的污染物绝大部分聚集在对流层，因此，对流层对人类生活和人体健康关系最为密切。

　　2. 平流层（stratosphere）　位于对流层顶部到距地面约 50 km 的高度范围。该层大气以平流运动为主，没有垂直对流，空气稀薄，水汽很少，层内温度通常随高度的增加而递增。在 20～30 km 高处，氧分子在紫外线作用下，形成臭氧层。臭氧层能吸收太阳射向地球的紫外线及其他高能粒子,使地球上的生物免受这些射线的危害。

3. 中间层(mesosphere)　位于平流层顶部到距地面约 85 km 的高度范围。空气更稀薄,气温随高度增加而迅速降低,该层顶部的温度可降至 −92 ℃,因此该层的空气也存在明显的垂直对流运动。

4. 热层(thermosphere)　位于中间层顶部到距地面约 250 km(太阳平静时)或 500 km (太阳活动强烈时)的高度范围。电离后的氧能强烈吸收太阳的紫外线,使气温迅速升高,因而该层的气温随高度的增加而增加,顶部的温度可达 1 200 ℃,昼夜温差大。该层的气体在宇宙射线作用下处于电离状态,能反射无线电波,对于无线电通信有重要意义。

5. 外大气层(exosphere)　是指热层顶往上,没有明显上界,是大气圈的最外层。该层温度很高,可达数千度;大气已极其稀薄。其外大气层空气的主要成分是氢离子,在外大气层的远端,每立方厘米中可能只含有一个氢原子。

(二) 大气的理化特性及其卫生学意义

1. 大气的物理特性及其卫生学意义　大气的主要物理特性包括:太阳辐射、气象因素和空气离子化等,这些因素与人类健康密切相关。

(1) 太阳辐射(solar radiation):是产生各种复杂气象现象的根本原因,也是地球上光和热的源泉。太阳辐射光谱可以分为紫外线、可见光、红外线。

1) 紫外线(ultraviolet,UV):紫外线是由德国科学家里特在 1801 年发现的。第二届哥本哈根光学会议将紫外线按波长分为三段:

①UV-A 段:波长为 320～400 nm。A 段紫外线穿透能力最强,可达人体真皮深处,并可引起表皮黑色素沉着,使皮肤变黑。色素沉着作用是人体对紫外线产生的一种防御反应,可防止长波紫外线透入深层皮肤组织。

②UV-B 段:波长为 275～320 nm。B 段紫外线对人体皮肤有一定的生理作用,具有抗佝偻病和红斑作用,并能促进机体免疫水平,提高机体的抵抗力。但由于其阶能较高,对皮肤可产生强烈的光损伤,长久照射皮肤会出现红斑、炎症、皮肤老化等。

③UV-C 段:波长为 200～275 nm。C 段紫外线穿透能力最弱,几乎可被大气平流层中的臭氧所吸收。短波紫外线具有极强的杀菌作用,但对细胞的损伤也是极严重的。

不同细菌对不同波长紫外线的敏感性不同,紫外线波长越短,杀菌效果越好。一日之中,中午 12 时到下午 2 时紫外线强度最大、波长最短,空气中的细菌数也最少。过强的紫外线照射,可导致光照性眼炎(雪盲)、光照性皮炎,严重的还可引起皮肤癌等。

2) 可见光(visible light):是电磁波谱中人眼可以感知的部分,波长在 400～760 nm。视觉器官对其感觉为白色,但对不同波长可见光的色觉是不同的。可见光经视觉器官作用于机体的高级神经系统,能提高视觉和代谢能力,改变人体的紧张与觉醒状态、平衡兴奋与镇静作用,使机体的代谢、脉搏、体温、睡眠和觉醒等生理现象发生节律性变化,是生物生存的必需条件。光线微弱可使视觉器官过度紧张而易引起疲劳。

3) 红外线(infrared ray):在光谱中波长自 760 nm 至 400 μm 的电磁波称为红外线,是不可见光线,它的生物学作用是热效应。适量的红外线可促进人体新陈代谢和细胞增殖,具有消炎和镇静作用;过量的红外线照射可引起皮肤烧伤、体温升高,还可引起热射病、日射病、红外线白内障等疾病。

(2) 气象因素(meteorological factor):包括气温、气湿、气流、气压。天气是指一个地区在一定时间内各种气象因素的综合表现。天气对机体的冷热感觉、体温调节、心脑血管功能、神经系统功能、免疫功能等多种基础生理活动起着综合调节作用。如果气候条件变化过于激烈,超过人体的代偿能力,例如酷暑、严寒和暴风雨等,可使机体代偿能力失调,引起心血管疾病、呼吸系统疾病和关节病等,并与居民的超额死亡有关。

许多疾病与天气密切相关。如心肌梗死的急性发作常受高气压、气温骤变、大风的影响。冠心病的发病率及死亡率在每年的1~2月份比7~8月份高,因为血管弹性、血黏度、凝血时间、毛细血管脆性等均与气候有关。高血压患者往往在寒冷季节或气温多变时易加重病情。每年12月至下年3月,当高气压急剧下降、冷峰过境时,肺炎的发病人数显著增加。风湿性关节炎、偏头痛等又称"天气痛",可根据天气变化提前做好预防工作。

(3) 空气离子化(air ionization):空气中的气体分子在正常状况下呈电中性。在某些外界理化因素(如宇宙射线、紫外线、雷电、瀑布、海浪等)作用下,气体分子的外层电子跃出轨道而形成阳(正)离子,该跃出的电子即附着在另一气体分子上而形成阴(负)离子。每个阳离子或阴离子均能将周围10~15个中性分子吸附在一起,形成轻阳离子(n^+)或轻阴离子(n^-)。这类轻离子再与空气中悬浮颗粒、水滴结合,即形成直径更大的重阳离子(N^+)或重阴离子(N^-)。

空气中一定浓度的阴离子对健康有益,能起到使机体镇静、催眠、镇痛、止痒、止汗、利尿、降低血压、增进食欲、注意力集中和提高工作效率等作用。阳离子则相反,对机体产生许多不良的作用。

常以空气负离子作为评价空气清洁程度的指标。常用指标有:

空气离子数:负离子越多空气越清洁。如森林、海边空气清洁就是由于负离子多。但如果浓度超过10^6个/cm^3,则无论阳离子或阴离子,均对机体产生不良作用。

重、轻离子数的比值($N^\pm/n^\pm$)< 50时,空气较为清洁。

2. 大气的化学组成及其卫生学意义 自然状态下的大气或空气是无色、无臭、无味的混合气体。其正常组成见表1-2。

表1-2 干燥空气的组成(标准状况下)

空气成分	容积百分比(20 ℃,1 个大气压)
氮	78.10
氧	20.93
氩	0.93
二氧化碳	0.03
氢、氖、氦、氪、氙、臭氧等	微量

引自:杨克敌主编《环境卫生学》2012

一般情况下,空气的组成成分可分为恒定的和可变的两类。恒定组分包括氮、氧、氩及氖、氦、氪、氙等稀有气体,氮、氧、氩约占空气总量的99.97%。二氧化碳、甲烷、臭氧等为空气中的可变组分。空气中还存在一定量的水蒸气,正常含量在4%以下。

空气中的氧是维持生物呼吸作用和物质代谢不可缺少的物质。当空气中氧降低至12%时,人体可发生呼吸困难;人体安静状态下,降至10%时,可发生恶心、呕吐,智力活动减退;降至7%~8%以下时可危及生命。人们在通常生活活动中,不会因为空气中缺氧而影响健康。只有在特殊条件下,如在密闭的坏境中(深矿井、下水道、潜艇内、坑道等)或升至高空(飞行员、宇航员、登山运动员等),由于空气稀薄、氧分压降低,才会发生空气中氧含量降低的情况。

二、大气污染物的来源

由于自然或人为因素使空气的构成和性状发生改变,并超过大气本身的自净能力,从而对人类生活和健康,对其他动植物的生长和寿命产生直接和间接危害的现象称为大气污染。

大气污染物来源可分为自然和人为两大类。前者是由于自然界自身所引起的,如火山爆发、地震、森林火灾等;后者是由于人们从事工农业生产和生活活动而产生的污染。这里所要讨论的主要是人类活动引起的大气污染。

(一)大气污染物的来源

1. 工业企业 是大气污染的主要来源,也是大气卫生防护工作的重点,如电力、冶金、化工、轻工、机械和建材等的生产以及农业生产均可排放出有害物质污染大气。工业企业排放的污染物主要来源于染料的燃烧和工业生产过程。据统计,2010 年我国二氧化硫排放量为 2 185 万 t(世界第一),其中工业排放量为 1 864 万 t,生活排放量为 321 万 t;烟尘排放量为 829 万 t,其中工业排放量为 603 万 t,生活排放量为 226 万 t;工业粉尘排放量为 449 万 t。农业生产中化肥的施用、农药的喷洒以及秸秆的焚烧也会造成大气的污染。

(1)燃料燃烧:这是大气污染的最主要来源。煤炭和石油是目前我国企业的主要燃料。用煤量最大的是火力发电站、冶金、化工、机械、轻工和建材等部门,它们的用煤量占总消耗量的 70% 以上。燃料除可燃成分外,还含有各种杂质。煤的主要杂质是硫化物,此外还有氟、砷、钙、铁、镉等元素的化合物。石油的主要杂质有硫化物和氮化物,其中也含有极少量的金属元素化合物。燃料燃烧完全的产物主要是 CO_2、SO_2、NO_2、水汽和灰分;燃烧不完全的产物常含有 CO、硫氧化物(SO_x)、氮氧化物(NO_x)、醛类、炭粒和多环芳香烃等。同一种燃料由于产地不同、品种不同,其所含的杂质种类和数量会有很大差别。我国原煤含硫量较高,一般在 0.2%～4.0%,平均为 1.12%,故 SO_2 和烟尘是我国煤烟型大气污染的典型特征。每燃烧 1 吨煤产生约 11 kg 的粉尘、60 kg 的二氧化硫,故重工业城市污染严重。

(2)生产过程中排放:工业生产过程中,由原料到成品,各生产环节都可能排出污染物。污染物的种类与生产性质、规模、工艺和产品有关。不同类型工业企业排出的主要污染物见表 1-3。

表 1-3 各种工业企业排出的主要大气污染物

工业部门	企业名称	排出的主要大气污染物
电力	火力发电厂	烟尘、二氧化硫、二氧化碳、氮氧化物、多环芳烃、五氧化二钒
冶金	钢铁厂	烟尘、二氧化硫、一氧化碳、氧化铁粉尘、氧化钙粉尘、锰
	焦化厂	烟尘、二氧化硫、一氧化碳、酚、苯、萘、硫化氢、烃类
	金属冶炼厂	烟尘(含各种金属如铅、锌、镉、铜等)、二氧化硫、汞蒸气
	铝厂	氟化氢、氟尘、氧化铝
化工	石油化工厂	二氧化硫、硫化氢、氰化物、烃类、氮氧化物、氯化物
	氮肥厂	氮氧化物、一氧化碳、硫酸气溶胶、氨、烟尘
	磷肥厂	烟尘、氟化氢、硫酸气溶胶
	硫酸厂	二氧化硫、氮氧化物、砷、硫酸气溶胶
	氯碱工厂	氯化氢、氯气
	化学纤维厂	硫化氢、二氧化碳、甲醇、丙酮、氨、烟尘、二氯甲烷
	合成橡胶厂	丁间二烯、苯乙烯、乙烯、异戊二烯、二氯乙烷、二氯乙醚、乙硫醇、氯化甲烷
	农药厂	砷、汞、氯
	冰晶石工厂	氟化氢

续表 1 - 3

工业部门	企业名称	排出的主要大气污染物
轻工	造纸厂	烟尘、硫醇、硫化氢、臭气
	仪器仪表厂	汞、氰化物、铬酸
	灯泡厂	汞、烟尘
机械	机械加工厂	烟尘
建材	水泥厂	水泥、烟尘
	砖瓦厂	氟化氢、二氧化硫
	玻璃厂	氟化氢、二氧化硅、硼
	沥青油毡厂	油烟、苯并(a)芘、石棉、一氧化碳

引自:杨克敌主编《环境卫生学》,2012

2. 交通运输　主要指汽车、飞机、火车、拖拉机和摩托车等机动交通运输工具。这些交通运输工具主要是使用汽油、柴油等石油制品,燃烧后能产生大量的颗粒物、NO_x、CO、多环芳烃和醛类。改革开放以来,我国机动车保有量以每年 12.24% 的速度递增。截止 2012 年底,北京机动车保有量已经超过 500 万辆,上海接近 300 万辆,在这些特大型城市,汽车尾气排放已超过工业企业排放,成为大气污染物的最主要来源。未来机动车的污染会愈来愈严重,这类污染源是流动污染源,其污染范围与流动路线有关,交通繁忙地区和十字路口,污染比较严重。

3. 生活炉灶和采暖锅炉　生活炉灶主要使用煤,其次是煤气、液化石油气和天然气。采暖锅炉一般也用煤作燃料。燃料燃烧后产生的主要污染物有烟尘、SO_2、多环芳烃等。大量炉灶和锅炉集中在居住区,由于燃点分散、含硫量高、燃烧设备效率低、燃烧不完全、烟囱低矮或无烟囱,大量燃烧产物低空排放,尤其采暖季节,用煤量成倍增加,使其成为居民区大气污染主要来源。

4. 其他　地面尘土飞扬,垃圾被风刮起,都可将铅、农药等化学性污染物以及结核杆菌、粪链球菌等生物性污染物转入大气中。水体和土壤中的挥发性化合物也易进入大气。车辆轮胎与地面摩擦也可以扬起多环芳烃和石棉。某些意外性事故,例如工厂爆炸、火灾、核战争、化学战争,虽然这类事件少见,但危害严重。垃圾焚烧炉、火葬场、各种污物焚烧炉燃烧排放出的废气也可影响大气环境。

(二)大气污染物的种类

大气污染物按其属性,一般可分为物理性(噪声、光污染、电离辐射、电磁辐射等)、化学性和生物性(经空气传播的病原微生物和植物花粉等)三类,其中以化学性污染物种类最多、污染范围最广。

根据污染物在大气中存在的状态,可将其分为气态和气溶胶。大气气溶胶体系中分散的各种微粒常常也被称作大气颗粒物(particulate matter)。

1. 气态污染物　包括气体和蒸汽。气体是某种物质在常温、常压下所形成的气态形式。蒸汽是某些固态或液态物质受热后,引起固体升华或液体挥发而形成的气态物质。气态污染物主要可以分为 5 类:

(1)含硫化合物主要有 SO_2、SO_3 和 H_2S 等,其中 SO_2 的数量最大,危害也最严重。

(2)含氮化合物主要有 NO、NO_2 和 NH_3 等。

（3）碳氧化合物主要有 CO 和 CO_2。

（4）碳氢化合物包括烃类、醇类、酮类、酯类和胺类。

（5）卤素化合物主要是含氯和含氟化合物，如 HCL、HF 和 SiF_4 等。

2. 大气颗粒物 粒径（particle diameter，Dp）是大气颗粒物最重要的物理性能指标，它反映了大气颗粒物来源的本质，并可影响光散射性质和气候效应，通常用"μm"表示。大气颗粒物的许多性质如体积、质量和沉降速度都与颗粒物的粒径大小有关。不同种类的粉尘，由于密度和性状的不同，即便在相同粒径下，粉尘在空气中的沉降速度和在人体呼吸道内的沉积部位也不同。为了相互比较，提出了空气动力学等效直径（aerodynamic equivalent diameter，AED）的概念。空气动力学等效直径是指：某一种类的粉尘粒子，不论其性状、大小和密度如何，如果它在空气中的沉降速度与一种密度为 1 的球形粒子的沉降速度一样是，则这种球形粒子的直径即为该种粉尘的空气动力学直径。采用该种表示方法，可以有效地表达出大气颗粒物在空气中的停留时间、沉降速度、进入呼吸道的可能性以及在呼吸道的沉降部位。按粒径大小，大气颗粒物一般可分为以下几类：

（1）总悬浮颗粒物（total suspended particulate，TSP）：是指空气动力学直径≤100 μm 的颗粒物，包括液体、固体或者液体和固体结合存在的，并悬浮在空气介质中的颗粒。

（2）可吸入颗粒物（inhalable particulate，IP，通常指 PM_{10}）：是指空气动力学直径≤10 μm 的颗粒物，因其能进入人体呼吸道而命名之，又因其能长时间飘浮在空气中，也称为飘尘。

（3）细颗粒物（fine particulate matter，通常指 $PM_{2.5}$）：是指空气动力学直径≤2.5 μm 的颗粒物。它在空气中悬浮的时间更长，易于滞留在终末细支气管和肺泡中，其中某些较细的组分还可穿透肺泡进入血液。$PM_{2.5}$ 更易于吸附各种有毒的有机物和重金属元素，对健康的危害极大。

（4）超细颗粒物（ultrafine particulate matter，通常指 $PM_{0.1}$）：是指空气动力学直径≤0.1 μm 的颗粒物。城市中，人为来源的 $PM_{0.1}$ 主要来自汽车尾气。$PM_{0.1}$ 有直接排放到大气的，也有其他气态污染物经紫外线作用或化学反应转化后二次生产的。

大气污染物还可按其形成过程分为一次污染物和二次污染物。一次大气污染物是指由污染源直接排放入大气环境中，其理化性质未发生变化的污染物。如 SO_2、CO、NO、颗粒物和碳氢化合物等；二次大气污染物是指排入大气的污染物在物理、化学等因素的作用下发生变化，或与环境中的其他物质发生反应所形成的理化性质不同于一次大气污染物的新污染物。常见的有 SO_2 在大气中氧化遇水形成硫酸盐；汽车尾气中氮氧化合物和挥发性有机物在紫外线作用下经过一系列的光化学反应生成光化学烟雾（臭氧、醛类以及各种过氧酰基硝酸酯）。一般情况下，二次大气污染物对环境和人体的危害比一次大气污染物要大。

三、大气污染对健康的危害

大气污染物主要通过呼吸道进入人体，少部分污染物也可以降落在食物、水体或土壤，通过消化道进入人体，有的污染物还可直接接触皮肤、黏膜进入机体。

（一）大气污染对健康的直接危害

1. 急性中毒 当大气污染物的浓度在短期内急剧增高，使周围人群大量吸入污染物可造成急性中毒。按其形成的原因可以分为烟雾事件和生产事故。

（1）烟雾事件：烟雾事件是大气污染造成急性中毒的主要类型。根据烟雾形成的原因，又可分为煤烟型烟雾事件和光化学型烟雾事件。

煤烟型烟雾事件主要是由燃煤产生的大量污染物排入大气，在不良气象条件下不能充分扩散所致。主要污染物为 SO_2 和烟尘。受害者最早出现呼吸道刺激症状，咳嗽、胸痛、呼吸困难，并有头痛、呕吐、发绀。对老年人、婴幼儿、患有慢性呼吸道疾病和心血管疾病等的人群，影响尤为严重。造成死亡的原因多为气管炎、支气管炎、心脏病等。从 19 世纪末开始，共发生过 20 多起烟雾事件。比较严重的有比利时马斯河谷烟雾事件、美国多诺拉烟雾事件、英国伦敦烟雾事件等。

光化学烟雾事件主要是由于汽车尾气中氮氧化合物（NO_x）和挥发性有机物（VOCs）在强烈日光作用下，经过一系列光化学反应产生具有强烈刺激作用的浅蓝色烟雾所引起，其主要成分是臭氧、醛类以及各种过氧酰基硝酸酯。受害者症状主要是眼睛红肿、流泪、咽喉痛、喘息、咳嗽、呼吸困难、头痛、胸闷、皮肤潮红、心脏功能障碍、肺功能衰竭。尤其是患有心脏病和肺部疾患的人，受害最重。从 20 世纪 40 年代初开始，美国的洛杉矶和纽约，日本的东京、大阪、川崎，澳大利亚的悉尼，印度的孟买以及我国的北京、上海、兰州等城市均发生过光化学烟雾事件。

（2）生产事故：生产事故引起环境污染所致急性中毒的事件并不经常发生，但一旦发生，其危害极为严重。

1984 年 12 月 3 日凌晨，印度博帕尔市农药厂的一个储料罐进水爆炸，41 t 异氰酸甲酯泄露到居民区，导致 15 万人急性中毒，近 5 万人双目失明，2 500 人死亡，酿成了迄今为止世界最大的化学污染事件。

1986 年 4 月 26 日凌晨 1 时许，前苏联切尔诺贝利核电站爆炸，造成自 1945 年日本广岛、长崎遭原子弹袭击以来世界上最为严重的核污染。此次核事故造成 13 万居民急性暴露，31 人死亡，233 人受伤，核电站发生事故后，大量放射尘埃污染到北欧、东欧、西欧的部分国家。

2003 年 12 月 23 日，重庆市的开县"罗家 16 号井"发生井喷，富含硫化氢和二硫化碳的气体从钻井喷出达 30 m 高，造成 243 人死亡，4 000 多人受伤，疏散转移 6 万多人，9.3 万多人受灾。

2. 慢性危害及远期影响　在大气污染物低浓度长期反复刺激作用下，会造成人体慢性危害及远期影响。

（1）导致眼和呼吸系统慢性炎症：如结膜炎、咽喉炎、气管炎等，严重的引起慢性阻塞性肺疾病，进而可导致肺心病。

（2）降低机体免疫力：在大气污染严重的地区，居民体内唾液溶菌酶和分泌型免疫球蛋白-a 的含量均明显下降，说明机体的免疫力下降，非特异性疾病多发。

（3）诱发变态反应：如甲醛、某些石油制品的分解产物等具有致敏作用。四日市是日本著名的石油化工城市，1956 年初建，1960 年在有些工厂附近，居民的哮喘病逐渐增多。这类哮喘病很少有感冒、咳嗽等前驱症状，说明并非因呼吸道疾病而继发，这是由变应原直接引起的。多数患者迁出该地区症状即可缓解，回来后又复发。

（4）致癌作用：空气中有些污染物经毒理学实验或流行病学研究已证实具有致癌作用。例如砷、苯并（a）芘等。近几十年来，国内外大量资料表明，大气污染程度与肺癌的发病率和死亡率成正比。早期的工业国家英国的肺癌发病率和死亡率都很高。我国某些城市调查结果也表明,城市居民肺癌死亡率与大气污染程度有统计学的相关性。

(二)大气污染对健康的间接危害

1. 温室效应　大气层中的某些气体如 CO_2 等能吸收地表发射的热辐射,使大气温度升高,称为温室效应。这些气体统称为温室气体,主要包括 CO_2、甲烷、氧化亚氮、氯氟烃等。气候变暖对人体健康会产生多种有害影响。如虫媒疾病和暑热疾病的发病率会显著升高。

2. 臭氧层破坏　平流层中的臭氧层虽然平均厚度只有 0.3 cm,但能吸收几乎全部来自太阳的短波紫外线,使人类和其他生物免受紫外线的损害。20 世纪 50 年代科学家发现臭氧层中的臭氧开始减少,到 70 年代后,臭氧减少加剧,到 1985 年首次观察到臭氧空洞。人类活动排入大气的氯氟烃和溴氟烷烃类被认为是臭氧减少的主要原因。臭氧空洞形成后,导致人群皮肤癌和白内障发病率增加。

3. 酸雨　在没有大气污染物存在的情况下,降水的 pH 在 $5.6\sim6.0$。当降水 pH 小于 5.6 时,称为酸雨。酸雨形成受多种因素影响,其主要前体物质是 SO_2 和 NO_x。酸雨对植物生长、水生生态系统和人体健康都会造成严重危害。我国每年因酸雨造成的农作物、森林和健康损伤都在 1 000 亿元以上。

4. 其他方面　大气污染物中的烟尘能促使云雾形成,吸收太阳的直射光和散射光,减弱太阳辐射强度和紫外辐射,降低能见度。在大气污染严重地区,儿童佝偻病患病率升高,某些通过空气传播的疾病易流行。大量的颗粒物飘浮在大气中还能吸收太阳能而使气温明显减低,造成“冷化效应”。如火山爆发、大规模核试验等都能发散出大量尘埃,遮天蔽日,使气温降低。1991 年海湾战争,科威特数百口油井遭大火,许多地区白昼犹如黑夜,浓烟挡住了阳光,使地表气温比往年同期下降约 10 ℃。

(三)几种主要大气污染物对健康的影响

1. 二氧化硫(SO_2)　又称亚硫酸酐,是一种无色的刺激性气体,易溶于水,也溶于乙醇和乙醚。 SO_2 的吸湿性强,在大气中如遇水蒸气可生成具有腐蚀性的亚硫酸(H_2SO_3),进而被氧化成硫酸;在日光照射或空气中某些金属氧化物(亚铁、锰等的氧化物)的催化下易被氧化成三氧化硫(SO_3), SO_3 也同样具有很强的吸湿性,能吸收大气中的水分,形成硫酸雾。大气中 SO_2 主要来自煤、石油、天然气等含硫燃料的燃烧、有色金属冶炼,钢铁、化工、炼油等工业生产过程中产生的 SO_2 也是大气中 SO_2 的主要来源。

(1)对呼吸系统的影响:①对眼结膜和鼻咽部黏膜的刺激作用: SO_2 具有很强的刺激作用,能刺激眼结膜和鼻咽部黏膜。当浓度为 0.4 mg/m³ 时,接触者无不良反应;0.7 mg/m³ 时,普遍感到上呼吸道及眼睛的刺激;2.6 mg/m³ 时,短时间作用即可反射性地引起器官、支气管平滑肌收缩,使呼吸道阻力增加;当浓度达 9 mg/m³ 时,有明显的硫样臭。②引起呼吸道急性和慢性炎症: SO_2 易溶于水,易被上呼吸道和支气管黏膜的富水性黏液所吸收。因而它主要作用于上呼吸道和支气管以上的气道,造成该部位的平滑肌内末梢神经感受器受到刺激而产生反射性收缩,使气管和支气管的管腔变窄,气道阻力增加,分泌物增加,严重时可造成局部炎症或腐蚀性组织坏死,是慢性阻塞性肺部疾患(chronic obstructive pulmonary disease, COPD)的主要病因之一。COPD 包括具有气道气流受限特征且气流受限不完全可逆的慢性支气管炎和(或)肺气肿。

（2）对人体的其他作用：SO_2 对大脑皮质功能有影响；有致突变和促癌作用，如可增强苯并（a）芘的致癌作用；影响新陈代谢，如破坏维生素 C 平衡等。此外，SO_2 还能抑制某些酶的活性，使蛋白质和酶的代谢发生紊乱，从而影响机体生长发育。

（3）与颗粒物的联合作用：SO_2 与烟尘共同存在时的联合作用比 SO_2 的单独危害作用大得多。吸附在可吸入性颗粒物上的 SO_2 可进入呼吸道深部的细支气管和肺泡，其毒性增加 3～4 倍。可吸入性颗粒物中的三氧化铁等金属氧化物，可催化 SO_2 氧化成硫酸雾，它的刺激作用比 SO_2 大 10 倍。

（4）其他影响：除上述对人体健康的影响外，SO_2 对树木、谷物及蔬菜等均可造成损害，对牛、马、猪、羊、狗等动物均可引起疾病或死亡。此外，SO_2 对于建筑物、桥梁及其他物体，均有腐蚀作用。

（5）居住区大气中 SO_2 标准：我国《环境空气质量标准》（GB 3095—2012）规定大气中 SO_2 1 小时平均浓度限值：一级标准为 150 $\mu g/m^3$，二级标准为 500 $\mu g/m^3$；日平均浓度限值：一级标准为 50 $\mu g/m^3$，二级标准为 150 $\mu g/m^3$。

2. 氮氧化物（NO_x）　是 NO、N_2O、NO_2、NO_3、N_2O_3、N_2O_4、N_2O_5 等含氮气体化合物的总称。其中，造成大气严重污染的主要是 NO 和 NO_2。NO 是无色气体，遇氧变为 NO_2。NO_2 是红褐色气体，有刺激性。

氮氧化物的来源较广泛。大部分来源于自然界，如大气中的氮受到雷电或高温被激活易合成 NO_x，火山爆发、森林火灾都会产生 NO_x，土壤中的微生物分解含氮化合物可产生 NO_x；工业生产中燃料的燃烧，硝酸、氮肥、染料、炸药等生产过程及交通运输工具都可造成 NO_x 的排放。

（1）对呼吸系统的影响：氮氧化物难溶于水，故对眼和上呼吸道的刺激作用较小，而易于侵入呼吸道深部细支气管及肺泡。急性吸入可引起肺水肿，因为 NO_x 能溶解于肺泡表面的液体中，逐渐形成亚硝酸及硝酸，对肺组织产生剧烈的刺激与腐蚀作用，使毛细血管通透性增加，引起肺水肿。长期吸入低浓度 NO_x 可引起肺泡表面活性物质的过氧化，损害细支气管的纤毛上皮细胞和肺泡细胞，破坏肺泡组织的胶原纤维，并可发生肺气肿样症状。严重时，也能引起 COPD。

（2）对血液系统的影响：在肺中形成的亚硝酸盐进入血液后可引起血管扩张，能与血红蛋白结合生成高铁血红蛋白，减低血红蛋白携氧能力，引起组织缺氧，出现紫癜、呼吸困难、血压下降及中枢神经系统的损害。一般情况下，以 NO_2 为主时，肺组织损害比较明显；以 NO 为主时，高铁血红蛋白血症及中枢神经系统损害比较明显。

（3）氮氧化物的慢性毒作用：动物实验表明 NO_2 能促使苯并（a）芘诱发支气管鳞状上皮癌的发病率增加。NO_2 与 SO_2 共存时，对肺功能的影响可产生相加作用，与多环芳烃（PAH）共存时，可使 PAH 发生硝基化作用，形成硝基 PAH，其中许多具有致突变性和致癌性。与烃类共存时，在阳光照射下，可发生光化学反应，生成一系列光化学氧化剂，对机体产生多种危害。

（4）居住区大气中 NO_2 的标准：我国《环境空气质量标准》（GB 3095—2012）中规定大气中 NO_2 1 小时平均浓度：一级标准为 200 $\mu g/m^3$，二级标准为 200 $\mu g/m^3$；日平均浓度限值：一级标准为 80 $\mu g/m^3$，二级标准为 80 $\mu g/m^3$。

3. 可吸入性颗粒物　颗粒物是我国大多数城市中的首要大气污染物，是影响城市空气质量的主要因素。可吸入性颗粒物(inhalable particle,IP)是指粒径≤10 μm 能较长时间悬浮在空气中、可进入人体呼吸道的颗粒物质。颗粒粒径大小影响其在空气中的稳定性和进入呼吸道的部位,大于 5 μm 的可吸入颗粒物多滞留于上呼吸道,小于 5 μm 的多滞留于细支气管和肺泡,1 μm 以下的在肺泡内沉积率最高,小于 0.4 μm 的能自由进出肺泡,并可随呼气排出体外,故沉积较少。

直径≤2.5 μm 的颗粒物称为微粒子(PM$_{2.5}$),近年来颇受人们的关注。虽然自然过程也会产生 PM$_{2.5}$,但其主要来源还是人为排放。人类既直接排放 PM$_{2.5}$,也排放某些气体污染物,在空气中转变成 PM$_{2.5}$。直接排放主要来自燃烧过程,比如煤、汽油、柴油、秸秆、木柴的燃烧、垃圾焚烧。在空气中转化成 PM$_{2.5}$ 的气体污染物主要有二氧化硫、氮氧化物、氨气、挥发性有机物。其他的人为来源包括:道路扬尘、建筑施工扬尘、工业粉尘、厨房烟气。自然来源则包括:风扬尘土、火山灰、森林火灾、漂浮的海盐、花粉、真菌孢子、细菌。PM$_{2.5}$ 的来源复杂,成分自然也很复杂。主要成分是元素碳、有机碳化合物、硫酸盐、硝酸盐、铵盐。其他常见的成分包括各种金属元素,既有钠、镁、钙、铝、铁等地壳中含量丰富的元素,也有铅、锌、砷、镉、铜等主要源自人类污染的重金属元素。在现阶段空气质量指数构成中,PM$_{2.5}$ 是最重要的指标,在环保、气象网站中都能实时了解某个地区 PM$_{2.5}$ 的污染情况。

(1)对呼吸系统的影响:滞留在上呼吸道的 IP 可与 SO$_2$ 产生联合作用引起炎症,导致慢性鼻咽炎。滞留在下呼吸道的 IP 可与直接进入肺深部的 NO$_x$ 产生联合作用,使支气管和肺泡产生炎症,是 COPD 的病因之一。

(2)引起机体免疫功能下降:长期暴露在 IP 高污染环境下(0.47 mg/m^3),小学生免疫功能受到明显抑制作用。另经动物实验证实,IP 一方面可以影响局部淋巴细胞和巨噬细胞的吞噬功能,导致免疫功能下降;另一方面又可增加动物对细菌的敏感性,导致肺对感染的抵抗力下降。

(3)致突变性和致癌性:国内外的大量研究表明,颗粒物的有机提取物有致突变性,粒径越小,致突变性和致癌性越强。粒径小于 2 μm 的 IP 致突变性占致突变总活性的 52%~98%。流行病学研究表明,城市大气颗粒物中的多环芳烃与居民肺癌的发病率和死亡率呈相关关系。

(4)大气污染物的载体:IP 在空气中有很强的吸附性,可成为大气污染物的"载体"。当吸附病原微生物时能传播呼吸道传染病。还能吸附多种有害气体和液体,并将它们带入肺脏深处,促使多种急、慢性疾病发生。如 SO$_2$、NO$_2$、酸雾、甲醛等均可随 IP 达到肺泡。

(5)其他:大气中的颗粒物能吸收太阳的直射光和散射光,影响日光照射到地面的强度,特别能减弱富有生物学作用的紫外线强度。

(6)居住区大气中的 IP 标准:我国《环境空气质量标准》(GB 3095—2012)规定居住区大气中 PM$_{10}$ 日平均浓度限值:一级标准为 50 μg/m^3,二级标准为 150 μg/m^3。PM$_{2.5}$ 日平均浓度限值:一级标准为 35 μg/m^3,二级标准为 75 μg/m^3。

4. 光化学烟雾(photochemical smog) 是二次污染物,主要是由机动车尾气排入大气中的 NO$_x$ 和 VOCs 在紫外线作用下,发生光化学反应所产生的一种刺激性很强的浅蓝色混合烟雾。其主要成分是臭氧、过氧酰基硝酸酯(peroxyacyl nitrates,PANs)、醛类、过氧化氢等具有强氧化能力的物质。其中臭氧约占 85%,PANs 占 10%,其他物质仅占很少比例。

光化学烟雾对健康的危害主要是刺激眼和呼吸道黏膜,引起眼红肿、流泪、头痛、喉痛、咳嗽、气喘、呼吸困难等症状，严重者可导致肺水肿。PANs 和醛类等氧化剂对眼有强烈刺激作用。臭氧主要是刺激和损害深部呼吸道，对肺功能有损害，并影响免疫系统的功能。臭氧是强氧化剂，可与 DNA、RNA 等生物大分子发生反应，并使其结构受损。对微生物、植物、昆虫及哺乳动物细胞都有致突变作用。

光化学烟雾主要发生在夏、秋季的中午前后，日光强烈、高温、无风的情况下。

由于光化学烟雾的主要成分是 O_3，所以就以 O_3 的卫生标准为代表。我国《环境空气质量标准》(GB 3095—2012)及其修改单中规定大气中 O_3 1 小时平均浓度限值：一级标准为 160 $\mu g/m^3$，二级标准为 200 $\mu g/m^3$。

5. 二噁英

最近数十年来，人类在生育能力方面出现了问题，在世界范围男性精子数比 50 年前减少了 50%，睾丸癌的发病率在过去 50 年内增加 2 倍，前列腺癌增加了 1 倍；妇女终生患乳腺癌的概率由 1960 年的 1/20 上升至现在的 1/8。子宫内膜易位过去很少，现在在美国有 500 万妇女受此病折磨等。人们把这类问题的出现与环境内分泌干扰化合物相联系。环境内分泌干扰化合物(environmental endocrine disrupting chemicals，EDCs)是指具有类似激素作用干扰体内内分泌功能的环境化学污染物。已发现环境内分泌干扰化合物对雌激素、甲状腺素、儿茶酚胺、睾酮等呈现显著干扰效应。目前已被证实或怀疑为内分泌干扰物的环境化学物有上百种，包括邻苯二甲酸酯类、多氯联苯类、有机氯杀虫剂、烷基酚类、双酚化合物类、植物和真菌激素、金属类等。

二噁英类(dioxins)是内分泌干扰化合物中的代表性物质。二噁英属于氯代三环芳烃类化合物，是由 200 多种异构体、同系物等组成的混合体。其毒性以半致死量(LD_{50})表示，比氰化钾强约 100 倍，比砒霜强约 900 倍，为毒性最强、非常稳定又难以分解的一级致癌物质。环境中 95% 的二噁英来源于含氯垃圾的焚烧，焚烧温度低于 800 ℃，塑料之类的含氯垃圾不完全燃烧，极易生成。此外，制造包括农药在内的化学物质，尤其是氯系化学物质，像杀虫剂、除草剂、木材防腐剂、落叶剂(美军用于越战)、多氯联苯等产品的过程中派生二噁英类化合物。

环境中的二噁英主要是经食物链的方式到达人体内，如鱼体内的二噁英可达环境中的 10 万倍。也可通过呼吸道吸入。二噁英类化合物是脂溶性的，所以易在脂肪组织蓄积，不易排出体外。二噁英可通过胎盘进入胎儿体内，还可通过乳汁进入婴儿体内。

二噁英进入人体先出现非特异症状，如眼睛、鼻子和喉咙等部位有刺激感、头晕、不适和呕吐；接着在裸露的皮肤上，如脸部、颈部出现红肿，数周后出现"氯痤疮"等皮肤受损症状，有 1 mm 到 1 cm 的囊肿，中间有深色的粉刺，周边皮肤有色素沉着，有时伴有毛发增生。氯痤疮可持续数月乃至数年。此外，二噁英急性中毒症状还有肝水肿、肝组织受损、肝功能改变、血脂和胆固醇增高、消化不良、腹泻、呕吐等。精神神经系统症状主要为失眠、头痛、烦躁不安、易激动、视力和听力减退以及四肢无力、感觉丧失、性格变化、意志消沉等。

二噁英有强烈的致癌和致畸作用。动物实验表明，二噁英首先诱发肝脏和呼吸系统癌症，其次还导致免疫系统疾病，增加机体受感染的机会，属于最危险的环境污染物，国际癌症研究中心将二噁英列为人类一级致癌物。而二噁英作为内分泌干扰物引起生殖和发育障碍的剂量比致癌剂量小 100 倍。2，3，7，8 四氯二苯-p-二噁英(tetrachlorodibenzo-p-dioxin，TCDD)可减小精子数，降低雌性猴子的生育能力。孕鼠接触少量 TCDD 可引起子代雄性激素水平的改变、精子发生受抑制,影响性行为和黄体化激素分泌,变得更雌性化。目前尚无大气二噁英的卫生标准,需要进行进一步研究。

6. 一氧化碳　是含碳物质不完全燃烧产生的一种窒息性气体。它是工业、交通、家用燃煤、燃气热水器、燃油、火灾现场产生废气的重要成分。CO 是一种无色、无臭、无刺激性的气体,几乎不溶于水,在大气中化学性质比较稳定。

CO 经肺泡吸收进入血液循环,与血红蛋白形成碳氧血红蛋白(HbCO)。CO 与血红蛋白的亲和力较氧与血红蛋白的亲和力大 300 倍,而 HbCO 的解离速度较氧合血红蛋白(HbO_2)慢 3 600 倍,且可影响 HbO_2 的解离,引起组织缺氧。CO 中毒后,出现以中枢神经系统损害为主伴有不同并发症的症状与体征。主要表现为剧烈头痛、头昏、四肢无力、恶心、呕吐;出现短暂昏厥或不同程度的意识障碍,或深浅程度不同的昏迷,中毒者皮肤黏膜呈樱桃红色。重者并发脑水肿、休克或严重的心肌损害、呼吸衰竭。慢性 CO 接触,可对中枢神经系统和心血管系统产生一定的损害。

我国的《环境空气质量标准》(GB 3095—2012)规定大气中 CO 1 小时平均浓度限值:一级标准为 10 mg/m³,二级标准为 10 mg/m³;日平均浓度限值:一级标准为 4 mg/m³,二级标准为 4 mg/m³。

7. 多环芳烃(polycyclic aromatic hydrocarbon,PAH)　含有两个或两个以上苯环,并以稠合形式连接的芳香烃类化合物的总称。所谓稠合连接即苯环间有两个或两个以上共享的碳原子。到目前为止,已发现 PAH 达 100 多种,其中有一部分具有致癌性。苯并(a)芘是发现最早的致癌物,而且致癌性很强,故常以它为 PAH 的代表。

天然环境中 PAH 含量极微,主要来源于各种含碳有机物的热解和不完全燃烧。如煤、木材、烟叶以及汽油、柴油、重油等各种石油分馏产物的燃烧、烹饪油烟等。大气中 PAH 多聚集在颗粒物表面,尤其是吸附在小于 5 μm 的颗粒物上可深入肺部。大气中 PAH 的浓度有明显的季节性差别。PAH 不仅污染大气,还能污染水体、土壤环境。

动物实验已证明苯并(a)芘能诱发皮肤癌、肺癌和胃癌,流行病学调查发现空气中苯并(a)芘的浓度与皮肤癌和肺癌有明显的正相关性。国有研究表明大气中苯并(a)芘浓度每增加 0.1 μg/100 m³,肺癌死亡率相应升高 5%。

我国的《环境空气质量标准》(GB 3095—2012)规定大气中苯并(a)芘日平均浓度限值:一级标准为为 0.002 5 μg/m³,二级标准为 0.002 5 μg/m³。

四、大气卫生标准

大气卫生标准是大气中有害物质的法定最高限值,是防止大气污染、保护居民健康、评价大气污染程度、制定大气防护措施的法定依据。

我国现行大气卫生标准有《环境空气质量标准》(GB 3095—2012),是 2012 年由国家环保局颁布的,规定了 10 种污染物浓度限值(表 1 - 4)。大气中有害物质的浓度受生产周期、排放方式、气象条件等因素的影响而经常变动,因此该标准中规定了不同形式的浓度限值,如 1 小时平均浓度限值、日平均浓度限值、年平均浓度限值等。1 小时平均浓度限值是指任何 1 小时内平均浓度的最高容许值。有些物质能使人或动植物在短期内出现刺激、过敏或中毒等急性危害,则该物质必须制订 1 小时平均浓度限值,以保证接触者在短期内吸入该物质不至于产生上述任何一种急性危害。24 小时平均浓度限值是指任何一个自然日 24 小时内多次测定的平均浓度的最高容许值。对一些有慢性作用的物质都应制订此值,即经过长时间的持续作用也不致引起最敏感对象发生慢性中毒或蓄积现象以及远期效应的日平均上限值,以防止污染物产生慢性和潜在性危害。有些物质既能产生急性危害,又能产生慢性危害,因此需要制订1小时平均浓度限值和24小时平均浓度限值。

环境空气功能区分为二类:一类区为自然保护区、风景名胜区和其他需要特殊保护的区域;二类区为居住区、商业交通居民混合区、文化区、工业区和农村地区。一类区适用一级浓度限值,二类区适用二级浓度限值。

表1-4 环境空气质量标准(GB 3095—2012)各项污染物的浓度限值

污染物项目	平均时间	浓度限值		浓度单位
		一级标准	二级标准	
二氧化硫(SO_2)	年平均	20	60	$\mu g/m^3$
	24 小时平均	50	150	
	1 小时平均	150	500	
二氧化氮(NO_2)	年平均	40	40	
	24 小时平均	80	80	
	1 小时平均	200	200	
一氧化碳(CO)	24 小时平均	4	4	mg/m^3
	1 小时平均	10	10	
颗粒物(PM_{10})	年平均	40	70	g/m^3
	24 小时平均	50	150	
颗粒物($PM_{2.5}$)	年平均	15	35	
	24 小时平均	35	75	
总悬浮颗粒物(TSP)	年平均	80	200	
	24 小时平均	120	300	
氮氧化物(NO_x)	年平均	50	50	$\mu g/m^3$
	24 小时平均	100	100	
	1 小时平均	250	250	
铅(Pb)	年平均	0.5	0.5	
	季平均	1	1	
苯并(a)芘(BaP)	年平均	0.001	0.001	
	24 小时平均	0.002 5	0.002 5	
镉(Cd)	年平均	0.005	0.005	
汞(Hg)	年平均	0.05	0.05	$\mu g/m^3$
砷(As)	年平均	0.006	0.006	
六价铬(Cr VI)	年平均	0.000 025	0.000 025	
氟化物(F)	1 小时平均	20[1]	20[1]	$\mu g/(dm^2 \cdot d)$
	24 小时平均	7[1]	7[1]	
	月平均	1.8[2]	3.0[3]	
	植物生长季平均	1.2[2]	2.0[3]	

注:①适用于城市地区;②适用于牧业区和以牧业为主的半农牧区,蚕桑区;③适用于农业和林业区。

表1-5将我国《环境空气质量标准》(GB 3095—2012)中的二级浓度限值与其他国家或组织的大气环境质量标准或指南值进行了比较。

表 1-5　不同国家或组织的大气环境质量标准或指南值的比较

污染物名称	浓度限值($\mu g/m^3$)		
	1 小时平均	24 小时平均	年平均
SO_2			
中国	500	150	60
世界卫生组织	500(10 分钟平均)	20	
欧盟	350	125	
美国		365	80
日本	263	105	
PM_{10}			
中国		150	70
世界卫生组织		50	20
欧盟		50	30
美国		150	
日本*	200	100	
$PM_{2.5}$			
中国		75	35
世界卫生组织		25	10
美国		35	15
日本		35	15
NO_2			
中国	200	80	40
世界卫生组织	200		40
欧盟	200		40
美国			100
日本	76~113 之间或以下		
CO**			
中国	10	4	
世界卫生组织	30	10(8 小时平均)	
美国	40	10(8 小时平均)	
日本	11.5		
O_3			
中国	200	160(8 小时平均)	
世界卫生组织		100(8 小时平均)	
欧盟		120(8 小时平均)	
美国	235	157(8 小时平均)	

* 以 SPM(suspended particulatematter)表示,$PM_{2.5}$<SPM< PM_{10};

** 单位:mg/m^3。

引自:杨克敌主编《环境卫生学》,2012

依据《环境空气质量标准》(GB 3095—2012),2012 年上半年国家环保部出台规定,将用空气质量指数(air quality index,AQI)替代原有的空气污染指数(air pollution index,API)。1997 年原国家环保总局制定了"全国重点城市空气质量周报技术规定"。该规定将空气质量分为六级(表 1-6),指数越大、级别越高说明污染的情况越严重,对人体的健康危害也就越大。

表 1-6 空气质量指数范围及相应的空气质量级别

AQI 数值	AQI 级别	AQI 类别及表示颜色		对健康影响情况	建议采取的措施
0~50	一级	优	绿色	空气质量令人满意,基本无空气污染	各类人群可正常活动
51~100	二级	良	黄色	空气质量可接受,但某些污染物可能对极少数异常敏感人群健康有较弱影响	极少数异常敏感人群应减少户外活动
101~150	三级	轻度污染	橙色	易感人群症状有轻度加剧,健康人群出现刺激症状	儿童、老年人及心脏病、呼吸系统疾病患者应减少长时间、高强度的户外锻炼
201~300	四级	中度污染	红色	进一步加剧易感人群症状,可能对健康人群心脏、呼吸系统有影响	儿童、老年人及心脏病、呼吸系统疾病患者避免长时间、高强度的户外锻炼,一般人群适量减少户外运动
201~300	五级	重度污染	紫色	心脏病和肺病患者症状显著加剧,运动耐受力降低,健康人群普遍出现症状	儿童、老年人和心脏病、肺病患者应停留在室内,停止户外运动,一般人群减少户外运动
>300	六级	严重污染	褐红色	健康人群运动耐受力降低,有明显强烈症状,提前出现某些疾病	儿童、老年人和病人应当留在室内,避免体力消耗,一般人群应避免户外活动

五、大气污染的防护措施

大气污染的程度受到如能源的质量和结构、工业布局、交通工具的数量及管理、人口密度、地形、气象、植被面积等自然因素和社会因素的影响。因此大气污染控制必须采取综合防制的原则。为了从根本上解决大气污染问题,必须从源头开始控制并实行全过程控制,推行清洁生产。在制订大气卫生防护措施时应坚持合理利用大气自净能力与人为措施相结合的原则,这样既可保护环境,又可以节约污染治理的费用。此外,大气污染的防治一定要技术措施和管理措施相结合。在我国目前财力有限、技术条件落后的情况下,加强环境管理显得尤为重要。在城市或区域性大气污染防制中,采取合理的规划措施和工艺措施是十分关键的。

(一)规划措施

1. 合理安排工业布局和城镇功能分区 应结合城镇规划,全面考虑工业布局。工业建设应多设在小城镇和工矿区,较大的工业城市最好不再新建大型工业企业,特别是污染重的冶炼、石油和化工等企业。如果必须要建,一定要建在远郊区或发展卫星城市。避免在山谷内建立有废气排放的工厂。应考虑当地长期的风向和风速资料,将工业区配置在当地最小风向频率的上风侧,这样工业企业排出的有害物质被风吹向居住区的次数最少。由于风向经常变化,工业企业生产过程中还可能发生事故性排放,因此在工业企业与居民区之间应设置一定的卫生防护距离。国内外许多经验证明,在建设开始就注意防止污染危害,比起污染发生后再去治理,要省事得多,效果也好得多。

2. 完善城市绿化系统 城市绿化系统是城市生态系统的重要组成部分。它除具有美化环境外,还具有调节气候、阻挡、滤除和吸附灰尘,吸收大气中有害气体等功能。在建设城市绿化系统时,应注意各类绿地的合理比例。绿地的种类包括公共绿地、防护绿地、专用绿地、街道绿地、风景游览和自然保护区绿地以及生产绿地等。建立绿化带是行之有效的生物防治措施,增加城市绿化面积可减轻城市的空气污染。

3. 加强对居住区内局部污染源的管理 饭店、公共浴室等的抽油烟机、烟囱以及废品堆放处、垃圾箱等均可散发有害气体污染大气,并影响室内空气,卫生部门应与有关部门配合,加强管理。

(二)工艺和防护措施

1. 加强对工业企业排放污染物的控制和管理

(1)改善能源结构:逐步降低煤在燃料结构中的比重,如以液体燃料取代固体燃料,选用气态燃料如天然气、煤气、石油气和沼气等,还可开发地热、太阳能等,以减少或部分取代煤作燃料。

(2)控制燃烧污染:可采取下列措施做好燃煤污染的控制。如以无烟燃料取代有烟燃料;改造锅炉、提高燃烧效率,减少燃烧不完全产物的排出量;原煤脱硫,降低 SO_2 对空气的污染,又可对硫进行回收利用;安装消烟除尘设备等。

同时采用集中供热。与分散供热相比,集中供热可节约 $30\%\sim35\%$ 的燃煤,而且便于提高除尘效率和采取脱硫措施,减少烟尘和 SO_2 的排放量。

(3)改进生产工艺:改革工艺过程,以无毒或低毒原料代替毒性大的原料,采取闭路循环以减少污染物排出等。加强生产管理,防止跑、冒、滴、漏和无组织排放,杜绝事故性排放。综合利用变废为宝,如电厂排出的大量煤灰可制成水泥、砖等建筑材料。

2. 加强对机动车尾气排放的控制和管理 机动车尾气是城市大气污染的主要来源之一。近年来随着机动车数量迅速增加,其空气污染也日益加剧,污染所占比重不断增加。我国一些大中城市,大气环境污染正由"煤烟型"向"煤烟与机动车尾气污染并重型"转化。防止机动车尾气排放对环境的污染应采取综合措施:制定严格的机动车尾气排放标准,对未达标的车辆不准制造、进口、销售和使用;执行车辆报废制度,淘汰不合格旧车;安装尾气净化装置,减少污染物的排放;要大力研制开发用液化气、甲醇为燃料的"绿色汽车"和无空气污染的电力驱动汽车;城市优先发展公共交通,使用大型公共汽车、地铁等。

(徐 进)

第三节　水环境与健康

　　水是生命的源泉,是自然环境的重要组成部分,是自然界生态系统中物质和能量流动的重要介质,一切生命的新陈代谢过程都需要在水的参与下进行,水是机体的重要组成成分,是生命六大营养素之一。成年人体内水分含量占体重的55%～60%,儿童可达80%左右,发育7天的胎儿95%由水所组成。如果摄水不足或因出汗过多、疾病失水等,导致体内水分减少或脱水达体重15%以上时,如不给予及时补水,将危及生命。

　　水也是自然界最丰富的自然资源之一,地球总面积的70%由水覆盖,总储量约13.86亿 km³,其中海水占97.3%,淡水不到3%,在这少量的淡水中,77.2%的以冰山、冰川的形式存在,22.4%的在土壤和地下,0.35%存在于沼泽和湖泊中,河水占0.01%,大气水0.04%,人们真正能够直接利用的水只有江河水、淡水湖和部分浅层地下水,占总水量的0.26%,且分布极不均匀。我国水资源总量为28 124亿 m³,位居世界第6位;人均水资源仅2 220 m³,约为世界人均水资源的1/4,位于世界第88位。由于人们不注意环境保护,工业废水和生活污水造成的水体污染日益加重,严重威胁水资源的质量,影响了工农业产品的产量和质量,制约经济的发展,影响人们的生存质量。

一、水源的种类及其卫生学特征

　　自然界的水源根据所在的位置不同分为三种,即降水、地面水和地下水。

(一)降水(precipitation)

　　降水是大气中水蒸气受冷空气作用,凝聚成雨、雪、冰雹降落的水。卫生特点:水质纯净;矿物盐含量少;在降落的过程中,随着空气污染的程度的不同而水质质量也发生变化。我国的降水量地区分布极不平衡,年降水量一般由东南沿海向西北内陆呈递减趋势,多雨区年降水量可达4 000～6 000 mm,干旱区年降水量小于200 mm。我国沿海岛屿和内地干旱地区的居民常收集降水作为饮用水。

(二)地面水(surface water)

　　地面水是由降水降落到地面,通过雨水径流在地面汇集而成。包括有海水、江河水、湖泊水、水库水、塘水。水量受季节、降水量等因素的影响而有较大的变动。年变化有丰水期和枯水期之分。地面水的卫生特点是:量多;污染机会多(浑浊度大、细菌含量较高);矿物盐含量较地下水少,水质一般较软;水中溶解氧多,自净能力强。地面水水量充足、水质较软,取用方便,是最常见的饮用水水源。

　　湖泊、水库水由于流动较慢,有助于水中悬浮物质沉淀,故浑浊度较低、水质较清;因湖泊、水库水流动能力相对于江河水小,当含有大量氮、磷等营养物质的污水进入湖泊、水库等缓流水体时,易引起藻类及其他浮游生物迅速繁殖,水体溶解氧量下降,水质恶化,鱼类及其他生物大量死亡,这种现象称为水体富营养化(eutrophication)。水体富营养化出现在河流湖泊中称为"水华",出现在海湾中称为"赤潮"。

(三)地下水(underground water)

　　地下水是指潜藏在地表层以下的水。主要来源是由降水和地面水通过土壤、河床、湖底渗入地下逐渐聚集而成。

　　土壤透水层由颗粒疏松空隙较大的砂、砾石、砂质土壤等构成,透水层能渗水并能储水。不透水层由颗粒细密的黏土层及岩石等组成,不能透水。透水层与不透水层互相交错,相互承托(图1-3)。根据所处的位置和水流的方向,将地下水分为浅层地下水、深层地下水和泉水。共同的卫生学特征是:量少;污染机会少;溶解氧含量少;自净能力差。

　　1. 浅层地下水　指潜藏在地面以下第一个不透水层以上的水,一般离地表几米至几十米之间,其水量受降水的影响很大,且容易受到污染。该层水质感官性状较好;细菌含量少;但常溶解土壤中可溶性矿物质,硬度一般高于地面水;水中溶解氧相对较少,自净能较差。

　　2. 深层地下水　潜藏在第一个不透水层以下的水称为深层地下水。该层水不易受污染,水质好,水量也较稳定,是很好的饮用水水源。但若深层地下水的含水层中含有较多的盐类或矿物质时,水质硬度较高。

　　3. 泉水(spring water)　是由浅层或深层地下水通过地表裂隙自行流出的水。根据水流的方向不同,将泉水分为两种,即重力泉和压力泉。由于地壳的变动,如自然塌陷、溪谷或山涧的截流,使含水层露出,水靠重力而自行流出的水,为重力泉。该泉水一般来自浅层地下水,水量较小,受自然因素影响较大,可作为分散式给水水源。

　　将从地层断裂的缝隙中自行涌出的水称为压力泉或自流井,是来自深层地下承压水。水量较大、水质好,且比较稳定,是很好的饮用水水源。

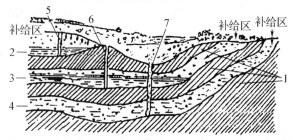

图1-3　地层含水情况示意图

1. 不透水层　2. 浅层地下水　3. 深层地下水　4. 承压深层地下水
5. 浅井　6. 深井　7. 自流井

二、水质性状和评价指标

　　自然界的水质质量和污染程度如何,可从物理、化学和微生物学等性状加以衡量。

(一)水质的物理性状指标

　　物理性状指标是判断水质的感官性状重要标志,同时也可以推测水质是否受污染。水的物理性状指标:水温、水色、水臭、水味和水的浑浊度等。

1. 水温　水的温度可影响到水中生物的种类和数量、水体自净能力和人类对水的利用价值。大量含热废水进入可导致水温升高,造成热污染,影响水环境生态平衡。

2. 水色　洁净水是无色的。水中腐殖质过多时呈棕黄色,黏土使水呈黄色。在静水水体中由于藻类大量繁殖使水面呈不同颜色,如小球藻使水呈绿色,硅藻呈棕绿色,甲藻呈暗褐色,蓝绿藻呈绿宝石色等。水体受工业废水污染后,可呈现该工业废水所特有的颜色。

3. 水臭和水味　水臭和水味有时不易截然分开。洁净的水是无臭无味的。湖沼水因水藻大量繁殖或有机物较多而有鱼腥气及霉烂气味,水中含有硫化氢时使水呈臭蛋味,硫酸钠或硫酸镁过多时呈苦味,铁盐、锌盐过多时有涩味。水中适量碳酸钙和碳酸镁时使人感到甘美可口,含氧较多的水略带甜味。受生活、工业废水污染的水会呈现出污染物特有的气味。

4. 水的浑浊度(turbidity)　主要取决于水中胶体颗粒的种类、大小、形状和折射指数,而与水中悬浮物含量的关系较小。浑浊现象是用来判断水否遭受污染的一个表观指标,地表水的浑浊是由水中含泥沙、黏土、有机物等造成的,地下水一般较清澈,若水中含有二价铁盐,与空气接触后就会产生氢氧化铁,使水成为棕黄色。

然而,有些污染物无色、无味、无臭、在水中呈溶解状态,因此,物理性状良好的水不一定就是安全卫生的水。

(二) 水质的化学性状指标

水质的化学性状非常复杂,因而采用较多的评价指标,以阐明水质的化学性质及受污染的程度。

1. pH　天然水的 pH 一般在 $7.2 \sim 8.5$,过高或过低都可能是水体被污染所致。

2. 总固体(total solid)　是指水样在一定温度下缓慢蒸发至干后的残留物总量,包括水中的溶解性固体和悬浮性固体。溶解性固体是水样经过滤后,再将滤液蒸干所得的残留物,其含量主要取决于溶于水中的矿物性盐类和溶解性有机物的多少。悬浮性固体是水中不能通过滤器的固体物干重。水中总固体经烧灼后,其中的有机物被全部氧化分解而挥发,剩下的为矿物质。烧灼后的损失量大致可说明水中有机物的含量。总固体含量越高水质污染越严重。

3. 硬度(hardness of water)　指溶于水中钙、镁盐类的总含量,以 $CaCO_3$(mg/L)表示。水的硬度一般分为碳酸盐硬度(钙、镁的重碳酸盐和碳酸盐)和非碳酸盐硬度(钙、镁的硫酸盐、氯化物等)。前者经煮沸后能够形成碳酸盐类物质沉淀,故称为暂时性硬度,而后者煮沸也不能从水中除掉,故称为永久性硬度。

4. 含氮化合物　包括有机氮、蛋白氮、氨氮、亚硝酸盐氮和硝酸盐氮。当水中蛋白氮和有机氮增高时,说明水体新近受到有机性污染。如水体中氨氮增高,则可能新近受人畜粪便污染。如亚硝酸盐氮增高,说明水中有机物的无机化尚未完成,污染危害仍然存在。如水体中硝酸盐氮含量高,而氨氮和亚硝酸盐氮不高,表明水体过去受有机物污染,现已自净。若氨氮、亚硝酸盐氮、硝酸盐氮均增高,提示水体过去和新近均有污染,或过去受污染,目前自净仍在进行。可根据水体中氨氮、亚硝酸盐氮、硝酸盐氮含量的变化进行综合分析、判断水质的污染状况。

5. 溶解氧(dissolved oxygen,DO)　指溶解在水中的氧含量。溶解氧含量可作为评价水体受有机性污染及其自净程度的间接指标。当水中溶解氧小于 $3 \sim 4$ mg/L 时,鱼类就难以生存。

6. 化学耗氧量(chemical oxygen demand,COD) 指在一定条件下,用强氧化剂如高锰酸钾或重铬酸钾等氧化水中有机物所消耗的氧量。它是反映水体受有机物污染的间接指标,代表水体中可被氧化的有机物和还原性无机物的总量。

7. 生化需氧量(biochemical oxygen demand,BOD) 指水中有机物在有氧条件下被需氧微生物分解时消耗的溶解氧量。生物氧化过程与水温有关,在实际工作中规定以 20 ℃ 培养 5 日后,1 L 水中减少的溶解氧量为 5 日生化需氧量（BOD_5）。它是评价水体污染状况的一项重要指标,也是评价污染处理效果的核心标准。清洁水生化需氧量一般小于 1 mg/L。

8. 氯化物 天然水中均含有氯化物,其含量各地有所不同,同一区域水体内氯化物含量是相对稳定的,当水中氯化物含量突然增高时,表明水有可能受到人畜粪便、生活污水或工业废水的污染。

9. 硫酸盐 天然水中均含有硫酸盐,其含量主要受地质条件的影响。水中硫酸盐含量突然增加,表明水可能受生活污水、工业废水或硫酸胺化肥等污染。

10. 总有机碳和总需氧量

(1) 总有机碳(total organic carbon,TOC):是指水中全部有机物的含碳量,它是表示水中有机物相对含量多少的指标,但不能说明有机污染的性质,是评价水体有机需氧污染程度的综合性指标之一。

(2) 总需氧量(total oxygen demand,TOD):是一升水中还原物质(有机物和无机物)在一定条件下氧化时所消耗氧的毫升数,数值愈大,污染愈严重。

11. 有害物质 主要指水体中重金属和难分解的有机物,如汞、镉、砷、铬、铅、酚、氰化物、有机氯和多氯联苯等。有害物质的来源主要受工业废水的污染,只有少量如氟、砷等可能与水流经地层有关。

（三）水质的微生物学性状指标

天然水常含有多种微生物,预防医学特别关注的是水中病原微生物的含量。要判断水质的微生物性能,理想状态下,应针对每一种病原微生物确定一项指标,为了提高工作效率,一般针对病原微生物的共同特性,尽可能找到一个或两个有代表性的微生物指标,其指标可在一定程度上反映所有病原微生物的污染状况。这种具有代表微生物污染总体状况的菌种称为指示菌。多用细菌总数和总大肠菌群数作为地面水污染的指示菌。前者反映地表水受微生物污染的总体情况,后者反映受病原微生物污染的情况。

1. 细菌总数(bacteria count) 指 1 ml 水在普通琼脂培养基中经 37 ℃ 培养 24 小时后生长的细菌菌落数。它可以反映水体受生物性污染的程度,水的细菌总数愈多,水体污染愈严重。然而,在实验条件下人工培养基上生长的细菌数,有致病菌,也有非致病菌,因此细菌总数可作为水被生物性污染的参考指标。

2. 总大肠菌群(coliform bacteria) 是指一群需氧及兼性厌氧的在 37 ℃ 或 44 ℃ 生长时能使乳糖发酵、在 24 小时内产酸产气的革兰阴性无芽胞杆菌。人、畜体肠道内存在大量的大肠菌群细菌,其抵抗力与肠道致病菌相似,且容易检出,因此,这种细菌可作为粪便污染水体的指示菌,也是衡量饮用水水质流行病学上是否安全的重要指标。土壤、水等自然环境中也可存在大肠菌群细菌。目前利用提高培养温度的方法来区别不同来源的大肠菌群细菌,即培养于 44.5 ℃±0.2 ℃ 的温水浴内能生长繁殖使乳糖发酵而产酸产气的大肠菌群细菌,称为粪大肠菌群。来自人及温血动物粪便内的大肠菌群主要属粪大肠菌群,而自然环境中存活的大肠菌群在 44.5 ℃ 培养时,则不再生长。

三、水体污染对健康的危害

（一）水体污染的概念、污染物的主要来源及污染物种类

1. 水体污染（water pollution）　是指自然的或人为的原因使污染物进入水体,超过了水体的自净能力,使水质和水底质的理化特性及水中生物的组成等发生改变,造成水质恶化,影响了水的使用价值和使用功能的现象称为水体污染。

2. 水体污染物的来源　可概括为工业污染;农业污染;生活污染;医院污染;废弃物处理不当所致的污染和意外事故的污染等。根据污染进入水体的方式将污染来源分为:点源污染(有固定的排污口);面源污染(雨水的径流等)。

3. 水体污染物种类根据污染物的性质,将水体污染物分为三类:

（1）生物性污染物:主要是大量病原体和其他微生物,此外,由于磷、氮等污染物引起水体富营养化而导致藻类污染也属于生物性污染。

（2）化学性污染物:无机污染物,如铅、汞、镉、铬、砷、氮、磷、氰化物及酸、碱、盐等;有机污染物,如苯、酚、石油及其制品等,据统计从全球水体中已鉴别出有机化学物达 2 221 种。英国河水中鉴定出 324 种有机化合物,我国松花江检出有机物 152 种,吉林市松花江段达 317 种,长江江阴段达 150 多种,上海黄浦江水中发现有机化合物达 500 余种,随着检测技术水平的不断提高,将会在我国水体中发现更多种类的有机污染物。

（3）物理性污染物:是指由物理因素引起的环境污染,如:热污染和放射性辐射(铀、钚、锶、铯)。

（二）水体污染对健康的危害

1. 生物性污染及其危害　水体的生物性污染一般是指细菌、病毒、寄生虫和水中藻类及其毒素的污染。所导致的危害主要有以下两方面。

（1）介水传染病（water - borne infectious disease）:是通过饮用或接触疫水而传播的疾病。其发生原因:①水源受病原体污染后,未经妥善处理和消毒即供居民饮用。②处理后的饮用水在输配水和贮水过程中重新被病原体污染。地面水和浅井水都极易受病原体污染而导致介水传染病的发生。介水传染病的病原体主要有三类:①细菌:如伤寒杆菌、副伤寒杆菌、霍乱弧菌、痢疾杆菌等。②病毒:如甲型肝炎病毒、柯萨奇病毒、脊髓灰质炎病毒和腺病毒等。③原虫:如贾第氏虫、溶组织阿米巴原虫、血吸虫、隐孢子虫等。它们主要来自人、畜粪便、生活污水、医院以及畜牧屠宰、皮革和食品工业等废水。介水传染病的流行特点为:①水源一次严重污染后,可呈爆发流行,且多数患者发病日期集中在同一潜伏期内,若水源经常受污染,则发病者可连续不断地出现。②病例分布与供水范围一致。大多数患者都有饮用或接触同一水源的历史。③一旦对污染源采取处理措施,并加强水质的净化和消毒后,疾病的流行能迅速得到控制。

介水传染病一般以肠道传染病多见,WHO 的调查资料显示,当前,发展中国家有 12 亿人受到水传播疾病的威胁,约有 15% 的儿童 5 岁前死于腹泻。全球每年死于腹泻的儿童约 50 万～180 万例,其中因感染轮状病毒而死亡的占 40%～50%。最典型的例子是印度新德里在 1955 年 12 月 1 日至 1956 年 1 月 20 日,由于集中式给水水源受生活污水污染,而暴发传染性肝炎流行,在 170 万人口中出现的黄疸病例就有 29 300 人。隐孢子虫是一种肠道寄生虫,隐孢子虫感染人体导致腹泻是目前世界上腹泻病常见的原因。患隐孢子虫病的人或动物的粪便污染了饮用水或饮用水水源,可导致该病的介水流行。1987 年在美国佐治亚州某

地发生该病的流行时,64 900 位当地居民中有 13 000 余人染病而出现以腹泻为主的临床症状,从病人粪便及出厂水中均检出隐孢子虫囊。1993 年,美国威斯康辛州某地也发生过一次涉及 40.3 万人的经自来水传播的隐孢子虫病大爆发,引起了全世界的关注。

(2) 水体富营养化(eutrophication):是指含大量氮、磷等营养物质的污水进入湖泊、河口、海湾等缓流水体,引起藻类及其他浮游生物迅速繁殖,水体溶解氧量下降,水质恶化,鱼类及其他生物大量死亡的现象。这种现象在河流湖泊中出现称为"水华"(water bloom),因占优势的浮游藻类的颜色不同,水面往往呈现蓝色、红色、棕色、乳白色等,这种现象在海洋中则叫做"赤潮或红潮"(red tide)。

目前,水体富营养化的危害受到人们的关注。大量的藻类聚集成团,漂浮在水面死亡后被微生物分解,消耗大量的溶解氧,厌氧菌大量繁殖,分解有机物产生氨、甲烷、硫化氢等有害气体,使水的感官性状恶化,降低了水的使用价值。据报道,1987 年美国纽约萨福克县发生赤潮,经济损失在 18 亿美元以上;1987—1991 年间在日本濑户内海损失达 111.52 亿日元;1988 年在马来西亚沙巴损失近 2 亿美元,1989 年在我国渤海沿岸赤潮造成的损失达 3.4 亿人民币;1998 年春在珠江口发生的赤潮造成广东省渔业损失 4 000 万元人民币,香港约损失 1 亿港元。

许多水华和赤潮的藻类能产生毒素,不仅危害水生动物,而且对人类健康及牲畜和禽类等也会产生严重的毒害作用。研究表明不同的藻类产生的毒素不同,如铜绿微囊藻等产生多肽毒素,该毒素可导致野生动物和家畜中毒死亡,病理检查可见肝脏充血、水肿,肝小叶中央坏死,肝细胞内皮细胞破坏,电镜检查可见肝细胞内质网、线粒体等亚细胞成分明显受损,肝窦扩张,严重时细胞崩解。近年来研究发现,微囊蓝藻粗毒素可明显增强 3 -甲基胆蒽及有机物染物启动的细胞恶性转化的毒性。水华中的鱼腥藻等能产生生物碱毒素,如鱼腥藻毒素是很强的烟碱样神经肌肉去极化阻断剂。此类毒素一旦进入水中,一般的水质净化处理和煮沸不能使其全部失活。

2. 化学性污染及其危害 水体受工业废弃物污染后,水体中各种有毒化学物质如汞、砷、铬、酚、氰化物、多氯联苯及农药等通过饮用水或食物链使人发生急、慢性中毒和癌症。

(1) 汞和甲基汞:汞在自然界有金属汞、无机汞和有机汞三种形式存在。有机汞包括甲基汞、二甲基汞、苯基汞和甲氧基乙基汞。无机汞在微生物的作用下可转化成毒性较大有机汞。金属汞几乎不溶于水。天然水中汞含量甚微,一般不超过 $0.1~\mu g/L$。

水体汞主要来源于化工、仪表、塑料、冶金、电池、氯碱等工厂排放的废水;气态汞和颗粒状的汞可随风飘散,降落到地面水中;土壤中汞蒸发到大气中,随雨水降落到水中或通过雨水径流进入水中。

一部分汞溶于水,其余被胶体颗粒、悬浮物、浮游生物等吸附而沉降于底泥或进入生物体内。底泥中的汞在适宜条件下可转化为可溶状态,在厌氧菌作用下也可转化为甲基汞,甲基汞的毒性比无机汞大许多倍,更易被生物吸收、富集。据测定肉食性鱼类如鲶鱼的肌肉中甲基汞浓度是水中浓度的 4 万~5 万倍。日本雄本县水俣湾地区发生的水俣病(minamata disease)就是当地居民长期食用该湾中含甲基汞甚高的鱼贝类而引起的一种慢性甲基汞中毒。

水中汞主要经消化道吸收。无机汞吸收率在 15%以下;烷基汞在 90%以上,其中甲基汞消化道吸收率在 95%以上。无机汞吸收入血后大部分分布在血浆中,主要蓄积于肾、肝和脾脏;甲基汞吸收入血后分布在红细胞内,随血流到达全身,除蓄积在肾、肝外,还可通过血脑屏障,在脑组织内蓄积。无机汞主要经肾脏排出,也可随胆汁经肠道、腺体、毛发排出一部分;甲基汞的主要排泄途径是经胆汁入肠道,在肠道中有 50% 转化为无机汞后排出,未经转化的甲基汞可以在肠道内重新吸收。所以甲基汞易在体内蓄积,在生物体内半衰期平均为 74 天,在脑组织中半衰期为 240 天,是蓄积性毒物。

无机汞慢性中毒主要表现为肾损害,肠出血及溃疡。甲基汞主要侵害中枢神经系统,中毒的临床表现有:开始时肢体末端或口唇周围有麻木刺痛感,随后可出现手部感觉障碍、运动障碍、无力、震颤等,语言障碍、视野向心性缩小、听力下降、及共济性运动失调,严重时可致全身瘫痪、精神错乱、甚至死亡。甲基汞可通过胎盘屏障,导致胎儿畸形。

汞在常温下可与硫结合生成硫化汞,则可降低毒性。

我国 2001 年 9 月 1 日起实施的《生活饮用水水质卫生规范》中规定,生活饮用水中汞不得超过 0.001 mg/L;《地表水环境质量标准》(GB 3838—2002)基本项目标准限值中规定总汞的范围为 0.000 05~0.001 mg/L;地表水环境质量标准、集中式生活饮用水地表水水源地特定项目标准限值中规定甲基汞不得超过 1.0×10^{-6} mg/L。

(2) 酚类化合物(phenols):是指芳香烃中苯环上的氢原子被羟基取代生成的化合物。酚又称羟基苯、苯酚或石炭酸,为白色针状结晶,有令人不快的芳香气味。自然界中存在的酚类化合物有两千多种,根据其能否与水蒸气一起挥发分为两大类,即挥发性酚和不挥发性酚。其中挥发性酚危害较大。该类化合物均有特殊臭味,易溶于水、易被氧化等。具有卫生学意义的酚类化合物有:苯酚、甲酚、五氯酚及其钠盐,他们广泛用于消毒、灭螺、防腐、防霉等。

水中酚类化合物主要来自含酚废水的排放,如炼焦、炼油、制取煤气和利用酚作为原料的工业企业废水,水中的酚含量可高达 1 500~5 000 mg/L。部分来自生活污水,由粪便和含氮有机物分解产生的酚,其含量为 0.1~1.0 mg/L。

酚是中等强度的化学原浆毒物,可通过呼吸道、皮肤和胃肠道吸收,主要分布于肝、血、肾、肺。在肝脏被氧化成苯二酚、苯三酚,并同葡萄糖醛酸结合而减低毒性,然后随尿排出。吸收后的酚在 24 小时内即可代谢完毕,不在体内蓄积,但有蓄积毒性。因为酚是原浆毒,可以使蛋白质凝固,并不与之结合,当细胞受到损伤发生坏死破碎后,酚能从中分离出来,继续向深部组织渗透,引起深部组织损伤坏死。

急性酚中毒的主要表现为大量出汗、肺水肿、吞咽困难、肝及造血器官损害、黑尿、虚脱甚至死亡。长期饮用低浓度含酚水,可致记忆力减退、皮疹、瘙痒、头昏、失眠、贫血等慢性中毒症状,同时,尿酚含量可明显增高。酚类化合物的中毒多发生于各种事故中。如 1980 年 12 月,湖北省鄂城县梁子湖,因捕鱼投入五氯酚钠,造成水源污染,引起 1 223 人急性中毒事件。

目前有研究显示,酚是一种促癌剂。体内酚达到一定浓度后表现出弱的促癌作用。动物皮肤致癌试验中发现,20% 的酚显示弱致癌作用,五氯酚具有致畸性。近年来研究发现,五氯酚、辛基酚等具有内分泌干扰作用。动物实验表明,五氯酚可干扰机体甲状腺的正常功能。流行病学调查表明,对女性内分泌有干扰作用。

酚污染水体,可使水体感官性状恶化,降低水的使用价值。水中的酚达到一定浓度时,可使水中的生物大量死亡,鱼肉、贝类出现煤油味、海带腐烂。如果用含酚浓度过高的水灌溉农田,农作物根部会发生腐烂。

我国《生活饮用水水质卫生标准》中规定,挥发性酚类(以苯酚计)不得超过 0.002 mg/L;地表水中不得超过 0.01 mg/L;农田灌溉用水中酚不得超过 1 mg/L。

（3）氰化物：天然水中不含氰化物。主要来自炼焦、选矿、电镀、染料、医药和塑料等工业废水。

长期饮用含氰化物浓度为 0.14 mg/L 的水，会导致慢性中毒。病人出现头痛、头晕、心悸等神经细胞退行性变的状况。大剂量的氰化物进入机体，在胃酸的作用下，水解成氢氰酸进入血液，氰根与细胞色素氧化酶的三价铁结合生成氰化高铁细胞色素氧化酶，使三价铁失去传递电子的能力，中断呼吸链，细胞迅速缺氧，出现窒息死亡。由于中枢神经系统对缺氧最敏感，也由于氰化物易溶于类脂质，对神经系统有特殊的亲和力，因此在氰化物急、慢性中毒时主要表现出神经系统症状。

水中氰化物浓度为 0.04～0.1 mg/L 时，可使鱼类死亡；含氰废水灌溉农田，可降低农业的产量，有时会导致牲畜死亡。

我国卫生标准规定，生活饮用水中氰化物的限量为 0.05 mg/L。

（4）铬：铬是构成地球元素之一，地面水中平均含铬量为 0.05～0.5 $\mu g/L$。电镀、制革、铬铁冶炼以及耐火材料、颜料化工等生产中均有含铬废水和废渣排出，是水体污染的主要来源。

在铬的化合物中，三价铬是人体必需的，它参与体内的葡萄糖和脂肪代谢。缺铬可造成近视，易发生高血压、冠心病以及似糖尿病样症状。它有较强的刺激性和腐蚀性，过量可引起中毒。铬为皮肤变态反应原，可引起过敏性皮炎或湿疹，病程长，久而不愈。我国和欧盟等有关国家的相关规定中均把这种元素列为化妆品禁用物质。六价铬的毒性最大，摄食后可导致胃肠黏膜溃疡出血、恶心、呕吐、腹痛、腹泻等消化道症状，严重时可有头痛、头晕、呼吸急促、口唇青紫、脉率加快、血便、脱水、尿少或无尿等中毒症状。它还可干扰多种酶的活性，影响物质在体内的氧化、还原和水解过程，还能与核酸、核蛋白结合，诱发癌症。推断其致癌原因，认为六价铬渗入细胞内，与核酸、蛋白质等大分子结合造成遗传密码改变，进而引起突变、癌变。铬能使血红蛋白变性从而降低红细胞的携氧能力。六价铬对人的致死剂量约为 5 g。

我国生活饮用水中铬（六价）的限量为 0.05 mg/L。

（5）其他有毒物：水中氟含量过多可导致氟中毒；水砷过量，长期饮用患慢性砷中毒；水中硝酸盐含量与胃癌发病率呈正相关关系；水中四氯化碳、DDT、氯乙烯等污染可使肝癌的发病率增高等。

3. 物理性污染及其危害　水的物理性污染主要有放射性污染和热污染。工业冷却水是水体热污染的主要来源。大量含热废水排入水体可使水温升高，导致水体中化学反应加快，水中溶解氧减少，影响水中鱼类和生物的生存和繁殖，导致水中生物的种类和数量发生改变。

水中放射性污染物主要来源于自然界土壤中放射性元素及其衰变产物和人为放射性物质的排放，如核动力工厂排放的冷却水、核试验、核战争、向海洋投弃的放射性废物、核动力船舶事故泄漏的核燃料等。通过饮用水或食品进入机体，造成内照射。吸收入血液的放射性物质有的可均匀分布于全身，有的则蓄积在某一器官，如[131]I 蓄积在甲状腺，[235]U 主要集中在肾脏，导致某些疾病的发生率增加并可能诱发人群恶性肿瘤发病率增高，如[235]U 可损害肝脏、骨髓和造血功能，[90]Sr 可导致骨肿瘤和白血病等。

四、生活饮用水卫生学意义及水质卫生标准

水是人体必需的六大营养素之一，饮用或接触不卫生的水会对健康产生一系列的危害，

如介水传染病、化学中毒性疾病、癌症、微量元素缺乏或地方病等。

为减少和控制水体污染的危害,我国制定了一系列有关水质的卫生标准,如废水排放标准、地面水卫生标准、饮用水卫生标准、矿泉水标准等。这里主要介绍饮用水卫生要求和饮用水卫生标准及其卫生学意义。

（一）饮用水的基本卫生要求

1. 流行病学上安全(不发生介水传染病)。

2. 化学组成对人体有益无害(长期饮用不发生急、慢性中毒和潜在性危害)。

3. 感官性状良好(无色、无味、无嗅、透明、无肉眼可见物)。

4. 生活饮用水应经消毒处理。

5. 生活饮用水水质应符合表 1-7 和表 1-9 卫生要求,集中式供水出厂水中消毒剂限值、出厂水和管网末梢水中消毒剂余量均应符合表 1-8 要求。

6. 农村小型集中式供水和分散式供水的水质因条件限制,部分指标可暂按照表 1-10 执行,其余指标仍按表 1-7、表 1-8 和表 1-9 执行。

7. 当发生影响水质的突发性公共事件时,经市级以上人民政府批准,感官性状和一般化学指标可适当放宽。

（二）饮用水卫生标准及其卫生学意义

为限制水中有害物质的量,确保饮用水的安全性,中华人民共和国卫生部国家标准化管理委员会有关专家对我国原有生活饮用水卫生标准进行了修订。2007 年 7 月 1 日起执行的 GB 5749—2006《生活饮用水卫生标准》主要包括有"水质常规指标及限值"、"饮用水中消毒剂常规指标及要求"等共 42 项(表 1-7、表 1-8),"水质非常规指标及限值"64 项(表 1-9),以及"农村小型集中式供水和分散式供水部分水质指标及限值"14 项(表 1-10),并附有"生活饮用水水质参考指标及限值",现将主要项目及其卫生学意义简介如下:

表 1-7　水质常规指标及限值

指标	限值
1. 微生物指标①	
总大肠菌群(MPN/100 ml 或 CFU/100 ml)	不得检出
耐热大肠菌群(MPN/100 ml 或 CFU/100 ml)	不得检出
大肠埃希菌(MPN/100 ml 或 CFU/100 ml)	不得检出
菌落总数(CFU/ml)	100
2. 毒理指标	
砷(mg/L)	0.01
镉(mg/L)	0.005
铬(六价,mg/L)	0.05
铅(mg/L)	0.01
汞(mg/L)	0.001
硒(mg/L)	0.01
氰化物(mg/L)	0.05
氟化物(mg/L)	1.0
硝酸盐(以 N 计,mg/L)	10;地下水源限制时为 20
三氯甲烷(mg/L)	0.06
四氯化碳(mg/L)	0.002

续表 1 - 7

指标	限值
溴酸盐(使用臭氧时,mg/L)	0.01
甲醛(使用臭氧时,mg/L)	0.9
亚氯酸盐(使用二氧化氯消毒时,mg/L)	0.7
氯酸盐(使用复合二氧化氯消毒时,mg/L)	0.7
3. 感官性状和一般化学指标	
色度(铂钴色度单位)	15
浑浊度(NTU-散射浊度单位)	1;水源与净水技术条件限制时为 3
臭和味	无异臭、异味
肉眼可见物	无
pH (pH 单位)	不小于 6.5 且不大于 8.5
铝(mg/L)	0.2
铁(mg/L)	0.3
锰(mg/L)	0.1
铜(mg/L)	1.0
锌(mg/L)	1.0
氯化物(mg/L)	250
硫酸盐(mg/L)	250
溶解性总固体(mg/L)	1 000
总硬度(以 $CaCO_3$ 计,mg/L)	450
耗氧量(COD_{Mn}法,以 O_2 计,mg/L)	3;水源限制,原水耗氧量>6 mg/L 时为 5
挥发酚类(以苯酚计,mg/L)	0.002
阴离子合成洗涤剂(mg/L)	0.3
4. 放射性指标[②]	指导值
总 α 放射性(Bq/L)	0.5
总 β 放射性(Bq/L)	1

①MPN 表示最可能数;CFU 表示菌落形成单位。当水样检出总大肠菌群时,应进一步检验大肠埃希菌或耐热大肠菌群时;水样未检出总大肠菌群时,不必检验大肠埃希菌或耐热大肠菌群。

②放射性指标超过指导值,应进行核素分析和评价,判定能否饮用。

表 1 - 8　饮用水中消毒剂常规指标及要求

消毒剂名称	与水接触时间	出厂水中限值	出厂水中余量	管网末梢水中余量
氯气及游离氯制剂(游离氯,mg/L)	至少 30 min	4	≥0.3	≥0.05
一氯胺(总氯,mg/L)	至少 120 min	3	≥0.5	≥0.05
臭氧(O_3,mg/L)	至少 12 min	0.3		0.02 如加氯,总氯≥0.05
二氧化氯(ClO_2,mg/L)	至少 30 min	0.8	≥0.1	≥0.02

表 1-9　水质非常规指标及限值

指标	限值
1. 微生物指标	
贾第鞭毛虫(个/10 L)	<1
隐孢子虫(个/10 L)	<1
2. 毒理指标	
锑(mg/L)	0.005
钡(mg/L)	0.7
铍(mg/L)	0.002
硼(mg/L)	0.5
钼(mg/L)	0.07
镍(mg/L)	0.02
银(mg/L)	0.05
铊(mg/L)	0.000 1
氯化氰(以 CN⁻ 计，mg/L)	0.07
一氯二溴甲烷(mg/L)	0.1
二氯一溴甲烷(mg/L)	0.06
二氯乙酸(mg/L)	0.05
1,2-二氯乙烷(mg/L)	0.03
二氯甲烷(mg/L)	0.02
三卤甲烷(三氯甲烷、一氯二溴甲烷、二氯一溴甲烷、三溴甲烷的总和)	该类化合物中各种化合物的实测浓度与其各自限值的比值之和不超过1
1,1,1-三氯乙烷(mg/L)	2
三氯乙酸(mg/L)	0.1
三氯乙醛(mg/L)	0.01
2,4,6-三氯酚(mg/L)	0.2
三溴甲烷(mg/L)	0.1
七氯(mg/L)	0.000 4
马拉硫磷(mg/L)	0.25
五氯酚(mg/L)	0.009
六六六(总量，mg/L)	0.005
六氯苯(mg/L)	0.001
乐果(mg/L)	0.08
对硫磷(mg/L)	0.003
灭草松(mg/L)	0.3
甲基对硫磷(mg/L)	0.02
百菌清(mg/L)	0.01
呋喃丹(mg/L)	0.007
林丹(mg/L)	0.002
毒死蜱(mg/L)	0.03
草甘膦(mg/L)	0.7
敌敌畏(mg/L)	0.001
莠去津(mg/L)	0.002
溴氰菊酯(mg/L)	0.02
2,4-滴(mg/L)	0.03
滴滴涕(mg/L)	0.001
乙苯(mg/L)	0.3

续表 1-9

指标	限值
二甲苯(mg/L)	0.5
1,1-二氯乙烯(mg/L)	0.03
1,2-二氯乙烯(mg/L)	0.05
1,2-二氯苯(mg/L)	1
1,4-二氯苯(mg/L)	0.3
三氯乙烯(mg/L)	0.07
三氯苯(总量,mg/L)	0.02
六氯丁二烯(mg/L)	0.000 6
丙烯酰胺(mg/L)	0.000 5
四氯乙烯(mg/L)	0.04
甲苯(mg/L)	0.7
邻苯二甲酸二(2-乙基己基)酯(mg/L)	0.008
环氧氯丙烷(mg/L)	0.000 4
苯(mg/L)	0.01
苯乙烯(mg/L)	0.02
苯并(a)芘(mg/L)	0.000 01
氯乙烯(mg/L)	0.005
氯苯(mg/L)	0.3
微囊藻毒素-LR(mg/L)	0.001
3. 感官性状和一般化学指标	
氨氮(以 N 计,mg/L)	0.5
硫化物(mg/L)	0.02
钠(mg/L)	200

表 1-10　农村小型集中式供水和分散式供水部分水质指标及限值

指标	限值
1. 微生物指标	
菌落总数(CFU/ml)	500
2. 毒理指标	
砷(mg/L)	0.05
氟化物(mg/L)	1.2
硝酸盐(以 N 计,mg/L)	20
3. 感官性状和一般化学指标	
色度(铂钴色度单位)	20
浑浊度(NTU-散射浊度单位)	3　水源与净水技术条件限制时为 5
pH(pH 单位)	不小于 6.5 且不大于 9.5
溶解性总固体(mg/L)	1 500
总硬度 (以 $CaCO_3$ 计,mg/L)	550
耗氧量(COD_{Mn}法,以 O_2 计,mg/L)	5
铁(mg/L)	0.5
锰(mg/L)	0.3
氯化物(mg/L)	300
硫酸盐(mg/L)	300

1. 微生物指标　为确保饮用水生物学安全性的综合指标,包括:

(1)细菌总数要求不超过 100 个/ml。

(2)总大肠菌群《生活饮用水卫生标准》(GB 5749—2006)中规定,任意 100 ml 水样中不得检出总大肠菌群。

(3)耐热大肠菌群和大肠埃希菌《生活饮用水卫生标准》(GB 5749—2006)中规定,任意 100 ml 水样中不得检出耐热大肠菌群和大肠埃希菌。

2. 毒理学指标　为防止因饮用水而导致急、慢性中毒和远期危害,将饮用水中有毒物质的量加以限制。

(1)砷:自然界有三价砷和五价砷,三价砷的毒性远远大于五价砷。调查显示,水中含砷 1.0～2.5 mg/L 时,即可引起慢性砷中毒;水砷在 0.12 mg/L 以上,持续饮用 10 年,可出现慢性砷中毒或疑似病例,且发砷含量增高;饮用水含砷量为 0.027～0.081 mg/L 的居民其发砷量与对照组相比无明显差异。规定饮用水含砷不得超过 0.01 g/L。

(2)镉:天然水中的镉含量一般在 0.1～10.0 μg/L,水中的镉主要来自工业废水。动物试验显示:给大鼠饮用含镉为 0.1～10 mg/L 的水,发现其肾、肝中镉含量增加。镉被美国毒理委员会列入第六位危及人类健康的物质,被国际癌症研究机构确定为人类和试验动物的肺癌和前列腺癌的确认致癌物。《生活饮用水卫生标准》(GB 5749—2006)对饮用水中的镉作了修改,要求饮用水含镉量不得超过 0.005 mg/L。

(3)铬:消化道摄入六价铬可导致胃肠道黏膜溃疡出血,长期低剂量反复摄入可导致慢性中毒。动物实验表明:用含铬浓度为 0.45～25 mg/L 的水喂养大鼠一年,未见有毒性反应,但饮用高于 5 mg/L 水时,发现组织中铬会明显增加。故规定饮用水中六价铬不得超过 0.05 mg/L。

(4)铅:水中铅含量为 0.1 mg/L 时,儿童血铅超过上限值 30 mg/100 ml。血铅水平为 100 μg/L 时就能对儿童生长发育造成不良影响;血铅从 100 μg/L 上升到 200 μg/L 时,IQ 降低 2.6 分。胎儿期或出生早期暴露铅对智力的影响可延续到学龄期;幼年过高血铅可影响以后的阅读能力、定向力、听力、眼手协调能力、对刺激的反应速度等。严重者出现铅中毒。故规定饮用水中的含铅量不得超过 0.01 mg/L。

(5)汞:汞是有毒重金属,可导致急、慢性中毒。水中汞主要是无机汞,国内大量调查表明,饮用水中的含量均低于 0.001 mg/L,故规定不超过 0.001 mg/L。

(6)硒:硒是人体的必需元素之一,具有抗氧化功能,硒与维生素 E 构成了动物抗氧化的两条防御途径,两者可协同发挥作用。维生素 E 控制着磷脂上不饱和脂肪酸不被氧化,是抗氧化作用的第一道防线。硒以谷胱甘肽过氧化物酶(GSH - PX1)的形式催化脂质过氧化物的还原,在整个细胞质中将水过氧化物迅速分解成醇和水,使细胞中的膜结构免受过氧化物的损害,起第二道防线的作用。近年来有研究表明,硒能诱导癌细胞凋亡,其可能的机制在于介导阻断癌细胞分裂增殖的信息传递,调节 GSH - PX1、硫氧还原酶等酶活性以干扰癌细胞的增殖,抑制癌基因表达及癌细胞生物大分子的合成,增强机体免疫机能,促使其对癌细胞的杀伤,以氧自由基介导细胞凋亡。研究表明,给缺硒小鼠补硒,能使机体免疫器官胸腺和脾脏重量增加,胸腺皮质增厚,血液白细胞总数增多。补硒的小鼠淋巴细胞增殖加快,脾淋巴细胞转化率和醋酸萘脂染色阳性淋巴细胞比例提高,脾脏 NK 细胞活性增强。硒与Ⅰ、Ⅱ、Ⅲ型脱碘酶活性有密切关系,能通过影响其生物活性而调节甲状腺维持正常生理功能。硒能影响动物的繁殖性能,雄性动物精子本身含有硒蛋白,硒位于精细胞尾部中段。雄性牲畜精液中的硒通过 GSH - PX1 的抗氧化作用保护精子细胞膜免受损害。对于种母牲畜,补硒可防妊娠母畜流产,减少死胎,提高繁殖率。硒能与有毒金属如 As、Pb、Hg 等结合,形成金属-硒-蛋白质复合物,把能诱发癌变的金属离子排出体外,缓减金属离子的毒性,起到减毒排毒的功效。因此,硒被称为"天然减毒剂"或"抗诱变剂"。

硒的营养性和毒性取决于硒的浓度范围。WHO 专家认为,从 15～60 岁以上,硒的安全摄入量范围是 $50～250\ \mu g/d$,硒的可耐受最高摄入量(UL)成人为 $400\ \mu g/d$,没有性别差异;幼儿为 $120\ \mu g/d$;4～7 岁为 $180\ \mu g/d$。硒的生理需要范围较窄,有人认为硒的摄入量超过生理需要量的 10 倍时,就能达到毒作用阈剂量水平,30～50 倍时可导致中毒。水和饮食中硒含量高,可导致地方性硒中毒。硒在体内容易蓄积,故规定水硒不得超过 $0.01\ mg/L$。

(7) 氰化物:氰化物是剧毒物质,天然水中不含该物质,含量为 $0.1\ mg/L$ 时,水呈现杏仁味。实验表明:用 $0.025\ mg/kg$ 氰化钾给大鼠染毒,发现大鼠的过氧化氢酶活性增高,条件反射活动异常。$0.005\ mg/kg$ 时无异常变化发生,此剂量相当于 $1\ mg/L$。考虑到一定安全系数,故规定饮用水中氰化物不得超过 $0.05\ mg/L$。

(8) 氟化物:氟是自然界分布最为广泛的一种物质,因化学性质活泼,一般以化合物的形式存在,是人体的必需微量元素,适量摄入对健康有益,过量的氟可导致氟中毒。研究表明,水中氟化物在 $0.5～1.0\ mg/L$ 以上时,氟斑牙的患病率随着水氟含量的增高而增高;当水氟含量在 $1.0～1.5\ mg/L$ 时,多数地区氟斑牙患病率可高达 45% 以上。不过,氟同时有防龋齿的作用,在 $0.5\ mg/L$ 地区,居民龋齿患病率高达 50%～61%,而在 $0.5～1.0\ mg/L$ 的地区,居民龋齿患病率仅为 30%～40%。综合考虑氟对齿的影响、防龋作用以及高氟地区除氟在经济技术上的可行性,定饮用水中氟化物含量不应超过 $1.0\ mg/L$。

(9) 硝酸盐:调查表明,饮用水中硝酸盐氮含量在 14～5.5 mg/L 时,未发现婴幼儿患高铁血红蛋白症;当浓度为 $10～30\ mg/L$ 时,1 岁以内婴儿血液中变性血红蛋白含量与对照组无明显差异,而超过 $30\ mg/L$ 时则有明显差异。故规定地下水中硝酸盐氮不得超过 $20\ mg/L$,一般水不超过 $10\ mg/L$。

(10) 三氯甲烷:水源水中含有腐殖质时,加氯消毒可形成三卤甲烷类物质(氯化副产物),其中氯仿所占比重最大。动物致癌实验发现氯仿可引发小鼠肝癌及雄性大鼠肾肿瘤。1984 年 WHO 的《饮用水水质准则》中推荐氯仿在饮用水中的限量值为 $30\ \mu g/L$。美国规定氯仿的上限值为 $100\ \mu g/L$,考虑我国具体情况规定饮用水中三氯甲烷含量不应超过 $0.06\ mg/L$。

(11) 四氯化碳:具有多种毒理学效应,主要损伤肝功能。动物实验证明,它可诱发小鼠肝细胞癌。参照 1984 年 WHO《饮用水水质准则》的建议值,规定饮用水中的四氯化碳含量不得超过 $0.002\ mg/L$。

(12) 溴酸盐:是公共饮用水体系用臭氧消毒产生的一类无机消毒副产物。研究表明:当饮用水中溴酸盐的浓度大于 $0.05\ \mu g/L$ 时,即对人体有潜在的致癌作用。因此,溴酸盐被国际癌症研究机构定为 2B 级的潜在致癌物。如果消费者长期饮用含有溴酸盐的水,会增加致癌的风险。亚氯酸盐、氯酸盐会引起溶血性贫血,并降低精子的数量和活力(表 1-11)。

表 1-11　WHO、美国和中国饮用水中溴酸盐限值

名称	限量值($\mu g/L$)
WHO	25
美国	10
中国	10

（13）甲醛：是一种无色，有强烈刺激性气味的气体。易溶于水、醇醚。甲醛在常温下是气态，通常以水溶液形式出现。其40%的水溶液称为福尔马林，可经消化道吸收，此溶液沸点为19℃。故在室温时极易挥发，随着温度的上升挥发速度加快。甲醛为较高毒性的物质，在我国有毒化学品优先控制名单上，甲醛高居第二位。甲醛已经被WHO确定为致癌和致畸形物质，是公认的变态反应原，也是潜在的强致突变物之一。研究表明：甲醛具有强烈的致癌和促癌作用。大量文献记载，甲醛对人体健康的影响主要表现在嗅觉异常、刺激、过敏、肺功能异常、肝功能异常和免疫功能异常等方面。长期接触低剂量甲醛可引起慢性呼吸道疾病，引起鼻咽癌、结肠癌、脑瘤、月经紊乱、细胞核的基因突变，DNA单链内交联和DNA与蛋白质交联及抑制DNA损伤的修复、引起新生儿染色体异常、白血病，引起青少年记忆力和智力下降。故饮用水中甲醛的最大容许浓度为0.9 mg/L。

3. 感官性状和一般化学指标　是指保证水的感官性状符合卫生要求的限量指标。

（1）感官性状总要求：无色、无嗅、无味、透明、无肉眼可见物。

（2）一般化学指标：主要包括有pH、铝、铁、锰、铜、锌、氯化物、溶解性总固体、总硬度、耗氧量、挥发性酚类、阴离子合成洗涤剂。

①水的pH：过低会腐蚀给水管道，过高可导致一些溶解性盐类的析出，且降低氯化消毒效果，规定水的pH为6.5～8.5。②铝：20世纪70年代曾有研究者提出铝与早老性痴呆的脑损害有关，以后也做了大量的流行病学调查和试验研究，并没有得出两者之间的因果关系。铝盐是一种很好的水质净化絮凝剂，超过一定的量值可影响水的感官性状，故生活饮用水卫生规范中规定铝的限值为0.2 mg/L。③铁：水中铁含量在0.3～0.5 mg/L时无任何异味；1 mg/L时有明显的铁锈味；0.5 mg/L时可使水的色度大于30°。为保证水的感官性状良好，要求不超过0.3 mg/L。④锰：是有毒的有色重金属，微量时水呈黄褐色，水中锰超过0.15 mg/L时，能使衣物或器皿着色，故规定饮用水中不超过0.1 mg/L。⑤铜：铜在1.5 mg/L时有异味，当超过1.0 mg/L时可使衣物呈现出异色，水铜限量值是1.0 mg/L。⑥锌：水锌为5 mg/L时，可使水产生金属涩味，1.5 mg/L时水质变浑浊，故规定饮用水中不超过1.0 mg/L。⑦氯化物：水中氯化物常以氯化钠、氯化钾、氯化钙和氯化镁的形式存在。如果氯化物过高，对配水管网有腐蚀作用；当水中氯化物为200～300 mg/L时，水呈咸味。规定不超过250 mg/L。⑧硫酸盐：硫酸盐含量为300～400 mg/L时，水产生苦味，当浓度超过750 mg/L时，可导致轻度腹泻，故饮用水要求不超过250 mg/L。⑨溶解性总固体：是指溶于水的固体无机物，主要成分是钙、镁、钠的重碳酸盐、氯化物和碳酸盐。高于1 200 mg/L时水出现苦咸味。要求不超过1 000 mg/L。⑩总硬度：水的硬度过高，可引起暂时性胃肠功能紊乱。硬水还可形成水垢，影响茶味，消耗肥皂，给日常生活带来不便。故生活饮用水卫生规范中规定硬度不得超过450 mg/L。调查研究表明，饮用水硬度与心血管疾病发病率呈负相关关系。⑪耗氧量（COD）：耗氧量越大，说明水被有机物污染越严重，氯化消毒时，会加大需氯量，而且会增多消毒后副产物（氯仿等），对健康产生潜在性危害。故在饮用水规范中规定，不得超过3 mg/L，特殊情况下不超过5 mg/L。⑫挥发酚类：酚类化合物具有恶臭，在氯化消毒时能形成臭味更强的氯酚，规定饮用水中挥发酚（以苯酚计）不超过0.002 mg/L。⑬阴离子合成洗涤剂：目前国产合成洗涤剂以阴离子型的烷基苯磺酸盐为主，动物试验发现有致畸作用。当水中浓度超过0.5 mg/L能使水产生泡沫和异味。故规定其浓度不超过0.3 mg/L。

4. 放射性指标　正常情况下，生活饮用水中放射性物质的浓度很低，我国生活饮用水标

准规定总 α 放射性不超过 0.5 Bq/L、总 β 放射性不超过 1 Bq/L。

五、生活饮用水的净化、消毒与特殊处理

目前我国的供水方式有两种,即集中式给水和分散式给水,前者多见于大、中、小城市,后者多见于山村。所选择的水源水有两大类,即地面水和地下水。无论以哪种水源作为饮用水,都需要进行净化和消毒,有时还需要特殊处理,才能达到生活饮用水卫生要求。现以集中式给水为例,介绍水源的选择、防护、净化、消毒和特殊处理。

集中式给水是通过取水、净水、消毒符合卫生要求后通过配水网输送到用户的一种给水方式。它的优点是:有利于水源的选择和防护;易于采取改善水质的措施,保证水质良好;用水方便;便于卫生监督和管理,但水质一旦被污染,其危害面亦广。

(一)水源的选择与防护

1. 水源的选择原则　①水量充足,一般要求 95% 保证率的枯水流量大于总用水量;②水质良好,感官性状指标和一般化学性指标经过现有的处理技术能够达到饮用水卫生要求;水源水的毒理学指标和放射性指标,必须符合生活饮用水水质标准的要求;当水源水中含有害化学物质时,其浓度不应超过所规定的最高容许浓度;水源水中耗氧量不应超过 4 mg/L;五日生化需氧量不应超过 3 mg/L;当水源水碘化物含量低于 10 μg/L 时,应根据具体情况,采取补碘措施;饮用水型氟中毒流行区应选用含氟化物适宜的水源,当无合适水源时,应采取除氟措施;③便于防护;④技术经济合理,即选择水源时,在分析比较各个水源的水量、水质后,可进一步结合水源水质和取水、净化、输水等具体条件,考虑基本建设投资费用最小的方案。

2. 水源的卫生防护　①地表水水源卫生防护取水点周围 100 m 范围内不得有任何污染源;取水点上游 1 000 m 至下游 100 m 的水域不得排入工业废水和生活污水,两岸卫生防护范围内不得从事有污染水的任何行为活动,并严加控制取水口上游 1 000 m 外的水质污染;②地下水水源卫生防护水井半径 30 m 范围内不得有任何污染源;严禁用渗坑或渗井的形式排放工业废水;人工回灌的水质应符合生活饮用水水质要求。

(二)水质的净化、消毒和特殊处理

水质净化是指除去水中的悬浮物、胶体物质和病原体等,使水质及其感官性状达到饮用水要求的过程。如果选择水质良好的地下水,可直接进行消毒。如源水有臭味或含有过量的铁、锰、氟等时,还必须进行特殊处理后才可作为饮用水。现以地表水为例,介绍饮用水质的净化和消毒原理及其影响效果的因素。

1. 混凝沉淀　天然水中常含有多种悬浮颗粒和胶体物质,特别是胶体颗粒难以自然下沉,因此需加混凝剂进行混凝沉淀(coagulative precipitation)(原水＋水处理剂→混合→反应→矾花)。

(1)混凝原理:①电荷中和作用:水源水中含有的悬浮物质和胶体颗粒,本身难以自然沉淀,尤其胶体颗粒带有负电荷,互相排斥更难下沉。投加金属盐类混凝剂后经水解形成带有正电荷的胶体粒子,能与带有负电荷的胶体粒子相互吸引,发生电荷中和作用,使彼此的电荷中和而凝聚。②压缩双电层作用:水中的黏土胶团具有吸附层和扩散层,合称为双电子层,双电子层中正离子浓度由内向外逐渐降低,最后与水中的正离子浓度大致相等。如向水中加入大量电解质,则其正离子就会挤入扩散层,进而进入吸附层,使胶体表面的电位降低,因而使双电层变薄,这种作用称为压缩双电层作用。当双电层被压缩,颗粒间的静电斥能就会降低。如这种斥能降至小于颗粒布朗运动的动能及颗粒表面吸能两者之和时,颗粒就会

迅速相互吸附凝聚。③吸附架桥作用　一些高分子混凝剂和金属盐类混凝剂在水中形成线型结构高聚物,具有较强的吸附能力。随着吸附微粒的增多,高聚物弯曲变形,或成网状,从而起到架桥作用。相互吸附凝聚的颗粒,逐渐形成粗大的絮凝体(矾花),可吸附水中悬浮物、细菌和溶解性物质,体积与重量逐渐增大而下沉。

(2) 混凝剂的种类和特性:常用混凝剂可简单分为两类:一类为金属盐类,常用的有明矾 [$Al_2(SO_4)_3 K_2SO_4 24H_2O$]、硫酸铝、三氯化铁及硫酸亚铁,特点是:①适应的 pH 范围较广(5~9);②絮状体大而紧密,对低温、低浊水的效果较铝盐好;③缺点是腐蚀性强,易潮湿,水处理后含铁量高。另一类为高分子化合物,主要有聚合氯化铝和聚丙烯酰胺。聚合氯化铝的优点为:①对低浊度水、高浊度水、严重污染的水和各种工业废水都有良好的混凝效果;②用量比硫酸铝少;③适用的 pH 范围较宽(5~9);④凝聚速度非常快,凝聚颗粒大,沉淀速度快,过滤效果好;⑤腐蚀性小,成本较低。

(3) 影响混凝沉淀效果的因素:①水中颗粒物的性质和含量;②水中荷电的溶解性有机物和离子的成分及其含量;③水温;④水的 pH 和碱度;⑤混凝剂的品种、质量和用量;⑥混凝剂的投加方法和搅拌强度。

2. 过滤(filtration)　是水通过石英砂等滤料层以截留和吸附水中悬浮杂质和微生物的过程。过滤的功效分为:①使滤后水质的浑浊度达到生活饮用水水质要求。②水经过滤后,除去水中大部分病原体,如致病菌、病毒以及寄生原虫和蠕虫等。特别是阿米巴包囊和隐孢子虫卵囊,它们对消毒剂的抵抗力很强,主要靠过滤去除。③水经过滤后,残留的微生物失去了悬浮物的保护作用,为滤后消毒创造了条件。

3. 消毒(disinfection)　是杀灭水中病原体,保证水质生物安全的重要过程。某些地下水可不经净化处理,但通常仍需消毒。饮用水消毒方法可分为两类:即物理消毒和化学消毒。前者如煮沸、紫外线、超声波等消毒方法;后者如用液氯、二氧化氯、臭氧、过氧化物等进行消毒。目前,应用最广的是氯化消毒。

(1) 氯化消毒:氯化消毒是指应用液氯或氯制剂进行饮用水消毒。起杀菌作用的氯称为有效氯。含氯化合物中氯的化合价数大于−1 者,均为有效氯。刚出厂的漂白粉和漂白粉精含有效氯分别是 25%~30% 和 60%~70%,随着储存时间的延长,有效氯会逐渐降低,当有效氯下降到 15% 以下时便失去效用。

①氯化消毒的基本原理:液氯或漂白粉和漂白粉精在水中均能水解成次氯酸:

$$Cl_2 + H_2O \longrightarrow HOCl + H^+ + Cl^-$$

$$HOC \rightleftharpoons H^+ + OCl^-$$

$$2Ca(OCl)Cl + 2H_2O \longrightarrow Ca(OH)_2 + 2HOCl + CaCl_2$$

$$Ca(OCl)_2 + 2H_2O \longrightarrow Ca(OH)_2 + 2HOCl$$

无论是液氯还是氯的化合物,在水中都能形成体积小、电荷为中性的次氯酸,它是一种强氧化剂,能损害细胞膜,使其通透性增加,导致细胞内蛋白质、RNA、DNA 等物质漏出,并能干扰多种酶系统(特别是能氧化磷酸葡萄糖脱氢酶中的巯基,使糖代谢受阻),从而使细菌死亡。氯对病毒的作用,主要是作用于病毒的核酸而使病毒产生致死性损害。

②影响氯化消毒效果的因素:a. 加氯量和接触时间:实验表明,要保证氯化消毒的效果,必须向水中加入足够的消毒剂,并有充分的接触时间(冬季不低于 60 分钟,夏季不低于 30 分

钟）。需氯量是指氧化一升水中的有机物、还原性无机物和灭菌以及某些氯化反应等所消耗的有效氯量。余氯是指加氯消毒接触一定时间后，水中剩余的有效氯。包括游离性余氯和结合性余氯。游离性余氯即 HOCl，OCl$^-$；结合性余氯是指一氯胺（NH$_2$Cl）和二氯胺（NHCl$_2$）。水中余氯限量值与余氯性质有关，如是游离性余氯，则要求常温下接触 30 分钟后，余氯有 0.3～0.5 mg/L；若为结合性余氯，则要求在接触 1～2 小时后，余氯不低于 1～2 mg/L。加氯量是加氯消毒时投加的有效氯量，为需氯量与余氯量之和。不同的水质其加氯量不等。b. 水的 pH：pH 越低，杀菌效果越好。次氯酸是弱电解质，在水中可形成次氯酸（HOCl）和次氯酸根（OCl$^-$），两者的多少与水的 pH 有关。pH<5.0 时，主要以次氯酸的形式存在，随着 pH 的增高，次氯酸解离成次氯酸根逐渐增多；当 pH=7.5 时，次氯酸与次氯酸根大致相等；pH>9 时，OCl$^-$ 接近 100%。根据对大肠杆菌实验，次氯酸的杀菌效率比次氯酸根高 83 倍，因此，氯化消毒时，水的 pH 不宜太高。c. 水温：水温高，杀菌效果好，水温每提高 10 ℃，杀灭病菌率可提高 2～3 倍。d. 水的浑浊度：悬浮颗粒可吸附微生物，使之凝集成团，使消毒剂难以作用于微生物，降低消毒效果。e. 水中微生物的种类和数量：不同微生物对氯的耐受性不尽相同。一般来说，大肠埃希菌抵抗力较低，病毒次之，原虫包囊抵抗力最强。

③常用的氯化消毒方法及其特性：a. 普通氯化消毒：当水的浊度低，有机物污染轻，且基本无酚类物质时，加入适量的氯，接触一定的时间就可达到消毒目的。该方法所需时间短，效果可靠，水中的余氯主要是游离性余氯（HOCl，OCl$^-$）。缺点是：源水中含有有机物或腐殖质时，消毒后会产生三卤甲烷等氯化消毒副产物。b. 氯胺消毒法：在水中先加入氨（硫酸铵、氯化铵），然后再加氯，氨与氯的比一般为 1∶6～1∶3 为宜。本方法的优点是：减少三卤甲烷的生成；先加氨后加氯防止了氯酚臭；化合性余氯稳定，在管网中持续时间长。缺点是：接触时间长，费用较贵，操作复杂，对杀灭病毒效果较差。c. 过量氯消毒法：当有机物污染严重时，或在野外工作，或发生意外事故，需短时间内达到消毒目的时，可加过量氯于水中，使余氯量达到 1～5 mg/L。消毒后的水，可用亚硫酸钠、亚硫酸氢钠或活性炭脱氯。

（2）二氧化氯消毒：ClO$_2$ 在常温下为橙黄色气体，易溶于水，但不与水起化学反应，在水中及易挥发，当空气中 ClO$_2$ 浓度大于 10% 或水中浓度大于 30% 时，具有爆炸性。

①杀菌原理：ClO$_2$ 对细胞壁有较好的吸附性和透过性能，可氧化细胞内含巯基的酶；可与半胱氨酸、色氨酸和游离脂肪酸反应，快速控制生物蛋白质的合成，使膜的渗透性增强，并能改变病毒衣壳结构，导致病毒死亡。

②ClO$_2$ 消毒的优缺点：优点：a. 可减少水中三卤甲烷等氯化副产物的形成；b. 当水中含氨时，氧化消毒作用的强度不变；c. 杀灭水中病原体效果不受 PH 影响；d. 消毒后余氯稳定持久；e. 可去除水中的异色和异味，不形成氯酚臭；f. 有较强的除铁. 锰作用，并能降低 B（a）P 致癌性。ClO$_2$ 消毒法的缺点：a. ClO$_2$ 有爆炸性，必须现场制备，立即使用；b. 工序复杂，成本高；c. ClO$_2$ 的歧化物对动物可引起溶血性贫血和变性血红蛋白症等。

（3）臭氧消毒：O$_3$ 是强氧化剂，在水中的溶解度比氧大 13 倍。其性质极不稳定，消毒时需要临时制备，立即使用。投加量一般不大于 1 mg/L，要求接触时间为 10～15 分钟。

杀灭病原体机理：臭氧与水接触后可放出新生态氧[O]，新生态氧具有很强的氧化能力，作用于细菌细胞膜使其通透性增加，细胞内容物漏出；还可影响病毒的衣壳蛋白，导致病毒死亡。

臭氧消毒的优缺点：优点是效果比 ClO$_2$ 和 Cl$_2$ 好；用量少；接触时间短；能去除水的色、

臭、味、和铁、锰、酚等；不产生三卤甲烷；不受水的感官性状影响；用于前处理可加强絮凝作用，减低混凝剂的用量。缺点有：投资大，费用高；水中的臭氧不稳定，控制和检测需要较高的技术；对管道有腐蚀作用，故出厂水不含O_3，无持续杀菌作用，需要第二消毒剂；与铁、锰、有机物等反应形成微絮凝物，增加水的浑浊度。

4. 水质的特殊处理

（1）除氟常用的方法：①活性氧化铝法：活性氧化铝是白色颗粒状多孔吸附剂，有较大的比表面积，是两性物质，等电点约9.5，当水的 pH 小于9.5时可吸附阴离子，大于9.5时可去除阳离子，因此在天然水正常 pH 情况下，对氟有极大的选择吸附性。②骨碳法：即磷酸钙法，是一种有效的、经济简便的除氟方法。骨碳的主要成分是羟基磷酸钙，与氟反应式：$Ca_{10}(PO_4)_6(OH)_2+2F^- \rightleftharpoons Ca_{10}(PO_4)_6F_2+2OH^-$，当水的含氟量高时，反应向右进行，氟被骨碳吸收而去除。③电渗析法：在直流电场的作用下，原水中可溶解性离子迁移，通过离子交换膜达到分离。此法除氟效果好，不用投加药剂，除氟的同时可降低高氟水的总含盐量。

（2）除藻和除臭：水中藻类繁殖不仅可以产生臭味和毒素，而且也是典型的氯化消毒产物前体物，在自来水消毒过程中可与氯作用生成三氯甲烷等多种有害副产物，增加水的致突变活性。去除方法有：①物理方法：气浮技术除藻效果较好，目前国内外使用较多，其去除率可达70%～80%。另外还可利用水网藻除藻，水网藻是大型的网片或网袋绿藻，其繁殖能力比蓝绿藻更强，在其生长过程中可大量吸收水中的磷、氮使蓝绿藻无法在水中大量繁殖，从而达到治藻目的。②化学方法：利用硫酸铝和硫酸铜作除藻剂可去除大部分藻类。还可利用铁盐除藻，铁盐能与水形成较重的矾花，增加混凝效果，提高藻类的去除率。③生物方法：利用在反应池中垂直放置蜂窝管，使原水在通过蜂窝管时渐渐生成生物膜，从而吸附水中的杂质，使原水中的污染物和藻类去除。

自来水中能够产生臭味的物质很多。有机污染物产生的臭味可用 O_3 和 ClO_2 加以处理；水中挥发性物质如 H_2S 等产生的臭味，可用曝气法去除；酚和氯酚产生的臭味可用 ClO_2 去除；原因不明的臭味，或用上述方法处理效果不佳时，可用活性炭吸附处理。

（3）海水与苦咸水淡化：淡化的主要方法有蒸馏法、电渗析法、反渗透法和离子交换法等。

（许爱芹）

第四节　地质环境与健康

学习要求

掌握：地方病的概念、分类及其流行特征；碘缺乏病、氟中毒、砷中毒的发生原因、发病机理、主要临床表现及预防措施。

熟悉：我国的主要地方病种类。

了解：土壤的构成及其卫生学意义。

一、土壤的构成及其卫生学意义

土壤是陆地表面生长植物的疏松层,由地壳表层的岩石经过长期的风化和生物学的作用形成的。它和空气、水一样,是自然界环境的重要组成部分,也是人类赖以生存和发展的物质基础;是联系有机界和无机界的中心环节;是陆地生态系统的核心及其食物链的首端;是许多有害废弃物的处理场所和容纳场所。土壤是由于岩石的风化和生物的作用而发展形成的。由于各地的地形地貌和成土母岩性质以及气候条件的不同,从而导致土壤形成过程中的各种化学成分的蓄积、迁移和转化规律不同,与人类生命健康关系密切的各种化学元素的含量过多或过少,都会对人体健康造成不良影响。土壤的结构和物理组成对居住条件有长远影响,土壤污染的程度直接或间接地影响人体健康。

二、地方病

(一) 地方病的概念、分类和流行特征

地方病(endemic disease)是指局限于某些特定地区内相对稳定并经常发生的一类疾病。全国不同地区有不同的地方病发生,有的地区可多达五六种。地方病主要发生于农村、山区、牧区等偏僻地区,发病病例常呈地域性分布。

1. 地方病的分类　地方病按病因可分为自然疫源性和化学元素性两类。自然疫源性(生物源性)地方病的病因为微生物和寄生虫,是一类传染性的地方病,如鼠疫、疟疾、黑热病、肺吸虫病、包虫病等。化学元素性地方病又称生物地球化学性疾病,是地方病的最主要类型,也是预防医学研究的重点,包括元素缺乏性地方病,如地方性甲状腺肿、地方性克汀病等;元素中毒性地方病,如地方性氟中毒、地方性砷中毒、地方性硒中毒、地方性钼中毒等。

2. 我国地方病流行现状　我国是地方病流行较为严重的国家,31 个省(区、市)不同程度地存在地方病危害,主要有碘缺乏病、水源性高碘甲状腺肿、地方性氟中毒、地方性砷中毒、大骨节病和克山病。我国外环境普遍处于缺碘状态,除上海市外,30 个省(区、市)都曾不同程度地流行碘缺乏病。水源性高碘病区和地区分布于 9 个省(区、市)的 115 个县(市、区)。燃煤污染型地方性氟中毒病区分布于 13 个省(市)的 188 个县(市、区)。饮水型地方性氟中毒病区分布于 28 个省(区、市)的 1 137 个县(市、区)。饮茶型地方性氟中毒病区分布于 7 个省(区)的 316 个县(市、区)。燃煤污染型地方性砷中毒病区分布于 2 个省的 12 个县。饮水型地方性砷中毒病区分布于 9 个省(区)的 45 个县,且在 19 省(区)发现生活饮用水砷含量超标。大骨节病病区分布于 14 个省(区、市)的 366 个县(市、区)。克山病病区分布于 16 个省(区、市)的 327 个县(市、区)。

3. 地方病病(疫)区的基本特征

(1) 病(疫)区内地方病发病率和患病率都显著高于非病(疫)区,或在非病(疫)区内无该病发生。

(2) 病(疫)区内自然环境中存在着引起该种病的致病因子。如地方病的发病与病区环境中人体必需元素的过剩、缺乏或失调密切相关,或在疫区内存在病原微生物、寄生虫及其昆虫媒介和动物宿主的生长繁殖条件。

(3) 健康人进入病(疫)区同样有患病的可能,且属于危险人群。

(4) 从病(疫)区迁出的健康者,除处于潜伏期者以外,不会再患该病。迁出的患者,其症状可不再加重,并逐渐减轻至痊愈。

（5）病（疫）区内的某些易感动物也可罹患地方病。

（6）根除某种病（疫）区的致病因子后，病区可转变为健康化地区。

4. 地方病的流行特点

（1）生物源性地方病流行特点：生物源性地方病分布和宿主的生活习性等关系极为密切，因而形成在分布地带、纬度及流行季节上的不同特点。疫源地会随着社会进步和经济开发而日趋缩小，但是也会由于交通便利和人口流动等社会因素使某些生物源性地方病扩散。如登革热、军团病已开始传入甚至威胁我国。又如，新疆本不存在流行性出血热，但随着褐家鼠通过人员流动被带到哈密、大河沿和乌鲁木齐，而成为新的自然疫源地。

（2）化学元素性地方病流行特点：地壳中的化学元素不仅是构成人体基本组分的物质基础，也是生命活动的营养物质来源，在人的生理代谢过程中起着重要的作用。这些元素按照生命活动的需要，分布在人体各部位，以维持机体和环境间的平衡。由于地壳中的化学元素分布不均匀，所以该病具有明显的地区特异性；该病的流行强度与环境中某元素水平相关，存在明显的剂量反应关系，最终导致化学元素性地方病。其流行强度与地理地形有关，无季节差异，大多有人群分布的差异。

（二）常见的地球化学性疾病

1. 碘缺乏病（iodine deficiency disorders，IDD）　是因碘长期摄入量绝对不足或相对不足而导致的一类疾病，包括有地方性甲状腺肿、地方性克汀病、亚临床克汀病、流产、早产、死产等。最明显的表现是甲状腺肿和克汀病。

（1）碘在自然界的分布：碘主要是以碘化物的形式广泛存在于空气、水、土壤、岩石及动植物体内，空气中含量最少，动植物体内碘含量地区差异很大，陆地产物碘含量一般在 $10\sim100\ \mu g/kg$，碘缺乏地区在 $10\ \mu g/kg$ 以下。海产品中碘含量较高，可超过 $100\ \mu g/kg$ 以上，特别是海藻类碘含量更高。碘化物溶于水，可随水迁移，于是碘含量与地理地形有关，如山区水碘低于平原，平原低于沿海等。

（2）机体对碘的吸收、分布与代谢：碘主要通过饮食和饮水进入机体，体内90%以上的碘是通过食物提供的。主要吸收部位是胃和小肠，空腹时 $1\sim2$ 小时可完全吸收，有肠内容物时 3 小时也可完全吸收。由消化道吸收的无机碘经肝脏门静脉进入体循环，到达机体的组织器官，一般仅存于细胞间液，不进入细胞内。24 小时内 $15\%\sim45\%$ 的碘富集于甲状腺内，在碘缺乏的地区富集能力更强，可达 80%。碘被甲状腺摄取，在甲状腺滤泡上皮细胞内生成甲状腺激素。碘主要由肾脏排泄，少部分由粪便排出，唾液、汗液、毛发、指甲、肺呼气也可有极少量碘排出。

（3）碘的生理作用：碘是机体的必需元素，其生理功能是通过甲状腺合成甲状腺素（T_4）和三碘甲状腺原氨酸（T_3）来实现的。甲状腺激素是人体正常生理代谢不可缺少的激素，其主要生理功能有：促进生长发育；维持正常的新陈代谢，如适量的甲状腺素有助于蛋白质的合成，促进葡萄糖吸收和糖原分解，加速组织对糖的利用，促进脂肪分解产热，并能促进胆固醇利用、转化和排泄，调节正常水盐代谢等；维持神经系统正常的兴奋性等；其他，甲状腺素不足可导致消化功能减弱，造血功能障碍，发生贫血，有时还表现为性发育延迟、性功能减弱、男性乳房发育等异常现象。碘的最低生理需要量为每人 $75\ \mu g/d$，供给量为每人 $150\ \mu g/d$。

（4）地方性甲状腺肿

1）发病原因

①自然地理因素：调查表明水、土壤中的碘含量与地方性甲状腺肿的发病率密切相关

(表1-12)。当无外来含碘食物的条件下,水中碘含量可以用以衡量当地居民的摄碘量。水中碘含量低于 $5\sim10$ μg/L 时,可导致本病的流行。

表 1-12 水、土中的碘含量与地方性甲状腺肿的发病率

水中碘含量(μg/L)	土中碘含量(μg/kg)	地方性甲状腺肿发病率(%)
3~4	1 957	<10
2~3	267	10~50
1~2	120	>50

②膳食因素:人体内的碘约 60% 来自植物性食品,因此土壤中缺碘可影响植物性食品的含碘量(表1-13),从而影响碘的摄取量。此外,杏仁、木薯、黄豆、核桃仁等食物中所含的硫氰酸盐可竞争性地抑制碘离子向甲状腺输送;存在于芥菜、卷心菜、甘蓝等蔬菜中的硫葡萄糖苷抑制碘的有机化过程;低蛋白、低热量、高碳水化合物及膳食中维生素 A、维生素 C、维生素 B_{12} 不足和食物中的矿物质不平衡,均不同程度地影响碘的吸收作用。

表 1-13 地方性甲状腺肿病区与非病区食品中的碘含量(μg/100 g)

食品名称	地方病区	非地方病区	食品名称	地方病区	非地方病区
小麦	2.4	6.5	小米	3.4	12.9
大麦	3.8	10.1	玉米	7.9	26.7
燕麦	4.2	11.6	高粱	3.9	5.6
土豆	4.6	18.2	大葱	9.8	15.2

③药物因素:硫脲类抗甲状腺药物抑制碘的有机化和偶联过程;治疗精神病的碳酸锂抑制甲状腺激素的分泌;甲巯咪唑、间苯二酚、洋地黄、四环素类药物均有一定的致甲状腺肿的作用。

2)发病机制:机体摄入碘不足时,甲状腺合成甲状腺素减少,血浆中甲状腺素水平降低,通过机体反馈机制,垂体前叶促甲状腺素的分泌增加,刺激甲状腺滤泡使其增生,结果使甲状腺体积增大;另外,缺碘时甲状腺对促甲状腺激素的敏感性增强,因此,即使后者不增加,腺体仍会增大。至于某些高碘性地方性甲状腺肿的流行,认为可能是甲状腺将过量碘转化为甲状腺胶质,并贮于滤泡腔内。由于胶质越存越多,滤泡腔体积也越来越大,因而形成甲状腺肿。也有人认为过量的碘可引起碘离子进入甲状腺上皮细胞受阻,发生碘阻断效应,甲状腺素合成减少,腺体增生。

3)临床表现:一般无明显自觉症状,当肿大的甲状腺压迫周围组织器官时,可引起声音嘶哑,呼吸困难;压迫食管时,可引起持续性下咽困难等。

4)诊断依据:患者来自甲状腺肿病区。甲状腺肿大超过本人拇指末节或有小于拇指末节的结节。实验检查:尿碘低于 50 μg/g 肌酐,甲状腺吸[131]I率呈"饥饿曲线"。排除甲状腺功能亢进、甲状腺癌、甲状腺炎等其他甲状腺疾病的情况下即可确诊。

5)流行病学特征

①地理分布特征:该病是世界流行性疾病,在我国除上海以外包括台湾在内的各个省、自治区、直辖市都有该病的流行。以西北、东北、西南等地区病情尤为严重。碘缺乏病的地区分布特点是山区多于平原,内地多于沿海,乡村多于城市,农区高于牧区。

②人群分布特征：地方性甲状腺肿各年龄组均有发病，一般儿童期开始出现，以青春期发病率最高，40岁以后逐渐下降。性别上一般女性高于男性，以15～20岁年龄组两性差异最大，但愈是流行严重的地区男女患病率差别愈小。

(5) 地方性克汀病：是在碘缺乏区出现的一种比较严重的碘缺乏病，患者的表现可概括为呆、小、聋、哑、瘫，每年有近千万的婴儿由于缺碘而导致智力受损。

1）发病机制：地方性克汀病的发病机理主要是胚胎期及出生后早期缺碘，导致甲状腺激素缺乏，引起多方面尤其是神经系统发育分化障碍，其中以孕妇胚胎期缺碘是个关键。也有资料证明，克汀病与近亲结婚的遗传因素有关，提出了"遗传缺碘"的病因学说。

2）临床表现：①智力低下，轻者能做简单运算，稍重不能做复杂劳动，严重者生活不能自理；②聋哑，由不同程度的语言障碍到不能说话的哑巴；③生长发育迟缓，身体矮小，上身长，下身短，乳牙不脱落，恒牙出现晚，步态不稳，克汀病面容，傻相，头大额短，眼距宽，塌鼻梁，唇厚，舌厚且大常常伸出口外，流涎等；④甲状腺肿大，黏液性水肿，皮肤粗糙等。

3）临床类型：①神经性地方性克汀病：神经精神症状表现突出，有精神缺陷、聋哑、神经运动障碍，常有大的结节型甲状腺肿，或几乎没有甲状腺功能低下，我国大多数病区属于此种类型；②黏液性水肿型地方性克汀病：甲状腺功能低下症状表现突出，如生长迟缓、侏儒等。我国多见于新疆、青海、西宁及内蒙古等地；③混合型：一般兼有上述两型的特点。

4）诊断依据：患者出生、居住于低碘地方性甲状腺肿地区。临床表现除智力障碍外，同时有明显的神经综合征，包括听力和语言缺陷以及不同程度的姿态和步态的特异性失调。有明显的甲状腺功能低下及发育障碍等，综合考虑作出诊断。

(6) 碘缺乏病的预防

1）一级预防：保持膳食中有足够的碘。

①碘盐法：食盐加碘是防治碘缺乏病的简单易行、行之有效的重要措施。碘化物和食盐的比例以1：50 000～1：20 000为宜。由于碘盐中的碘化物易氧化、升华，应保持碘盐严密包装，存放在干燥、低温和暗处。

②碘油法：碘油是用植物油皂化成脂肪酸后再与碘分子结合而成的有机化合物，是一种长效、经济、方便、不良反应小的防治药物。在食盐加碘未实施或难以实施的地区，可采用碘油作为替代或辅助治疗方法。肌内注射或口服大剂量碘油后，可在体内形成碘库，再缓慢地释放出来。一次注射含碘40%的碘油，推荐注射剂量为成人2.5 ml，可保证五年内碘供应正常。0～4个月儿童0.2 ml，1～6岁0.5 ml，6岁以上1.0 ml，每1～3年肌内注射一次；10岁以上同成人量。儿童注射于臀大肌，成人注射于三角肌。也可以口服碘油代替注射，口服剂量一般是注射剂量的1.4～1.6倍，每2年服药1次。

③其他方法：合理膳食，增加含碘丰富的食物，如海带、海鱼等。

在防治因缺碘而导致甲状腺功能低下的同时，也应避免盲目加碘，而引起碘过量。

2）二级预防：结合环境水、土壤和食品等含碘量的监测状况，定期对病区居民进行碘代谢和垂体甲状腺系统功能检查。如尿碘测定，甲状腺吸^{131}I率测定，血清T_3、T_4、TSH测定等。做到早期发现、早期诊断、早期治疗。定期对碘盐中的碘浓度、包装、存放等进行检测，防止碘的损失。

3）三级预防：对地方性甲状腺肿和地方性克汀病患者必须采取积极的治疗措施，防止病情的恶化和产生并发症。对早期弥漫型地方性甲状腺肿用口服碘剂较好；对黏液水肿型甲状腺肿患者采用甲状腺制剂疗法效果较好，如甲状腺粉、甲状腺片、人工合成的甲状腺素；对较大结节型甲状腺肿采用手术治疗。对地方性克汀病患者采用甲状腺素治疗,同时补充适量的钙、铁、维生素等以辅助治疗。总之对碘缺乏病患者应采取对症治疗和支持治疗相结合的方法。

2. 地方性氟中毒(endemic fluorine poisoning)　是因长期摄入过量氟而引起的以氟斑牙和氟骨症为主要特征的一种慢性全身性疾病,又称为地方性氟病。

(1) 氟在自然界的分布:氟是自然界分布广泛、化学性质最活泼的非金属,总是以化合物的形式存在。地壳中含量最多,空气中含量甚微,各种食物中的含氟量与品种和地壳中氟含量的多少有关。一般来说,叶类蔬菜中的含量较果实多。除奶类制品外,动物性食物中含量高于植物性食品。在动物食品中,骨组织和肌腱中的含量较其他部位高。燃烧高氟燃料取暖、做饭和烘烤粮食,可导致空气和食物中氟含量升高。砖茶中氟含量较高,一般在 100 mg/kg以上。

(2) 氟在体内的分布代谢及生理作用:氟可以通过消化道和呼吸道被吸收进入体内,随血流到全身,主要分布在骨骼、牙齿、指甲及毛发中。骨骼和牙齿中的含氟量约占 90% 以上,并以每年增加 0.02% 的量蓄积。氟主要由肾脏排出,每日由尿排出摄氟量的 50%～80%,其次氟还可通过粪便、汗液等排出,其他如头发、指甲、唾液、乳汁等也有微量氟排出。

氟是人体的必需微量元素,对健康有双重作用。适量的氟对机体呈现出良好的生理作用。如氟与硬组织中的羟基磷灰石结合,形成氟磷灰石,后者能提高骨骼和牙齿的机械强度和抗酸能力,增强钙磷在骨骼中的稳定性,在一定程度上,有防龋齿的作用;适量的氟对参与钙磷代谢的酶活性有良好的作用,氟缺乏时会影响钙磷代谢,导致骨质疏松;动物试验表明:适量的氟有促进生长发育和动物繁衍能力的作用,对动物造血功能有良好的刺激作用;同时也发现氟能提高肌肉对乙酰胆碱的敏感性,对于维持肌肉本身正常的生理功能有良好的作用。摄入过量的氟可导致氟中毒。据报道,摄入总氟量超过每人每天 4 mg 时,即可引起慢性中毒。

(3) 氟的毒作用机制

1) 影响钙磷代谢:如过量的氟进入机体后与血液中的钙结合成难溶的氟化钙,大量的氟化钙沉积在骨组织中,使骨质钙化,密度增加,少量沉积在骨周软组织中,使肌腱韧带骨化。血钙水平降低,刺激甲状旁腺功能增强,破骨细胞增多,促进骨溶解,加速骨吸收,并抑制肾小管对磷的重吸收,造成磷大量排出。

2) 抑制某些酶活性:由于氟与钙、镁结合成难溶的氟化钙和氟化镁,体内需要钙、镁参与的酶活性被抑制。如烯醇化酶、琥珀酸脱氢酶、细胞色素氧化酶的活性被抑制,三羧循环障碍,能量代谢异常,三磷腺苷生成减少,使骨组织营养不良;如骨磷酸化酶被抑制,影响骨组织对钙盐的吸收和利用。

3) 对硬组织的作用:过量的氟能影响硬组织的正常矿化过程,大量的氟离子置换了骨盐的羟基磷灰石中的羟基而形成氟磷灰石,使骨质的晶体破坏;另一方面氟离子刺激成骨细胞使其增生活跃,使骨的生成增多,造成骨硬化。同时,低血钙状况刺激甲状旁腺过度活动,破骨细胞对骨钙的吸收加速。

过量的氟破坏了牙齿的正常棱晶结构,产生不规则的球状结构,局部呈现粗糙、白垩状斑点、条纹或斑块,逐渐发生色素沉着,严重者釉质松脆易发生缺损。

4) 对其他组织的影响:如对神经系统、肌肉、血管、肾脏和内分泌腺也有一定的毒作用。过量的氟对肌肉有直接的毒害作用,表现为线粒体断裂、广泛的肌原纤维变性和胞浆渗透性增加,使血清内肌酸磷酸激酶的水平升高;氟作用于内分泌腺体,使甲状旁腺和甲状腺中分泌降钙素的 C 细胞功能紊乱,抑制垂体前叶生长激素和催乳素的分泌;氟还可直接作用于雄性生殖系统,破坏睾丸细胞的功能,导致生殖能力下降。

(4)临床表现:主要为氟斑牙和氟骨症,同时也累及心血管、中枢神经、消化系统、内分泌等多个系统。

1)氟斑牙:氟斑牙是地方性氟中毒最早出现的体征,表现为牙面光泽的改变、色素沉着、粗糙,严重者出现缺损。

2)氟骨症:发病缓慢,最普遍的症状是疼痛。早期表现为腰背痛和四肢大关节持续性疼痛。多为酸痛,无游走性,晨起最明显,活动后减轻,不伴有体温升高和关节肿胀,不受气候改变的影响,进而发展到关节活动障碍、四肢麻木、肌肉萎缩、关节僵直、肢体变形等。部分患者有神经系统症状,表现为肢体麻木、蚁走感、感觉减退等。

(5)诊断依据

1)生活在发病区,具有氟斑牙、关节疼痛等症状。

2)X 线有氟骨症征象,骨质硬化、疏松、软化以及骨周改变和异位钙化。

3)中晚期患者尿氟高于 1.5 mg/L。根据患者生活史和其症状、体征、X 线改变以及化验结果,在排除其他疾病后可考虑本病。

(6)病因分型

1)饮水型:因长期饮用含氟量过高的水而得名。饮水型氟中毒是病区分布最广、患者数最多的一型。我国饮水型氟中毒病区主要分布在淮河—秦岭—昆仑山以北的广大地区。调查表明,饮水中的氟含量与氟中毒的患病率呈明显的正相关关系。

2)煤烟型:主要由于病区的燃煤含氟量过高,而居民用含氟量高的煤做饭、取暖、烘烤食物等,致使室内空气和烘干的食物中含有大量的氟所致。主要分布在云南、贵州、四川、湖南、湖北、江西等地区,以西南地区病情最重。

3)饮茶型:主要分布在西藏、内蒙古、四川等习惯饮砖茶的少数民族地区。茶可富集氟。据 WHO 报道,世界茶氟含量平均为 97 mg/kg。我国的红茶、绿茶及花茶平均含氟量为 125 mg/kg,而砖茶可达493 mg/kg,最高为 1 175 mg/kg。

(7)流行病学特征:本病在世界上流行广泛,凡是富氟地区都有本病的流行。据 2000 年统计资料,我国高氟暴露人口 1 亿多,分布在 1 280 个病区县、149 541 个自然村。

1)地区分布:我国除上海和台湾外,其余各省、市、自治区几乎均有不同程度的流行区。

2)人群分布:有年龄差异,氟斑牙主要发生在正在发育中的恒牙,如恒牙形成后再到高氟地区,不再患氟斑牙;氟骨症主要发生在成年人,且随着年龄的增长而患病率增高,病情也加重。

3)无明显性别差异:因生育、哺乳等因素的影响,女性病情往往较重,以骨质疏松型和软化型多见,而男性则以骨质硬化型为主。

4)随着在高氟地区居住年限的增长,患病率也增高,且病情也加重。

(8)预防原则

1)一级预防:减少氟的摄入量是预防地方性氟中毒的根本措施。对饮水型氟中毒可改用低氟水源,如引用江河水、水库水,用低氟的深井水或收集、储备天然降水等;或进行饮水除氟。高氟煤烟污染食品和空气的病区,应以改灶防污染为主,同时改变烘烤食物的方法,防止氟污染食物。有条件的地区可更换燃料。对饮茶型氟中毒,可研制低氟砖茶或降低砖茶中的氟含量。

2）二级预防：结合环境检测和人体健康检查，做到早期发现、早期诊断、早期治疗。

3）三级预防：对地方性氟中毒患者应及早采用积极治疗方法，防止病情继续发展。其治疗原则是减少机体对氟的吸收，促进体内氟的排泄，增强机体抵抗力。药物治疗中最常用的是钙剂、维生素 C、维生素 D。对较重患者应开展康复治疗，对已经发生畸形的患者，可进行矫形手术治疗。对氟斑牙可采用涂膜覆盖法、药物脱色法、修复法等治疗。

3. 地方性砷中毒（endemic arsenic poisoning） 是某些地区居民由于长期饮用含砷过高的水而引起的一种地方病。自 1990 年以来，饮水中砷的问题引起了人们极大关注，先后有印度、泰国、孟加拉国、匈牙利、阿根廷、智利、墨西哥、美国等报道了饮水型砷中毒。在我国的台湾、新疆、内蒙古、山西等地也先后发现了由于水砷含量过高而引起的中毒性病例。另外，在我国贵州省西南部农村，因燃烧高砷煤炭（876.3～8 300 mg/kg，个别地区达 35 000 mg/kg）致使室内空气以及用煤炭烘烤的玉米、辣椒中砷含量升高，导致当地煤烟型砷中毒的发生。

（1）砷在自然界的分布：砷是地壳的构成元素，广泛分布于自然界的土壤、岩石和水环境中。地壳中的砷多以含砷矿石的形式存在，其中雄黄矿、雌黄矿、砷黄铁矿等的含砷量最高。含砷矿石自然风化后可向环境中释放砷，使土壤、空气、动植物体中均含有微量的砷。

（2）砷进入机体的途径、吸收、分布与代谢：生活环境中的砷，主要经呼吸道、消化道和皮肤摄入。5 价砷易通过胃肠道被吸收，3 价砷易透过皮肤被吸收。室内外空气中的砷大部分是 3 价砷，主要来自于含砷煤炭的燃烧，并多以氧化物的形式向空气中排放。饮用水、粮食、蔬菜中的砷以 3 价砷或 5 价砷的形式经消化道摄入后，有 95％～97％在胃肠道被吸收。砷进入体内后，在 24 小时内有 95％～99％随血液到达胃肠道、肝脏、肾脏、肺、脾脏等器官。砷在生物体内的半衰期较长，约为 30 小时以上，主要经肾脏排泄。

（3）砷的毒作用机理研究：IARC 在 1979 年将无机砷正式列入确认人类致癌物，其致癌机制至今仍不是很清楚。砷毒作用的详细机制也尚未完全阐明。大量研究提示砷是一种细胞原浆毒，可特异性地与体内组织和器官中的物质相结合，从细胞水平、分子水平影响机体正常代谢，从而产生一系列的生物效应。

（4）砷中毒的临床表现：砷的毒作用表现多取决于砷化物的种类、结构以及患者的暴露时间、接触方式和浓度、年龄、身体素质等因素。长期生活在高砷地区，可从饮用水或饮食中摄入一定剂量的砷，多以慢性中毒为主要表现。如若短期或一次误用砷浓度为 20 mg/L 以上的水，则可引起急性中毒，长期饮用含砷 0.5 mg/L 的水时，可引起慢性砷中毒。

慢性地方性砷中毒（chronic endemic arseniasis）是由于长期从饮用水、室内煤烟、食物等环境介质中摄入过量的砷而引起的一种生物地球化学性疾病。临床特异表现：慢性砷中毒早期多表现为末梢神经炎症状，四肢对称性、向心性感觉障碍，如蚁走感、痛温觉减退、麻木等；四肢肌肉疼痛、收缩无力，甚至出现抬举、行走困难；患者毛发干枯，易脆断、脱落；皮肤色素异常是慢性砷中毒特异性体征，可出现弥漫性褐色、灰黑色斑点，与此同时部分皮肤出现点状、片状色素脱失，呈现白色斑点或片状融合；皮肤色素沉着与色素缺失多同时出现在躯干部位，以腹部、背部为主，亦可出现在乳晕、眼睑、腋窝等皱褶处；皮肤角化、皲裂以手掌、脚跖部为主，四肢及臀部皮肤角化，可形成角化斑、赘状物，皮肤角化、皲裂处易形成溃疡，合并感染，甚至演变为皮肤癌。砷还有致畸和致突变作用。我国台湾地区还有患者发生"黑脚病"，主要是由于下肢远端脚趾部位动脉管腔狭窄、血栓形成。

（5）砷中毒的防治措施

1）预防措施：改换水源，在地下水含砷量较高的地区，可用地面水或降水供居民饮用和灌溉农田；饮水除砷；限制高砷煤炭的开采使用；改炉灶，减少空气砷污染；在煤烟型砷中毒高发区，要加强宣教，不要用敞开式燃烧炉灶，修建烟囱，加强室内通风换气，同时把粮食、蔬菜等食物贮藏室与厨房分开放置，避免含砷煤烟污染食品。

2）治疗措施：①急性砷中毒的治疗，首先要对症处理：如解痉、止痛、纠正水电解质紊乱、预防脑水肿和肝肾损伤等；如患者呕吐、腹泻是机体的一种排毒反应，此时，不可急于应用止吐、止泻药物。口服解毒剂：用 12％硫酸亚铁与 20％氧化镁溶液等量混合，即可配制成氢氧化铁口服解毒剂。每 5～10 分钟口服 20 ml，用时摇匀。此液有催吐作用，反复服用至呕吐停止。肌内注射二巯基丁二磺酸钠，成人用量每次 5 mg/kg，每 6～8 小时一次。②慢性砷中毒的治疗：选用维生素 B_1、肌苷、三磷腺苷、辅酶 A、辅酶 Q 等制剂治疗末梢神经炎。可用 5％二巯基丙醇油膏涂抹可缓解慢性砷中毒皮肤损害。每天肌内注射 2.5～5.0 ml 的二巯基丙磺酸钠，每 3～5 天为一疗程，应视尿砷浓度变化决定用药期限。如无巯基解毒剂可用 10％硫代硫酸钠，成人每次静脉注射 10～20 ml，每日 1 次，3～5 天为一疗程。

4. 克山病（Keshan disease）　是一种原因不明的以心肌坏死为主要病变的地区性流行病，该病死亡率高，是我国重点防治的地方病之一。在 1935 年该病首先在我国黑龙江克山县被发现，故而称为克山病。

（1）流行病学特征：克山病在我国流行广泛，具有明显的地区性，主要分布于东北、西北、华北、西南、中南等 14 个省、市、自治区。流行病学调查表明该病的分布与地质环境因素有密切的关系，山区、丘陵发病率高于平原。发病地区多为典型的地质侵蚀区，地表易溶元素的强烈丢失，使饮用水中的离子总量甚低（主要是钙、镁、钾、钠、硫等离子减少）；而无病地区多位于地质堆积区，地表易溶元素的富集而使饮水中离子总量增高。

克山病病因尚未完全明了，但流行病学调查发现，克山病绝大部分分布在我国缺硒地区，病区粮食中硒含量和人群中血硒、发硒水平普遍低于非病区。用硒制剂预防性治疗克山病有一定的疗效。因此目前普遍认为克山病与缺硒有很大关系。

（2）发病机制与临床表现：本病主要受损器官是心肌。临床表现的轻重与心肌损伤的程度有关。急性克山病表现为急性心力衰竭，内脏急性缺血、缺氧。小儿多呈急性型，表现为亚急性全心衰竭。慢型病例主要为充血性心力衰竭。潜在型病变较轻，一般无明显症状，劳累后可出现头晕、心悸、气短等。

（3）防治措施：口服亚硒酸钠法：每周口服 0.04 mg/kg 亚硒酸钠，服药 3 个月。

1）硒盐法：将 1.5 g 亚硒酸钠溶于少量水中，喷洒到 100 kg 盐内，搅拌均匀供应病区居民。

2）硒粮法：在农作物结穗期，每亩地用 0.5～1.0 g 亚硒酸钠溶液，分两次喷洒，以提高农作物的硒含量。

3）增加粮食品种，多食豆类制品，蔬菜瓜果合理搭配；亚硒酸钠与维生素 E 合用对该病有显著的防治效果；改良饮水质量，用机井水代替窖水、浅井水，用深层的机井水或泉水代替地表水、浅层水等；在发病区，把水源水用砂子、煤末过滤，明矾澄清，用漂白粉或煮沸消毒等措施也都可达到预防的目的。

（4）克山病的治疗：结合临床症状和体征，给予对症处理和支持疗法。

5. 大骨节病　是一种地方性变形性骨关节病，国内又叫矮人病、算盘珠病等，国际医学界称本病为 Kaschin-Beck 病。本病在各个年龄组都有发生,但多发于儿童和青少年,成人很少发病,无明显的性别差异。大骨节病已有 130 多年的流行史,是我国积极防治的重点地方病之一。

(1) 流行病学特征:本病多发生在山区潮湿寒冷地区,有明显的地区分布。我国主要分布于黑龙江、吉林、辽宁、内蒙古、河北、河南、山东、山西、陕西、甘肃、青海、四川、西藏等省、市、自治区,最近在北京郊区县内亦发现此病。

(2) 发病原因:病因至今未明。气候因素:调查表明,在山地居住的人,通常阴坡区患病率高于阳坡区,原因可能是由于阴坡潮湿,阳光缺乏所致。饮食因素:粮食如受镰刀菌污染,其产生的毒素和分解产物胺类可引起骨及软骨病变。病区饮水中的腐殖质酸含量过高,腐殖质酸可引起硫酸软骨素的代谢障碍,导致软骨改变。病区土壤、饮水及粮食中微量化学元素的比值失调被认为也可能是该病的发病原因,如低硒可影响软骨细胞生物膜的完整性及稳定性,使之易受损伤等。

(3) 临床表现:本病主要侵犯生长发育期的儿童青少年的骨骼。主要临床表现是四肢关节对称地疼痛、变形、增粗,屈伸活动受限以及四肢肌肉萎缩。病程发展缓慢,无炎症反应。骨骼发育严重障碍者可发展到手足短粗、身材矮小、关节活动困难,以至形成残废。而成人中因骨骼已停止发育,所以只多见于产妇、哺乳期妇女或劳动局部肢体紧张者。成人的临床体征多见肘关节弯曲和指关节增粗。

(4) 防治原则:本病无特效治疗药物,多采用对症治疗。综合我国大骨节病的防治经验,可采取补硒、改水、改粮、合理营养、改善环境条件、加强人群筛查等综合措施进行防治。

三、土壤污染对健康的危害

土壤污染(soil pollution)是指在人类生产和生活中排出的有害物质进入土壤,并且达到一定的程度,直接或间接危害人畜健康的现象。据不完全调查,目前全国受污染的耕地约有1.5 亿亩,污水灌溉污染耕地 3 250 万亩,固体废弃物堆存占地和毁田 200 万亩,合计约占耕地总面积的 1/10 以上。其中多数集中在经济较发达的地区。

1. 土壤污染的来源

(1) 水型污染:主要是应用不符合要求的工业废水和生活污水灌溉农田所致。有害物质的浓度与水流的走向有关,表现在进水口附近的土壤中污染物浓度高于出水处。污染物多分布表层,但随污水灌溉时间的延长和量的增加,某些污染物可由上而下地扩散、迁移到土壤深层,以致污染地下水,也可以经生物富集和迁移到食物。

(2) 气型污染:大气中的污染物自然沉降或随水而降落进入土壤。

(3) 固体废弃物型污染:因工业废渣的堆放、生活垃圾及粪便无害化处理不当以及化肥、农药的使用等对土壤的污染。特点是污染范围比较局限和固定,但也可通过风吹和雨水径流而污染较大范围的土壤。

2. 土壤污染的特点

(1) 影响的综合性:土壤污染对健康的影响既有直接的也有间接的,大多数表现为间接性。直接影响表现为可通过直接接触土壤产生肠道传染病、寄生虫病,间接影响则为土壤中的某些有害污染物可从土壤进入植物或淋溶至水体,然后进入食物链,再被人体摄入,影响人体健康。

(2) 危害的长期性:从土壤污染到造成危害人类健康,往往需经过一个较长的时间。因为某些有害物质从土壤迁移到食物链,再在人体内蓄积达到致病的浓度是需要较长的时间;此外,有些有害物质在土壤中半衰期较长,如农药磷丹的半衰期为 30 年,放射性污染物在土壤中可持续数十年,一旦污染很难消除。

(3)污染物变化的复杂性:污染物在土壤中的迁移、转化过程极为复杂,不仅取决于污染物自身的理化特性,还受土壤的理化特性、微生物组成以及气象条件的影响。

3. 土壤性污染的危害　土壤污染直接影响土壤生态系统的结构和功能,造成有害物质在农作物中积累,并通过食物链进入人体,引发各种疾病。据估算,全国每年因重金属污染的粮食达 1 200 万 t,造成的直接经济损失超过 200 亿元。土壤污染最终将对生态安全构成威胁。

(1)生物性污染的危害:人畜粪便、生活污水中的病原微生物可通过施肥和污灌进入土壤,其中许多病原体在土壤中能存活一定的时间。痢疾杆菌在土壤中能存活 25～100 天,芽胞杆菌存活 1 年以上,蛔虫卵可存活 7 年之久。人体可通过直接接触或食用污染的蔬菜、瓜果等食物或饮水等途径使病原体进入机体,而导致肠道传染病与寄生虫病的发生。天然的土壤中常常存在着破伤风杆菌和肉毒梭菌,这两种菌致病力很强,在土壤中生存时间长,人因接触土壤而感染发病。此外,土壤被粪便污染,经腐败分解产生恶臭气体,同时招致苍蝇、鼠类繁殖,恶化居民区的生活环境。

(2)化学性污染的危害:化学性污染中包括各种有毒有害物质,其中最重要的是一些重金属和农药的污染。

1)重金属污染:土壤受重金属或类金属毒物污染后,常常通过农作物和水进入人体,造成多种伤害。常见的有汞、镉、铅、砷、铊等有毒重金属,对居民健康造成的危害以镉污染土壤引起的痛痛病最为典型。

①镉污染:痛痛病(ital-ital disease)是发生在日本神通川流域,因用含镉废水灌溉农田而引起的公害病,患者全身疼痛,终日喊痛不止,故名痛痛病。

病因:主要是含镉的工业废水,未经处理就灌溉农田,镉污染土壤后,主要蓄积在土壤表层,稻子对镉有较强的富集作用,居民长期食用含镉很高的稻米而发病。

中毒机制:镉从消化道进入机体后与金属硫蛋白结合随血液到达各个器官,以肾脏皮质含量最多。过量的镉损害了肾小管,使肾功能异常,引起尿中低分子蛋白增多,尿糖增加,尿钙增加;同时镉直接损伤肠黏膜,使钙的吸收减少;镉能干扰与胶原代谢有关酶活性,抑制维生素 D 的合成,从而引起体内钙磷代谢障碍,尿钙、尿磷增加,最终导致骨质疏松或软化。

临床表现:患者早期出现腰背痛,关节痛,以后发展到全身疼痛。疼痛的性质为刀割样痛,疼痛的特点是,静则不痛动则痛,止痛药无效。患者多为更年期妇女,经产妇和多产妇也多见,发病与妊娠、哺乳、老年化(多为 60 岁以上妇女)的营养不良有关。病情发展可出现骨质疏松、全身疼痛,四肢弯曲变形,脊柱受压缩短变形,全身多发性骨折,行动困难,严重时瘫痪。

预防措施:除保证土壤中镉含量不超过 1.0 mg/kg 外,WHO 还建议成人每周摄入的镉不应超过 400～500 μg。本病无特效疗法,死亡率很高。针对症状采取对症处理和支持疗法,同时用 EDTA 促使镉的排出。

②铊污染:铊(thallium,Tl)污染主要来自电子工业,铅、锌、铜的硫化矿中也含铊。

含铊的废水、废气、废渣污染土壤而引起中毒。我国贵州兴义地区灶矾山麓矿渣中含铊化物达 106 mg/kg,被雨水淋溶进入土壤中(土壤铊含量达 50 mg/kg),再被蔬菜吸收富集(蔬菜中铊含量达 11.4 mg/kg),通过饮水和饮食导致铊中毒。

铊属高毒类物质,是强烈的神经毒,有高度蓄积性。一般情况下,铊对成人的最小致死剂量是 12 mg/kg,人摄入后 2 小时,血铊达到最高值,24～48 h 血铊明显降低。铊主要蓄积在肾脏,其次是骨骼、肌肉、心、肝、胃肠、脾、神经组织,皮肤和毛发中有少量的铊。铊主要经肾脏和肠道排泄。

铊中毒机制:一般认为铊在体内与蛋白质或酶的巯基结合而引起细胞发生病变,病变主要发生在大脑、小脑、脊髓前角细胞和周围神经细胞,视神经纤维的远端也有病变和坏死;铊在体内还干扰与钾离子有关的酶系统的活性,抑制钾离子的生理功能,影响心肌和其他神经肌肉的兴奋性,引起各种中毒症状。此外,铊对人类生殖功能也有影响,可降低雄性性欲。

对健康的危害:环境中铊污染对健康的危害主要表现为慢性中毒,其典型的表现有:毛发脱落、成斑秃或全秃。周围神经的损害,早期表现为双下肢麻木、疼痛过敏,很快出现感觉、运动障碍。视力下降甚至失明,可见视网膜炎、球后视神经炎和视神经萎缩。

铊中毒的防治原则:铊中毒性的治疗目前还没有十分满意的方法,对于重症中毒患者,往往不能治愈,会留下或轻或重的后遗症。长期以来,铊中毒的治疗原则是:将高毒化合物转变为低毒化合物,同时加快铊从肾脏及胃肠道排泄;对症处理;加强环境中铊污染的监测;对生活在污染环境的人定期检测尿铊,了解体内铊水平,做到早发现、早诊断、早治疗。

2) 农药污染的危害:农业生产中大量反复使用多种农药,可使土壤受到污染。使用农药时,不论采用什么方式,黏附在作物上的药量只占 30%,其余大部分落入土壤。而农药拌种、浸种等则是直接将农药施入土壤中。此外,雨水淋洗、枝叶凋落使作物上的农药也进入土壤。

农药污染土壤后,主要通过农作物经饮食进入人体。其危害主要表现在:急性中毒;慢性中毒;对神经系统的影响;"三致"作用。农药除以上危害外,对人类的生殖功能也能产生损害,能导致胚胎发育障碍或死胎率增加、子代发育不良等。

4. 防止土壤污染的基本措施

(1) 工业废渣治理:工业废渣的产量大,种类繁多,化学成分复杂,常含有难以降解的有毒重金属。应采取综合性措施对工业废渣进行处理,如回收利用和集中处理。例如火力发电厂产生的煤灰渣,可以用作制砖、水泥、混凝土的原料,以及填洼造地等。对不同的有毒废渣可采取不同措施,使毒物含量降到卫生标准后,再做他用。对无法降解其毒物的废渣,一定要保护好,避免污染空气、水和土壤。

(2) 粪便、垃圾无害化处理:粪便的无害化处理,是控制肠道传染病,改良土壤的重要措施。可采用粪尿混合密封发酵法、堆肥法和沼气发酵法等。生活垃圾也要经过有效的无害化处理,如含有病原体的垃圾用焚烧法处理,有机垃圾用堆肥发酵法,无机垃圾用填埋法等处理过后才能排放或利用。

(3) 污水处理:含有毒污染物的工业废水,必须进行有效的净化处理、回收,达标后才可排放;医院污水要化学消毒,底泥也必须进行无害化处理,达标后才可排放。灌溉农田的污水,则应符合我国《农用灌溉用水水质标准》的要求。并注意不要在有岩溶裂隙的地带、水源地和地面水卫生防护带内用污水灌溉农田。

(4) 合理使用农药和化肥:根据农药不同种类和特性,针对性制定安全浓度和使用方法,同时根据农药的半衰期,制定出最后一次施药到收获之间的天数。同时研制高效低毒、低残留的新品种农药和化肥,提倡生物防治和人工捕捉等物理防治,降低农药的使用量。

(李晓东 许爱芹)

第五节　住宅及办公场所室内环境与健康

住宅(residential building)是人类为了防御各种不良气象条件而修建成的相对密闭的空间，是人类生活环境的重要组成部分。人的一生约有 2/3 的时间是在室内度过的，随着现代科技的飞速发展，特别是信息科技和电脑网络的发展，住宅的功能正在由人们生活起居的场所延伸成为人们学习工作、文体娱乐和家庭办公等多功能的场所。因此，人们对住宅的要求越来越高，住宅的规模和形式已从简单模式类型变为各种不同功能的综合模式类型，其卫生问题越来越受到重视。

一、住宅的卫生学意义及基本卫生要求

1. 住宅的卫生学意义

(1) 良好的住宅环境有利于人体健康：安静整洁、宽敞明亮、适宜的微小气候、空气清洁的住宅环境，对机体呈现良性刺激，增强机体免疫功能，防止疾病的传播，降低人群患病率和死亡率，达到增强体质、延长寿命、提高生活质量的作用。

(2) 不良住宅环境有损于人体健康：拥挤、寒冷、炎热、潮湿、阴暗、空气污浊、噪声、含有病原体或有毒有害物质的住宅环境，对机体是一种恶性刺激，可导致神经系统功能紊乱，降低机体抵抗力，恶化居民情绪，导致生活质量和工作效率下降，患病率和死亡率增高。

(3) 住宅卫生状况可影响数代人和众多家庭成员的健康：住宅一旦建成可使用几十年乃至百年以上。加之，人口的流动以及住房条件的改善，使同一住宅居住的家庭(或人员)不断变更，因此，如果住宅的卫生状况不佳，会危害到众多家庭成员的健康。

(4) 住宅环境对健康影响的特点：住宅环境对健康的影响具有长期性和复杂性。一般情况下，住宅内单一污染物的室内浓度并不太高，不易在较短的时间内对健康产生影响，因而，其影响往往表现为慢性、潜在性的机能不良。住宅室内环境因素如：物理性、化学性、生物性和放射性因素同时存在，常常是联合作用于人体，容易导致：①眼、鼻、喉咽部刺激症状；②皮肤、黏膜干燥感觉；③精神疲劳；④红斑、头痛和高频率的上呼吸道感染及非特异性变态反应。这些综合的表现，被 WHO 命名为不良建筑物综合征(sick building syndrome, SBS)。

2. 住宅的基本卫生要求　为了保证住宅室内具有良好的居住和家庭生活条件，住宅应满足如下各项卫生要求：

(1) 适宜小气候：冬暖夏凉，干燥，防止潮湿，必要时应有通风、采暖、防寒、防热等

设备。

(2) 空气清洁卫生:应避免各种污染源对室内空气的污染,冬季室内也应有适当的换气(表 1 - 14)。

(3) 采光照明良好:白天充分利用阳光采光,晚间照明适当(表 1 - 15)。

(4) 环境幽静:房屋结构隔音性能良好,居室环境噪声应低于表 1 - 17 的要求。

(5) 卫生设施齐全:住宅应有上、下水道和其他卫生设施。

为了满足住宅能符合卫生要求,应注意以下问题:

1) 在平面配置上应注意:①朝向在我国最适宜住宅是南向偏东,有利于采光和通风,使冬季得到最多的日照,夏季躲避阳光直射;②间距应以室内在冬至日不少于 1 小时的满窗日照时间的要求为基础确定前后排建筑物的距离;③住宅中房间的配置主室(客厅、卧室、书房)应与其他辅室充分隔开,卧室应配置最好的朝向上,且不能与厨房相通。

2) 住宅卫生规模上应保证:①居室容积为 25～30 m³/人为宜,全国城镇住宅居室容积的卫生标准为 20 m³/人;②居室净高为 2.4～2.8 m 为宜;③人均居住面积大于 20 m²。

3) 采光设计卫生应满足:①一般居室进深与居室宽度之比:不宜大于 2∶1,以 3∶2 较为适宜。②室深系数(即居室进深与地板至窗上缘高度之比):在一侧采光的居室不应超过 2～2.5,在两侧采光的居室不应超过 4～5。③自然采光系数:又称自然照度系数(是指室内工作水平面上散射光的照度与同时室外空旷无遮光物地方接受整个天空散射光的水平面上照度的百分比)要求主室内最低值不应低于 1.0%。④采光系数:有效采光面积与地面面积之比,一般居室为 1∶10～1∶8。⑤投射角与开角投射角:是指室内工作点与采光口上缘连线与水平面所成的夹角,应大于 27°。开角是指室内工作点对对侧遮光物上端的连线与工作点对采光口上缘连线之间的夹角,若采光口附近有遮光物,应大于 4°。

4) 科学卫生的人工照明:即利用人工光源进行照明,一般应满足以下要求:①有足够的照度(表 1 - 15)。②光照应均匀:照明均匀度以最小照度与最大照度之比来表示,全面照明时,室内平均照度若大于 50 勒(lx),此比值应大于 0.3;室内平均照度若小于 50 勒(lx),此比值应大于 0.5;若在室内阅读或进行比较精细的活动,此比值应大于 0.6。③避免炫目:当较强光源发出的光线或其反射光线直接照射眼部,或物体与背景亮度明暗相差太大时,都可引起炫目。炫目可降低眼的识别速度和明视持续时间,容易导致疲劳,可将工作面上的直接照明改为反射照明(加灯罩),适当降低物体与背景亮度的反差等。④安装人工光源的光谱应尽可能接近昼光,以适应视觉功能的需要,例如荧光灯就是一种比较理想的照明光源。

5) 住宅地址选择应注意:①环境清洁、幽静、空气清新;②地势高且有一定的坡度(向阳);③远离有自然疫源性疾病的地区;④交通便利的地段。

目前提倡健康住宅和发展绿色生态住宅,绿色生态住宅是指消耗最少的资源和能源,产生最少废弃物的住宅和居住小区。绿色生态住宅注重人与自然的和谐共生,关注环境保护和废弃物的回收和再利用。贯彻的是节能、节水、节地和治理污染的方针,强调的是可持续发展原则,是宏观的、长期的国策。WHO 健康住宅的标准是:①尽可能不使用有毒的建筑材料装修房屋(如含高挥发性有机物、甲醛、放射性的材料);②室内 CO_2 低于 0.1%,总悬浮颗粒应低于 0.05 mg/m³;③室内气温保持在 17～27 ℃,湿度全年保持在 40%～70%;④噪声级小于 50dB(A);⑤每天日照确保 3 小时以上;⑥有足够的照明设备,良好的换气设备;⑦有足够的人均建筑面积;⑧有足够的抗自然灾害的能力;⑨住宅要便于护理老人和残疾人。

表 1-14　室内空气质量标准(GB/T 18883-2002)

参数类别	参数	单位	标准值	备注
物理性	温度	℃	22～28	夏季空调
			16～24	冬季采暖
	相对湿度	%	40～80	夏季空调
			30～60	冬季采暖
	空气流速	m/s	0.3	夏季空调
			0.2	冬季采暖
	新风量	$m^3/(h \cdot 人)$	30[a]	
化学性	二氧化硫 SO_2	mg/m^3	0.5	1 小时均值
	二氧化氮 NO_2	mg/m^3	0.24	1 小时均值
	一氧化碳 CO	mg/m^3	10	1 小时均值
	二氧化碳 CO_2	%	0.1	日平均值
	氨 NH_3	mg/m^3	0.2	1 小时均值
	臭氧 O_3	mg/m^3	0.16	1 小时均值
	甲醛 HCHO	mg/m^3	0.1	1 小时均值
	苯 C_6H_6	mg/m^3	0.11	1 小时均值
	甲苯 C_7H_6	mg/m^3	0.2	1 小时均值
	二甲苯 C_8H_{10}	mg/m^3	0.2	1 小时均值
	苯并[a]芘 B(a)P	ng/m^3	1	日平均值
	可吸入颗粒 PM10	mg/m^3	0.15	日平均值
	总挥发性有机物 TVOC	mg/m^3	0.6	8 小时均值
生物性	菌落总数	cfu/m^3	2500	依据仪器定[b]
放射性	氡 222RN	Bq/m^3	400	年平均值(行动水平[c])

a. 新风量要求≥标准值,除温度、相对湿度外的其他参数要求≤标准值;

b. 采用撞击式空气生物采样器采样,经37、48小时培养后,得每立方米空气中的细菌菌落数;

c. 达到此水平建议采取干预行动以降低室内氡浓度。

表 1-15　国家规定的居室内人工照明照度卫生要求(lx)

照明部位	参考平面及高度	照度标准值(lx)
起居室、客厅一般活动区	0.75 m 水平面	75～100
书写、阅读	0.75 m 水平面	200～300
卧室一般活动区	0.75 m 水平面	50～75
床头阅读	0.75 m 水平面	200～300
书房一般活动	0.75 m 水平面	75～100
书写、阅读	写字台台面	300～500
餐厅、厨房	0.75 m 水平面	150～200
卫生间	0.75 m 水平面	100～150
楼梯间	地面	75～100

二、室内空气污染对健康的危害

室内空气质量一直是国内外学者极为关注的环境卫生问题之一,主要原因有:第一,室内环境是人们接触最密切的环境之一,室内空气质量的优劣直接关系到每个人的健康,尤其是老、弱、病、残、幼、孕等人群。第二,室内污染物的来源和种类越来越多,随着经济、生活和生产水平的不断提高,室内用的化学品和新型建筑材料等的种类和数量比以往明显增多。第三,建筑物密闭程度增加,使室内污染不易排出,增加了室内人群与污染物的接触机会。因此,当前室内空气污染问题和室内空气质量研究已经成为环境卫生学领域中的一个新的重要部分。WHO发布的《室内空气污染与健康》报告显示,全世界每年由于室内空气污染导致肺炎、慢性呼吸道疾病、肺癌等疾病,造成每20秒就可能有1人死亡。在通风不良的住所,室内环境污染可能比室外空气高100多倍,室内空气污染为第八位影响健康的危险因素,室内环境污染造成的总疾病超过室外空气污染造成的5倍。在全球每年由慢性阻塞性肺病引起的270万死亡病例中,约70万死亡的原因是室内空气污染所致。

1. 室内空气污染的来源和特点

(1) 室内空气污染的来源:室内空气污染的来源很多,根据污染物形成的原因和进入室内的途径,可将室内空气主要污染源分为室外来源和室内来源。

室外来源途径有:①室外空气污染通过门窗孔隙进入室内(如二氧化硫、氮氧化物、一氧化碳、铅、颗粒物等);②建筑物自身含有某些可逸出和可挥发的有害物质(如有毒气体氡、放射性氡及其子体),美国国家环保局调查,美国每年有14 000人的死亡与氡污染有关;③人为带入室内的污染物;④相邻住宅污染物;⑤生活用水污染受到致病菌或化学污染物污染的生活用水,通过淋浴器、空气加湿器、空调机等,以水雾的形式污染室内。

室内来源途径有:①室内燃料的燃烧和烹调时食油和食物的加热后产物;②室内人体活动(如吸烟、代谢物、飞沫喷出病原体等);③室内建筑装饰材料(如油漆、涂料、胶合板、刨花板、泡沫填料、塑料贴面等材料中含有的甲醛、苯、甲苯、乙醇、氯仿等挥发性有机物和放射性物质);④家用电器(如电视机、电脑、微波炉、空调机、电热毯等,可产生噪声污染、电磁波及静电、臭氧等);⑤室内生物性污染如螨、蟑螂等,是家庭室内传播疾病的重要媒介之一,常隐藏在床铺、地毯、灶具等处。

(2) 室内空气污染的主要特点:①长期性:如家居内的甲醛释放可长达15年,放射性污染潜伏达几十年之久,人在居室内时间相对于工作场所长;②累积性:一些污染半衰期长,污染物容易在体内累积,产生远期危害;③多样性:室内污染物有物理、化学、生物、放射性污染物混杂,同时作用于人体,对健康产生多种损伤。

2. 室内空气主要污染物种类、来源及对健康的危害

(1) 室内空气污染物的种类很多,可概括为化学性、物理性、生物性和放射性四大类。这四大类污染物往往相互关联、共同存在。例如,室内烹调时,既可产生化学性污染物,又可使室温升高,使用微波炉或电炉时产生电磁波引起物理性污染。烹调用食物、水被污染和家用空调、加湿器等使用过程中,还可给室内引入生物性污染物。含镭建筑材料或装饰材料的使用,可造成室内氡污染等。

(2) 常见室内空气污染物和污染源及其危害见表1-16。

表 1-16　常见室内空气污染物和污染源及其危害

污染物	污染物来源	健康危害	限值或标准*
二氧化碳	燃料的燃烧、吸烟、人体自身代谢活动等	呼吸中枢、全身	0.1%（日平均值）
一氧化碳	燃料的燃烧、吸烟等	中枢神经、心血管系统、全身	10 mg/m³（1小时均值）
二氧化氮	燃料的高温燃烧，吸烟以及室外空气污染的渗入等	呼吸道、全身	0.24 mg/m³（1小时均值）
二氧化硫	含硫燃料的燃烧、吸烟等	黏膜刺激、呼吸道影响；致敏、促癌等	0.50 mg/m³（1小时均值）
可吸入颗粒 PM_{10}	木材和煤球燃烧、吸烟等以及室外空气污染和渗入等	黏膜刺激、呼吸道的影响等	0.15 mg/m³（日平均值）
甲醛	燃料的燃烧、吸烟、建筑装修材料、家用化工产品等	嗅觉、皮肤、黏膜刺激、呼吸道刺激、全身影响、致癌	0.10 mg/m³（1小时均值）
总挥发性有机物（TVOC）	建筑材料、装饰材料、家用有机化工产品、燃料燃烧、油烟、吸烟等	嗅觉、刺痛感、黏膜刺激、过敏、呼吸道症状、神经毒性作用、致癌	0.60 mg/m³（8小时均值）
微生物	气悬灰尘中的尘螨、真菌、花粉及人和动物的皮、毛、屑等	过敏、呼吸道症状	—
氡（222Rn）	房屋地基及建筑材料等	肺癌等	400 Bq/m³

*室内空气质量标准（GB/T 18883—2002）

（3）室内常见污染及其对健康的危害

烹调油烟：①污染来源：来源于食用油在加热烹调时产生的油烟。烹调油烟（cooking fume）是一种混合性污染物，约有220种化学物质，其中主要有醛、酮、烃、脂肪酸、醇、芳香族化合物、酯、内酯、杂环化合物等。这一类油烟在我国室内污染中十分普遍，且随着油温的升高而排放量增加。②危害：环境流行病学研究表明，烹调油烟是肺鳞癌和肺腺癌的危险因素。此外，微核试验、SCE、大鼠气管上皮细胞转化试验、DNA合成抑制试验等都呈阳性结果。油烟中的致突变物来源于油脂中不饱和脂肪酸的高温氧化和聚合反应。研究表明：中国妇女肺癌发病率高，排除吸烟因素外，烹调油烟是其主要危险因素之一。③防止油烟污染的措施包括：食用优质豆油和花生油减少油烟的产生；不食用多次炸过食物、变质或存放时间过长的油类；改善厨房通风条件，净化厨房空气。

甲醛及其他挥发性有机化合物：①来源：甲醛（formaldehyde）是一种挥发性有机化合物（volatile organic compounds，VOCs），它不仅大量存在于多种装饰材料中，也可来自建筑材料。甲醛还可来自化妆品、清洁剂、杀虫剂、消毒剂、防腐剂、印刷油墨、纸张、纺织纤维等。一般住宅在新装饰后的峰值约为0.2 mg/m³，个别可达0.87 mg/m³，使用一段时间后下降至0.04 mg/m³或更低。在北京和杭州分别对居室内空气进行抽样检测显示：甲醛浓度超标的分别达到73.3%和79.1%。厨房在使用煤炉和液化石油气时，甲醛可达0.4 mg/m³以上。挥发性有机化合物是一类重要的室内空气污染物，目前已鉴定出500多种，它们各自的浓度并不高，但若干种VOCS共同存在于室内时，其联合作用不可忽视，由于它们在居室内单独的浓度低，种类多，不予逐个分别表示，以TVOC表示其总量。VOCs中除上述醛类外，常见的有苯、甲苯、三氯乙烯、三氯甲烷、萘、二异氰酸酯类等。它们主要来源于各种溶剂、粘合剂等化工产品。铺地板革后的 1 周内室内空气中,苯浓度可高达 0.059 mg/m³ 或更多;甲苯达 0.22 mg/m³ 或更多。②危害:a. 甲醛已经被世界卫生组织确定为致癌和致畸形物质,是公认的变态反应源,也是潜在的强致突变物之一。长期接触低剂量甲醛可引起慢性呼吸道疾病,引起鼻咽癌、结肠癌、脑瘤、月经紊乱、细胞核的基因突变,DNA 单链内交连和 DNA 与蛋白质交连及抑制 DNA 损伤的修复、妊娠综合征、引起新生儿染色体异常、白血病,引起青少年记忆力和智力下降。在所有接触者中,儿童和孕妇对甲醛的危害尤为敏感。b. 具有较强的刺激性,甲醛嗅觉阈为 0.06~0.07 mg/m³,当甲醛浓度超过 0.15 mg/m³ 时可引起眼红、眼痒、流泪、咽喉干燥发痒、喷嚏、咳嗽、气喘、声音嘶哑、胸闷、皮肤干燥发痒、皮炎等;甲醛还可引起变态反应,主要是过敏性哮喘,接触量大时可引起过敏性紫癜;长期接触 1.34 mg/m³ 甲醛,能引起神经衰弱症状;有的还可引起肝功能异常,出现中毒性肝炎;室内空气中挥发性有机化合物浓度过高时很容易引起急性中毒,轻者会出现头痛、头晕、咳嗽、恶心、呕吐或呈酩醉状;重者会出现肝中毒甚至很快昏迷,有的还可能有生命危险。经国外医学研究显示,生活在挥发性有机化合物污染环境中的孕妇,胎儿畸形的几率远远高于常人,并且有可能对孩子今后的智力发育造成影响。同时,室内空气中的挥发性有机化合物是造成儿童神经系统、血液系统、儿童后天疾患的重要原因。遗传毒性研究发现,甲醛能引起基因突变和染色体损伤。目前认为 VOCs 有臭味,有一定刺激作用;能引起机体免疫水平失调;影响中枢神经系统功能,出现头晕、头痛、嗜睡、无力、胸闷、食欲不振、恶心等,甚至可损伤肝脏和造血系统,并可引起变态反应等。③预防:a. 延长新居入住时间,保证房屋装修 6 个月后入住;b. 采用 VOC 吸附膜吸附空气的中的 VOC,尤其是在冬季采暖、夏季使用空调期间效果更为显著;c. 加强室内通风换气;d. 加强卫生监测工作,执行室内空气卫生标准。

噪声:噪声(noise)是指人们主观上不需要的声音。即使是协调优美的乐声在不需要的时候出现,也是噪声。这种声音干扰人们休息、睡眠、学习和工作,达到一定强度时引起听力损害,或机体出现有害的生理变化。①来源:室内噪声的来源主要有:a. 主要来自住宅周围的工矿企业和建筑工地的生产噪声;b. 生活(社会)噪声。主要来自人类生活活动产生的噪声;c. 交通噪声;d. 家用电器直接造成室内噪声污染。②危害:a. 影响休息和睡眠,研究发现 30~40 dB(A)的声音是比较安静的正常环境,超过 50 dB(A)就会影响睡眠和休息。b. 影响生活质量和工作效率。40 dB(A)的噪声环境一般对生活和工作影响并不大。当环境噪声达到 55 分贝时,会有 15%的人感到吵闹。c. 对听觉的损伤按其程度可分为听觉适应、听觉疲劳和噪声性耳聋三个等级。短期接触 80 dB(A)以上的强烈噪声使人感到刺耳、不适、耳鸣、听力下降、听阈提高 10~15 dB(A),离开噪声环境数分钟后可完全恢复,这是一种保护性生理功能,称为听觉适应。较长时间接触 90 dB(A)以上的强烈噪声,使听力明显下降,听阈提高 15~30 dB(A),离开噪声环境数小时至 20 多小时后听力才能恢复,称为听觉疲劳。继续接触强噪声,内耳感音器官(螺旋器)由功能性改变发展为器质性退行性病变,听力损失不能恢复,造成听觉永久性移位,即噪声性耳聋。当噪声高达 85 dB(A)以上,长时间接触可以引起听觉的损伤。d. 对人体生理影响,环境噪声还影响人体的神经系统,出现头痛、睡眠障碍等神经衰弱症状,导致血压不稳,心率加快,肠胃功能紊乱,食欲下降,甲状腺功能亢进,肾上腺皮质功能亢进[70~80 dB(A)时]或减弱[≥100 dB(A)时],性功能紊乱,月经失调等。e. 影响心理健康,在噪声环境里,人们常常会感到烦恼、恐慌,容易激动、愤怒,失去理智。环境噪声里成长的儿童智力比安静环境里的儿童智力低 20%。噪声环境可以导致流产、死产和胎儿畸形，儿童智力障碍。f. 诱发心血管病，瑞典一项最新研究显示，如果长期暴露在 60 dB 以上的交通噪音中，容易患高血压，甚至可能因此患其他心血管疾病。g. 增加老人中风的危险，据国外媒体 2012 年 1 月 25 日报道，《欧洲心脏杂志》刊登丹麦一项新研究发现，长期暴露于嘈杂交通噪音环境，会增加 65 岁以上老人的中风危险。对普通人群而言，路面噪音每增加 10 dB，中风危险增加 14%。但是，对老年人而言，噪音起点为 60 dB，之后每增加 10 dB，老年人中风危险就会增加 27%。③预防措施：a. 住址选择在安静的地段；b. 室内装饰时进行降噪处理（双层门窗）；c. 注意防家电的噪声污染。

表 1 - 17　声环境质量标准 GB 3096－2008[dB(A)]

类别		适用区域	昼间	夜间
0 类		康复疗养区	50	40
1 类		居民、文教区、医疗、科研	55	45
2 类		一类混合区（金融、集市贸易、居住）	60	50
3 类		工业生产、仓储物流区，防噪声污染	65	55
4 类	4a 类	交通干线道路两侧（1、2 级公路）	70	55
	4b 类	铁路干线两侧	70	60

非电离辐射：非电离辐射是波长大于 100 nm 的电磁波，由于其能量低于 12eV（电子伏），不能引起水和组织电离，故称非电离辐射。例如紫外线、红外线、激光、微波都属于非电离辐射。室内的非电离辐射主要与使用家用电器有关。因此，住宅非电离辐射的卫生问题也即家用电器的环境卫生问题。①来源：室内非电离辐射主要有两个来源，一是室外环境的非电离辐射源，如高压线、变电站、电台、电视台、雷达站、电磁波发射塔等，其辐射强度在不同地点、不同高度建筑物的室内有很大差别，楼层越高，室内强度越大（100 $\mu W/cm^2$），底层的室内则低（7 $\mu W/cm^2$），近窗口地点的强度（30 $\mu W/cm^2$）大于远离窗口的地点（1.5 $\mu W/cm^2$）。二是室内环境的非电离辐射源。如家用微波炉、电视机、计算机、电冰箱、空调器、移动电话的使用等。家用微波炉在正常情况下，离炉门 5 cm 处的强度小于 1 000 $\mu W/cm^2$，距离 183 cm处为 4 $\mu W/cm^2$，距 366 cm 处为 1 $\mu W/cm^2$，如有漏能时，在 5 cm 距离处可达 5 000 $\mu W/cm^2$或更高。②危害：非电离辐射对健康的危害具有多样性和非特异性。强度大于 10 mW/cm^2时引起机体体温升高，呈现致热效应。强度在 1～10 mW/cm^2 作用下，对血液系统和免疫系统都有影响。流行病学研究发现，长期接触电磁辐射的人群易出现头晕、疲乏、烦躁易怒、记忆力衰退、食欲减退、血压变化、白细胞减少等症状。女性可出现月经不调，男性有性功能衰退。长期接触，可导致畸胎及某些脏器癌变。手机是一个小型的电磁波发生器，对胎儿有致畸作用。③预防：a. 将电器分散搁置或加屏蔽罩；b. 尽量远距离操作；c. 住宅选址要远离辐射源。

生物性污染物：室内常见的生物性污染物种类甚多，人们熟悉的许多微生物大都能通过空气或饮用水在室内传播。如流行性感冒、麻疹、结核、白喉、百日咳等疾病，在拥挤不堪的场所或通风不良的室内环境容易通过空气传播流行。军团菌病（legionella pneumonia）是由军团菌引起的一种以肺炎为主要表现的全身性疾病。军团菌属共有 40 种，临床分离株大多数为嗜肺军团菌（legionella pneumophila），其次是米克戴德军团菌（L. micdadei）。1976 年在美国宾州地区的美国军团（退伍军人组织之一）年会上，爆发了一种主要症状为发热、咳嗽及肺部炎症的疾病。研究人员从患者病变组织中检出一种革兰阴性杆菌。由于发病者多为退伍军人,因此,将引起该病的细菌命名为军团菌,将该病称为"军团菌病"。该病多散在发病或小流行,亦可暴发流行。由空调、供水系统、雾化吸入污染的水源引起感染。中老年人以及有慢性心、肺、肾病,糖尿病,血液病,恶性肿瘤,艾滋病或接受抑制剂者易发本病。这类以机会感染发病者病死率高达 45%,肺部有化脓性支气管炎,亦可为大叶肺炎,伴有小的脓肿,可与大肠埃希菌、肺炎埃希菌、铜绿假单胞菌、念珠菌、卡氏肺孢子虫、新型隐球菌等混合感染,形成"难治性肺炎"。该病潜伏期 2～10 天,起病缓慢,病人临床表现有乏力、肌痛、头痛和高热寒战,有 20%患者可有相对缓脉。病人痰少,呈黏性,可带血,但一般不呈脓性。患者也可有恶心、呕吐和水样腹泻,严重者有神经精神症状。如感觉迟钝、谵妄,并可出现呼吸衰竭和休克。X 线检查显示肺炎早期为外周性斑片状肺泡内浸润,继而出现肺实变,下肺叶较多见,还可伴有胸腔积液。支气管抽吸物、胸腔液、支气管肺泡灌洗液作 Ciemsa 染色可以查见细胞内的军团杆菌。用直接免疫荧光抗体和基因探针检测这些标本可呈阳性。间接免疫荧光抗体检测、血清试管凝集试验及血清微量凝集试验时,前后两次抗体滴度呈 4 倍增长,分别达1:128、1:64 或更高者,均可确诊。此外,尿液酶联免疫吸附测定法(enzyme-linked Immunosorbent Assay, ELISA)检测细菌可溶性抗原,亦具有较高特异性。血白细胞多超过 $10×10^9$/L,中性粒细胞核左移,有时伴有肾功能损害。动脉血气分析可表现为低氧血症。治疗首选红霉素,每日成人 2 g/d,儿童 25～50 mg/(kg·d),分 4 次口服;重症者 1 g 分两次静脉给药;用药 2～3 周。必要时可以加服利福平每日 600～900 mg(或 10 mg/kg)分两次口服;多西环素每日 200 mg,一次口服,疗程 3 周以上,否则易复发。军团菌主要存在于现代建筑物贮水器的水中,以及冷却塔水、冷凝水、温水箱水、制冰机用水、温水游泳池水、浴池水、水龙头、淋浴喷头、医用喷雾器和空气调湿器的水中,其中空调系统(主要通过冷却塔水)带菌是引起军团菌病流行的常见原因。该病菌主要通过室内空气传播,军团菌病在我国各地城市都有存在,随着我国高层住宅、宾馆中空调系统的广泛使用,军团菌病的发病率还在继续上升,值得重视。

尘螨:尘螨(dust mite)是螨虫的一种,属于节肢动物。世界各地家尘样品中都可检出尘螨,称为屋尘螨。个体极微小,其成虫为 0.2～0.3 mm,在潮湿、阴暗、通风条件差的环境中易孳生。生存环境温度为 20～30 ℃(最适环境温度为 23～27 ℃),环境湿度为 75%～85%(最佳环境湿度为 80%)。在干燥、通风条件好的环境中不宜生存。①来源:尘螨普遍存在于人类居住和工作的环境中,尤其是在室内潮湿、通风不良的情况下,床垫、被褥、枕头、地毯、挂毯、窗帘、沙发罩等纺织物内容易孳生。近年来,住宅由于使用空调或封闭式窗户,室内气流小,温度和湿度适宜尘螨孳生,尤其在床褥和纯毛地毯下面尘螨最多。在装中央空调的宾馆客房内和通风道内都可以检测到尘螨。一般情况下,尘螨的检出量为每克尘土 20 个尘螨,有些地方可检出每克尘土 500 个尘螨。②危害:尘螨具有强烈的变态反应原性。尘螨本身,以及尘螨的分泌物、排泄物均是变应原,可通过空气吸入或直接接触而导致危害,可引起过敏性哮喘、过敏性鼻炎,也可引起皮肤过敏等。调查研究发现,它是引起过敏性鼻炎和过敏性哮喘最常见的过敏原,八成以上的哮喘儿对尘螨变应原皮试反应呈强阳性。在世界各地,尤其是在亚洲、澳洲和欧洲,尘螨过敏的流行已接近或超过花粉过敏。③预防:保持室内或家用物品的清洁;打扫卫生不要留死角;不用或少用羊毛地毯或挂毯;最好以百叶窗代替布艺窗帘,如果使用布艺窗帘,则需经常清洗;不使用填充式家具(如布艺沙发等)而使用木制家具或皮革沙发等。

放射性污染物氡:自然界的氡有三种同位素,即铀系中的镭(^{226}Ra)衰变成氡(^{222}Rn);钍系中的镭(^{224}Ra)衰变成氡(^{220}Rn);锕系中的镭(^{223}Ra)衰变成氡(^{219}Rn)。后两种氡的半衰期不到一天,故危及人体健康的机会较少。通常情况下,将^{220}Rn简称为氡(下同)。氡的半衰期为3.8天,一旦从镭衰变到氡即成气体,可从附着物中逸出,传播极快。氡接着衰变成钋又成固体,附着于物体上继续衰变为^{218}Po直至^{214}Po,再进一步衰变为^{214}Pb直至^{206}Pb。上述衰变过程中的产物总称为氡的子体。室外空气中氡的年平均浓度在0.1~10 Bq/m³,室内空气中则在5~100 Bq/m³。①来源:居室的氡污染具有普遍性,一般说来,室内的氡若来自地基土壤,则氡的浓度随住房的层数升高而降低,在有些坑道式人防工事内氡的浓度可高达849 Bq/m³。如果氡来自建筑材料,则室内氡浓度与层高无相关关系,而是在靠近建筑材料处的氡浓度高,远离建筑材料处则低,与建筑材料的距离有关。我国有些地方以石煤渣制成碳化砖用作建筑材料,以致室内氡浓度高达300 Bq/m³或更多。影响室内氡含量的因素除了污染源的释放量外,室内密闭程度、空气交换率、大气压高低、室内外温差都是重要的影响因素。环境中的^{210}Pb和^{210}Po易积在土壤中,通过植物的根、叶而吸收入植物体内,故烟草中可能会含有氡的子体,随吸烟进入人体内。②危害:氡进入呼吸道后,一部分可随呼吸活动被呼出体外,另一部分黏附在呼吸道上被人体吸收。少量的氡也可进入消化道。氡及其短寿命子体(^{218}Po至^{214}Po)对人体健康的危害,主要是引起肺癌,其潜伏期为15~40年。有人认为除吸烟外,氡比其他任何物质都更容易引起肺癌。流行病学和其他研究资料表明,吸入室内含氡空气引起的肺癌占4%~12%,美国估计每年约2万例肺癌患者与室内氡的暴露有关。氡的子体每次衰变过程都有α、β和γ辐射,对人体会产生有害影响。

三、办公场所的卫生特点及污染物的分类和危害

(一)办公场所的概念

办公场所是指管理或专业技术人员从事特定事务的室内工作环境。如公职人员、商务职员和企事业单位专业技术或管理人员履行职责的办公环境。办公场所是根据人们社会活动的需要,由人工建造的具有服务功能和一定围护结构的建筑设施,供数量相对稳定的固定人群以及数量不等的流动人群工作、学习、交流、交际、交易等活动的场所。

(二)办公场所的卫生学特点

1. 办公人员相对集中,流动性较小,办公场所人员较固定,接纳的涉外流动人员较少等是与公共场所的主要区别点。

2. 人员在办公场所滞留时间长,办公人员平均每天1/3的时间是在办公室内度过,许多职员整天都待在办公室,大多都固定在一个座位上。

3. 办公场所分布范围广泛,基本条件和卫生状况相差较大,行政管理、商务、律师、文化、教育、商业服务、金融邮电、社区服务等办公场所主要集中在城市(或乡镇)的商业区、教育区、居住区等,而企业单位的办公场所则主要集中在工业区,其办公场所室内的空气质量与企业的生产性质、规模等有密切的关系。

4. 办公场所中存在许多影响人体健康的因素,越来越多的现代化办公设备(复印机、打印机、传真机、电脑、微波炉等)进入办公场所,产生的空气污染、噪声污染,电磁波、静电干扰等,以及由建筑材料和装饰装修材料中有害物质造成的污染(放射性污染物——氡;化学性污染物——甲醛、苯、甲苯、二甲苯等)均会给人们的健康带来了不容忽视的影响。

办公场所作为环境卫生学的一个组成部分,空气卫生、小气候卫生、采光与照明卫生以及通风换气、采暖或降温、噪声等卫生问题日益引起人们的关注。

（三）办公场所的分类和卫生要求

1. 办公场所的分类　我国办公场所的种类繁多,内容主要涉及工作人员办公室、会议室、接待室、资料档案室等,根据办公场所的性质、规模和特点可划分五类:①行政管理办公场所;②商务、律师办公场所;③文化、教育事业单位办公场所;④企业单位办公场所;⑤商业服务、金融邮电、社区服务等部门办公场所。随着科学技术的进步与发展,特别是信息产业的快速发展,脑力劳动成分的比重增加,劳动工具的计算机化,如编辑、写作、绘画、美术、音乐作曲、教案准备以及多媒体制作、网上交流等都以计算机作为主要办公手段,在家庭办公室也可完成。所以办公场所的卫生与居室卫生要求极为相似。

2. 办公场所的基本卫生学要求

（1）办公场所的用地选择:①对新建办公场所选址,必须符合城乡总体规划的要求;②行政机关、写字楼、文化教育等办公场所应远离有"三废"污染的工厂、企业和有剧毒、易燃、易爆物品的仓库;③工业、企业办公场所应与生产区、车间保持一定的距离,并且要安放在当地主导风向的上风侧。

（2）采光照明良好:要充分利用自然光线,在采光不足的办公场所,给予适当的人工照明,人工照明最好选用日光灯,并注意照射强度适宜,光线分布均匀,不眩目。

（3）适宜的小气候:要充分利用自然或机械通风设备以及冷暖空调、加湿器等装置,调节办公场所的小气候,达到生理舒适的要求。

（4）空气质量良好与居室空气质量卫生要求类同。

（5）宽松的环境办公场所应保证适宜的面积（空间）,安放必要的办公室设备,避免拥挤,防止噪声。

（四）办公场所污染物的分类和危害

办公场所环境污染物的种类很多,按其属性可分为物理性、化学性、生物性和放射性污染物四大类:①物理性污染物:主要包括气温、气湿、气流、辐射、采光、照明、噪声等;②化学性污染物:颗粒物（尘、烟、雾）、一氧化碳、二氧化碳、臭氧、氨、甲醛、挥发性有机物（VOCs）等;③生物性污染物:细菌、病毒、真菌、病媒生物（苍蝇、蚊子、尘螨、蟑螂等）、致敏植物花粉等;④放射性污染物:主要来自于建筑材料和装饰材料,上述污染因素可以联合对机体产生综合性的不良影响和健康危害。

（五）预防

为保证办公人员的身体健康,应注意办公地点的选择,严格控制室内空气质量,使其到达 GB/T 18883－2002 中的各项卫生要求,保证办公场所的宽松整洁、环境优雅、安静、舒适美观大方。

（许爱芹）

第六节 突发环境污染事件

学习要求

掌握：突发性环境污染事件的定义。

熟悉：突发性环境污染事件的危害。

了解：突发性环境污染事件的应急准备与处置。

随着经济发展，工业企业生产总量、规模不断扩大，近年来，我国各类突发环境污染事件频繁发生。危险化学品的泄露及燃烧、爆炸事件是我国突发环境污染事件的主要类型，占发生总量的 60% 以上。其风险源主要来自交通事故、工厂泄露、突然排污等，因交通事故和工厂事故引发的突发环境污染事件分别占事件总起数的 32.7% 和 31.5%。突发环境污染事件严重影响了事故波及地区人民的生命财产安全，带来重大健康危害。随着《国家突发环境事件应急预案》、《突发环境事件应急监测技术规范》、《突发环境事件污染损害评估工作暂行办法》等政策与措施及相关规范的出台，我国对突发环境污染事件的预防、预警与应急处理能力逐步加强，大大提高了针对这一类事件的快速反应能力。

一、突发环境污染事件的概述

（一）突发环境污染事件的定义

突发环境污染事件（abrupt environmental pollution accidents），是指由于违反规定的安全使用与操作规程以及交通肇事、人为破坏或不可抗拒的自然灾害等原因，在生产和生活中所使用的化学品、易燃易爆危险品、放射性物品等有毒有害环境污染物质在短时间内排放，致使环境受到严重污染和破坏，对社会经济和人民生命财产造成重大损失的恶性事件。

突发环境污染事件不同于一般的环境污染，其发生具有时间上的突发性、污染范围广、健康危害大和社会影响复杂等特征。突发环境污染事件的发生往往非常突然，在短时间内即可造成周围较大范围的污染，由于其排污方式的破坏性，可造成大气、水体、土壤等多种环境介质不同程度的污染。突发环境污染事件由于短时间内排放大量有毒有害污染物，给及时的处理控制带来困难，因此对受污染人群的健康和污染波及地区的社会安定和经济发展均带来严重影响。

（二）突发环境污染事件的分类与分级

根据突发环境污染事件存在和可能出现的情况，突发环境污染事件类型可分为以下五类：

1. 剧毒农药和有毒化学品的泄漏、扩散污染事件　指在生产、生活过程中因生产、使用、贮存、运输、排放不当等导致剧毒农药和有毒化学品泄漏或非正常排放所引发的污染事故。

2. 易燃、易爆物的泄漏爆炸污染事件　指以燃烧、爆炸为主要特性的压缩气体、液化气体、易燃液体、易燃固体、自燃物品和遇湿易燃物品、氧化剂和有机过氧化物以及毒害品、腐蚀品中部分易燃易爆化学物品，在运输、装卸、生产、使用、储存、保管过程中，于一定条件下引起泄漏、燃烧、爆炸，导致人身伤亡和财产损失等事故。

3. 溢油或油气井喷事件　指原油、燃料油以及各种油制品在生产、储存、运输和使用过程中因意外或操作不当而造成泄漏或由于高层地层引发泥浆、油气井漏或操作失误而发生井喷的污染事故。

4. 非正常大量排放废水造成的污染事件 因主观或客观故意短时间内排放大量高浓度废水进入地表水体,致使水质突然恶化。

5. 放射性物品丢失、泄露事件 因生产、储存、运输和使用放射性物品过程中发生放射性物品的丢失、泄露而造成核辐射危害的污染事故。

突发环境污染事件按照严重程度、紧迫性和影响范围等因素可分为四级:特别重大环境污染事件是Ⅰ级、重大环境污染事件是Ⅱ级、较大环境污染事件是Ⅲ级、一般环境污染事件是Ⅳ级,预警级别依次用红色、橙色、黄色、蓝色表示。

(三)突发环境污染事件的特征

1. 突发性 突发环境污染事件往往在短时间内突然暴发,发生的速度快、规模大,发生态势经常出乎人们的意料,且进展迅速,应急处理机会一旦把握不及时,即会造成严重后果。

2. 公共性 突发环境污染事件发生波及范围往往较为广泛,事件因涉及地域广、受影响人群数量大而易引起公众关注,成为公共热点并进一步引发社会安定问题和公众心理问题。

3. 危害性 突发环境污染事件可影响事故发生地区人群的急性、慢性或远期的健康危害,破坏公众正常的生产和生活秩序,使社会经济遭受重大损失,且短期内难以控制。

二、突发环境污染事件的危害

(一)突发环境污染事件对人群健康的危害

1. 急性中毒 由剧毒农药、有毒有害化学品等引发的突发环境污染事件或溢油、井喷等事故可在事件发生初期即对波及地区的人群产生急性毒性作用。如氯气、光气、二氧化硫等刺激性气体可对暴露人群产生较强的刺激作用,可致接触部位和眼、呼吸道等的急性炎症,严重者可发展为急性中毒性肺水肿,甚至死亡;一氧化碳、硫化氢、氰化氢等窒息性气体可使被暴露个体出现意识不清、昏迷、抽搐、死亡;而有机磷、五氯酚等化学品可引起暴露人群的特异性中毒表现。

2. 慢性损害 某些突发环境污染事件的污染物在污染环境中可长期残留,通过食物链的生物放大作用在高营养级生物中逐渐积累,最终对人体产生损害。这种健康危害可使机体生理功能、免疫功能等明显减弱,表现为人群中患病率、死亡率升高和儿童生长发育障碍。

3. 远期影响 环境污染物对人类健康的远期损害主要表现为致癌、致畸、致突变作用。已有研究证实,部分突发环境污染事件与当地居民的肿瘤发病率增高有密切关联,如前苏联切尔诺贝利核电站爆炸事件发生后,对当地居民的健康调查结果显示,在污染区的居民癌症患者和儿童甲状腺瘤患者显著高于非污染区。此外,当地饲养的动物表现了超额畸胎现象。

4. 对人群心理的影响 突发环境污染事件可对污染波及人群造成严重的心理影响与心理压力,产生焦虑、抑郁、神经衰弱等神经精神状态。灾难处理过程中和结束后的一段时间,参与救助的人员也可出现不同程度的心理卫生问题,如急性压力综合征中的亚综合征,严重的也可发展为创伤后应激障碍。

(二)突发环境污染事件对生态环境的影响

突发环境污染事件,可对生态环境造成不同程度的破坏,严重的污染往往造成一定区域的生态失衡,使生态环境难以恢复,造成长期的危害。如2001年4月17日长江口水域发生638 t苯乙烯海上泄漏事故,严重破坏了当地水环境质量。由于事发地点位于近岸水产资源保护区,这一事件对长江口的生态环境带来严重影响,当地水产业损伤巨大,据估计因长江口的蟹苗大量减产等造成渔业损失近 1 亿元。而 2005 年 11 月 13 日发生的中石油吉化双苯厂爆炸事故造成大量苯、硝基苯污染松花江水域,严重破坏了松花江水环境质量和生态体系。

(三)突发环境污染事件对社会经济的影响

1. 经济损失 突发环境污染事件可因其影响范围不同,对当地经济造成不同程度影响,严重的突发环境污染事件甚至可影响整个地区或国家的经济可持续发展。如 1998 年陕西钼业尾矿泄漏事故,造成经济损失 3 500 多万元;2004 年四川沱江特大污染事故,直接经济损失约 3 亿元。突发环境污染事件不仅造成直接的经济损失,针对事件发生过程的控制、后续的治理与恢复及伤亡赔偿等间接经济损失也是巨大的。

2. 造成社会不安定因素 突发环境污染事件可影响人们的正常生产和生活秩序,严重时可使社会环境处于混乱、无序甚至动荡状态,危害社会安定。某些环境污染事件在可能影响大规模人群健康时,因转移暴露人群的需要而引发一系列社会问题。这种不安定状态的持续时间取决于污染事件的波及范围、紧急应对能力以及灾后重建恢复的速度。如果污染事件跨国境发生时,还将引发国际间的污染纠纷。

三、突发环境污染事件的应急准备与处置

(一)突发环境污染事件的应急准备

由于突发环境污染事件预警时间短、对人群健康和社会影响后果严重,针对不同类型的突发性环境污染事件开展系统的应急准备工作,是实现对此类事件的有效预防和危害控制的有力保证。国际上在 20 世纪已公布了有关计划,指导突发事件的应急准备,如 1988 年联合国环境规划署发布的"地区级紧急事故意识与准备"(APELL)计划。我国近年来亦发布了包括《国家突发性公共卫生事件总体应急预案》《国家突发性环境事件应急预案》《突发性环境污染事件应急监测技术规范》等的一系列文件,对我国突发环境污染事件的预防、预警、紧急处置和恢复重建等方面的工作进行指导和规范,提高了我国突发环境污染事件的应急准备能力。

1. 加强突发环境污染事件应急管理机构建设,促进各部门之间的协调 建立突发环境污染事件的应急管理机构,将突发环境污染事件的应急管理纳入到国家突发公共事件的管理系统中,有效整合现有资源,加强相关部门间的协调,构建具有日常监督监测、应急演练与预警、应急指挥决策及紧急救援与善后处理等功能的综合体系。

2. 加强对突发性环境污染事件发生源的管理 针对涉及有毒有害危险品、辐射性物品的有关生产、运输、贮存、使用等的企业事业单位进行危险品登记,建立重大危险源数据库,确定环境污染源的产生、种类及地区分布情况,制定严格的管理规章制度,加强突发环境污染事件的应急处置与紧急救援的基本知识与基本技能的培训,做到早发现、早处理。

3. 建立应急预案和预警系统 为积极应对突发环境污染事件,应切实加强环境风险源的监控和防范,规范突发环境污染事件的响应措施,对突发环境事件及时组织有效救援和充分备灾的保障体系,建立相关应急预案。我国于 2006 年 1 月正式发布并实施《国家突发环境事件应急预案》,为组建应急救援队伍、锻炼突发环境污染事件的快速反应与处理能力提供了指导。

(二)突发环境污染事件的应急处置

应急处置是突发环境污染事件处理的关键环节,通过规范响应措施,控制事件危害的蔓延,减小伴随的环境影响。在应急处置过程中,应本着以人为本、减少危害的原则,对已经发生的事故减少损失、尽快消除影响、恢复环境质量。应急处置主要内容包括突发环境污染事

件的应急响应、应急监测、污染源排查、污染控制工作和应急救援等。

1. 应急响应　突发环境污染事件发生初期,应立即启动突发环境污染事件相关应急预案,根据污染范围和影响程度向有关部门报告,发布相应的预警公告,应急指挥机构发布指令组织相关部门进入应急状态,对可能受危害人群进行紧急转移、撤离或者疏散。

2. 应急监测　应急监测强调"快速、有效"掌握污染事态,是突发环境污染事件应急决策的主要依据。监测方案包括环境污染源的确定、污染范围与污染方式识别、现场监测布点及频次方案制定与实施、基于国标的实验室检测、监测数据分析与污染程度判定、污染现状分析与趋势预测等。

3. 污染源控制　突发性环境污染事件应急处置的首要问题是要采用科学手段尽快识别并控制污染源,消除污染物对周围环境和人群健康的影响。发生环境污染事故后,突发性环境污染事件应急管理机构应根据应急监测的分析结果对事故过程中产生的废水、固体废物等污染物进行认定,对其在现实条件下可能产生的进一步污染特征和污染趋势进行分析,研究和制定削减污染物的科学方法。具体处置方案应该遵循经济、有效和不产生二次污染的原则。

4. 应急救援　面对突发性环境污染事件,不仅要开展应急监测及处理、处置,还要实行紧急救援与做好善后工作。根据突发性环境污染事件的级别和危害程度不同,充分考虑现有物资、人员及环境风险源的具体情况,制订相应的应急救援方案,及时、有效地统筹指导突发环境污染事件的应急救援行动。

(刘　冉)

复习思考题

1. 试述环境污染物的来源、对机体的作用特点及其健康危害。

2. 试述室内空气污染的特点及保证室内空气卫生质量的措施。

3. 概述《生活饮用水卫生标准》中必检指标的主要卫生学意义。

4. 某村庄有一口井,直径1.5 m,通过测量,发现水深5 m。因刚被雨水淹没,为了保证饮用水的安全性,需要进行消毒。

请回答下列问题:

(1) 选择哪种消毒方法比较好?

(2) 通过试验得知该井水需氯量是5 mg/L,漂白粉有效氯是30%,如果采取常量氯消毒法,问需要多少克的漂白粉才能达到消毒效果?

(3) 如何将漂白粉氯加入井水中?

【案例】

20世纪70年代以来,一种怪病笼罩黔西北织金县荷花村。得病的人,都有牙齿变黄变黑,腿呈X形或O形,躬腰驼背,或者下肢瘫痪,或者手臂只能弯不能伸等症状。在荷花村,随处可见弯腰驼背的人,即使是骨头还没受到损害的年轻人。村里几乎没有身高达到1.7 m的,并且大都干瘦。据村里的人说,这里几乎没有人活到70岁的,一般是在五六十岁的时候就死了。调查组对当地群众食用的粮食、生活用水及煤炭、土壤、岩石等有关化学成分进行检测,发现煤的氟含量为598 mg/kg,土壤的氟含量为903 mg/kg,而生活饮用水和新鲜粮食的氟含量都在国家规定的标准范围内。经调查,当地有烘烤玉米、辣椒、肉等食物加工贮藏的习惯……

请回答下列问题:

(1) 你认为该村居民患的是何种疾病?

(2) 如果长到成人后再到该地区生活,是否还会出现牙齿变黄变黑的现象?

(3) 该病是何种类型的中毒? 如何防治?

第二章　职业环境与健康

劳动是人类维持自我生存和自我发展的根本手段。人们在从事各种劳动的过程中,良好的劳动条件有利于劳动者的健康,而不良的劳动条件则可损害劳动者的健康,甚至危及生命。劳动条件包括生产工艺过程、劳动过程和生产环境三个方面。生产工艺过程随生产技术、机器设备、使用材料和工艺流程变化而改变;劳动过程是针对生产工艺流程的劳动组织形式、劳动方式、作业者的操作体位以及脑力和体力劳动比例等;生产环境指作业场所或车间内的自然或人为环境,如按工艺过程建立的室内作业环境,以及户外作业时所接触的大自然环境。

我国是发展中国家,长期处于社会主义初级阶段,经济体制改革之后,企业模式发生了较大改变,私有企业和外资企业迅速发展。工业生产装备水平不高和工艺技术相对落后的状况长期存在,在煤炭、冶金、化工等职业病危害较严重的行业,改善工作环境需要一个过程。在城镇化、工业化过程中,大量农民进城就业,他们的流动性大、健康保护意识不强、职业病防护技能缺乏,加大了职业病防治监管的难度。随着经济和科技的发展,新技术、新工艺、新材料广泛应用,新的职业危害风险以及职业病不断出现,防治工作面临新的挑战。我国接触职业危害人数、职业病患者累计数量、死亡数量及新发病人数量,都居世界首位。我国虽然已经初步形成职业卫生监督与技术服务网络,但依然存在队伍数量少、质量不高、文化素质偏低、现场技术服务人员比例较低以及后备力量不足等问题,使得职业卫生监督与技术服务得不到保证。职业性有害因素对劳动者健康造成的不良影响是当前比较严重的公共卫生问题之一。

职业卫生与职业医学(occupational health and occupational medicine)是研究工作环境对劳动者健康的影响,提出改善环境的措施,提高职业人群生活质量的一门学科。主要任务是识别、评价、预测和控制不良劳动条件对职业人群健康的影响,并对职业性病损的受害者进行早期检测、诊断和处理,促使其康复。

第一节　职业性有害因素与职业性损害

> 学习要求
> **掌握**:职业病的概念,职业病的发病特点及诊断原则。
> **熟悉**:职业性有害因素的概念及分类;职业性损害的种类。
> **了解**:我国法定职业病名单;职业性有害因素主要防制措施。

一、职业性有害因素

不良劳动条件下存在的各种可能危害劳动者身体健康和劳动能力的因素统称为职业性

有害因素(occupational hazards)。职业性有害因素的种类繁多,包括化学、物理、生物以及社会心理因素等,按其来源可分为下列三类。

（一）生产过程中存在的有害因素

1. 化学因素

（1）生产性毒物:又称职业性毒物,可以多种形态(固体、半固体、液体、气体、蒸汽、烟、雾、粉尘)及各种形式(原料、中间产物、辅助材料、产品、副产品及废弃物等)存在。生产过程中常见的生产性毒物有:①金属及类金属:如铅、汞、镉、锰、磷、砷、硫等;②有机溶剂:如苯、甲苯、二甲苯、正己烷、二硫化碳、汽油、四氯化碳等;③刺激性气体和窒息性气体:刺激性气体如氯、氨、氮氧化物、光气、二氧化硫等,窒息性气体如一氧化碳、氰化氢、硫化氢等;④苯的氨基与硝基化合物:如三硝基甲苯、苯胺等;⑤高分子化合物生产过程中的毒物:如氯乙烯、氯丁二烯、丙烯腈等;⑥农药:如有机磷农药、有机氯农药、氨基甲酸酯类农药、拟除虫菊酯类农药等。

（2）生产性粉尘:生产过程中常见的生产性粉尘有:①无机粉尘:包括铅、锰、铁等金属性粉尘,石英、石棉、云母、炭黑等非金属粉尘和玻璃纤维、金刚砂、水泥尘等人工无机粉尘;②有机粉尘:包括动物的皮毛、羽绒、角质、骨质等动物性粉尘,棉、麻、亚麻、枯草、茶、甘蔗、烟草等植物性粉尘和有机农药、TNT炸药、合成染料、合成橡胶、合成纤维等人工有机粉尘;③混合性粉尘:无机粉尘和有机粉尘同时存在。

2. 物理因素

（1）异常气象条件:如高温、高湿、低温等。

（2）异常气压:包括高气压、低气压等。如高气压下的潜水或潜涵作业,在转向正常气压时,减压速度过快或降压幅度过大;高空或高原作业时的低气压。

（3）噪声、振动。

（4）非电离辐射:如紫外线、红外线、可见光、射频辐射、激光等。

（5）电离辐射:如 X 射线、γ 射线等。

3. 生物因素

（1）细菌:如炭疽杆菌、布氏杆菌等。

（2）病毒:如森林脑炎病毒等。

（3）真菌:如曲霉菌、青霉菌等。

（二）劳动过程中的有害因素

1. 劳动组织和制度的不合理　如劳动作息制度不健全或不合理、任务冲突、工作进度不合理等。

2. 职业性精神(心理)过度紧张　如驾驶员驾驶车辆时高度紧张。

3. 劳动强度过大或劳动安排不当　如安排的作业与劳动者的生理状况不相适应,或生产定额过高。

4. 个别器官或系统过度紧张　如由于光线不足而引起的视力紧张等。

5. 长时间处于某种不良体位或使用不合理的工具等　如劳动过程中的强迫体位可引起下背痛、扁平足、下肢静脉曲张、脊柱变形等。

（三）生产环境中的有害因素

1. 自然环境中的有害因素　如炎热季节的太阳辐射和冬季的低温等。

2. 厂房建筑或车间内布局不合理　如将有害和无害工段安排在同一个车间，车间内自然通风不合理等。

3. 由不合理生产过程所致的环境污染。

在实际生产场所中，上述职业性有害因素并非单一存在，往往是多种有害因素同时存在，对劳动者的健康产生联合作用。

二、职业性损害

（一）职业性损害的种类

职业性有害因素所致的各种职业性损害包括三大类，即职业病（occupational disease）、工作有关疾病（work-related disease）和职业性外伤（occupational trauma）。

1. **职业病**　当职业性有害因素作用于人体的强度与时间超过一定限度，造成的损害超出了机体的代偿能力，从而导致一系列的功能性或器质性改变，出现相应的临床征象，影响劳动或生活能力，这类疾病广义上均可称为职业病。职业病与职业性有害因素有明确的因果关系。

广义的职业病泛指职业性有害因素所引起的特定疾病。不过，在立法意义上，职业病却有一定范围，即指政府行政部门规定的职业病，称之为法定职业病。有的国家规定对患法定职业病的患者给予经济补偿，故又称为经济赔偿性疾病（compensable disease）。我国卫生部于1957年2月首次公布了《职业病范围和职业病患者处理办法的规定》，之后进行过3次修订和增补。目前执行是2013年12月23日由卫生计生委、人力资源社会保障部、安全监管总局和全国总工会联合印发的《职业病分类和目录》，将职业病分为10类132种（表2-1）。这10类职业病是：职业性尘肺病及其他呼吸系统疾病、职业性皮肤病、职业性眼病、职业性耳鼻喉口腔疾病、职业化学中毒、物理因素所致职业病、职业性放射性疾病、职业性传染病、职业性肿瘤和其他职业病。

表2-1　我国法定职业病分类和目录

一、职业性尘肺病及其他呼吸系统疾病	13. 根据《尘肺病诊断标准》和《尘肺病理诊断标准》可以诊断的其他尘肺
（一）尘肺病	（二）其他呼吸系统疾病
1. 矽肺	1. 过敏性肺炎
2. 煤工尘肺	2. 棉尘病
3. 石墨尘肺	3. 哮喘
4. 炭黑尘肺	4. 金属及其化合物粉尘肺沉着病（锡、铁、锑、钡及其化合物）
5. 石棉肺	5. 刺激性化学物所致慢性阻塞性肺疾病
6. 滑石尘肺	6. 硬金属肺病
7. 水泥尘肺	二、职业性皮肤病
8. 云母尘肺	1. 接触性皮炎
9. 陶工尘肺	2. 光接触性皮炎
10. 铝尘肺	3. 电光性皮炎
11. 电焊工尘肺	
12. 铸工尘肺	

续表 2-1

4. 黑变病	28. 苯中毒
5. 痤疮	29. 甲苯中毒
6. 溃疡	30. 二甲苯中毒
7. 化学性皮肤灼伤	31. 正己烷中毒
8. 白斑	32. 汽油中毒
9. 根据《职业性皮肤病诊断总则》可以诊断的其他职业性皮肤病	33. 一甲胺中毒
	34. 有机氟聚合物单体及其热裂解物中毒
三、职业性眼病	35. 二氯乙烷中毒
1. 化学性眼部灼伤	36. 四氯化碳中毒
2. 电光性眼炎	37. 氯乙烯中毒
3. 职业性白内障(含放射性白内障、三硝基甲苯白内障)	38. 三氯乙烯中毒
	39. 氯丙烯中毒
四、职业性耳鼻喉口腔疾病	40. 氯丁二烯中毒
1. 噪声聋	41. 苯的氨基及硝基化合物(不包括三硝基甲苯)中毒
2. 铬鼻病	
3. 牙酸蚀病	42. 三硝基甲苯中毒
4. 爆震聋	43. 甲醇中毒
五、职业性化学中毒	44. 酚中毒
1. 铅及其化合物中毒(不包括四乙基铅)	45. 五氯酚(钠)中毒
2. 汞及其化合物中毒	46. 甲醛中毒
3. 锰及其化合物中毒	47. 硫酸二甲酯中毒
4. 镉及其化合物中毒	48. 丙烯酰胺中毒
5. 铍病	49. 二甲基甲酰胺中毒
6. 铊及其化合物中毒	50. 有机磷中毒
7. 钡及其化合物中毒	51. 氨基甲酸酯类中毒
8. 钒及其化合物中毒	52. 杀虫脒中毒
9. 磷及其化合物中毒	53. 溴甲烷中毒
10. 砷及其化合物中毒	54. 拟除虫菊酯类中毒
11. 铀及其化合物中毒	55. 铟及其化合物中毒
12. 砷化氢中毒	56. 溴丙烷中毒
13. 氯气中毒	57. 碘甲烷中毒
14. 二氧化硫中毒	58. 氯乙酸(新增)
15. 光气中毒	59. 环氧乙烷中毒
16. 氨中毒	60. 上述条目中未提及的化学因素所致中毒,所发生的中毒与接触的职业有害因素之间存在直接因果联系,根据相关职业病诊断标准可以诊断的其他职业中毒
17. 偏二甲基肼中毒	
18. 氮氧化合物中毒	
19. 一氧化碳中毒	
20. 二硫化碳中毒	**六、物理因素所致职业病**
21. 硫化氢中毒	1. 中暑
22. 磷化氢、磷化锌、磷化铝中毒	2. 减压病
23. 氟及其无机化合物中毒	3. 高原病
24. 氰及腈类化合物中毒	4. 航空病
25. 四乙基铅中毒	5. 手臂振动病
26. 有机锡中毒	6. 激光所致眼(角膜、晶状体和视网膜)灼伤
27. 羰基镍中毒	7. 冻伤

续表 2-1

七、职业性放射性疾病	九、职业性肿瘤
1. 外照射急性放射病	1. 石棉所致肺癌、间皮瘤
2. 外照射亚急性放射病	2. 联苯胺所致膀胱癌
3. 外照射慢性放射病	3. 苯所致白血病
4. 内照射放射病	4. 氯甲醚、双氯甲醚所致肺癌
5. 放射性皮肤疾病	5. 砷及其化合物所致肺癌、皮肤癌
6. 放射性肿瘤(含矿工高氡暴露所致肺癌)	6. 氯乙烯所致肝血管肉瘤
7. 放射性骨损伤	7. 焦炉逸散物所致肺癌
8. 放射性甲状腺疾病	8. 六价铬化合物所致肺癌
9. 放射性性腺疾病	9. 毛沸石所致肺癌、胸膜间皮瘤
10. 放射复合伤	10. 煤焦油、煤焦油沥青、石油沥青所致皮肤癌
11. 根据《职业性放射性疾病诊断标准(总则)》可以诊断的其他放射性损伤	11. β-萘胺所致膀胱癌
八、职业性传染病	十、其他职业病
1. 炭疽	1. 金属烟热
2. 森林脑炎	2. 滑囊炎(限于井下工人)
3. 布氏杆菌病	3. 股静脉血栓综合征、股动脉闭塞症或淋巴管闭塞症(限于刮研作业人员)
4. 艾滋病(限于医疗卫生人员及人民警察)	
5. 莱姆病	

2. 工作有关疾病　工作有关疾病又称职业性多发病,是由于生产工艺过程、劳动过程和生产环境中某些不良因素和其他健康危险因素共同造成职业人群中某些常见病发病率增高、潜在疾病发作或现患疾病的病情加重等,这些疾病统称为工作有关疾病。工作有关疾病与职业病有区别。广义上讲,职业病也是与工作有关疾病,但这种有关指的是其发生与职业性有害因素有明确的因果关系。

(1) 工作有关疾病的特点

1) 职业性有害因素是该病发生、发展的诸多因素之一,但不是唯一的直接因素。

2) 职业性有害因素影响了健康,促使潜在疾病暴露或现患疾病病情加重。

3) 通过控制职业性有害因素和改善作业环境,可减少工作有关疾病的发生,使原有疾病缓解。

(2) 常见的工作有关疾病

1) 慢性呼吸系统疾病:在粉尘作业工人和经常接触刺激性气体的工人中,慢性支气管炎、肺气肿或支气管哮喘的发病率较高。吸烟、反复感染、作业场所空气污染和不良的气象条件,常为这些疾病的病因或诱发因素。

2) 骨骼及软组织损伤:在建筑、煤矿、搬运工人中,常见腰背痛、肩颈痛等,腰背痛常表现为急性腰扭伤、慢性腰痛、腰肌劳损、韧带损伤和腰椎间盘突出症等。主要由外伤、提重或负重、不良体位及不良气象条件等因素引起。

3) 心血管疾病:长期接触噪声、受动和高温会导致高血压的发生。过量铅、镉等有害因素的接触,能使肾脏受损而引起继发性高血压。高度精神紧张的作业、噪声和寒冷均可诱发心脏病。职业接触二硫化碳、一氧化碳和氯甲烷等化学物质,能影响血脂代谢、血管舒缩功能和血液携氧等功能,导致冠心病的发病率和病死率增高。

4）生殖紊乱：经常接触铅、汞、砷和二硫化碳等职业性有害因素的女工，月经紊乱、早产和流产发病率增高。

5）消化道疾患：高温作业工人由于出汗过多、盐分丧失，导致消化不良和溃疡病发病率增高。重体力劳动者和精神高度紧张的脑力劳动者，同时又吸烟或酗酒较多者可出现溃疡病发病率增高。

6）行为心身病：是指社会-心理因素在疾病的发生和病程演变中起主导作用的疾病，包括紧张性头痛、眩晕发作、反应性精神病等。工作场所和家庭环境是不良社会－心理因素的重要来源。

3. 职业性外伤 又称工伤，是指劳动者在生产劳动过程中，由于外部因素直接作用，而引起机体组织的突发性意外损伤。职业性外伤轻则造成误工、缺勤，重则致伤、致残，甚至死亡。

导致职业性外伤的原因既有客观因素也有主观因素。常见原因包括：生产设备本身存在缺陷；防护设备缺乏或不全；生产环境状况差；劳动组织不合理和生产管理不善；安全管理制度不严，操作不规范；对工人技术指导及安全教育不足；工人的健康状况、心理素质或应变能力较差，不适合本岗位的工作等。

此外，有的职业性有害因素虽不至于引起病理性损害，但可引起体表的某些改变，如胼胝、皮肤色素沉着等。由于这些改变尚在生理范围内，故被视为机体的一种代偿或适应性变化，通常称为职业特征(occupational stigma)。

（二）职业性有害因素的致病模式

劳动者接触职业性有害因素后，并不一定都会发生上述职业性损害。造成职业性损害必须具备一定的条件，即只有当职业性有害因素、作用条件和接触者个体特征三者联系在一起，并符合一般致病模式，才能引起上述职业性损害。职业性有害因素的致病模式可用图2-1表示。

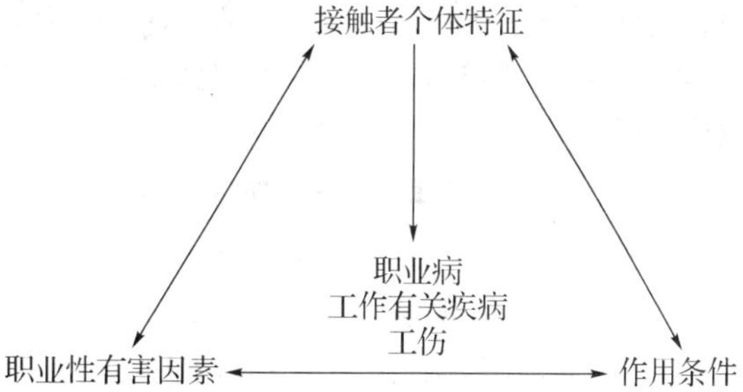

图 2－1 职业性有害因素的致病模式

作用条件包括四个方面：①接触机会：劳动者是否接触职业性有害因素。②接触方式：即职业性有害因素进入人体的途径。③接触时间：一天或一生中累积接触的总时间。④接触强度（浓度）。其中，后两个方面是决定机体接受危害剂量大小的主要因素。

同一生产环境下从事同一种作业的工人所接触的职业性有害因素的性质与剂量可能相同或相近，但引起职业性损害的机会和程度可能有较大差别。这主要取决于个体易感性，即取决于接触者的个体特征。影响个体易感性的因素有很多，如：①遗传因素的差异：现有研究表明，外源化学物代谢基因、DNA 修复基因等的多态性与某些疾病的高发有关。②年龄、性别的不同。③患病或营养状态的差异。④行为生活方式的差异：如吸烟、酗酒、缺乏锻炼、过度紧张、不合理饮食及不注意个人防护等，均可增加对职业性有害因素的易感性。所有这些可以增加职业性有害因素致病机会和易感程度的因素，统称为个体危险因素（host risk factors）。具有这些危险因素的个体则称为个体易感者（vulnerable group）或高危人群。

三、职业病的发病特点及诊断原则

(一)职业病的发病特点

职业病的临床表现形式多样,但具有五个共同特点。

1. 病因明确　即职业性有害因素,在控制或消除相应的职业性有害因素后,发病可减少或消除。

2. 病因大多数可被检测和识别　且存在接触水平(或剂量)-反应(效应)关系。

3. 发病具有聚集性　接触同样职业性有害因素的劳动者中,常有一定的发病率,很少只出现个别患者。

4. 如能早期发现并及时合理处理,易恢复,预后较好。

5. 大多数职业病目前尚无特效治疗办法,发现愈晚,疗效愈差。但从病因学上来看,职业病是完全可以预防的,关键在于抓好一级和二级预防。

(二)职业病的诊断原则

职业病诊断是一项政策性和科学性很强的工作,与一般临床疾病的诊断有很大区别,正确的诊断关系到职工的健康和切身利益,以及国家劳动保护政策的贯彻执行。职业病诊断应当按照《中华人民共和国职业病防治法》、《职业病诊断与鉴定管理办法》有关规定和国家职业病诊断标准,由省、自治区、直辖市人民政府卫生行政部门批准的医疗卫生机构承担,由三名以上取得省级卫生行政部门颁发的职业病诊断资格证书的单数诊断医师进行集体诊断。诊断时应依据劳动者的职业史、职业病危害接触史和工作场所职业病危害因素情况、临床表现以及辅助检查结果等,进行综合分析,作出诊断结论。诊断机构独立行使诊断权,并对诊断结论负责。

1. 职业史　是职业病诊断的首要条件,应详细了解职业史。职业史询问的主要内容包括:工种和工龄,接触有害因素的种类、生产工艺、操作方法、防护措施等。

2. 职业卫生现场调查　是职业病诊断的重要参考依据。现场了解生产环境中存在哪些职业性有害因素及其污染的特点,查阅历年来环境监测的档案资料。必要时需进行现场模拟采样。

3. 临床表现　在临床资料收集与分析时既要注意不同职业病的共同点,又要考虑各种特殊和非典型的临床表现。不仅要排除其他职业性有害因素所致类似疾病,还要考虑职业病和非职业病的鉴别诊断。根据患者的症状和体征,分析判断是否与接触的有害因素引起的毒作用相符,职业病的程度与接触职业性有害因素的强度是否相符,特别要了解症状发生与接触有害因素之间的时序关系。

4. 实验室检查　对职业病的诊断具有重要意义。检查的内容主要有两方面的指标:反映毒物接触的指标,称为接触性生物标志,包括测定生物材料中的毒物及其代谢产物,如尿铅、血铅、血苯、尿酚等;反映接触毒物后的机体效应指标,称为效应性生物标志,如有机磷农药中毒时血中胆碱酯酶的活性变化。

诊断时要注意与可能出现相同症状和体征的非职业性疾病进行鉴别。

职业病确诊后,要出具诊断证明书,并认真贯彻执行1989年卫生部、劳动人事部、财政部及全国总工会颁发的《职业病报告办法》,做好逐级上报工作。

四、职业性有害因素的防制

为达到有效地预防、控制或消除职业性有害因素,改善不良劳动条件,防止或减少职业危害的发生,必须采取切实可行的措施,对职业性有害因素造成的职业损害进行预防和控制,从源头上消除职业病危害因素。根据 2009 年实施的《国家职业病防治规划(2009—2015年)》,职业病防治工作应坚持三个原则:①预防为主,防治结合。坚持标本兼治、重在治本,控制职业病危害源头,采取工程技术、个体防护和健康管理等综合治理措施,预防控制职业病危害。②统筹规划,分步实施。既着眼长远,不断完善制度和监管体系,又立足当前,着力解决目前防治工作中的突出问题。③宣传动员,社会参与。广泛开展职业病防治宣传教育,增强用人单位的法律意识和社会责任感,提高劳动者的自我保护意识,充分发挥社会监督作用。职业性有害因素的防制应在多学科、多部门的通力合作下,采取综合性的预防措施。

(一)法律措施

控制职业性有害因素的措施有很多,但首先要靠立法和行之有效的执法保证。新中国成立五十多年来,我国政府有关部门在职业卫生和职业病防治方面发布了一系列法律性的文件。1995 年我国实施了《中华人民共和国劳动法》,其中专列"劳动安全卫生"一章,2001年颁布了《中华人民共和国职业病防治法》,并于 2011 年进行了修订,2002 年又通过了《中华人民共和国安全生产法》。制定这些具有强大约束力的法律的目的是保护各种职业人群的健康,为劳动者提供安全舒适的劳动条件,提高职业生命质量,控制职业危害,防治职业病。

职业卫生标准是实施职业卫生监督的基本依据。对劳动条件各方面的卫生要求所制定的标准称为职业卫生标准,其目的是为了保护劳动者的身体健康。职业卫生标准种类很多,主要包括体力劳动负荷限量,生产环境气象条件,工业噪声、振动,高频电磁场与微波,作业场所空气中的毒物、粉尘容许浓度等。有害物质的职业接触限值在不同国家(或机构、行业部门)所用的名称不尽相同,反映在其具体的保护水平上也不尽相同。我国自 1979 年颁布执行《工业企业设计卫生标准》(TJ36—79)以来,迄今发布有关化学毒物、粉尘及物理因素的国家职业卫生标准达 200 余个,职业病的诊断标准 110 余种,逐步形成了我国特有的职业卫生标准系列。

目前,我国生产场所空气中工业毒物卫生标准中规定的容许浓度有三种类型:①最高容许浓度(maximum allowable concentration,MAC),是指作业场所空气中任何一次有代表性的采样均不得超过的浓度;②时间加权平均容许浓度(permissible concentration -time-weighted average,PC-TWA),是指以时间为权数规定的 8 小时工作日的平均容许接触限值;③短时间接触容许浓度(permissible concentration-short term exposure limit,PC-STEL),指一个工作日内,任何一次接触不得超过的 15 分钟时间加权平均的接触限值。三种不同类型的容许浓度适用于不同化学物质和不同的接触情况。

职业卫生监督是依法对职业卫生和职业病防治进行管理的重要手段之一,按监督实施的阶段,可分为预防性卫生监督和经常性卫生监督。

1. 预防性卫生监督　属于预测和控制职业危害的前瞻性监督。它是以职业卫生法规为依据,运用预防医学和相关学科技术,审核职业病危害预评价报告,审查防护设施设计,以及对厂矿企业新建、改建、扩建和续建的建设项目和技术改造、技术引进项目(统称建设项目)中劳动卫生防护设施是否与主体工程同时设计、同时施工、同时竣工投产及其职业病危害控制效果评价等方面进行卫生监督,保证投产后的劳动环境符合工业企业设计卫生标准的要求,保护劳动者的身心健康。因此,预防性卫生监督贯穿于生产场所的厂址选择、设计审查、施工监督、竣工验收的全过程,充分考虑到可能对作业人员产生危害因素的各个环节,并依此制定控制方案,保证作业场所和劳动过程中潜在的职业性有害因素达到职业卫生标准。不过,由于技术或经济条件的限制,目前尚无法完全消除职业性有害因素,在一些发达国家和地区同样也存在这种情况。为了尽可能地控制、减弱职业危害的强度,我国应根据国内的经济发展水平,不仅对国有企业,而且对"三资"和个体民营企业的投资和引进项目,也应该加强实施预防性卫生监督,防止违反有关法规和职业病危害的转嫁。

2. 经常性卫生监督　　是行政部门依据职业卫生法规,运用现代预防医学和相关学科的知识和技术,对现有用人单位生产过程、劳动过程、生产环境的卫生条件及执行职业卫生法规情况实施定期或不定期的卫生监督检查,内容包括职业卫生法规与制度的执行与建立情况、作业场所有毒有害因素的超标情况、有无劳动防护措施及完好情况,健康检查情况等,并对查出的职业卫生问题作出相应的处理。目的是为促使用人单位控制职业性危害因素,使其不超过卫生标准,确保劳动者在良好的劳动条件下进行生产作业,避免对工人的身心健康造成损害。

（二）组织措施

职业性有害因素的防制涉及行政执法部门监督执法行为和用人单位的职业卫生自律管理,需要行政部门和用人单位的领导、工人、工程技术人员等共同努力,采取综合性措施,控制和消除职业性有害因素。

1. 加强行政部门专业人员的培训　　我国安全生产监督部门、卫生行政部门和人力资源社会保障部门主要负责职业病防治的监督管理工作。目前,安全生产监督部门的观念、知识、技能和管理水平都亟待提高。应充实人员,加强培训,更新观念和知识,提高业务能力和管理水平,加强职业卫生监督执法能力,从而提高职业病防治队伍的职业素质,以满足防制职业危害的需要。

2. 发展职业卫生服务机构　　职业病防治法颁布实施以来,职业卫生服务机构正逐步走向法制化、市场化管理的轨道。但是,目前的职业卫生服务机构的数量远远满足不了职业卫生的需要,且服务质量有待提高。

3. 明确用人单位的职责　　用人单位应建立、健全职业病防治责任制,坚持按相应的法律法规组织生产,履行控制职业危害的义务,为劳动者创造符合国家卫生标准的工作环境,并采取措施保障劳动者获得劳动保护,保障职工"人人享有职业安全与卫生"的合法权益。

4. 加强对劳动者的卫生宣教　　《中华人民共和国职业病防治法》明确规定,劳动者依法享有职业卫生保护的权利。通过职业健康教育和健康促进,给广大劳动者以"知情权",让大家知道有关职业性有害因素可能对健康产生的影响和应采取的相应防护对策,以增强自我防护意识,学会用法律武器保护自己的合法权益。

5. 建立健全合理的职业卫生制度　　为防制劳动过程中的职业危害,在组织生产劳动时,用人单位应根据有关的法律法规和单位的实际情况,建立合理的职业卫生制度。

（三）技术措施

技术措施是通过改革工艺流程和生产设备,减少或完全消除生产过程中的有害因素,从根本上改善劳动条件,这是控制职业性有害因素的第一道防线,也是一项最重要的对策。主要包括:①改革生产工艺过程,消除或减少职业性有害因素;②生产过程尽可能机械化、自动化和密闭化,减少工人接触机会;③加强工作场所的通风排毒除尘;④厂房建筑和生产过程的合理设置等。

（四）卫生保健措施

职业健康监护、个体防护是卫生保健措施的重要内容。

1. 职业健康监护（occupational health surveillance） 职业健康监护是以预防为目的，通过对职业人群的健康状况进行系统的检查和分析，获得其基础健康资料并积累连续的健康状况动态变化资料，掌握职业人群的健康状况，以便及时发现职业禁忌证，尽早发现职业有害因素所致的健康损害早期征象，发现职业病病例；或可通过对长期积累资料的分析评价，发现职业危害重点人群；或发现新的职业危害，以便采取针对性预防措施，防止职业损害的发生和发展；还可评价防护和干预措施效果，为制订、修订卫生标准及采取进一步控制措施提供科学依据。

《中华人民共和国职业病防治法》规定，对从事接触职业病危害的作业者，用人单位应当组织上岗前、在岗期间和离岗时的职业健康检查，并将检查结果如实告知劳动者。职业健康检查费用由用人单位承担。

职业健康监护包括就业前健康检查（pre-employment examination）、定期健康检查（periodical examination）、健康档案的建立、健康状况分析和劳动能力鉴定等内容。

（1）就业前健康检查和定期健康检查：就业前健康检查是指对即将从事某种职业的人员进行的一种劳动前健康检查。目的是了解劳动者的基础健康状况，以获取各项健康指标的基础数据，筛检并排除职业禁忌证（occupational contraindication）患者。例如，从事铅、苯作业的劳动者进行神经系统和血象检查，粉尘作业人员进行 X 线胸片检查，以确定该劳动者的健康状况能否从事该种作业。与发达国家相比，以往我国对该项工作的重视力度不够。因为就业前健康检查的基础数据对就业后可能发生的职业病的诊断具有重要意义，关系到劳资双方的切身利益，因此随着我国劳动法和职业病防治法的陆续颁布实施，今后该项工作将会受到越来越多的重视。

定期健康检查是指按一定时间间隔，对已经接触某种职业性有害因素的职业人群进行常规及某些特殊项目的检查，目的是及时发现职业性损害的早期征象，并尽早处理，筛检（screening）出高危人群作为重点监护对象。定期检查的时间间隔可根据有害因素的性质和危害程度、工人的接触水平以及生产环境中是否存在其他有害因素而定。例如，《职业健康监护管理办法》对体检周期的规定为毒物作业（除极个别种类外）均为一年一次，粉尘作业中无机粉尘大多为两年一次，但矽尘和石棉尘为一年一次。

（2）建立健全健康档案：为搞好职业病防治工作，应建立健康档案，对长期积累的资料进行整理、分析，目的是为劳动者的健康追踪、职业病诊断、有关健康损害责任划分以及职业病危害评价提供依据。健康档案应实行一人一档，用人单位按规定妥善保存。主要内容包括：①就业前检查所获得的基础健康资料。②职业史和既往病史。③家族史：尤其要注意遗传性疾病史。④接触职业性有害因素的种类及接触水平。⑤定期检查的病历资料及处理记录。⑥其他：包括个人嗜好及卫生习惯等。

2. 加强个体防护 个体防护虽然不是预防职业病的根本性措施，但在许多情况下起着重要作用。个体防护措施，包括防护服、防护眼镜、防护面罩、防护口罩、皮肤防护油膏等。用人单位按规定应给劳动者提供足够有效的个人防护用品。

（徐莉春 赵进顺）

第二节　职业性毒物与职业中毒

学习要求

掌握：职业性毒物和职业中毒的概念；常见职业性毒物（铅、汞、苯、苯胺、三硝基甲苯、氯气、一氧化碳、硫化氢、氢氰酸、有机磷农药、氨基甲酸酯等）的毒作用表现、诊断及救治原则。

熟悉：常见职业性毒物（铅、汞、苯、苯胺、三硝基甲苯、氯气、一氧化碳、硫化氢、氢氰酸、有机磷农药等）的来源、存在形态、接触机会、吸收途径以及中毒类型；高分子化合物的概念；拟除虫菊酯和百草枯的毒作用表现、诊断及救治原则。

了解：常见职业性毒物（铅、汞、苯、苯胺、三硝基甲苯、氯气、一氧化碳、硫化氢、氢氰酸、有机磷农药）的理化特性及其卫生学意义；氯乙烯的理化特性、接触机会和毒理。

职业活动过程中产生或存在的可能影响劳动者健康的各种化学物统称为职业性或生产性毒物（occupational toxicant）。按照其化学性质、功用或毒作用特点，职业性毒物可分为以下几大类：金属与类金属、刺激性气体、窒息性气体、有机溶剂、苯的氨基和硝基化合物、农药以及高分子化合物生产相关毒物。

职业性毒物主要来源于生产过程的各个环节中使用的原料、辅助材料，生产过程中产生的成品、半成品、中间产物、副产物、热裂解产物、各种废弃物以及从生产设施中逸散出的其他有害物质。生产过程中作业工人的一些操作活动，如气态物质的灌装、释放、采样，液态物质的加热蒸发、喷雾、搅拌、超声处理，固体物料的燃烧、粉碎、筛分、包装，以及生产设施的跑冒滴漏、事故性爆炸泄漏等，可使职业性毒物逸散出来，以气体、蒸气、气溶胶（粉尘、烟和雾的统称）的形式存在于作业场所空气中。因此，职业性毒物的主要吸收途径是呼吸道，其次，液态及吸湿性粉末状脂溶性物质也容易透过完整的皮肤黏膜而被吸收，而在正常生产条件下，经消化道吸收的可能性不大。

在职业活动过程中由于接触职业性毒物，引起不同程度的机体健康损害而出现的职业病，称为职业中毒。职业性中毒一般可分三种类型：①职业性急性中毒：是指短时间内吸收较大剂量毒物所引起的职业性中毒。②职业性慢性中毒：是指长期吸收较小剂量毒物所引起的职业性中毒。③职业性亚急性中毒：是指发病情况介于急性和慢性中毒之间的职业性中毒，其临床表现基本属于急性中毒范畴。某些情形下患者接触毒物当时并未有中毒表现，但在脱离接触若干时间后出现迟发性中毒症状。

多种因素会影响毒物对机体的作用，主要有毒物的化学结构、接触方式、接触强度和接触时间、与其它有害因素的联合作用及个体易感性。因此，临床上，在认识不同暴露情况下职业中毒表现特征，特别是早期病例和不典型病例，须结合上述特点综合分析病情、明确诊断、及早治疗，促进病人康复。

一、金属与类金属

（一）概述

1. 理化特性　金属元素包括黑色金属（指铁、锰、铬及其合金）和有色金属，后者又分为：

重金属(如铅、镍、锑、铜等)、轻金属(如锂、钠、铝、钙等)和稀有金属(如钼、钒、钛、锆等)。在化学元素周期表中,金属和非金属之间的过渡元素,称为类金属(metalloid),包括硼、砷、碲等,其兼有金属和非金属的某些性质。

除汞以外,金属在常温下都呈固态,多数有较高的熔点、比重和硬度,常有光泽、能导电和导热。

金属元素原子外层电子数少,容易失去电子而成为带正电荷的阳离子。除金、银、铂外,金属均能与氧化合生成一种或几种价数不同的氧化物,如铅的氧化物有密陀僧(PbO)、黄丹(Pb_2O_3)、红丹(Pb_3O_4)等。金属能与硫结合,自然界金属矿藏中许多金属都以硫化物矿石存在。金属也可与硝酸、硫酸及盐酸作用,生成相应的盐。金属的硝酸盐多易溶于水,多数硫酸盐呈白色,除硫酸钙、硫酸钡及硫酸铅外,多易溶于水。另外,高温下某些金属还可与 CO 作用生成羰基化合物,羰基金属易挥发,具有刺激性。还有些金属如铅、汞、锡等可形成有机化合物,从而具有特殊的理化特性及毒性。

2. 毒作用特点 生产环境中金属毒物以粉尘(粒径 $0.1 \sim 10\ \mu m$)、烟(粒径 $<0.1\ \mu m$)及蒸气形态存在,主要经呼吸道进入人体。溶解度愈高,则经呼吸道的吸收率愈快。正常的皮肤具有生理屏障作用,但四乙基铅、有机汞及有机锡化合物等有一定的脂溶性,可以穿透完整皮肤而吸收。

金属在体内器官组织中的分布有明显的选择性,如铅主要贮存于骨骼、无机汞主要蓄积在肾脏、锌主要分布于肝脏等,这种选择性与金属及其化合物本身的理化特性直接相关,也与各器官组织的生物化学组成和组织特性有关,如金属硫蛋白的合成和分布对体内金属代谢和迁移具有重要影响。金属硫蛋白(metallothionein)是一种由肝脏合成的富含半胱氨酸的低分子蛋白质,分泌到血液后参与许多金属的运输,镉、汞、锌等与之结合,每三个—SH 可以结合一个二价的金属离子。肝脏中的锌硫蛋白、肾脏中的汞硫蛋白和镉硫蛋白即是锌、汞、镉在上述器官中的主要贮存形式。

体内的生物转化过程往往不能通过改变金属毒物的化学特性而降低其毒性,有时反而促使其毒性增强,血浆或组织中多种氧化酶类如过氧化氢酶、铜蓝蛋白、甲基转移酶可与汞、锰、砷等发生反应而使其发挥毒作用。

吸收进入体内的金属毒物主要由尿及粪便排泄,如铅、汞、镉、砷等均可经肾脏排出,但生物半减期较长,在脱离接触若干年后仍可在尿中检出该毒物。

3. 系统毒性

(1) 神经系统:铅、汞、锰、砷等金属和类金属以及有机金属化合物常可侵犯神经系统,尤以中枢神经系统更为敏感,从而出现相应的中毒症状。最常见的主要有:

①中毒性神经衰弱症候群:以头昏、头痛、乏力、睡眠障碍、记忆力减退为主要特征,是许多金属和类金属毒物慢性中毒的早期非特异性表现。

②多发性周围神经病:四肢末梢部位的感觉异常或运动障碍,局部肌肉萎缩,有时出现痛觉过敏等。如砷、铅中毒常出现典型的周围神经炎症状,病理上有神经纤维脱髓鞘和轴索变性等改变;铊中毒神经炎常以痛觉过敏为主要表现,有机汞化合物引起的周围神经炎往往伴有脊髓损害的特征。

③中毒性脑病:常有不同程度的精神症状和脑神经损伤表现。如铅、汞、铊、锂化合物、四乙基铅、有机锡等严重中毒时,可引起中毒性脑病,表现为剧烈的头痛、呕吐、惊厥、昏迷,

表明颅内有广泛的病变、脑水肿、颅内压升高等；锰中毒可损伤锥体外系，出现肌张力增高、震颤麻痹等症状。

（2）呼吸系统：许多金属粉尘或烟具有不同强度的刺激作用，经呼吸道吸入时可对呼吸道黏膜产生刺激作用而导致急、慢性呼吸道炎症。这些具有刺激作用的金属烟尘多为其氧化物或酸酐，如氧化镉（CdO）、氧化铬（CrO_3）、三氧化二砷（AS_2O_3）、五氧化二钒（V_2O_5）、氧化硒（SeO_2）等。另外，硒化氢（H_2Se）、乙硼烷（B_2H_6）以及羰基镍等也有刺激性。上述这些刺激性化合物的烟雾，可以刺激深部呼吸道引起肺炎、肺水肿。吸入金属汞蒸气也可引起间质性肺炎。长期吸入纯铝粉或氧化铝粉，吸入钡、锡、铁、锰、钴等纯金属粉尘，可导致肺部纤维组织增生，胸部 X 线影像也有改变，称之为金属尘肺或粉尘沉着症。肺部肉芽肿是吸入金属铍或氧化铍引起的一种特殊病变，其发病机制可能与变态反应有关。

（3）消化系统：经口摄入的金属毒物，常因其刺激或腐蚀作用而导致严重的胃肠道症状。如三氧化二砷、汞、锑、铊盐类及氯化钡、硫酸镉、硫酸镁、氯化锌等急性中毒时可出现急性胃肠炎，严重者可发生休克；砷、汞、硒、铍及铅等毒物引起中毒性肝炎；有些金属进入体内后可引起口腔病变，如吸入汞蒸气可引起齿龈肿胀、口腔黏膜糜烂、牙齿松动等；铅、汞、铋吸收后可在齿龈边缘出现蓝褐色线。此外，铅中毒、铊中毒时可发生典型的腹绞痛等。

（4）泌尿系统：肾脏几乎是所有金属毒物的排泄器官，同时也是其重要的蓄积部位，也还是许多重金属毒作用的靶器官。如汞、镉、铀等可破坏肾小管上皮细胞的再吸收功能，出现典型的氨基酸尿、磷酸盐尿、葡萄糖尿及低分子蛋白尿。长期慢性接触汞、铅、镉能导致慢性间质性肾炎，出现肾病综合征，表现为蛋白尿、低蛋白血症和水肿。急性肾衰竭是汞、砷、铀、铋等金属急性或亚急性中毒的一种严重后果，主要病理改变为肾脏近曲小管的广泛坏死，也可累及肾小球，表现为少尿或无尿、氮质血症等。

（5）血液和造血系统：铅可干扰卟啉代谢导致血红素合成障碍而出现贫血、不成熟红细胞增多等。砷化氢、锑化氢等可有不同程度的溶血作用，甚至可因血红蛋白阻塞肾小管而导致急性肾衰竭。钴可诱发红细胞增多症。

（6）循环系统：心肌损害是锑、砷、钡、镁等中毒的重要表现之一，心电图上出现 ST 段下降，T 波低平或倒置，Q‐T 间期延长等改变，还可观察到心律不齐、房室传导阻滞等。急性砷中毒因心肌损伤、毛细血管扩张和急性胃肠炎引起的脱水而导致休克。

（7）生殖发育毒性：长期低剂量职业性接触铅、汞、锰、镉、砷等可导致女工月经异常，男工精子质量下降，性功能紊乱，有些毒物还可经胎盘转运，具有致畸作用，这些都会导致流产、早产、低体重儿等异常妊娠结局发生率增高。有些金属毒物还可经乳汁排出，导致婴幼儿发生母源性中毒。

（8）免疫系统：某些金属化合物与组织蛋白结合后可能具有抗原性而引起变态反应，如铬、镍、铍、钴及有机汞等金属毒物均能引起变态反应性疾病，湿疹、接触性皮炎、支气管哮喘等为其最常见的表现。

（9）致癌：职业流行病学调查发现：铬酸盐（Ⅵ价）可致生产工人肺癌高发，砷及（无机）砷化合物可致接触人群肺癌和皮肤癌。另外，镍的提炼和精炼工人、镉熔炼与镉电池生产及电镀过程接触镉及其化合物的人群以及铍的提炼和加工作业人群，呼吸道肿瘤发病的相对危险度增加。

（10）刺激与腐蚀作用：很多金属与类金属化合物、有机金属化合物都具有较强的刺激性,可导致接触工人眼睛及呼吸道黏膜损伤、接触性皮炎;六价铬(铬酐、铬酸、铬酸盐、重铬酸盐)、可溶性铍盐(氟化铍、氯化铍、硫酸铍)、无机砷化合物等在高浓度时是强氧化剂,具有明显的局部刺激和腐蚀作用,可致慢性皮肤黏膜溃疡,如铬酸盐可导致作业工人鼻中隔穿孔。

(11) 金属烟热(metal fume fever):熔炼、焊接等高温处理某些金属时,可产生粒径极为细微的($0.05 \sim 0.5~\mu m$)金属氧化物烟,吸入此种金属烟 $4 \sim 8$ 小时后,开始出现头晕、疲倦、乏力、胸闷、气急、肌肉痛、关节痛、咽干、胸部紧迫感、咳嗽等症状,随即体温突然上升,可达 $39~℃$ 以上,患者虚弱,大汗淋漓,较重者伴有畏寒、寒战,持续 $1 \sim 3$ 小时,白细胞数增多,一般次日即可恢复。能产生此类金属烟热的金属有:锌、铜、铁、镉、铝、镍、锑等。

4. 治疗 根据金属配位体结合的理论,已发现了许多有效的络合剂,并应用于金属与类金属化合物中毒的治疗。络合剂具有强配位体,可以与体内功能基团竞争结合金属与类金属化合物,因而有拮抗剂的作用。金属络合物一般均较稳定,水溶性较高,可由肾脏排出,故有促进体内金属排出的作用。用于治疗金属中毒的络合剂主要有以下两类:

(1) 巯基络合剂:①二巯基丙醇(BAL):2,3-二巯基丙醇含有两个巯基,能与金属离子形成稳定的络合物,可防止砷、汞等毒物与蛋白质中的巯基结合,保护蛋白质的功能或酶的活性,对锑、镉、铋、铬、钴和镍中毒均有一定疗效。用药愈早,疗效愈好。值得注意的是,使用 BAL 增加金属排泄的同时,可使肾脏中该金属的含量急剧升高,对于镉、硒、碲等肾脏毒性较大的毒物应禁用或慎用,以防加剧肾脏损害。②二巯基丙磺酸钠:其作用机制与 BAL 同,易溶于水、毒性较小、解毒能力更强。对汞、砷中毒有极好的效果,也可用于治疗铬、铋、铅、酒石酸锑钾等中毒。③二巯基丁二酸钠(Na-DMS),作用同二巯丙醇,对治疗铅、汞、锑、砷中毒有明显的疗效,其中对锑的解毒作用最强。其片剂,口服方便,疗效好,副作用小。

(2) 氨羧络合剂:①依地酸二钠钙(乙二胺四乙酸二钠钙,$CaNa_2EDTA$):是目前应用最广的一种络合剂,它可与许多二价、三价金属离子形成稳定的络合物。本药对铅中毒疗效最好,对锰、钒、铀、钍、钇等也有一定疗效。对汞中毒无效,因体内与汞结合的功能基团络合汞的能力较依地酸更大。由于依地酸可与体内的钙、锌等形成稳定的络合物而排出,从而导致血钙降低及其他金属元素排出过多,长期用药有时会发生"过络合症候群",患者自觉疲乏无力、食欲不振等,故在长疗程应用 $CaNa_2EDTA$ 时,应适当补充铜、锌等必需的微量金属元素。②二乙烯三胺五乙酸三钠钙($CaNa_3DTPA$,喷替酸钙钠):作用机制与依地酸二钠钙同,但效果更好,对铅、钴、锌、锰、铁都有很好的络合作用。

此外,二乙基二硫代氨基甲酸钠(dithiocarb)用于羰基镍中毒时驱镍,对氨基水杨酸钠(PSA-Na)用于驱锰。

(3) 其他治疗措施:如锰中毒出现震颤麻痹时可应用左旋多巴(L-dopa)治疗,能使症状减轻或消失。

(二) 常见的金属毒物

【铅】

1. 理化特性 铅(lead,Pb)为蓝灰色重金属,质软,熔点 $327~℃$,沸点 $1~620~℃$。加热至 $400 \sim 500~℃$ 时,可有大量铅蒸气逸出,在空气中迅速氧化,并凝集成铅烟。铅的氧化物多以粉末状态存在,大多不溶于水,易溶解于酸。

2. 接触机会 铅及其化合物的用途很广泛,常见的职业性铅接触作业有:铅矿的开采及冶炼;制造电缆、铅管、铅丝、铅储罐等铅(合金)制品以及焊锡、铅浴热处理、浇制铅板;颜料如铅丹(Pb_3O_4)、釉料如黄丹(Pb_2O_3)、铅白[$2PbCO_3 \cdot Pb(OH)_2$]等含铅化合物生产及其在蓄电池、玻璃、搪瓷、油漆、颜料、制药、橡胶(硫化促进剂)与塑料(稳定剂)等工业生产中的广泛使用。

3. 毒理　生产过程中,铅及其无机化合物主要以铅烟、铅尘的形式经呼吸道吸收进入人体。有机铅如四乙基铅易经皮肤吸收。铅经呼吸道吸收较为迅速,吸收率取决于其颗粒分散度和溶解度。吸入的氧化铅烟尘约有40%吸收进入血循环,其余由呼吸道排出。进入消化道的铅吸收较少,有5%~10%被吸收经肝静脉入肝,一部分由胆汁排入肠内,随粪便排出。

吸收进入血液的铅约90%与红细胞结合,其余在血浆中。血浆中的铅主要与血浆蛋白质结合,少量为可溶性磷酸氢铅($PbHPO_4$)和甘油磷酸铅,但其毒理活性较大。铅随血流转运,到达全身各器官,初期分布于肝、肾、脾、肺等器官中,以肝、肾浓度最高;数周后,在机体内环境作用下,约90%的铅转移到骨骼,以不溶性的磷酸铅[$Pb_3(PO_4)_2$]的形式沉积下来。骨骼中的铅一般呈稳定状态,是铅的储存形式,但也存在潜在危害,当食物中长期缺钙或因感染、酗酒、外伤或服用酸性药物等,破坏了体内酸碱平衡时,可使骨骼中不溶性的磷酸铅转化为可溶性磷酸氢铅,重新返回血液,引起铅中毒症状的急性发作。铅在体内的行踪与钙相似,缺铁、缺钙和高脂饮食可以增加胃肠道内铅的吸收;高钙饮食或静脉注射葡萄糖酸钙,可以促使血铅向骨骼转移,缓解铅绞痛症状。

铅主要经肾脏随尿排出,尿中铅含量可反映铅吸收情况。小部分铅可随粪便、唾液、汗液、毛发、指甲、乳汁、月经等排出。血铅还可透过胎盘屏障进入胎儿体内,影响子代发育。乳汁中的铅可引起母源性铅中毒。

铅是多亲和性毒物,主要累及神经系统、血液及造血系统、消化系统、心血管系统及肾脏等。其中毒机制尚未完全阐明,目前较为清楚的作用有:

(1) 卟啉代谢障碍:是铅中毒早期和重要的变化之一(图2-2)。铅可抑制δ氨基γ酮戊酸脱水酶(ALAD)、粪卟啉原氧化脱羧酶和血红素合成酶的活性。ALAD受抑制后,ALA形成胆色素原过程受阻,血中ALA增加,由尿排出;粪卟啉原氧化脱羧酶受抑制后,阻碍粪卟啉原Ⅲ氧化形成原卟啉原Ⅸ,结果使血中粪卟啉增多,尿中粪卟啉排出增多;血红素合成酶受抑制后,原卟啉Ⅸ不能与Fe^{2+}结合生成血红素,红细胞内游离原卟啉(FEP)增多,可进一步与红细胞线粒体内的锌离子结合,导致锌原卟啉(ZPP)增多。另外,δ-氨基γ-酮戊酸合成酶(ALAS)受血红素反馈调节,前述血红素合成减少可促使ALAS的生成,ALA增加明显。因此,测定尿中ALA、粪卟啉及血液中FEP和ZPP的含量可作为铅中毒的诊断指标。

由于血红蛋白合成障碍,导致骨髓内幼红细胞代偿性增生,外周血液中可见点彩红细胞、网织红细胞和嗜多染红细胞增多。

(2) 对红细胞的直接作用:铅可抑制红细胞膜$Na^+ - K^+$ ATP酶的活性,使红细胞内K^+逸出,以及铅与红细胞膜结合,使红细胞脆性增加,可致溶血,加之铅可使血红素合成障碍,血红蛋白减少,导致低色素正常细胞型贫血。

(3) 对微小血管的作用:铅可抑制肠壁碱性磷酸酶和ATP酶活性,使肠壁和小动脉平滑肌痉挛,引起铅性腹绞痛和高血压。

(4) 对神经系统的影响:铅中毒时,脑内的ALA与γ氨基丁酸(GABA)竞争脑内神经突触后膜上的GABA受体,影响其功能,进而使脑神经系统兴奋抑制平衡紊乱,引起神经行为功能改变;铅还可通过影响脑内儿茶酚胺代谢,导致中毒性脑病的发生;铅也可以对神经细胞产生直接毒作用,引起神经纤维节段性脱髓鞘和轴索变性,导致周围神经病。

（5）对肾脏的作用：严重中毒时铅可以影响肾小球滤过率，抑制肾小管上皮细胞 ATP 酶活性，导致肾小管重吸收功能异常。

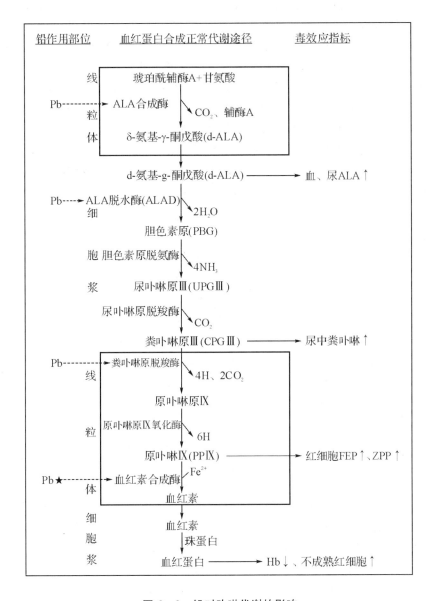

图 2 - 2 铅对卟啉代谢的影响

4. 临床表现 铅中毒是常见的职业中毒之一。职业性铅中毒多为慢性中毒，主要表现为神经系统、消化系统和血液系统的损害。

（1）神经系统：主要表现为中毒性神经衰弱样症状、周围神经病、铅中毒性脑病。中毒早期表现为头晕、头痛、乏力、睡眠障碍、记忆力下降等非特异症状；随着病情的进展，出现周围神经损害，有三种类型：感觉型、运动型或二者兼有的混合型，患者表现为肢端麻木和感觉障碍，呈手套或袜套样分布，伸肌无力、握力下降，严重者可出现桡神经支配的手指和手腕屈肌受累，手呈直角下垂、半前旋，手指弯曲，拇指收向掌面，即所谓腕下垂（lead palsy）。严重中毒病例可出现中毒性脑病，主要表现为癫痫样发作、精神障碍或脑神经受损的症状。目前在我国,铅中毒引起的腕下垂和中毒性脑病极为罕见。

(2) 消化系统:口内金属味、食欲不振、恶心、腹胀、腹隐痛、腹泻与便秘交替等。长期不注意口腔卫生者在齿龈边缘可见蓝灰色"铅线"(burton's gum lead line),系食物残渣腐败产生的硫与铅化合物反应形成硫化铅沉积所致。中度以上中毒病例可出现铅中毒典型症状——铅性腹绞痛(lead colic),多在顽固性便秘几天后,突然出现腹部绞割样疼痛,呈持续性,阵发性加剧,部位多在脐周,少数也可在上腹部或下腹部,发作时患者面色苍白、出冷汗、烦躁不安,按压腹部或体位卷曲时疼痛可缓解,疼痛发作可持续数分钟至数小时,一般止痛药难以缓解。检查时腹部柔软平坦,轻度压痛,但无固定压痛点和反跳痛,肠鸣音减弱。此时,常伴有暂时性血压升高和眼底小动脉痉挛的表现。

(3) 血液系统:可有轻度贫血,多呈低色素正常细胞型贫血,颇似缺铁性贫血,但血浆铁正常,铁剂治疗也无效。外周血象中可见点彩红细胞、网织红细胞及碱粒红细胞增多。

(4) 其他:部分患者肾脏受损,表现为 Fanconi 综合征,由于近端肾小管功能缺陷,对多种物质重吸收障碍,出现氨基酸尿、葡萄糖尿、磷酸盐尿,少数严重患者可导致肾功能不全,出现蛋白尿,尿中出现红细胞、管型。女性患者可有月经不调、流产及早产等。哺乳期妇女经授乳可引起婴儿母源性铅中毒。铅还可引起男性精子活动度减低及畸形精子增多。

5. 诊断及处理原则　铅中毒诊断必须根据铅接触职业史、现场职业卫生调查、临床表现及有关实验室检查结果,在排除其他原因引起的类似症状的疾病后,方可诊断。我国颁布的职业性慢性铅中毒诊断分级标准及处理原则见 GBZ 37—2002。

若根据职业史和临床表现怀疑是慢性铅中毒,但尿铅测定没有超出参照值,可做诊断性驱铅试验以辅助诊断。用依地酸二钠钙 1.0 g,分 2 次肌内注射或加入葡萄糖溶液缓慢静脉推注或静脉滴注,收集 24 小时尿液进行铅含量测定,如果 24 小时尿铅≥0.8 mg/L,即有辅助诊断的价值。

6. 治疗

(1) 驱铅治疗:常用驱铅药物有依地酸二钠钙($CaNa_2EDTA$)、二乙烯三胺五乙酸三钠钙($CaNa_3DTPA$)、二巯基丁二酸钠(NaDMS)、二巯基丁二酸(DMSA)。依地酸二钠钙驱铅效果好,是铅中毒治疗的首选药物。依地酸二钠钙也可与体内的钙、铜、锌等离子形成稳定的络合物而排出,长疗程用药可导致上述微量元素排出过多,出现"过络合综合征",患者自觉疲劳、乏力、食欲不振等,故有学者主张应同时给患者适当补充铜、锌等微量元素。二巯基丁二酸是我国新批准生产的口服驱铅药,副作用小,应用方便。

(2) 对症治疗:根据病情予以对症治疗,如铅绞痛发作时,可静脉注射 10%葡萄糖酸钙或皮下注射阿托品或肌内注射山莨菪碱,松弛平滑肌以缓解疼痛症状。

【汞】

1. 理化特性　汞(mercury,Hg)为银白色液态金属,其熔点−38.7 ℃,沸点 356.6 ℃。常温下即可蒸发,20 ℃时汞蒸气饱和浓度可达 15 mg/m³(汞职业卫生标准:PC‐TWA 0.02 mg/m³,PC‐STEL 0.04 mg/m³),且温度越高,蒸发量越大。汞蒸气较空气重 6 倍,易沉积在静止空气的下方。金属汞溅落在地面或桌面后,由于其表面张力大,立即分散形成许多小汞珠,四处流散,无孔不入,既不易被清除又可增加其蒸发的表面积。汞蒸气易被周围不光滑的物体如墙壁、台面、工具、衣服等所吸附,成为工作场所和非工作场所二次汞污染来源。这些特性使接触人群更易发生汞中毒。另外,汞不溶于水、盐酸、稀硫酸和有机溶剂,易溶于硝酸、王水及浓硫酸,也能溶于类脂质,可与金、银等贵重金属生成合金(又称汞齐)。

2. 接触机会　汞矿开采及冶炼;含汞仪器、仪表和电器的制造、维修,如水银温度计、血压计、气压计、汞整流器、荧光灯、X线球管等;化学工业中用汞作阴极电解食盐来生产氯气和烧碱;冶金工业用汞齐法提炼金、银贵重金属,用汞齐镀金、镀银;口腔医学中用银汞合金充填龋洞;原子能工业中汞作为钚反应堆的冷却剂;塑料、染料工业中用汞作催化剂;军工生产中,雷汞为重要的引爆剂;轻工业中硝酸汞可用于有机合成、毛毡制造、防火材料、防腐材料,氯化汞可用于印染、鞣革等。

3. 毒理　金属汞主要以蒸气形式经呼吸道进入人体,汞蒸气具有高度弥散性和脂溶性,易迅速透过肺泡壁吸收,吸收率可高达70%以上,金属汞很难经消化道吸收。汞的无机化合物除以气溶胶形式经呼吸道吸收外,还能经消化道吸收,而经皮肤吸收量不大,但使用含汞油膏引起的中毒并不少见。有机汞经肠道的吸收率可达90%,同时也易经呼吸道和皮肤吸收。

汞吸收进入血液后,大部分与血浆蛋白(主要为白蛋白)结合形成结合型汞,小部分与含巯基化合物如半胱氨酸等以及与体液中的阴离子结合形成可扩散型汞,随血流均匀地分布于全身各器官中,数小时后向肾脏集中,故肾脏含汞量最高,其次是肝、心、脑等。肾脏中汞可与多种蛋白结合,接触初期可与金属硫蛋白结合形成较稳定的汞硫蛋白,并贮存于肾近曲小管上皮细胞,这可能与其在体内的解毒和蓄积以及对肾脏起一定的保护作用有关;随着进入机体的汞量增加,肾脏内金属硫蛋白的含量与含汞量均见增高。待这种低分子富含巯基的蛋白与汞结合而耗尽时,汞即直接作用于肾脏近曲小管,对肾脏产生毒性,导致肾小管重吸收功能障碍,尿中某些酶和蛋白如碱性磷酸酶、γ-谷氨酰转移酶、N-乙酰-β-氨基葡萄糖苷酶(NAG)及 β_2-微球蛋白(β_2-MG)等增高。汞蒸气具有高度的亲脂性和扩散性,容易透过血脑屏障进入脑内,与组织蛋白结合而难以排出。汞也可以透过胎盘屏障,具有胎儿毒性。

汞主要经肾脏由尿液排出,早期肾功能未受影响时排泄较快,尿汞排出量约占总排出量的70%,MT耗尽后,尿汞排泄量也随之降低。汞的生物半减期为2个月左右,但尿汞排泄也很不规则,且排泄较为缓慢,脱离接触十多年后,尿汞仍可以超出正常参照值。少量汞随唾液、汗腺、粪便、毛发、乳汁、月经等排出。

吸收后汞在血液内被氧化成二价汞离子(Hg^{2+}),由于 Hg^{2+} 具有高度亲电子性,对体内含有硫、氧、氮等电子供体的基团,如巯基、羧基、氨基、羟基等具有很强的结合力,特别是 Hg^{2+} 对蛋白质的巯基具有特殊亲和力,生成稳定的汞的硫醇盐,可扰乱含有这些基团的生理活性物质的功能,抑制体内许多重要酶的活性,如 Hg^{2+} 与 GSH 结合后形成不可逆复合物可干扰其抗氧化功能,与细胞膜表面酶的巯基结合,可改变其结构和功能。一般认为,Hg^{2+} 与巯基反应是汞产生毒作用的基础。但汞与蛋白质巯基结合并不能完全解释汞毒性作用的特点,汞中毒的确切机制还有待进一步研究。

4. 临床表现

(1)慢性中毒:主要是在生产环境中长期吸入汞蒸气所致。其典型临床表现为:易兴奋症、震颤和口腔炎。

1)易兴奋症:早期主要表现为中毒性神经衰弱样症状,如头晕、乏力、失眠、多梦、嗜睡、健忘、注意力不集中等,部分病人可出现心悸、多汗、血压不稳等自主神经功能紊乱的表现。继之可出现性格情绪改变,表现为烦躁、易发怒、情绪不稳等,并可出现焦虑、抑郁等情绪障碍,表现为焦躁不安、感情脆弱、忧虑疑病、孤独沉默等。

2)震颤:汞中毒可引起神经肌肉性震颤,早期出现腱反射增强,继而可见眼睑、舌尖、手指部位出现细微震颤。汞毒性震颤(mercurial tremor)为意向性震颤(intentional tremor)，典型表现为集中注意力做某些精细动作过程中手部不由自主地震颤，在被人注视、精神紧张或欲加以控制时，震颤更加明显，动作结束，震颤停止。随着病情进展，可向前臂、上臂及下肢发展，变成粗大震颤，可伴有头部震颤和运动失调，类似帕金森病，可影响患者写字(图 2-3)、进食、穿衣、行走等生活自理能力。部分病人也可出现周围神经病，表现为四肢发麻、感觉异常，呈手套、袜套样分布。重度中毒病人可出现中毒性脑病，以小脑共济失调为主要表现，甚至有中毒性精神症状。

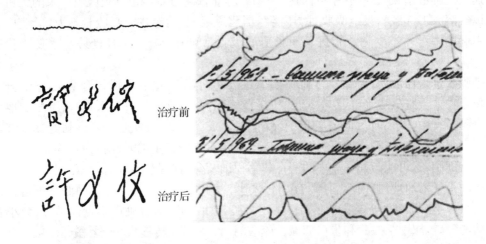

治疗前

治疗后

图 2-3 有手震颤体征的慢性汞中毒患者的手迹

引自：王翔主编《卫生学》，2000；William N. Rom 主编《Environmental and Occupational Medicine》第四版，2007。

3) 口腔炎：表现为口腔黏膜糜烂、溃疡、出血，牙龈胀痛、发红、感染溢脓，牙齿酸痛、松动或脱落，流涎增多，口中有金属味。口腔卫生不良者，齿龈交界处可见到硫化汞暗蓝色色素沉着(汞线)。

4) 肾损害：可表现为肾近曲小管功能障碍，如低分子蛋白尿(β_2-微球蛋白、α_1-微球蛋白、视黄醇结合蛋白含量增高)、糖尿、氨基酸尿等。严重者可出现蛋白尿、管型尿、红细胞尿。

5) 其他：汞可通过胎盘屏障，引起流产、早产，尚可引起女工月经异常、男子精子畸形增加、性欲减退等。

(2) 急性中毒：短时间内吸入高浓度汞蒸气即可发病。起病急骤，开始有头晕、头痛、多梦等神经系统症状和疲乏无力、发热等全身表现；口腔炎明显而突出，如流涎带腥臭、口内金属味、牙龈红肿、酸痛、糜烂、出血等，伴恶心、呕吐、腹痛、腹泻、水样便或大便带血等胃肠道症状；中毒后 2～3 天可发生汞毒性肾炎、急性肾小管坏死，尿汞往往明显升高，尿中可出现蛋白、红细胞、管型，严重者少尿、无尿，甚至可因急性肾衰竭致死；部分患者可于发病 1～3 天后出现汞毒性皮疹，表现为四肢及头面部泛发性的红斑、丘疹或斑丘疹，可融合成片或溃烂、化脓；还有少数严重患者可出现咳嗽、胸闷、胸痛、气促、发绀等，两肺可闻及干湿性啰音，X 线胸片检查可见广泛性点状或片状阴影，呈现急性间质性肺炎表现。神经精神症状和震颤在中毒早期多不明显。

口服汞盐中毒主要表现为急性腐蚀性胃肠炎、汞毒性肾炎和急性口腔炎。由于汞盐对胃肠道黏膜有明显的刺激作用，可出现剧烈的恶心、呕吐、腹痛、腹泻、血便等。

5. 诊断及处理原则　按我国颁布的职业性汞中毒诊断分级标准及处理原则 GBZ 89—2007 进行集体诊断。急性中毒根据大剂量金属汞接触史,以消化系统、泌尿系统损害为主要表现,诊断一般不困难,尿汞明显升高有重要的意义。慢性中毒则主要根据职业史、汞毒性震颤、口腔炎等临床症状和体征、作业现场劳动卫生学调查及尿汞测定结果,进行综合分析,排除其他病因所致类似疾病后,方可诊断。

若根据职业史及临床表现,怀疑是慢性汞中毒但尿汞不高者,可进行驱汞试验以协助诊断。一次肌内注射 5% 二巯基丙磺酸钠 5 ml,收集 24 小时尿样进行汞含量测定,如果尿汞 >45 μg/d,提示有过量汞吸收存在,对诊断有参考意义。

6. 治疗

(1) 现场处理:应将急性中毒患者迅速脱离现场,脱去污染衣服,静卧,保暖;对口服汞盐中毒患者,因发生急性腐蚀性胃肠炎则不应洗胃,为保护胃黏膜,应尽快灌服鸡蛋清、牛奶或豆浆,促使汞与蛋白质结合,也可用 0.2%~0.5% 的活性炭吸附汞。

(2) 驱汞治疗:采用二巯基丙磺酸钠或二巯基丁二酸钠、二巯基丁二酸。这种巯基络合剂可结合体内的游离汞离子,并竞争性争夺与巯基酶结合的汞离子,使酶恢复活性,巯基络合剂与汞结合后可由肾脏排出。如有急性肾衰竭,则在血液透析配合下进行驱汞治疗。但当汞中毒肾损害时,尿量在 400 ml 以下者不宜进行驱汞治疗。

(3) 对症治疗:神经系统症状可用镇静安神药物,口腔炎可用复方氯己定含漱液,震颤可用苯海索,严重皮疹可用糖皮质激素治疗等。

二、有机溶剂

(一) 概述

有机溶剂(organic solvents)是指相对分子质量不大、在生产和生活中具有广泛应用的一大类有机化合物。工业上使用的有机溶剂约有 30 000 种,具有不同的理化特性和毒作用特点,概述如下:

1. 理化特性与毒作用特点　有机溶剂能与许多有机物(如油脂、树脂、石蜡、橡胶、染料等)相互混溶,并且在溶解过程中,溶质与溶剂的性质均无改变,因此,主要用做有机污染清洗剂、去污剂、有机化合物稀释剂和萃取剂;也可以此为原料生产制造其他化学产品。另外,大多有机溶剂是可燃性的,如汽油、乙醇等可用作燃料,少数有机溶剂如四氯化碳是非可燃物而被用作灭火剂。因而,上述这些应用岗位是重要的接触途径。

通常情况下有机溶剂呈液态,本身多具有较高的挥发性,加之使用操作过程中的喷雾、容器敞口暴露、处理物件表面积大以及加热处理等工艺要求,可在作业场所空气中达到较高浓度;安静状态下,吸入的挥发性有机溶剂有 40%~80% 在肺内滞留,体力劳动可使其经肺摄入量增加 2~3 倍,更易引起职业中毒。而挥发性差、脂溶性兼水溶性较好的物质,则容易通过皮肤吸收进入体内。

有机溶剂具有较好的亲脂性,吸收后多分布在神经系统、肝脏和脂肪等富含脂质的组织,造成中枢神经系统麻醉作用、肝实质性损伤,并且蓄积在脂肪组织中的毒物缓慢释放,参与代谢,或持续发挥毒作用。大多数有机溶剂可通过胎盘进入胎儿体内,也可由母乳排出,从而影响胎儿和婴儿健康。

有机溶剂的基本化学结构为脂肪族、脂环族和芳香族,其功能团包括卤素、醇类、酮类、乙二醇类、酯类、羧酸类、胺类和酰胺类基团。化学结构同类者毒性相似,不同类者毒性有明显差异,例如氯代烃类多具有肝脏毒性,醛类则具有刺激性等。

不同溶剂在体内的代谢各异,有些不被代谢,直接以原形毒物发挥毒作用,以原形毒物经呼出气排出;有些则可充分代谢,其中大部分是解毒过程,代谢产物经尿排出,而少部分毒物的代谢产物与其毒作用密切相关,例如,正己烷的毒性与其主要代谢物 2,5-己二酮有关;还有些溶剂可与同时暴露的其他物质产生毒性"协同作用",如三氯乙烯的代谢与乙醇相似,由于有限的醇和醛脱氢酶的竞争而使毒性增强。一般来说,有机溶剂的生物半减期较短,仅数分钟至数天不等,没有明显的生物蓄积作用。

2. 健康危害

(1) 皮肤黏膜刺激:所有的有机溶剂都具有良好的脂溶性,侵入皮肤后能溶解皮肤脂质,使皮肤脱脂、结构破坏,产生原发性刺激作用,以酮类和酯类为主。有机溶剂引起的职业性皮炎约占总例数的 1/5,急性接触性皮炎患者自觉灼痛或瘙痒,局部呈现红斑、水肿、丘疹、水疱等改变;慢性患者表现为皮肤干燥、脱屑、皲裂及湿疹。部分工业溶剂可引起过敏性接触性皮炎,如三氯乙烯能使少数接触工人产生严重的剥脱性皮炎。

(2) 神经毒性:有机溶剂多是易挥发的脂溶性碳氢化合物,高浓度吸入会引起非特异性的中枢神经系统抑制与全身麻醉作用,并且化学结构的不同,如碳链长短、有无卤基或乙醇基取代、是否具有不饱和(双)碳键等,都会影响其麻醉作用强弱。

急性有机溶剂中毒中枢神经系统抑制症状有:头痛、眩晕、恶心、呕吐、疲乏、嗜睡、言语不清、步态不稳、易怒、神经过敏、抑郁、定向力障碍、意识错乱或丧失,甚至死于呼吸抑制。这些急性影响可带来继发性危害,如伤害事故增加等。大多数工业溶剂的生物半减期较短,故 24 小时内急性中毒症状大都缓解。但接触半减期长、代谢率低的化学毒物时,则易产生对急性作用的耐受性;严重超量接触可出现持续脑功能不全,并伴发昏迷、脑水肿。

长期低浓度接触有机溶剂可出现中毒性神经衰弱综合征,部分病人可有手心多汗、情绪不稳、心跳加速或减慢、血压波动、皮肤温度下降或双侧肢体温度不对称等自主神经功能紊乱表现,甚至出现性格或情感改变(抑郁、焦虑),或出现获得性有机溶剂超耐量综合征(有眩晕、恶心和衰弱表现,但前庭试验正常);个别品种有机溶剂可引起脑神经损害,如三氯乙烯可致三叉神经麻痹,甲醇引起视神经炎;正己烷、二硫化碳及甲基正丁酮等少数有机溶剂慢性中毒可有周围神经病表现,引起周围神经轴突远端感觉与运动神经对称性混合损害,表现为手套、袜套样分布的肢端末梢神经炎改变,神经反射降低,有时伴疼痛和肌肉抽搐。

(3) 呼吸系统损伤:吸入的有机溶剂通常会对上呼吸道黏膜产生一定的刺激作用。高浓度的醛、醇和酮类可致蛋白质变性而使呼吸道损伤。接触水溶性高、刺激性强的溶剂如甲醛类,尤为明显;而过量接触溶解度低、上呼吸道刺激性较弱的溶剂,常会侵袭呼吸道深部,引起急性肺水肿。长期接触低浓度刺激性较强的溶剂可致慢性支气管炎。

(4) 心脏毒性:有机溶剂暴露可使心肌对内源性肾上腺素的敏感性增强。有病例报告指出,健康工人过量接触工业溶剂后发生了严重的心律失常,特别是心室颤动,常可导致猝死。

(5) 肝脏毒性:有机溶剂主要在肝脏代谢,因此,(高浓度、长时间)大剂量接触可导致肝细胞损伤,其中氯代烃类(如四氯化碳、氯仿、三氯乙烯、四氯乙烯、三氯丙烷、二氯乙烷等)肝损伤作用尤为明显,芳香烃(如苯及其同系物)肝毒性较弱,丙酮本身虽无直接肝脏毒性,但能加重乙醇对肝脏的损伤作用。有机溶剂引起的中毒性肝炎的病理改变主要是脂肪肝和肝细胞坏死,临床上出现食欲不振、乏力、消瘦、恶心、呕吐、发热、黄疸、肝区痛、肝脾肿大、肝功能异常等急、慢性肝病表现。

(6) 肾脏毒性:长期接触有机溶剂的作业工人可出现典型肾病综合征表现:大量蛋白尿、尿酶尿(溶菌酶、β-葡萄糖苷酸酶、氨基葡萄糖苷酶的排出增高),无血尿;低蛋白血症、水肿、高脂血症,同时伴有严重的肾小管损害(近端小管上皮细胞刷状缘脱落、上皮细胞扁平、肾小管反流以及足细胞和壁层上皮细胞病变,肾小球系膜病变轻,小管间质无明显炎症细胞浸润,免疫荧光无免疫球蛋白或补体沉积),免疫抑制剂治疗无效。四氯化碳急性中毒时,常出现肾小管坏死性急性肾衰竭。

(7) 血液毒性:苯可抑制骨髓造血功能,导致白细胞减少、血小板减少甚至全血细胞减少,以至再生障碍性贫血和白血病。某些乙二醇醚类能引起溶血性贫血(渗透脆性增加)或骨髓抑制性再生障碍性贫血。

(8) 致癌作用:IARC 报告苯是确认的人类致癌物质(G1),长期接触可引起急性或慢性白血病;环氧乙烷、甲醛、氯甲基甲醚、双氯甲醚也被归类为 G1。1,2-二氯乙烷、二氯甲烷、三氯乙烯等属于可疑致癌物(G2A/G2B)。

(9) 生殖发育毒性:大多数有机溶剂容易通过胎盘屏障,或进入睾丸组织,从而产生生殖发育毒性。例如,接触苯系、汽油、二硫化碳的女工,易出现月经过多综合征;接触三氯乙烯的女工则出现月经量少、周期延长,甚至闭经表现;接触二硫化碳男工性功能减退多见,精液检查结果:精子数量减少、活动能力下降、精子畸变率增加。从妊娠结局来看,调查显示:接触二硫化碳的女工及男工的妻子的自然流产及子代先天缺陷患病率均显著高于对照组,先天缺陷以腹股沟疝、先天性心脏病及中枢神经系统缺陷为多见。我国规定孕期及哺乳期女职工不得从事含二硫化碳、己内酰胺、环氧乙烷、氯丁二烯等化学物质的作业。

(二) 常见有机溶剂

苯及其同系物(甲苯、二甲苯、三甲苯、乙苯等)属单环芳香烃化合物,主要从煤焦油提炼或石油高温裂解而获得。苯及其同系物均为液体,具芳香味,几乎不溶于水而溶于有机溶剂。这类化合物引起的职业中毒,以苯、甲苯、二甲苯中毒最常见。

【苯】

1. 理化特性　苯(benzene,C_6H_6)在常温下是带有特殊芳香味的无色液体,沸点 80.1 ℃,易挥发,蒸气比重 2.77。易燃,爆炸极限为 1.4%～8%。微溶于水,易溶于乙醇、氯仿、乙醚、汽油、丙酮和二硫化碳等有机溶剂。

2. 接触机会　苯在工业生产上具有广泛用途。苯可作为稀释剂、黏合剂、溶剂和萃取剂,用于(清漆、硝基纤维素漆)调制油漆或脱漆、皮革箱包鞋帮黏合、作为制药、油墨、油漆、树脂、橡胶、高压液相色谱分析、有机合成的溶剂以及用于生药的浸渍、提取、重结晶;苯是一种重要的石油化工基本原料,可进一步合成含苯环结构的化学物质,如制造苯酚、苯乙烯、硝基苯、药物、农药、合成塑料(聚苯乙烯)、合成纤维(锦纶、耐纶)、合成橡胶(丁苯橡胶)、合成染料(苯胺)、合成洗涤剂、香料和炸药等;苯由焦炉气(煤气)和煤焦油的分馏提炼或石油裂解重整而获得;苯还可用作燃料,如工业汽油中苯的含量可达 10% 以上。

3. 毒理　生产环境中苯主要以蒸气形式由呼吸道进入人体,皮肤仅能吸收少量,虽然消化道吸收很完全,但实际意义不大。

进入体内的苯,主要分布于类脂质丰富的器官与组织。一次大量吸入高浓度的苯蒸气,脑、血液及肾上腺含量最高,而长期低浓度吸入时,主要分布在骨髓、腹腔脂肪及脑组织,尤以骨髓中含量最多,约为血液浓度的 20 倍。

吸收的苯,约有 50% 以原形由呼吸道呼出,故测定呼出气中苯含量可反映接触苯的程度。约 10% 的苯以原形蓄积在各组织中,缓慢释放参与体内代谢。还有 40% 左右的苯主要在肝微粒体细胞色素氧化酶系作用下发生代谢,骨髓也能参与苯的代谢。肝微粒体细胞色素 P450(CYP)中 2E1 和 2B2 是苯代谢的重要酶(图 2-4)。在 CYP 作用下,苯先被氧化成环氧化苯,环氧化苯与其重排产物氧杂环庚三烯存在平衡,是苯代谢产生的有毒中间体。经非酶性重排,环氧化苯转化为苯酚,进一步羟化形成氢醌(HQ)或邻苯二酚(CAT);环氧化苯在环氧化物水解酶(MEH)作用下也可生成 CAT。HQ 与 CAT 进一步羟化生成 1,2,4-三羟基苯(1,2,4-BT)。在谷胱甘肽 S-转移酶的催化下,少部分环氧化苯可直接与 GSH 结合形成苯巯基尿酸(S-PMA)经尿排出,或通过羟化作用形成二氢二醇苯,后者进一步转化成反-反式黏糠酸(t,t-MA),最后分解为 CO_2 而被呼出。上述形成的酚类代谢物可与硫酸根及葡萄糖醛酸结合随尿排出,故苯接触工人尿酚含量增加。环境空气中苯浓度为 0.1~10 mg/L时,苯接触者尿中苯代谢产物 70%~85% 为苯酚,HQ、t,t-MA、与 CAT 分别占 5%-10%,S-PMA 含量最低,不超过 1%。尿中苯的代谢产物与空气中苯浓度存在相关性,因此,尿酚、HQ、CAT、t,t-MA 及 S-PMA 均可作为苯的接触指标,其中 S-PMA 在体内的本底值很低,且具有较好的特异性和适合监测的半衰期,被认为是低浓度苯接触时的最佳生物标志物。但必须注意吸烟对测定值的影响。另外,由于尿酚排出量多在停止接触 3 小时内迅速下降,故应在工作时或下班后立即收集尿样。

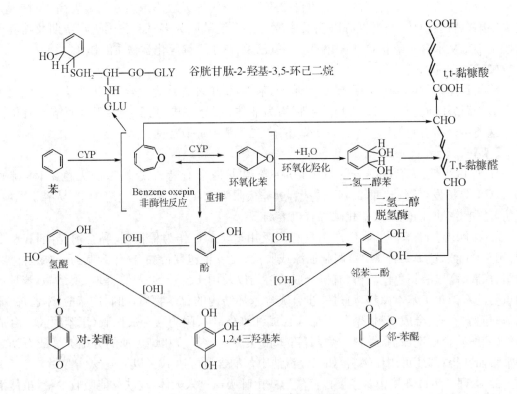

图 2-4　苯在体内的生物代谢

引自:孙贵范主编《职业卫生与职业医学》,2012

苯的急性毒作用主要表现为对中枢神经系统的麻醉作用和对眼睛、皮肤及呼吸道黏膜的刺激作用。苯的慢性毒作用主要表现为骨髓造血功能抑制和致白血病作用。迄今,苯的

慢性毒作用机制尚未完全阐明,目前多认为主要是苯的代谢产物所引起的。主要与以下机制有关:

(1) 干扰细胞因子对骨髓造血干细胞生长和分化的调节作用,使造血正向调控因子白介素 IL-1 和 IL-2 降低;通过活化骨髓成熟白细胞,使造血负向调控因子肿瘤坏死因子 TNF-α 增加。

(2) 氢醌和邻苯二酚可与纺锤体纤维蛋白共价结合,直接抑制造血细胞分裂增殖,特别是对骨髓中核分裂最活跃的原始细胞具有明显的毒作用,在细胞形态上可见到核浓缩,胞浆中出现毒性颗粒和空泡。

(3) 氢醌和邻苯二酚等与 DNA 共价结合,或通过氧化作用产生的活性氧,引起 DNA 氧化损伤,继而诱发突变或染色体损伤,引起再生障碍性贫血或急性髓性白血病。

(4) 苯致白血病可能与癌基因 ras、c-fos、c-myc 等的激活有关。

此外,接触苯所致慢性危害还与个体遗传易感性如毒物代谢酶基因多态、DNA 修复基因多态等有关。

4. 临床表现

(1) 急性中毒:短时间内吸入大量苯蒸气所致。主要表现为中枢神经系统麻醉症状。轻者出现眼睛及呼吸道黏膜刺激症状、欣快感、皮肤潮红、眩晕等酒醉状,随后有恶心、呕吐、步态不稳、轻度意识模糊等。严重者可出现昏迷、抽搐、谵妄、血压下降,最终因呼吸和循环衰竭而死亡。实验室检查可见呼出气苯、血苯、尿酚升高,血清丙氨酸氨基转移酶升高,白细胞先轻度增加,然后降低等表现。

(2) 慢性中毒:主要发生于以苯作为溶剂或稀释剂及以苯作为生产原料的作业和工种。早期可有不同程度的中毒性神经衰弱样症状,主要表现为头晕、头痛、记忆力减退、失眠、乏力、食欲不振等。少数患者可出现自主神经功能紊乱表现。慢性苯中毒的典型表现是骨髓造血系统的损害,约有 5% 的轻度中毒患者可无自觉症状,通过外周血象检查而被发现;最早和最常见的表现是持续性白细胞计数减少,主要是中性粒细胞数减少,淋巴细胞相对数增加(绝对数也减少)。血液涂片可见中性粒细胞有较多的毒性颗粒、空泡、破碎细胞等,有退行性变化。随后可发生血小板数量减少,形态异常,患者出现皮肤紫癜、齿龈出血,眼底检查可见视网膜出血,女性可有月经增多、产后出血等。苯中毒早期,由于红细胞代偿作用及其寿命较长,数量不见明显减少。中毒晚期可出现全血细胞减少,甚至发生再生障碍性贫血、骨髓增生异常综合征以及白血病。

慢性轻度苯中毒的骨髓象大多正常,少数可呈局灶性病态增生象。慢性苯中毒典型的骨髓象为再生不良型,骨髓涂片中可见有核细胞数明显减少,轻者限于粒细胞系列,较重者波及巨核细胞系列,严重者三个系列细胞计数都降低;骨髓涂片还可见到细胞形态异常,粒细胞中出现毒性颗粒、空泡、核质疏松、核浆发育不平衡,中性粒细胞分叶过多、破碎细胞较多等,红细胞出现嗜碱性颗粒、核质疏松、核浆发育不平衡等,巨核细胞减少或消失,血小板减少;骨髓分叶中性粒细胞由正常的 10% 增加到 20%~30%,显示骨髓血细胞释放功能障碍。

苯可致多种类型白血病,以急性型为多见,慢性很少见。急性型中又以粒细胞型(急性髓性白血病)较多见,其次为红白血病,淋巴细胞型及单核细胞型较少见。苯已被国际癌症研究中心(IARC)列为确认的人类致癌物。苯导致的白血病为我国法定的职业肿瘤。

皮肤经常接触苯可因脱脂而变得干燥、脱屑以至皲裂,敏感者可发生过敏性湿疹。接触苯的女工可出现月经血量增多、经期延长、自然流产及胎儿畸形率增加;苯可使接触工人血液中 IgG、IgA 明显降低,而 IgM 增高,以及染色体畸变率增高。

5. 诊断及处理原则　根据短期内吸入大量苯蒸气职业史,以意识障碍为主的临床表现,结合现场职业卫生学调查,参考实验室检测指标,进行综合分析,并排除其他疾病引起的中枢神经系统损害,即可诊断为急性苯中毒。慢性苯中毒应根据较长时期密切接触苯的职业史,以造血系统损害为主的临床表现,结合作业环境调查及现场空气中苯浓度测定资料,参考实验室相关指标检测,经综合分析,并排除其他原因引起的血象、骨髓象改变,予以确立诊断。卫生部新近发布的职业性苯中毒诊断分级标准及处理原则见 GBZ 68—2013。

6. 治疗原则

(1) 急性苯中毒:迅速将患者脱离中毒现场,转移至空气新鲜流通的地方,立即脱去被苯污染的衣服,用肥皂水彻底清洗皮肤,绝对卧床休息,注意保温及保持呼吸道畅通,轻度中毒者经上述处理后,多可恢复。中毒较重者予以氧气吸入,并可静脉注射葡萄糖醛酸和维生素 C。因心肌对内源性肾上腺素敏感性增强,容易导致室颤、猝死,因此,急性苯中毒忌用肾上腺素。

(2) 慢性苯中毒:无特效解毒药。治疗重点是恢复造血功能,可给予肾上腺皮质激素、丙酸睾丸酮、维生素、核苷酸类药物等,治疗原则与普通血液内科治疗造血抑制疾病的相同。此外,如粒细胞过少($< 1.0 \times 10^9 / L$)并伴有继发感染时,可给予粒细胞集落刺激因子 (GCSF),如血小板较少($< 20 \times 10^9 / L$)并伴有明显出血倾向,可用浓缩血小板成分输血。

三、苯的氨基与硝基化合物

(一) 概述

苯的氨基与硝基化合物系指苯或其同系物(甲苯、二甲苯、乙苯、酚等)的苯环上的氢原子被一个或几个氨基(—NH_2)或硝基(—NO_2)取代而形成的一大类芳香族氨基或硝基化合物,并且氨基或硝基还可以同时与卤素、烷基(甲基、乙基等)或羟基共存于苯环上,从而形成种类繁多的衍生物,但最基本的化合物是苯胺(aniline)和硝基苯(nitrobenzene)。

1. 理化特性和接触机会　常温下,该类化合物大多属于沸点高、挥发性低的液体或固体,难溶或不溶于水,易溶于脂肪和有机溶剂。

苯的氨基与硝基化合物是一种重要的化工原料或中间体,广泛应用于制药、油漆、油墨、染料、农药、炸药、橡胶、塑料、合成树脂、合成纤维等工业。

2. 毒理与毒作用共同点　在生产条件下,该类化合物主要以粉尘或蒸气形态存在于作业场所空气中,既可经呼吸道吸收进入体内,也可经完整的皮肤吸收。对液态化合物,污染皮肤而被吸收更为重要,生产性操作中因物料喷洒溅落到身上,或在搬运及装卸过程中,溢出的液体浸湿衣服、鞋袜,经皮肤吸收引起中毒。气温升高及皮肤出汗、充血均能促进毒物的吸收。因此,在生产过程中直接或间接污染皮肤是引起职业中毒的主要原因。

此类化合物吸收进入体内后,因所含的基团不同,发生的生化反应也不同,氨基发生氧化作用,硝基发生还原作用,因此,苯胺和硝基苯均被转化为水溶性代谢产物对氨基酚,从肾脏随尿排出(图2-5)。仅有少量以原形毒物经尿排出。

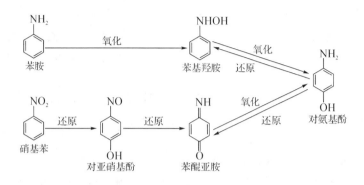

图 2-5　苯胺、硝基苯在体内的代谢

该类化合物因化学结构及取代基团不同，其毒性也不尽相同，如苯胺转化快，形成高铁血红蛋白迅速，而硝基苯对神经系统作用明显；三硝基甲苯对肝和眼晶状体损害突出，联苯胺和 β-萘胺可致膀胱癌等。一般而言，取代的氨基或硝基的数量愈多，毒性也就愈大。这类化合物毒作用的共同点如下：

（1）血液系统损害

①形成高铁血红蛋白（methemoglobin，MetHb）：这是该类化合物的主要毒作用之一，以苯胺和硝基苯最为典型。该类化合物或其代谢产物能将血红蛋白的 Fe^{2+} 氧化成 Fe^{3+}，生成的高铁血红蛋白（MetHb）不仅自身失去携带氧气的能力，还妨碍血红蛋白分子中其他亚基的氧合血红蛋白释放氧，导致组织缺氧。因为血红蛋白分子内只要有一个三价铁，就可使其他二价铁对氧的亲和力加强，使氧不易从血红蛋白释放到组织中去。

在生理条件下，体内也存在少量（0.5%～2%）MetHb，并经还原型辅酶Ⅰ（NADH）及还原型谷胱甘肽（GSH）和维生素 C 等还原成正常血红蛋白，两者形成动态平衡。

当过量接触苯的氨基与硝基化合物，大量生成 MetHb，超过机体生理还原能力，即发生高铁血红蛋白血症，导致缺氧、化学性发绀。当 MetHb 浓度在 15% 以上时，组织轻度缺氧，但不出现症状；随着病情的加重，逐渐出现缺氧表现，早期突出的体征为发绀，此时其他症状可不明显，此特点有助于该类化合物中毒的早期临床诊断，即 MetHb 浓度是中毒早期的诊断指标；当 MetHb 浓度达到 30%～40% 时，可因组织缺氧严重而出现各种症状。

根据形成机制差异，可将该类化合物分为直接、间接以及非 MetHb 形成剂三种。苯的氨基和硝基化合物大多为间接 MetHb 形成剂，需在体内代谢转化，所生成的中间产物苯胲（苯基羟胺）和苯醌亚胺等氧化性产物，具有很强的形成 MetHb 的能力。该类化合物中的对氯硝基苯、对氨基酚、苯肼等则是直接 MetHb 形成剂。此外，也有少数苯的氨基和硝基化合物如二硝基酚、联苯胺、2-甲基-4 硝基苯胺等不能形成 MetHb。体内形成的 MetHb 在毒物的氧化还原作用停止后，由于红细胞中 MetHb 还原酶系统的作用，能使 MetHb 还原，故停止接触或经积极治疗后可逐渐恢复。并且这类化合物形成 MetHb 的能力差异很大，研究报道的部分化合物形成 MetHb 能力的强弱次序为：对硝基苯>间位二硝基苯>苯胺>邻位二硝基苯>硝基苯。

②形成变性珠蛋白小体：又称赫恩小体（Heinz body）。苯的氨基和硝基化合物强氧化性代谢产物可直接作用于红细胞内珠蛋白分子中的巯基（—SH），使珠蛋白变性。初期，仅两个

巯基被结合,变性是可逆的;后期四个巯基全部与毒物结合,变性不可逆,珠蛋白沉淀,在红细胞内形成包涵体,此即赫恩小体。显微镜下,赫恩小体呈圆形或椭圆形,直径为 0.3～2 μm,具折光性,奈尔蓝或煌焦油蓝染液可着色,常位于红细胞边缘或附着于红细胞膜上,多为 1～2 个。含有赫恩小体的红细胞膜脆性增加,正常膜功能丧失,很容易发生破裂溶血。故变性珠蛋白小体大量出现,可视为溶血的先兆。

③溶血作用:苯的氨基和硝基化合物的强氧化性代谢物除氧化生成 MetHb 外,还能够氧化红细胞膜上 GSH 及 NADPH 等而使膜的还原性保护作用破坏,加之变性珠蛋白小体的形成,这些都会导致红细胞破裂,产生溶血。先天性葡萄糖-6-磷酸脱氢酶(G-6-PD)缺陷者由于 NADPH 生成障碍,溶血更严重。

MetHb、溶血、赫恩小体三者间关系密切,但程度上相互不平行,如硝基苯、邻硝基氯苯、对硝基氯苯、邻硝基甲苯等,形成 MetHb 的作用强于形成赫恩小体的作用;间二硝基苯、间硝基苯胺、对硝基苯胺形成赫恩小体的作用强于形成 MetHb 的作用,更易发生溶血。故中毒病人除测定 MetHb 外,还应检查红细胞赫恩小体。另外,中毒时三者也并不一定同时出现改变,许多 MetHb 形成剂能同时产生赫恩小体和 MetHb,也有的仅能形成其中的一种。MetHb 形成和消失的速度,与赫恩小体的形成和消失也不相平行。

④形成硫血红蛋白(sulfmethemoglobin,SHb):SHb 是血液中可溶性硫化物在氧化剂作用下与血红蛋白不可逆性结合而形成。一般认为是血红素辅基铁卟啉中 1 个吡咯环的 β-碳双键被打开,加进了 1 个硫原子,此时铁虽然仍为二价,但与硫结合后即失去了携氧释氧功能。正常人 SHb 占全部血红蛋白的 0～2%,接触过量苯的氨基和硝基化合物可致血中 SHb 升高,超过 0.5 g/dL 便可出现缺氧、化学性发绀(皮肤黏膜呈蓝灰色)。而且,SHb 一经形成,即不能逆转为正常血红蛋白,也缺乏特效治疗方法,只有当这种含 SHb 的红细胞衰老破坏,SHb 才会降解消失,故因其引起的发绀症状可持续数月。

⑤贫血:长期较高浓度接触 2,4,6-三硝基甲苯可致贫血,出现血红蛋白减少、红细胞计数降低、点彩红细胞和网织红细胞计数增加,骨髓造血功能抑制,严重者可发展成为再生障碍性贫血。近年来由于生产环境与技术的改善,未见再生障碍性贫血病例报道。

(2)肝脏毒性:有些苯的氨基和硝基化合物可直接损害肝脏,引起化学性中毒性肝病,以苯的硝基化合物较常见,如硝基苯、二硝基苯、三硝基甲苯等。肝脏病理改变主要为肝实质改变、肝脂肪变性,严重者发生肝萎缩,或发展为肝硬化。另外,由于大量溶血,红细胞破坏,血红蛋白及其分解产物沉积于肝脏,可引起继发性肝损害,此种损害在纠正溶血后,较易恢复。

(3)泌尿系统损害:某些苯的氨基和硝基化合物及其代谢产物可直接作用于肾脏,引起肾实质性损害,使肾小球及肾小管上皮细胞变性、坏死,出现血尿等表现,部分患者早期可出现化学性膀胱炎,如邻甲苯胺或对甲苯胺可引起一过性血尿,5-氯邻甲苯胺可引起出血性膀胱炎,表现为尿急、尿频、尿痛、肉眼或镜下血尿。肾脏损害也可继发于大量溶血而引起。

(4)神经系统损害:该类化合物具有较高的脂溶性,吸收进入人体后可蓄积在神经系统,产生中毒症状,严重病例可出现视神经炎、视神经周围炎等。

(5)皮肤黏膜刺激和致敏作用:有些苯的氨基和硝基化合物对皮肤黏膜有强烈的刺激作用,如二硝基氯苯、对苯二胺、对亚硝基二甲苯胺可引起接触性皮炎和过敏性皮炎,二氨基甲苯对皮肤和眼结膜有强烈的刺激作用。一般在接触后数日至数周后发病,脱离接触并适当治疗后皮损可痊愈。此外，个别过敏体质者接触对苯二胺、二硝基氯苯后，可出现支气管哮喘。

（6）晶状体损害：三硝基甲苯、二硝基酚、二硝基邻甲酚等可使晶状体混浊，引起中毒性白内障（toxic cataracta）。

（7）致癌作用：长期接触联苯胺、4 -氨基联苯和 β 萘胺，可引起接触人群中职业性膀胱癌发病率增加。

（8）其他：对生殖系统损害作用也见报道。

3. 治疗

（1）急性中毒现场处理：迅速将中毒患者转移至空气新鲜处，脱去被污染的衣服、鞋袜，立即用 75％乙醇或肥皂水（勿用热水）反复清洗皮肤，阻止毒物继续吸收。立即吸氧，严密观察病情。

（2）MetHb 还原剂（亚甲蓝）：亚甲蓝作为 MetHb 血症的特殊解毒剂，接受来自葡萄糖脱氢过程中 NADPH 的氢原子，变成白色亚甲蓝，再将氢传递给 MetHb，使之还原成血红蛋白，达到解毒的目的，而白色亚甲蓝又可被氧化成亚甲蓝（图 2 - 6）。

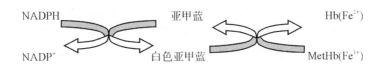

图 2 - 6　亚甲蓝用于高铁血红蛋白血症解毒治疗机制示意图

应用时，亚甲蓝实图的剂量和速度均应适当控制。小剂量（1～2 mg/kg）亚甲蓝及其还原产物构成一个可逆的氧化还原系统，可治疗 MetHb 血症。若快速、大剂量（10 mg/kg）亚甲蓝进入体内，亚甲蓝被还原的速度超过体内 NADPH 的生成速度，此时过量的亚甲蓝则成为氧化剂，使血红蛋白氧化为 MetHb，反而加重中毒症状。一般 MetHb 在 30％以上时，用 1％亚甲蓝 5～10 ml，加入 25％的葡萄糖溶液 20～40 ml，于 10～15 分钟内缓慢静脉注射，必要时在 1～2 小时后重复给药，直至病情稳定，发绀基本消退，或 MetHb 至 15％以下。大剂量维生素 C、辅酶 A、细胞色素 C 等与亚甲蓝有协同治疗作用。血液中 MetHb 浓度在 30％以下者，可不必使用亚甲蓝，用大量维生素 C 及含糖饮料即可。亚甲蓝对 SHb 无效。

（3）对症治疗：中毒性神经衰弱样症状、溶血性贫血、化学性膀胱炎及中毒性肝肾损害等的治疗参见 GBZ - 59、GBZ - 75、GBZ - 79、GBZ - 80 及其他内科治疗措施，包括碱化尿液、适量肾上腺糖皮质激素应用及必要时换血治疗等。

（二）常见苯的氨基、硝基化合物

【苯胺】

1. 理化性质　苯胺又称阿尼林（aniline）、氨基苯，纯品为无色的油状液体，有特殊臭味，久置空气中或日光下颜色可变为棕褐色。熔点－6.2 ℃，沸点 184.4 ℃，易挥发，蒸气密度3.22 g/L。稍溶于水，易溶于乙醚、乙醇、苯、氯仿等有机溶剂中。呈碱性，能与盐酸、硫酸化合生成相应的盐类。能起卤化、乙酰化、重氮化等作用。遇明火、高热可燃。

2. 接触机会　苯胺是以硝基苯为原料制成的。主要用于染料、有机颜料、印染、照相显影剂、橡胶硫化剂和促进剂、药物合成、香水、塑料、离子交换树脂及农药等生产过程中。

3. 毒理　苯胺可经呼吸道、皮肤和消化道吸收进入体内,生产过程中经皮吸收是引起职业中毒的主要原因。液体及其蒸气都可经皮肤吸收,而且随着气温、气湿的升高,其吸收率也随着增加。吸收后的苯胺有15%～60%氧化形成毒性更大的中间代谢产物苯胲,然后再进一步氧化为对氨基酚,与葡萄糖醛酸和硫酸根结合,经尿排出。苯胺吸收量增加,其代谢产物对氨基酚也相应地增加,同时血中 MetHb 也增加,故在接触苯胺的作业工人中,尿中对氨基酚量常与血中 MetHb 的量呈平行关系,尿中对氨基酚可作为接触苯胺工人的生物监测指标。少量的苯胺以原形从尿和呼出气排出。

苯胺属于中等毒性,其毒作用的特征是经中间代谢产物而导致的 MetHb 血症和赫恩小体,因而缺氧和溶血是其急性中毒的突出表现。

4. 临床表现

(1) 急性中毒:短时间内吸收大量苯胺所引起,以夏季为多见。早期表现为 MetHb 血症引起的缺氧症状,发绀最先见于口唇、指端、耳垂等部位,与一般缺氧所见的暗紫色不同,呈蓝灰色,称为化学性发绀。当血中 MetHb 占血红蛋白总量的15%时,即可出现明显发绀,但此时可无自觉症状。当 MetHb 增高至30%以上时,出现头昏、头痛、恶心、手指麻木及视力模糊等。MetHb 升高至50%以上时,有心悸、胸闷、呼吸困难、精神恍惚、抽搐等,极严重者可发生心律失常、休克,以至昏迷、瞳孔散大、反应消失。

重度中毒患者可出现溶血性贫血。赫恩小体的出现为溶血的先兆,中毒后3～5天赫恩小体达高峰,患者出现发热(低热)、头痛、酱油色尿、黄疸、贫血;血红蛋白和红细胞下降,网织红细胞增高,血清间接胆红素增高,尿胆原阳性,尿隐血阳性。继而出现黄疸、中毒性肝病和膀胱刺激症状等。严重者可发生急性肾衰竭。

(2) 慢性中毒:主要表现为头昏、头痛、失眠、乏力、多梦等中毒性神经衰弱样症状,轻度发绀、贫血和肝脾肿大,红细胞出现赫恩小体,皮肤出现湿疹、皮炎等。

5. 诊断　有接触苯胺的职业史,出现以 MetHb 血症产生的缺氧和发绀为主的临床表现,结合现场劳动卫生学调查,排除其他因素引起的类似疾病,即可确诊。职业性急性苯的氨基、硝基化合物(三硝基甲苯除外)中毒诊断标准见 GBZ 30—2002。

【三硝基甲苯】

1. 理化性质　三硝基甲苯(trinitrotoluene,TNT)有六种同分异构体,通常所指的是2,4,6三硝基甲苯。本品呈灰黄色晶体,无臭,有吸湿性。熔点81.8 ℃,沸点280 ℃。极难溶于水,微溶于乙醇,易溶于苯、乙醚、丙酮等溶剂,突然受热容易引起爆炸。

2. 接触机会　制造 TNT 炸药过程中,过筛、配料及装药等均可接触大量 TNT 粉尘或蒸气。TNT 作为炸药,广泛用于采矿、开凿隧道、国防工业中,使用时可接触到 TNT 粉尘。

3. 毒理　生产环境中的 TNT 主要以粉尘、蒸气形式经皮肤、呼吸道进入人体。TNT 具有较强的亲脂性,黏附于皮肤表面很容易被吸收,尤其在夏季,气温高、湿度大,工人暴露的皮肤面积大,加上局部有汗液,更易导致经皮肤吸收,因此,经皮吸收是 TNT 慢性中毒的主要原因。

进入体内的 TNT 除一部分以原形经尿液排出体外,主要在肝微粒体和线粒体酶的作用下,通过氧化、还原、结合等方式进行代谢,可生成十多种代谢产物,与葡萄糖醛酸结合后,经尿液排出。尿中的主要代谢产物为4-氨基-2,6-二硝基甲苯(4A),故尿中 4A 和 TNT 原形毒物含量可作为职业接触的生物监测指标。

有关 TNT 毒作用机制，目前还未完全阐明。一般认为，TNT 可在体内多种组织和器官内接受还原型辅酶Ⅱ(NADPH)的一个电子，被还原活化为 TNT 硝基阴离子自由基，在组织内产生大量的活性氧(超氧阴离子自由基、单线态氧、过氧化氢、羟基自由基等)。TNT 硝基阴离子自由基、活性氧可诱发脂质过氧化，降低体内还原性物质如谷胱甘肽、NADPH 等含量，以及与生物大分子共价结合引起细胞内钙稳态紊乱，导致细胞膜结构和功能破坏，细胞内代谢紊乱，进而对机体产生损伤作用。

4. 临床表现

(1) 急性中毒：短期内接触大量 TNT 可发生急性中毒。在生产条件下，急性 TNT 中毒很少见。主要表现为 MetHb 血症引起的头晕、头痛、恶心、呕吐、食欲不振、上腹部及右季肋部疼痛等，口唇、鼻尖、指(趾)端、耳郭等部位蓝灰色发绀，胸闷、呼吸困难等症状。严重者尚可出现意识不清、呼吸浅快、大小便失禁、瞳孔散大、对光反应消失、角膜及腱反射消失，可因呼吸麻痹死亡。

(2) 慢性中毒：长期低浓度接触 TNT，主要损害肝脏、眼晶状体、血液、神经及生殖等器官和组织。

1) 中毒性肝损害：是慢性 TNT 中毒的突出表现之一。患者出现乏力、食欲减退、恶心、呕吐、厌油等症状，体格检查可发现肝脾肿大，肝区压痛、叩痛，肝功能试验异常，严重者可进展至肝硬化。常用肝脏生化试验指标主要包括血清丙氨酸氨基转移酶(ALT)、天冬氨酸氨基转移酶(AST)、γ-谷氨酰转移酶(GGT)、胆红素(BIL)、白蛋白(Alb)和凝血酶原时间(PT)等检测项目。肝损害与晶状体改变不完全平行，研究发现，TNT 引起的肝损害早于晶状体损害。

2) 中毒性白内障：是慢性 TNT 中毒患者常见的且具有特征性的改变。TNT 引起的中毒性白内障的发病特点：①低浓度即可发病，甚至空气浓度低于最高容许浓度时仍可发病。②发病时相性，起初出现晶状体周边点状、楔形或环状混浊，楔形多数尖向内、底向外，此时中央部透明，不影响视力；随着病情进展，晶状体混浊逐渐向中央部发展、融合，出现盘状混浊，此时视力则明显下降。③一般接触 0.5～3 年即可发病，工龄越长，发病率越高，且病情亦愈加严重。④晶状体损害一旦形成，即使脱离接触，病变仍可进展或加重，有些病例在脱离接触当时检查未发现白内障，但数年后仍可发现晶状体混浊改变。⑤白内障与 TNT 中毒性肝病发病不平行，可伴发或单独存在。

3) 血液系统改变：TNT 可引起血红蛋白、血小板和中性粒细胞减少，有贫血表现，有些病例可见赫恩小体，严重者可发展为再生障碍性贫血。但在目前生产条件下，血液系统的改变很少发生。

4) 生殖功能影响：接触 TNT 的男工有性功能低下，如性欲降低、早泄、阳痿，精液量减少，精子活动度降低及精子形态异常等检出率增加，血清睾酮含量显著降低。女工则表现为月经周期异常、月经过多或过少、痛经等。

5) 其他：接触 TNT 工人可有皮肤改变，出现所谓"TNT 面容"，表现为面色苍白，口唇、耳郭青紫色；身体裸露部位皮肤产生过敏性皮炎、黄染。部分工人可出现心肌及肾损害，尿蛋白含量明显增高。

5. 诊断及处理原则　急性 TNT 中毒根据明确的大量毒物接触史，临床表现特别是口唇、耳郭及指端发绀，血中 MetHb 增高，查出赫恩小体，诊断不难确立。慢性中毒应根据长期 TNT 职业接触史,出现肝脏、眼睛晶状体、血液及神经等器官或者系统功能损害的临床表现,结合职业卫生学调查资料和实验室检查结果,综合分析,排除其他病因所致的类似疾病,方可确立诊断。

根据 TNT 的危害特点,我国分别颁布了《职业性慢性三硝基甲苯中毒诊断标准》(GBZ 69—2011)、《职业性三硝基甲苯白内障诊断标准》(GBZ 45—2010)。

四、高分子化合物生产相关毒物

(一)概述

高分子化合物(high molecular compound)又称聚合物(polymer),是指由一种或几种化学组成简单的单体(monomer),经聚合或缩聚反应生成相对分子质量高达几千到几百万的化合物,主要包括塑料(plastics)、合成纤维(synthetic fiber)、合成橡胶(synthetic rubber)三大类合成产品以及黏合剂、离子交换树脂。聚合是指在一定条件下许多单体分子连接形成高分子化合物的过程,此过程中不析出任何副产品,例如许多单体乙烯分子聚合形成聚乙烯;缩聚是指单体分子间先缩合析出一分子的水、氨、氯化氢或醇,然后再聚合形成高分子化合物的过程,例如苯酚与甲醛缩聚形成酚醛树脂。

1. 基本性质与用途　高分子化合物具有许多优异性能,如高强度、耐腐蚀、绝缘性能好、强度高、质量轻、隔热、隔音、透光、成品无毒或毒性很小等,因此,广泛应用于工业、农业、化工、通信、日常生活用品等方面。医学领域的应用包括一次性注射器、输液器、各种纤维导管、血浆增容剂、人工肾、人工心脏瓣膜等。近年来在功能高分子材料如光导纤维、感光高分子材料、高分子分离膜、高分子液晶、超电导高分子材料、仿生高分子材料和医用高分子材料等方面发展迅速。

2. 生产原料、生产助剂与生产过程

(1)高分子化合物的基本生产原料:石油裂解气、煤焦油、天然气以及少数农副产品等。以石油裂解气应用最多,主要有不饱和烯烃和芳香烃类化合物,如乙烯、丙烯、丁二烯、苯、甲苯、二甲苯等。生产中应用的单体多为不饱和烯烃、芳香烃及其卤代化合物、氰类、二醇和二胺类化合物,这些化合物多数对人体健康可以产生有害作用。

(2)生产助剂:在单体生产和聚合过程中,需要添加不同助剂,包括催化剂、引发剂(促使聚合反应开始)、调聚剂(调节聚合物的分子量达一定数值)、凝聚剂(使聚合形成的微小胶粒凝聚成粗粒或小块)等。为改善聚合物的性能,在聚合物加工成型过程中,也要加入多种助剂,如稳定剂(增加产品对光、热、紫外线的稳定性)、增塑剂(改善聚合物的流动性和延展性)、固化剂(使聚合物变为固体)、润滑剂、着色剂、发泡剂、填充剂等。

(3)高分子化合物的基本生产过程:①生产基本的化工原料;②合成单体;③单体聚合或缩聚;④聚合物的加工塑制和制品的应用。例如,腈纶的生产过程,先由石油裂解气丙烯与氨作用生成丙烯腈单体,然后聚合成聚丙烯腈,再经纺丝制成腈纶纤维,最后织成各种织物;又如,聚四氟乙烯塑料的生产过程,先以二氟一氯甲烷为原料经高温裂解制备四氟乙烯单体,再聚合成聚四氟乙烯粉,最后加工成各类聚四氟乙烯塑料用品。

3. 生产过程相关毒物对健康的影响　高分子化合物本身无毒或毒性很小,但生产过程的每一环节,作业工人均有机会接触到相关的化学毒物。高分子化合物生产对健康的影响主要来自三个方面:

①制造的生产原料、合成的单体对健康的影响:职业接触生产原料苯、甲苯、二甲苯等以

及单体氯乙烯、丙烯腈等可引起相应的急性、慢性中毒,甚至引起职业性肿瘤,如苯、氯乙烯都是人类确认致癌物。

②生产过程中的助剂对健康的影响:助剂种类繁多,生产助剂时接触量较大,危害也较严重,但在高分子化合物生产应用中一般接触量较少,危害相对较轻。不同的助剂,其毒作用特点也不一样,如氯化汞、无机铅盐、二月桂酸二丁锡、偶氮二异丁腈、磷酸二甲苯酯等毒性较高,而碳酸酯、邻苯二甲酸酯、硬脂酸盐类等毒性较低;有的助剂如顺丁烯二酸酐、六次甲基四胺、有机铝、有机硅等对皮肤黏膜有强烈的刺激作用。另外,由于助剂与聚合物分子大多数只是机械性结合,因此很容易从聚合物内部逐渐移行至表面,进而与人体接触或污染食物和水,影响人体健康。如邻苯二甲酸酯(DEHP)作为聚氯乙烯的增塑剂,部分使用聚氯乙烯塑料管进行血液透析的病人中出现了非特异性肝炎,并且在其血液中也检测到超量的DEHP,而改用不含DEHP塑料管后,肝炎症状和体征消失。

③高分子化合物在加工成型时产生的有害物质对健康的影响:高分子化合物在受热加工时产生的裂解气、残液等含有多种有毒化学物,其中危害较大的有一氧化碳、氯化氢、氰化氢、光气、氯气以及氟化氢、八氟异丁烯等有机氟化物,吸入后可致急性肺水肿和化学性肺炎。高分子化合物与空气中的氧接触,在紫外线和机械作用下,可被氧化,或遇火燃烧热分解时产生的有毒气体,吸入后可引起急性中毒。另外,酚醛树脂、环氧树脂等对皮肤有原发性刺激或致敏作用;聚氯乙烯粉尘对肺组织有轻度致纤维化作用。

(二)常见的高分子化合物生产相关毒物

【氯乙烯】

1. 理化特性　氯乙烯(vinyl chloride,VC)又称乙烯基氯。常温常压下为无色、略带芳香味的气体,相对密度 2.15 g/L,加压冷凝易液化成液体。沸点 13.4 ℃,蒸汽压 346.53 kPa(25 ℃)。易燃、易爆,与空气混合时的爆炸极限为 3.6%～26.4%(容积百分比)。微溶于水,溶于醇和醚、四氯化碳、丙酮等多数有机溶剂。热解时有光气、氯化氢、一氧化碳等释出。

2. 接触机会　氯乙烯可由乙烯或乙炔制得,主要用于生产聚氯乙烯的单体,也能与丙烯腈、丁二烯、醋酸乙烯酯、丙烯酸酯、偏二氯乙烯等共聚制得各种树脂,还可用于合成三氯乙烷及二氯乙烯等,或在物品冷藏时用作冷冻剂等。氯乙烯合成过程中,在转化器、分馏塔、贮槽、压缩机及聚合反应的聚合釜、离心机处都可能接触到氯乙烯气体,特别是进入聚合釜内清洗或抢修和意外事故时,接触浓度最高。

3. 毒理　氯乙烯蒸气主要通过呼吸道吸收进入人体,液体氯乙烯污染皮肤时也可经皮肤吸收。吸收的氯乙烯主要分布于肝、肾上腺,其次为皮肤、血浆,脂肪最少。其代谢物大部分随尿排出。

氯乙烯代谢与浓度有关。低浓度(<100 ppm)吸入后,主要经醇脱氢酶途径代谢,先水解为 2-氯乙醇,再形成氯乙醛和氯乙酸;高浓度吸入时,当醇脱氢酶代谢途径达到饱和后,主要经肝微粒体细胞色素 P450 酶催化发生环氧化反应,生成高活性的中间代谢物一氧化氯乙烯,后者不稳定,可自发重排(或经氧化)形成氯乙醛,这些中间活性产物在谷胱甘肽-S-转移酶催化下,与谷胱甘肽(GSH)结合形成 S-甲酰甲基谷胱甘肽,随后进一步经水解或氧化生成 S-甲基甲酰半胱氨酸和 N-乙酰-S-(2-羟乙基)半胱氨酸由尿排出。氯乙醛则在醛脱氢酶作用下生成氯乙酸经尿排出。

4. 临床表现

(1) 急性中毒:主要是对中枢神经系统的麻醉作用,未按生产规程进行设备检修或意外事故时大量吸入氯乙烯所致,多见于聚合釜清釜过程和泄漏事故。轻度中毒者出现眩晕、头痛、乏力、恶心、胸闷、嗜睡、步态蹒跚等症状。及时脱离接触,吸入新鲜空气,症状可减轻或消失。重度中毒出现意识障碍,可有急性肺损伤(ALI)甚至脑水肿的表现,严重患者可持续昏迷、抽搐甚至死亡。皮肤接触氯乙烯液体可引起局部损害,表现为麻木、红斑、水肿以及组织坏死等。

(2)慢性中毒:长期接触氯乙烯可引起氯乙烯病,如神经衰弱综合征、雷诺综合征、周围神经病、肢端溶骨征、肝脏肿大、肝功能异常、血小板减少以及肝血管肉瘤等。

1)神经系统:以中毒性神经衰弱综合征和自主神经功能紊乱为主,其中以睡眠障碍、多梦、手掌多汗为常见。清釜工可见皮肤瘙痒、烧灼感、手足发冷、发热等多发性神经炎表现,有时还可见手指、舌或眼球震颤。神经传导和肌电图可见异常。

2)消化系统:出现食欲减退、恶心、腹胀、便秘或腹泻等症状。可有肝、脾肿大,也可有单纯肝功能异常。一般肝功能指标改变不敏感,而静脉色氨酸耐量试验(ITTT)、γ-谷氨酰转肽酶(γ-GT)、肝胆酸(CG)、前白蛋白(PA)相对较为敏感,对诊断慢性氯乙烯中毒极有意义。后期肝脏明显肿大、肝功异常,并有黄疸、腹水等。

3)肢端溶骨症(acroosteolysis,AOL):早期表现为雷诺综合征:手指麻木、疼痛、肿胀、变白或发绀等。随后逐渐出现末节指骨骨质溶解性损害,X线片常见一指或多指末节指骨粗隆边缘呈半月状缺损,伴骨皮质硬化,最后发展至指骨变粗变短,形似鼓槌状(杵状指)。手指动脉造影可见管腔狭窄、部分或全部阻塞。手及前臂皮肤局限性增厚、僵硬,呈硬皮病样改变,活动受限。多见于工龄较长的清釜工,发病工龄最短者仅一年。

4)血液系统:有溶血和贫血倾向,嗜酸性细胞增多,部分患者可有轻度血小板减少,凝血障碍等。这与患者肝硬化和脾功能亢进有关。

5)皮肤改变:经常接触氯乙烯可致皮肤干燥、皲裂、丘疹、粉刺或手掌皮肤角化、指甲变薄等症状,有的可发生湿疹样皮炎或过敏性皮炎,可能与增塑剂和稳定剂有关。少数接触者可有脱发。

6)肿瘤:肝血管肉瘤(hepatic angiosarcoma)是一种罕见的恶性程度很高的肿瘤,普通人群发病率约为 0.014/10 万,占原发性肝肿瘤的 2%,常见于婴儿,多为先天性,偶见于老年患者。职业流行病学调查显示,接触氯乙烯的作业工人肝血管肉瘤发病率增加,原发性肝癌和肝硬化的发病危险性也增高,其他如造血系统、胃、呼吸系统、脑、淋巴组织等部位的肿瘤发病率也有所增加。目前,IARC 将氯乙烯定为确认的人类致癌物。

7)生殖系统:氯乙烯作业女工及男工配偶的流产率增高,胎儿中枢神经系统畸形发生率增高,作业女工妊娠并发症的发病率也明显高于对照组,提示氯乙烯具有一定的生殖毒性。

8)其他:对呼吸系统主要可引起上呼吸道刺激症状;对内分泌系统的作用表现为暂时性性功能障碍;部分患者可致甲状腺功能受损。

5. 诊断　短时间内吸入大剂量氯乙烯气体,出现以中枢神经系统麻醉为主要临床表现,并排除其他病因后可诊断为急性氯乙烯中毒。依据长期接触氯乙烯的职业史,主要有肝脏和(或)脾脏损害、指端溶骨症及肝血管肉瘤等临床表现,结合实验室检查、现场危害调查与评价,进行综合分析,并排除其他疾病引起的类似损害,方可诊断为慢性氯乙烯中毒。职业性氯乙烯中毒诊断分级标准与处理原则见 GBZ 90—2002。

6. 治疗

（1）急性中毒：应迅速将中毒患者转移至空气新鲜处，立即脱去被污染的衣服，用清水清洗被污染的皮肤，注意保暖，卧床休息。急救措施和对症治疗原则与内科相同。

（2）慢性中毒：可给予保肝及对症治疗。符合外科手术指征者，可行脾脏切除术。肢端溶骨症患者应尽早脱离接触。

五、刺激性气体

刺激性气体(irritant gases)是指那些由于本身的理化特性对人体皮肤、眼、呼吸道黏膜和肺泡上皮细胞具有直接刺激作用的气态化合物，是工业生产中最常见的有害气体。此类气体多具有腐蚀性，防护不当吸入后对人体特别是呼吸系统有明显的损伤作用。轻者可引起上呼吸道刺激反应，重者可致喉头水肿、支气管肺炎、肺水肿、急性呼吸窘迫综合征、呼吸衰竭甚至死亡。因吸入刺激性气体引起的以呼吸系统损伤为主的中毒性疾病称为刺激性气体中毒(irritant gas poisoning)。刺激性气体大多是化学工业的重要原料和副产品，医药、冶金等行业也经常接触。在生产过程中，常因违规操作，生产设备、阀门和输送管道腐蚀而发生泄漏，或因受热、猛烈碰撞等使管道、容器内压力升高而发生爆炸，致使气体大量外逸，造成急性中毒事故。其危害不仅限于工厂、车间的工人，也可造成周围环境污染引起突发中毒事件。长期接触较低浓度的刺激性气体，可产生慢性影响。

（一）刺激性气体的种类

刺激性气体种类繁多，其中某些物质在常态下虽非气体，但是可以通过蒸发、挥发、升华等过程最终以蒸气和气体的形式作用于人体。常见的刺激性气体有氯、氨、氮氧化物、光气、氟化氢、二氧化硫和三氧化硫等。刺激性气体主要分类如下：

酸类：无机酸，如硫酸、盐酸、硝酸、氢氟酸、铬酸、氯磺酸等；有机酸，如甲酸、乙酸、丙酸、丁酸、乙二酸、丙二酸、丙烯酸等。

成酸氧化物：二氧化硫、三氧化硫、二氧化氮、五氧化二氮、五氧化二磷、三氧化铬等。

成酸氢化物：氯化氢、氟化氢、溴化氢等。

卤族元素：氟、氯、溴、碘。

无机氯化物：二氯亚砜、二氧化氯、三氯化磷、三氯化硼、三氯氢硅、三氯氧磷、三氯化砷、三氯化锑、四氯化硅、四氯化钛、五氯化磷、光气、双光气等。

卤烃类：溴甲烷、碘甲烷、氯化苦。

酯类：硫酸二甲酯、二异氰酸甲苯酯、甲酸甲酯、醋酸甲酯、氯甲酸甲酯等。

醛类：甲醛、乙醛、丙烯醛、三氯乙醛、糠醛等。

酮类：乙烯酮、甲基丙烯酮。

脂肪胺：一甲胺、二甲胺、乙胺、乙二胺。

成碱氢化物：氨。

强氧化剂：臭氧、漂白剂。

金属化合物：氧化镉、硒化氢、羰基镍、三氧化二锰、五氧化二钒、四氧化锇等。

有机氟化物：二氟一氯甲烷、四氟乙烯、三氟化氮、二氟化氧、四氟化硫、八氟异丁烯、氟光气、六氟丙烯、氟聚合物的裂解残液气和热解气等。

军用毒气：氮芥气、亚当气、路易气等。

其他：二硼氢、氯甲甲醚、环氧氯丙烷、某些物质的燃烧烟雾等。

（二）毒理

刺激性气体的毒理学特点：①直接的刺激和腐蚀作用：主要见于酸、酸酐、氨、胺等，可对皮肤、眼、呼吸道黏膜产生刺激作用。具有强烈刺激、腐蚀作用的物质可以直接引起接触组织细胞结构溶解、坏死。如酸可以迅速吸收组织中的水分，凝固其蛋白质，使细胞坏死；碱不仅可吸收水分同时可使脂肪皂化，使细胞发生溶解性坏死。②直接接触刺激性气体的局部组织的损害明显，出现全身中毒症状者往往病情较重。③损害程度与接触毒物的浓度和接触时间有关，接触刺激性气体时间长、浓度高者损伤重。④病变部位和临床表现与毒物的水溶性有关，水溶性大的刺激性气体，如氨、氯化氢、氯、二氧化硫、氟化氢等，会立即大量溶解于覆盖在眼和呼吸道黏膜的黏液中，产生强烈的化学刺激性炎症反应，如流泪、流涕、剧烈咳嗽等症状，易使接触者迅速脱离现场。但在意外事故高浓度吸入后，可侵犯全呼吸道，引起支气管炎、化学性肺炎及肺水肿，甚至喉及支气管痉挛或反射性呼吸中枢抑制，出现昏迷、休克、急性呼吸窘迫综合征，甚至死亡。水溶性小的刺激性气体，如氮氧化物、光气等，通过上呼吸道黏膜时，难以溶解，刺激作用相对较轻，吸入后往往不易发觉。进入呼吸道深部后可对肺组织产生刺激和腐蚀作用，导致化学性肺炎和肺水肿。⑤引起呼吸道炎症反应：刺激性气体可以造成不同程度的呼吸道细胞损伤，使之释放细胞因子。细胞因子可以吸引大量炎性细胞向损伤部位聚集并激活，产生炎症介质及氧自由基，并可通过级联式放大瀑布效应不断扩大炎症损伤。⑥自由基损伤作用：不少刺激性气体本身就是自由基或可迅速产生自由基，如各种氧化物和具有氧化性的化合物等。有些即便不能直接产生自由基，也可通过损伤肺泡上皮细胞和血管内皮细胞，引起炎症细胞在肺内聚集、激活，从而释放大量活性氧自由基，引起脂质过氧化反应，造成细胞结构严重破坏，进而导致严重的低氧血症。

化学性肺水肿主要与刺激性气体的毒性、溶解度、浓度、作用时间以及机体应激能力有关。其形成机制如下：

1. 肺泡损伤及毛细血管通透性增加　刺激性气体可直接损伤肺泡上皮细胞，Ⅰ型细胞肿胀、坏死、脱落，肺泡Ⅱ型细胞受损，肺泡表面活性物质合成减少，活性降低，体液渗出增多，大量水分进入肺泡，并使表面活性物质进一步减少。同时刺激性气体也可损伤毛细血管内皮细胞，使内皮细胞质突起回缩、裂隙增宽，体液渗出，肺泡间质液体增多。

2. 血管活性物质释放　刺激性气体中毒时体内释放大量的血管活性物质，如 5 - 羟色胺、缓激肽、组织胺和前列腺素等，进一步增加毛细血管的通透性，使液体渗出增多。

3. 肺淋巴循环障碍　毛细血管渗出液的回流与淋巴循环有关。刺激性气体使交感神经兴奋，引起淋巴导管痉挛，肺淋巴循环障碍，直接导致肺水肿的发生。

4. 缺氧因素　刺激性气体可使呼吸道上皮细胞发生水肿、变性、坏死、凋亡，大量黏液、炎性细胞、坏死组织堵塞气道导致通气障碍。气管、支气管痉挛，也可造成通气不足，加之肺组织液体渗出增加，气体弥散功能障碍，导致机体缺氧、酸中毒。缺氧又可通过神经体液反射，使毛细血管痉挛、液体渗出增多，进一步加重肺水肿。另外，充满液体的肺泡逐渐成为"死腔"，导致严重的肺内分流和通气/血流比例失调，加重低氧血症的发生。

（三）临床表现

1. 急性中毒

（1）局部症状：眼和上呼吸道的刺激症状主要表现为眼结膜充血、流泪、畏光、眼痛、流涕、喷嚏、咽痛、呛咳、咽充血、声音嘶哑等。皮肤可有不同程度的灼伤。

（2）喉痉挛或喉水肿：高浓度吸入可致喉痉挛，常突然发生，出现严重的呼吸困难症状，表现为呼吸急促和喉鸣。可因缺氧、窒息，可出现发绀甚至猝死。喉水肿发生缓慢，但持续时间较长。

（3）化学性气管炎、支气管炎及肺炎：表现为剧烈咳嗽、胸闷、胸痛、气促。肺部听诊呼吸音粗糙，闻及散在干、湿啰音。可有发热，血常规检查白细胞及中性粒细胞均可增高。支气管黏膜损伤严重时，恢复期可发生黏膜坏死脱落而咯出坏死组织，甚至因突然出现呼吸道阻塞而窒息。

（4）化学性肺水肿：化学性肺水肿是刺激性气体引起的常见的严重病变，其发展过程一般可分为以下四期：

①刺激期：吸入刺激性气体后出现呛咳、胸闷、气促、流涕、咽痛、头晕、呕吐等症状，有时以某些症状为主。

②潜伏期：刺激期症状减轻或消失，肺部病理变化仍在进展，也称"假象期"，经过一段时间后可能发生肺水肿。潜伏期一般 4～24 小时，个别可超过 36 小时，也有短至数十分钟者。潜伏期的长短主要取决于毒物的溶解度和浓度。水溶性大、浓度高的刺激性气体潜伏期短；反之，水溶性小的刺激性气体潜伏期长。本期患者临床表现不突出，但是却是防治肺水肿、阻断病情进展的关键时期。胸部影像学检查可见肺纹理增多、模糊不清等早期渗出性改变。

③肺水肿期：经过一定潜伏期后，患者症状突然加重，表现为剧烈咳嗽、咯大量粉红色泡沫痰、气促加重、呼吸困难、烦躁不安。查体可有血压下降，明显发绀，两肺闻及广泛湿性啰音，实验室检查血常规可有白细胞及中性粒细胞增高，重度中毒患者血气分析示低氧血症。胸部影像学检查可见双肺广泛分布的云絮状阴影，边缘不清。

④恢复期：肺水肿经及时有效治疗，如无并发症，可在 2～3 天内得到控制，病人进入恢复期，症状、体征逐渐消失。胸部影像学改变在 1～2 周内消退。多无后遗症。

（5）急性呼吸窘迫综合征（acute respiratory distress syndrome，ARDS）：化学性中毒性肺水肿若控制不力，可进一步发展为 ARDS。ARDS 是指由心源性以外的各种肺内、外致病因素导致的急性、进行性呼吸衰竭。其主要病理特征为由于肺毛细血管通透性增高，肺泡渗出富含蛋白质的液体，进而导致肺水肿和透明膜形成，可有肺间质纤维化。病理生理改变以肺容积减少、肺顺应性降低和严重通气/血流比例失调为主。临床表现为呼吸窘迫和顽固型低氧血症。肺部影像学表现为非均一性的渗出性病变。2012 年 ARDS 柏林标准公布，即：①发病时间：1 周以内起病、或新发、或恶化的呼吸症状；②胸部影像学：无法用胸腔积液、肺不张或结节来解释的双肺斑片状模糊影；③肺水肿原因：不能完全由心力衰竭或容量过负荷解释的呼吸衰竭，没有发现危险因素时可行超声心动图等检查排除静水压升高的肺水肿；④氧合指数：轻度 200 mmHg ＜氧合指数（PaO_2/FiO_2）≤300 mmHg 且 PEEP（呼气末正压）或 CPAP（持续气道正压）≥5 cmH_2O；中度 100 mmHg ＜PaO_2/FiO_2≤200mmHg 且 PEEP≥5 cmH_2O；重度 PaO_2/FiO_2≤100 mmHg 且 PEEP≥5 cmH_2O。注：1 cmH_2O＝0.098 kPa；肺部影像学指胸片或肺 CT；海拔＞1000 m，校正氧合指数 PaO_2/FiO_2×（大气压/760）；轻度 ARDS 可以无创通气。

2. 慢性影响　长期接触低浓度刺激性气体，可致眼结膜炎、慢性支气管炎、鼻炎、牙齿酸蚀症等。对于慢性刺激性气体中毒，由于缺乏特异性临床表现，诊断相对较为困难，目前专家尚有不同认识，有待进一步积累临床和流行病学资料。

（四）诊断

根据短期内接触大量刺激性气体的职业史，急性呼吸系统损伤的临床表现，结合胸部影像学检查、动脉血气分析和其他相关检查结果，参考现场劳动卫生学调查资料，综合分析，排除其他病因所致类似疾病后，方可诊断。

各种职业性刺激性气体急性中毒的具体诊断标准相应参照《职业性急性化学物中毒性呼吸系统疾病诊断标准》（GBZ 73 - 2009）、《职业性急性氯气中毒诊断标准》（GBZ 65 - 2002）、《职业性急性氮氧化物中毒诊断标准》（GBZ 15 - 2002）、《职业性急性氨中毒诊断标准》（GBZ 14 - 2002）、《职业性急性光气中毒诊断标准》（GBZ 29 - 2011）、《职业性化学性眼灼伤诊断标准》（GBZ 54 - 2002）、《职业性化学性皮肤灼伤诊断标准》（GBZ 51 - 2002）、《职业性急性化学物中毒后遗症诊断标准》（GBZ/T 228 - 2010）。

（五）治疗与处理

急性刺激性气体中毒的主要危害是肺水肿和 ARDS 及窒息等严重的并发症，积极防治肺水肿和 ARDS，控制严重的并发症是抢救的关键。

1. **现场处理**　立即将患者脱离中毒现场，转移至空气新鲜流通处，脱去污染衣服，迅速彻底清洗污染部位，但有些无机氯化物遇水可产生氯化氢和大量热，可加重灼伤，应先用布类轻轻吸去液体，再用水彻底冲洗。可使用中和剂，皮肤酸灼伤时可用 2‰～3‰碳酸氢钠溶液；碱灼伤时可用 2‰～4‰硼酸或 5‰醋酸溶液。呼吸道吸入中毒可用中和剂雾化吸入。化学性眼烧伤应立即用大量清水或生理盐水彻底冲洗，绝不能不予冲洗即送医院，以免眼部发生不可逆的严重病变。可用 1‰丁卡因滴眼液滴眼止痛，0.5‰可的松眼药水滴眼减少局部渗出，有感染迹象者可使用抗生素眼药水滴眼。每日用玻璃棒分离结膜囊，以防睑球粘连。

2. **医学监护**　刺激性气体中毒患者应留院观察，给予心电、呼吸、动脉血氧、血压等生命体征监护。尽快完善常规检查和胸片或肺 CT 检查，观察期不应少于 24 小时，对有可能发生肺水肿的患者，应延长观察期。患者需卧床休息，合理饮食。

3. **积极防治肺水肿**

（1）雾化吸入中和剂：吸入酸性化合物可雾化吸入 5‰的碳酸氢钠溶液，吸入碱性化合物可雾化吸入 3‰～5‰的硼酸溶液。

（2）保持呼吸道通畅：对大量泡沫痰者，可应用去泡沫剂 1‰二甲硅油（消泡净）雾化吸入，以消除呼吸道水泡，利于形成液体排出，可重复使用，效果较好。大量痰液难以咳出，发生喉痉挛，或大片气道黏膜坏死脱落时，可行气管插管或气管切开，进行吸痰、给氧等处理。支气管痉挛时，可雾化吸入解痉药，同时静脉给予氨茶碱、二羟丙茶碱等药物。

（3）合理氧疗：给氧是治疗肺水肿、改善缺氧的重要措施之一。但是应避免给予高压氧或较长时间高流量吸氧，以防止引起过氧化损伤，加重肺水肿。鼻导管给氧是常用的给氧方法，另外还有面罩给氧。有报道采用高频通气治疗中毒性肺水肿获得较好疗效。也可用呼吸机实施正压通气配合氧疗，但是刺激性气体中毒易并发气胸和皮下、纵隔气肿，加重缺氧，采用此种方法时应谨慎，另外，对于低血容量及大量泡沫痰的患者也应慎用。

（4）早期应用糖皮质激素：早期、足量、短程使用糖皮质激素是治疗肺水肿的关键措施。可给予氟美松 30 mg 加入液体中静脉滴注，或甲泼尼龙 200 mg，加入液体中静脉滴注，根据病情每日 1 次或数次。病情控制后根据刺激性气体的种类和毒理学特点可逐渐减量。

（5）谨慎脱水：发生急性肺损伤时，肺循环血液浓缩，血液黏度增加，血流淤滞，右心负荷加重，此时进行脱水治疗并不能脱除肺泡内水分，因此不仅不宜"控水利尿"，反需遵循"谨慎补液、适当利尿"、"出入大致平衡"的原则，以降低血液黏滞度，改善肺循环，从根本上改善全身缺氧状态。

（6）其他治疗：发生气胸和皮下、纵隔气肿者应停止正压通气，根据病情给予抽气或闭式引流。

4. ARDS 的治疗　　ARDS 的传统治疗重点多放在损伤重点，主要策略在于积极治疗原发病、纠正缺氧、机械通气、液体管理、营养支持与监护及其他治疗，但收效甚微。新近研究表明，ARDS 的治疗关键在于早期合理干预。

（1）早期清除自由基：早期给予抗氧化剂、及时清除氧自由基，可有效防止或减轻肺组织损伤，改善低氧血症。常用药物如糖皮质激素、还原型谷胱甘肽、维生素 E 等。

（2）抗凝溶栓、改善循环：肺内血流淤滞、微血栓的形成所引起的循环障碍是导致 ARDS 发生低氧血症的关键环节。积极抗凝溶栓治疗可以改善肺循环。常用药物有低分子肝素、丹参制剂等。

上述措施结合前述肺水肿的治疗措施，可有效改善刺激性气体所致 ARDS 的病情。

5. 对症治疗及其他治疗　　有些刺激性气体具有心脏毒性，可给予改善心肌细胞营养、代谢药物及扩张冠状动脉、改善心肌供血的药物治疗。虫草制剂对肺损伤有治疗作用。

【氯气】

急性氯气中毒（acute chlorine poisoning）是指在短期内吸入较大量氯气所致的以急性呼吸系统损害为主的全身性疾病。对氯气慢性危害的认识和研究报道结果尚不统一。

1. 理化特性　　氯气（Cl_2）原子量 35.45，凝点 -100.98 ℃，沸点 -34.6 ℃，密度 3.214 g/L（0 ℃），常温下为黄绿色的强烈刺激性气体，高压下可液化为琥珀色的液体。氯易溶于水和碱溶液，也溶于二硫化碳、四氯化碳等有机溶剂。遇水首先生成次氯酸和盐酸，次氯酸又可分解成氯化氢和新生态氧，在高热条件下，氯与一氧化碳作用生成毒性更大的光气。

2. 接触机会　　氯气主要由食盐电解制取，同时生成氢氧化钠，此种生产行业即为"氯碱行业"，是早期化学工业的重要支柱之一。氯气是重要的工业原料，主要用于农药、漂白剂、消毒剂、塑料、合成纤维及各种含氯化合物的制造，广泛应用于化工、制药、造纸、印染、皮革加工及各种消毒用途。氯气接触主要是由生产和使用过程中的跑、冒、滴、漏以及容器爆炸、破裂或泄漏事故所造成。

3. 毒理　　近来研究表明，氯气的损害作用主要是由氯化氢和次氯酸所致，它们可迅速损伤呼吸道黏膜局部上皮细胞，引起充血、水肿、坏死，对呼吸道产生严重损害。氯气尚可损伤肺泡上皮细胞，破坏其表面活性物质，引起肺水肿。氯气的强氧化性可使其在肺内产生脂质过氧化损伤。次氯酸还可与含巯基的化合物反应，抑制多种酶的活性。另外，氯气对心肌细胞有直接的毒性作用，还可通过兴奋迷走神经引起心脏骤停，导致"闪电样死亡"。

4. 临床表现　　氯气具有较强的刺激性气味，但人对氯气的嗅觉阈个体差异较大。接触较高浓度氯气可引起眼痛、畏光、流泪、结膜充血，甚至造成角膜损伤。吸入氯气后很快出现呼吸系统刺激表现，主要表现为咽痛、呛咳、恶心、呕吐，严重者可出现急性化学性气管-支气管炎、支气管痉挛表现，如胸闷、气促、剧烈咳嗽、咳痰、胸骨后疼痛，以及头痛、烦躁、嗜睡等全身症状。此阶段称为刺激期。经过 1~2 小时潜伏期后即进入肺水肿期，为非心源性肺水肿，表现为呼吸急促、发绀、咳白色泡沫痰甚至痰中带血。双肺可闻及干湿啰音。

慢性影响：经常接触氯气者可出现眼和呼吸道的刺激症状和慢性炎症，心电图异常率也显著增高，并有头昏、疲乏等神经衰弱综合征症状。

5. 实验室及其他辅助检查　主要实验室检查项目有血、尿等常规检查，肝肾功能和血清电解质检查，动脉血气分析，心肌酶谱和 CTnI 检查，心电图检查，胸部 X 线摄片或肺 CT 检查等，检查项目可出现异常。

6. 诊断及鉴别诊断　我国已经颁布《职业性急性氯气中毒诊断标准》(GBZ 65－2002)。

职业性急性氯气中毒的诊断根据短期内吸入较大量氯气后迅速发病，结合临床症状、体征、胸部 X 线表现，参考现场劳动卫生学调查结果，综合分析，排除其他原因引起的呼吸系统疾病，方可诊断。非职业性急性氯气中毒的诊断和处理也可参照此标准进行。

根据上述标准，刺激反应为出现一过性眼和上呼吸道黏膜刺激症状，肺部无阳性体征或偶有散在性干啰音，胸部 X 线无异常表现。此病情未被纳入我国法定职业病范畴。职业性急性氯气中毒诊断及分级标准见表 2－2。应注意与其他刺激性气体中毒鉴别。

表 2－2　职业性急性氯气中毒诊断及分级标准

	诊断及分级标准
轻度中毒	临床表现符合急性气管－支气管炎或支气管周围炎。如出现呛咳、可有少量痰、胸闷，两肺有散在性干、湿啰音或哮鸣音，胸部 X 线表现可无异常或可见下肺野有肺纹理增多、增粗、延伸、边缘模糊
中度中毒	凡临床表现符合下列诊断之一者： ① 急性化学性支气管肺炎：如有呛咳、咳痰、气急、胸闷等，可伴有轻度发绀；两肺有干、湿性啰音；胸部 X 线表现常见两肺下部内带沿肺纹理分布呈不规则点状或小斑片状边界模糊、部分密集或相互融合的致密阴影 ② 局限性肺泡性肺水肿：除上述症状、体征外，胸部 X 线显示单个或多个局限性轮廓清楚、密度较高的片状阴影 ③ 间质性肺水肿：如胸闷、气急较明显；肺部呼吸音略减低外，可无明显啰音；胸部 X 线表现肺纹理增多模糊，肺门阴影增宽境界不清，两肺散在点状阴影和网状阴影，肺野透亮度减低，常可见水平裂增厚，有时可见支气管袖口征及克氏 B 线 ④ 哮喘样发作：症状以哮喘为主，呼气尤为困难，有发绀、胸闷；两肺弥漫性哮鸣音；胸部 X 线可无异常发现
重度中毒	符合下列表现之一者：①弥漫性肺泡性肺水肿或中央性肺水肿；②急性呼吸窘迫综合征（ARDS）；③严重窒息；④出现气胸、纵隔气肿等严重并发症。

7. 治疗

（1）现场处理：立即脱离接触，保持安静，卧床休息，出现刺激反应者，严密观察至少 12 小时，并予以对症处理。

（2）维持呼吸道通畅：可给予雾化吸入、支气管解痉剂等治疗。去泡沫剂可用二甲硅油（消泡净），如有指征应及时施行气管切开术。雾化吸入疗法采用早期给予 5％碳酸氢钠溶液 20 ml，可加入氟美松 5 mg、糜蛋白酶 4 000 U，一日 2 次雾化吸入。也可给予支气管扩张剂沙丁胺醇或特布他林气雾剂雾化吸入。

（3）合理氧疗：可选择适当方法给氧，如发生严重肺水肿或急性呼吸窘迫综合征，给予鼻面罩持续正压通气(CPAP)或气管切开呼气末正压通气(PEEP)疗法。应注意预防在高氧条件下发生氧中毒,血气分析可作为监护指标。高频通气给氧在早期应用有一定作用,但当有明显的二氧化碳滞留时,可能弊多利少。

(4)应用糖皮质激素:原则上应早期、足量、短程使用。重症患者可给予甲泼尼龙500 mg加入液体中静脉滴注,每天1次,连用3天,然后改为200 mg,静脉滴注,每天1次,病情稳定后逐渐递减。

(5)其他治疗:包括维持血压稳定,合理掌握输液量,纠正电解质紊乱和酸碱平衡失调,营养支持治疗,有感染症状时合理使用抗生素,注意真菌感染等。

(江俊康　菅向东　陆荣柱)

六、窒息性气体

窒息性气体(asphyxiating gases)是指以气态形式侵入机体而直接妨碍氧的供给、摄取、运输和利用,引起组织缺氧的一类有害气体。

窒息性气体最具代表性的化合物是一氧化碳(CO)、氰化氢(HCN)和硫化氢(H_2S)。一氧化碳中毒和死亡人数居急性气体中毒首位,由一氧化碳中毒引起的迟发性脑病,病程长且治疗困难,给社会和家庭带来巨大的经济负担。硫化氢中毒具有较高的病死率,近年来我国硫化氢中毒致死的病例不在少数。

(一)窒息性气体的种类

根据窒息性气体的毒理学特点,大致分为3类:

1. 单纯窒息性气体　主要是指气体本身毒性很低或是惰性气体。在某些特殊场合或条件下,它们在空气中浓度很高,而使氧分压明显降低,使机体难以从吸入气体中得到足够的氧气供应,肺泡气氧分压降低,随之动脉血氧分压下降,引起机体供氧不足,导致缺氧窒息,而并非真正的中毒。属于此类的气体有氮气、甲烷、二氧化碳、乙烷、乙烯等。

2. 血液窒息性气体　此类气体可以阻断血红蛋白与氧的化学结合,并阻碍其向组织细胞释放携带的氧,从而导致组织供氧障碍,引起窒息,此类毒物被称为"血液窒息性气体"。属于此类的气体有一氧化碳及苯的氨基和硝基化合物蒸气等。

3. 细胞窒息性气体　主要是通过抑制细胞呼吸酶的活性,从而阻碍细胞利用氧进行生物氧化的有害气体,此类缺氧是一种"细胞窒息",也称"内窒息",血氧无明显降低,属于此类的气体有氰化氢和硫化氢。

也有人把窒息性气体分为单纯窒息性气体和化学窒息性气体2类。后者包括血液窒息性气体和细胞窒息性气体。在工业生产中,以化学性窒息气体较多见。

(二)毒理

不同的窒息性气体毒性机制不同,但其主要致病环节都是引起机体组织缺氧。脑是机体耗氧量最大的组织,对缺氧最为敏感,因此脑缺氧是窒息性气体最突出的临床表现之一。缺氧可引起脑细胞ATP生成障碍,细胞内水钠潴留,导致脑细胞水肿。缺氧可反射性引起脑血管扩张,血管内液体进入细胞外间隙还可造成细胞间隙水肿。脑内血管内皮细胞可因缺氧发生肿胀,从而加重组织缺氧。另外,缺氧可以使细胞内滞留大量Ca^{2+},同时诱使机体无氧代谢,全身乳酸水平增加,细胞内H^+浓度上升,从而相继激活H^+-Na^+交换和Na^+-

Ca^{2+}交换机制,加重细胞内钙超载,激活磷酸酯酶 A_2,引起膜磷脂分解,生成大量花生四烯酸、白三烯等物质,引起广泛性微血栓形成。另外,细胞内钙超载科诱使黄嘌呤脱氢酶转化为黄嘌呤氧化酶,产生大量氧自由基,引起脂质过氧化反应,损伤细胞膜。以上各种原因导致脑水肿的发生。

(三)临床表现

窒息性气体中毒最主要的临床特点是全身缺氧的表现,脑缺氧症状最为突出,因此临床上多根据脑缺氧程度分级。根据病情不同程度可出现头痛、头昏、心悸、四肢无力、恶心、呕吐,严重者出现抽搐、昏迷。颅脑 CT 和磁共振检查可有脑水肿表现。另外,心肌对缺氧很敏感,窒息性气体中毒可以引起心肌损害,心电图可呈现心肌缺血改变,并可出现心律失常、心肌酶谱和肌钙蛋白升高,甚至猝死。其他表现包括肺水肿、肾损害、皮肤损害、消化道出血、休克、电解质紊乱等。

(四)诊断

根据短期内接触大量或高浓度窒息性气体的职业史,机体组织缺氧的临床表现,结合颅脑 CT 或 MRI 检查、心电图、心肌酶谱、肌钙蛋白等其他相关检查结果,参考现场劳动卫生学调查资料,综合分析,排除其他病因所致类似疾病后,方可诊断。

各种职业性窒息性气体急性中毒的具体诊断标准可参照《职业性急性一氧化碳中毒诊断标准》(GBZ 23 - 2002)、《职业性急性硫化氢中毒诊断标准》(GBZ 31 - 2002)、《职业性急性化学物中毒性神经系统疾病诊断标准》(GBZ 76 - 2002)、《职业性急性化学物中毒性心脏病诊断标准》(GBZ 74 - 2009)、《职业性急性化学物中毒后遗症诊断标准》(GBZ/T 228 - 2010)。

(五)治疗与处理

窒息性气体中毒的基本病理生理过程是组织缺氧,因此其治疗的关键是积极治疗脑水肿及其他缺氧性损伤,防治各种严重的并发症。

1. 现场处理 尽快使患者脱离中毒环境,移至安全的地方。一旦发现患者出现呼吸、心跳停止,立即给予心肺复苏。

2. 生命体征监护 常规给予中毒患者动态血压、心电、呼吸、血氧等生命体征监护,维持基本生命体征稳定。

3. 合理氧疗 改善缺氧是治疗窒息性气体中毒的关键所在,生命体征稳定者尽快给予高压氧治疗,其他给氧方法包括鼻导管给氧、面罩给氧、高频通气等方法。值得注意的是,窒息性气体在体内并无蓄积,停止接触后可很快从体内排出或被代谢,早期给予积极氧疗,对于迅速纠正低氧血症,减轻或中断缺氧引起损伤是合理的,但是脱离有害气体一段时间后持续给予高浓度、高张力氧,可产生氧化损伤作用,弊大于利。

4. 防治脑水肿 给与亚低温治疗、糖皮质激素治疗、促进脑代谢药物治疗等。合理脱水利尿,可给予 20% 的甘露醇 250 ml 静脉滴注,呋塞米 20 mg,静脉推注,每日数次交替使用。

5. 改善脑微循环障碍 维持充足的灌注压,维持正常血容量,合理使用血管活性药物。

6. 清除氧自由基 窒息性气体中毒重要的分子机制是诱使机体产生大量氧自由基,导致细胞脂质过氧化损伤,因此,应积极给予清除自由基为主的抗氧化治疗。具体药物有糖皮质激素、还原型谷胱甘肽、维生素 E、维生素 C、超氧化物歧化酶等。

7. 对症治疗及其他治疗　昏迷病人应定时翻身、拍背,及时吸痰,防止吸入性肺炎和压疮。积极给予营养支持治疗,防止负氮平衡。有心肌损伤者积极给予能量及改善心肌代谢药物治疗。

【一氧化碳】

1. 理化特性　一氧化碳(carbon monoxide,CO),相对分子质量28.01,冰点-207 ℃,熔点-205.1 ℃,沸点-191.5 ℃,相对密度0.967 g/L,常温、常压下为一种无色、无味、无刺激性的气体,微溶于水,易溶于氨水,易燃、易爆,空气中含量达12.5%时可发生爆炸。

2. 接触机会　CO是最常见的窒息性气体,含碳物质不完全燃烧时均可产生CO,主要见于以下生产过程:

(1) 冶金工业:炼钢、炼铁、炼焦,羰基化制取纯金属等作业均有机会产生CO。

(2) 采矿工业:矿山开采爆破、井下瓦斯爆炸均可产生大量CO。

(3) 煤气生产:最早多用煤、焦炭制取CO,故CO也称"煤气"。随着石油化学工业发展,CO主要由石油干馏或气化工艺制取。煤气生产的任何环节发生泄露均可引起CO中毒。

(4) 建材行业:耐火材料、玻璃、陶瓷、建材等工业生产的炉窑作业可产生CO。

(5) 化学工业:化学工业中用CO做原料制造甲醇、甲醛、丙酮、光气等各种化工产品。

(6) 交通运输业:以汽油、柴油为燃料的车辆、船舶开动、运行时均可产生CO。

此外,家用煤炉、燃气热水器、农村土炕在通风不良或气体泄漏时也可发生生活性CO中毒。

3. 毒理　CO经呼吸道吸收,迅速透过肺泡弥散入血,有80%~90%与血红蛋白可逆性地结合,形成碳氧血红蛋白(HbCO),有10%~15%与血管外的血红素蛋白如肌红蛋白、细胞色素氧化酶等可逆性地结合。极少量(<1%)可以溶解于血中。吸入的CO绝大部分以原形从呼出气中排出。CO的吸收与排出,主要取决于空气中氧和CO的分压。空气中CO分压愈高,则吸收也愈快,血液中HbCO的饱和度也愈高。吸入空气中氧的分压增高,则可加速HbCO的离解及CO的排出。CO还可通过弥散作用透过胎盘进入胎儿体内。停止接触CO后,在吸入正常空气情况下,其在体内的半衰期为4~5小时,与COHb饱和度和吸入CO时间及浓度无关,提高吸入气的氧分压可明显缩短CO的半衰期。

急性CO中毒的机制是COHb引起的双重缺氧作用。一方面,血红蛋白中的Fe^{2+}与血中CO结合生成COHb丧失携带氧的功能。CO与血红蛋白的亲和力比氧与血红蛋白的亲和力大240倍,而COHb的解离速度比氧合血红蛋白的解离速度慢3 600倍,生成后可在血中存留较长时间,因此,如果生产现场存在一定量的CO,即可严重影响机体供氧,导致低氧血症;另一方面,COHb的存在还会阻碍HbO_2氧的释放,进一步加重缺氧。因此,及时检测血中COHb的浓度可以作为急性CO中毒严重程度的指标之一。

此外,CO还可与线粒体细胞色素a_3结合,阻断电子传递,延缓还原型辅酶Ⅰ(NADH)的氧化,抑制细胞呼吸;CO与肌红蛋白、细胞色素氧化酶结合,影响氧从毛细血管弥散到细胞的线粒体,损害线粒体功能,脑内含铁多的区域如苍白球、黑质网状带中的细胞色素氧化酶可明显地受到CO抑制等,这些都造成了细胞的窒息。

中枢神经系统对缺氧最为敏感,CO中毒导致脑缺氧,产生细胞性脑水肿及血管源性脑水肿,最终引起颅内压增高、脑血液循环障碍等中毒性脑病表现。急性中重度CO中毒者,由于动静脉血氧差降低和血液中存在大量HbCO,可是皮肤黏膜呈现特殊的樱桃红色。

急性重度 CO 中毒患者苏醒后 2～60 天,可出现一系列神经精神症状,称为"急性 CO 中毒迟发脑病",发病机制尚不清楚。近十年研究表明继发性脑循环障碍可能是其发病的关键环节。血红素加氧酶、一氧化氮合酶、鸟苷酸环化酶等均介入上述病理生理过程。

近年来,研究表明内源性 CO 可能是一类重要的气体信号分子,从呼吸系统、心血管系统到神经系统、免疫系统均发挥调节作用。

4. 临床表现

(1) 急性中毒:急性 CO 中毒在工业生产和日常生活中较为常见,其严重程度与 CO 吸入浓度和时间有密切关系。临床上以急性脑缺氧的症状与体征为主要表现,中毒早期出现头晕、头痛、心悸、恶心、全身无力等症状,此时,若脱离现场,吸入新鲜空气,症状很快消失。中毒进一步加深,上述症状明显加重,乏力尤为突出,可出现烦躁、多汗、皮肤黏膜呈樱桃红色、心跳加快、呼吸困难、共济失调、抽搐、大小便失禁,乃至昏迷、去大脑强直、中枢性高热,并伴有其他脏器的缺氧性改变或并发症,如心肌损害、肺水肿、呼吸衰竭、休克、上消化道出血、筋膜间隙综合征、横纹肌溶解症、酸碱平衡失调和电解质紊乱、急性肾衰竭等。

少数重症急性 CO 中毒患者在意识恢复后,经过 2～60 天的"假愈期",重新出现神经、精神症状,称为急性 CO 中毒迟发性脑病(delayed encephalopathy by acute carbon monoxide poisoning, DEACMP)。具体表现为:精神及意识障碍、锥体外系损害、锥体系损害、大脑皮层局灶性功能障碍等。近年来该病的发病率有逐年增高之势,临床循证研究表明可能与过度氧疗有关。流行病学研究提示,年龄大、病情重、既往有高血压等脑血管病史、中毒后有精神刺激史等为其发病的危险因素,与 CO 的毒性无直接关系,继发性脑循环障碍是其发病的关键环节。

(2) 慢性影响:长期接触低浓度的 CO 是否可引起慢性中毒目前仍有争议。有研究显示,长期接触低浓度 CO 可引起神经衰弱样症状、神经行为功能异常,心血管系统可出现心电图 ST 段下降、QT 间期延长、右束支传导阻滞等,血清乳酸脱氢酶(LDH)、磷酸肌酸激酶(CPK)增高等改变。

5. 实验室及其他辅助检查　中毒时即时测定 COHb 有助于判断 CO 中毒程度。血中 COHb 水平超过 10% 时即可引起 CO 中毒症状;COHb 水平超过 45%,则可引起昏迷等严重缺氧反应;COHb 浓度达到 90%,数分钟可致死。

颅脑磁共振或 CT 检查有助于急性 CO 中毒及迟发脑病的诊断。

其他检查包括血、尿常规、肝肾功能及相关生化指标、心肌酶、心电图、脑电图、大脑诱发电位等检查,可有异常表现。

6. 诊断及鉴别诊断　我国已颁布《职业性急性一氧化碳诊断标准》(GBZ 23 - 2002)。

根据吸入较高浓度一氧化碳的接触史和急性发生的中枢神经损害的症状和体征,结合血中碳氧血红蛋白(HbCO)及时测定的结果,现场卫生学调查及空气中一氧化碳浓度测定资料,并排除其他病因后,可诊断为急性一氧化碳中毒。非职业性急性 CO 中毒也可参照上述标准执行。

根据上述标准,接触反应为出现头痛、头昏、心悸、恶心等症状,吸入新鲜空气后症状可消失。此病情未被纳入我国法定职业病范畴。此病情未被纳入我国法定职业病范畴。职业性急性一氧化碳中毒诊断及分级标准见表 2 - 3。

应注意与其他窒息性气体中毒鉴别,同时还有应该与脑血管病等其他可引起意识障碍的内科疾病鉴别。

表 2-3 职业性急性一氧化碳中毒诊断及分级标准

	诊断及分级标准
轻度中毒	具有以下任何一项表现者：①出现剧烈的头痛、头昏、四肢无力、恶心、呕吐；②轻度至中度意识障碍，但无昏迷者。血液碳氧血红蛋白浓度可高于 10%
中度中毒	除有上述症状外，意识障碍表现为浅至中度昏迷，经抢救后恢复且无明显并发者。血液碳氧血红蛋白浓度可高于 30%
重度中毒	具备以下任何一项者： (1) 意识障碍程度达深昏迷或去大脑皮层状态。 (2) 患者有意识障碍且并发有下列任何一项表现者：①脑水肿；②休克或严重的心肌损害；③肺水肿；④呼吸衰竭；⑤上消化道出血；⑥脑局灶损害如锥体系或锥体外系损害体征。碳氧血红蛋白浓度可高于 50%
急性一氧化碳中毒迟发脑病（神经精神后发症）	急性一氧化碳中毒意识障碍恢复后，经 2～60 天的"假愈期"，又出现下列临床表现之一者：①精神及意识障碍呈痴呆状态，谵妄状态或去大脑皮层状态；②锥体外系神经障碍出现帕金森氏综合征的表现；③锥体系神经损害（如偏瘫、病理反射阳性或小便失禁等）；④大脑皮层局灶性功能障碍如失语、失明等，或出现继发性癫痫。头部 CT 检查可发现脑部有病理性密度减低区；脑电图检查可发现中度及高度异常

7. 治疗与处理

（1）脱离中毒现场：迅速脱离中毒现场，将患者移至通风处，解开衣领，注意保暖，密切观察意识状态。

（2）吸氧：轻度中毒可给予氧气吸入及对症治疗；有自主呼吸的中度及重度中毒者，可给予常压口罩吸氧，有条件时，尽早进行高压氧治疗，直至患者神志完全清醒。急性 CO 中毒的有效治疗措施是早期进行高压氧治疗，有效率可高达 95%。

（3）心肺脑复苏：如呼吸、心跳停止，则应立即行心肺复苏，包括胸外按压、开放气道、人工呼吸、高级生命支持等。

（4）对症及支持治疗：对重度中毒患者应给予消除脑水肿、改善脑血液循环、控制抽搐与高热、纠正酸中毒、营养支持等治疗等。

（5）迟发性脑病的治疗：预防迟发性脑病是重点，避免和消除一切诱发因素，如过度脱水、利尿等，尤其是注意避免过度高压氧疗。早期使用抗自由基药物，如糖皮质激素、还原性谷胱甘肽等。积极给与改善脑内微循环药物，注意维持内环境稳定。

（6）其他处理：轻度中毒经治愈后仍可从事原工作。中度中毒者经治疗恢复后，应暂时脱离一氧化碳作业并定期复查，观察 2 个月如无迟发脑病出现，仍可从事原工作。重度中毒及出现迟发脑病者，虽经治疗恢复，皆应调离一氧化碳作业。因重度中毒或迟发脑病治疗半年仍遗留恢复不全的器质性神经损害时，应永远调离接触一氧化碳及其他神经毒物的作业。视病情安排治疗和休息。

【氰化氢】

1. 理化特性　氰化氢（hydrogen cyanide，HCN），相对分子质量 27.03，熔点 -13.2 ℃，

沸点25.7 ℃,常温常压下为无色透明气体,密度为0.698 g/cm³,比空气轻。有苦杏仁味,蒸气密度为0.94 g/L,易蒸发,在空气中均匀扩散。易溶于水,其水溶液即为氢氰酸,还可与醇、醚、苯、氯仿、甘油等互溶。氰化氢在空气中可燃烧,空气含量达5.6%~12.8%时可发生爆炸。氰化物盐类遇水或遇酸易挥发氰化氢。

2. 接触机会　主要接触作业有:生产氰氢酸、氰酸盐及其他氰化物、合成丙烯腈以及作为化工生产反应的副产物;电镀业镀金、镀铜等;提炼金银等贵金属;冶金工业中钢铁热处理;某些药物制备等。火灾中含氮、碳的天然物质或化学合成制品燃烧和裂解也会释放出含氰化氢的烟雾。生活中急性氰化物中毒多数为惊恐摄入氰化物或服食过量的含氰苷的食物所致,氰苷与胃酸作用可生成氢氰酸。氰化氢作为战争毒剂还曾被用于军事目的和制造恐怖事件。

3. 毒理　氰化氢主要经呼吸道吸入,皮肤沾染氢氰酸或误服均可吸收。氰化氢属于高毒类物质,成人致死量约为60 mg(0.7~3.5 mg/kg)。口服氢氰酸的致死剂量为50~100 mg。氰化氢进入血液后迅速解离出氰离子(CN^-),其毒性主要是由CN^-引起,大部分在肝脏通过硫氰酸生成酶的作用,与胱氨酸、半胱氨酸、谷胱甘肽等巯基化合物结合,转化为无毒的硫氰酸盐,经肾脏随尿排出,此途径是大剂量氰化物在体内主要的解毒途径。部分氰化氢以原形由肺随呼气排出;小部分与羟钴胺结合生成氰钴胺,参与维生素B_{12}的代谢;还有一小部分还可氧化成甲酸盐由尿排出,或参与一碳化合物的代谢;少量尚可分解为二氧化碳和氨从呼气中排出,或与葡萄糖醛酸结合形成无毒腈类从尿中排出。代谢过程可被硫氰酸氧化酶缓慢逆转,故在解毒早期,偶可见到中毒症状的复现,这些途径可能是低剂量氰化物在体内主要的代谢方式(图2-7)。

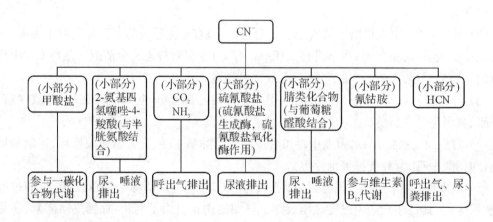

图2-7　CN^-在体内代谢过程示意图

氰离子(CN^-)与细胞呼吸酶的亲和力最强,引起中毒的主要机制是它能迅速与细胞色素氧化酶a_3的Fe^{3+}结合,阻止Fe^{3+}获取电子还原成Fe^{2+},阻断了生物氧化过程中的电子传递,使组织细胞不能摄取和利用氧,从而引起细胞内窒息。此时,血液中氧饱和,但不能被组织细胞利用,无氧代谢迅速增强,葡萄糖的有氧代谢随即转变为糖酵解,乳酸生成增多。动静脉血氧差由正常的4%~6%降至1%~1.5%,所以氰化物中毒时,静脉血呈鲜红色,患者皮肤、黏膜呈樱桃红色。由于中枢神经系统对缺氧最为敏感,因此,中毒时最先受累,主要表现出急性脑缺氧的症状,其他主要脏器如心、肾、肺、肝等也受到严重影响,导致临床出现以中枢神经系统为主的多系统中毒性损伤表现。

CN^-也能与血液中正常存在的约 2% 的 MetHb 结合,形成氰化 MetHb。因此,血液中 MetHb 的增加,对细胞色素氧化酶可起到保护作用。

此外,CN^-还可与某些酶的金属、辅基等结合,抑制多种酶的活性,从而更加强其毒性。

4. 临床表现

(1) 急性中毒:多由于生产中的意外事故而发生,非猝死型氰化氢中毒临床表现可分为以下四期:

①前驱期:表现为眼及上呼吸道黏膜刺激症状,如流泪、流涎、流涕、咽喉不适,伴有逐渐加重的全身症状,如口唇麻木、乏力、头痛、恶心、呕吐、心悸、不安、震颤等,呼吸和脉搏加快,呼出气中有苦杏仁味。此时被发现,停止接触,吸入新鲜空气,症状可很快消失。

②呼吸困难期:表现为严重的呼吸困难,张口呼吸,胸部紧束,呼吸频率加深加快。患者有恐惧感,伴有听力、视力减退,血压升高,脉搏加快,冷汗淋漓,瞳孔散大,眼球突出,皮肤黏膜呈鲜红色,患者呼出气中有苦杏仁味,也有的闻不到。如能在此期脱离接触,及时治疗,仍能恢复。

③痉挛期:表现为强直性和阵发性抽搐,甚至角弓反张。意识丧失,血压下降,心律失常,大小便失禁,反射消失,可并发肺水肿引起发绀,肺内可闻及湿啰音。

④麻痹期:表现为深昏迷,各种反射完全消失,血压明显下降,呼吸浅慢且不规则,心脏可随时停搏而造成死亡。

临床上由于病情变化迅速,往往很难清晰的分出各期。通常多将未出现抽搐、痉挛而仅有呼吸困难者列为轻度中毒,出现痉挛、昏迷等并发症者列为重度中毒。

氰化氢属剧毒类,短时间内高浓度吸入可引起"电击样"猝死,数秒内可无任何预兆突然昏倒,2～3 分钟内呼吸停止而死亡,情况十分紧急,但在工业生产中极少见。

(2) 慢性作用:长期吸入低浓度氰化氢,可出现慢性刺激症状,如慢性结膜炎、上呼吸道炎、嗅觉和味觉异常,还可出现肌肉酸痛和运动障碍等其他表现。

5. 实验室及其他辅助检查

(1) 血浆或全血氰离子浓度测定:急性中毒时可明显升高,常超过 1 mg/L(1.92 μmol/L)。该指标应该在中毒 8 小时内测定。

(2) 血浆硫氰酸盐和尿中硫氰酸盐测定:血浆硫氰酸盐急性中毒时多>50 mg/L,急性中毒 12 小时以内可见增高。尿硫氰酸盐在急性中毒 1～3 天内可增高数倍以上。

(3) 血浆乳酸浓度测定:血浆乳酸浓度测定对于判断急性氰化氢中毒的严重程度有重要价值。当血浆乳酸浓度>4 mmol/L 时可诊断乳酸酸中毒,在血中氰离子浓度>1 mg/L 时,血浆乳酸浓度常常高于 8 mmol/L。

(4) 其他:如血尿常规、肝肾功能、血清电解质、心肌酶、颅脑 CT 或 MRI 检查、心电图等,均可出现异常,其结果有助于判断病情。

6. 诊断与鉴别诊断　根据明确的氰化氢接触史及典型的临床表现,如皮肤黏膜呈鲜红色、严重呼吸困难、强直性痉挛和阵发性抽搐、呼出气中有苦杏仁味以及尿中硫氰酸盐大量增加,排除其他类似疾病,可以诊断急性氰化氢中毒。职业性急性氰化氢中毒按照《职业性急性氰化物中毒诊断标准》(GBZ 209-2008)进行,非职业性急性氰化氢中毒也可参照上述标准执行。职业性急性氰化氢中毒诊断及分级标准见表2-4。

应注意与其他窒息性气体中毒鉴别,同时还有应该与脑血管病等其他可引起意识障碍的内科疾病鉴别。

表2-4 职业性急性氰化氢中毒诊断及分级标准

	诊断及分级标准
轻度中毒	明显头痛、胸闷、心悸、恶心、呕吐、乏力、手足麻木,尿中硫氰酸盐浓度往往增高,并出现下列情况之一者:①轻、中度意识障碍;②呼吸困难;③动静脉血氧浓度差<4%和(或)动静脉血氧分压差明显减小;④血浆乳酸浓度>4 mmol/L
重度中毒	出现下列情况之一者:①重度意识障碍;②癫痫大发作样抽搐;③肺水肿;④猝死

7. 治疗与处理

(1)现场处理:迅速脱离现场,患者转移至空气新鲜处,呼吸、心跳停止者立即行心肺脑复苏,尽量使用人工呼吸器,避免采用口对口人工呼吸。清洁污染皮肤,更换污染衣物,注意保暖。

(2)迅速给予解毒治疗

①亚硝酸盐硫代硫酸钠疗法:轻度中毒可静脉注射硫代硫酸钠溶液,或使用亚硝酸盐－硫代硫酸钠疗法。重度患者立即使用亚硝酸盐－硫代硫酸钠疗法,并可根据病情重复使用硫代硫酸钠。亚硝酸盐可使血红蛋白转化为 MetHb,生成的 MetHb 可与血液中 CN^- 结合生成不太稳定的氰化 MetHb,迅速给予 $Na_2S_2O_3$,经硫氰酸生成酶作用,使 CN^- 转变为无毒的 SCN^-,经尿排出,而组织中 CN^- 回到血液被 MetHb 结合,使细胞色素氧化酶逐渐恢复活性,达到解毒目的,该疗法至今仍为重度氰化物中毒最有效的解毒方法。应用亚硝酸钠时应避免剂量过大或注射速度过快,以免发生严重的高铁血红蛋白血症和低血压。无亚硝酸盐时可用大剂量亚甲蓝(5 mg/kg～10 mg/kg)替代。

②4-二甲氨基苯酚(4DMAP)和对氨基苯丙酮(PAPP) 4DMAP 是一类新型 MetHb 生成剂,形成 MetHb 的速度比亚硝酸钠快,不引起血压下降,且给药方便。10%的 4 - DMAP 2 ml 肌内注射,接着静脉缓慢注射 20%硫代硫酸钠 75～100 ml,必要时 1 小时后重复半量。4 - DMAP作用快,药效短,PAPP 作用慢,药效持久。

(3)氧疗:尽早采取氧帐、面罩等方式吸氧,但吸入高浓度的氧(>60%)持续时间不应超过 24 小时,以免发生氧中毒。重度中毒者如条件允许宜尽早采用高压氧治疗。

(4)积极防治脑水肿、肺水肿:早期使用糖皮质激素、抗氧化剂、脱水利尿剂。

(5)对症支持治疗:积极纠正酸中毒,维持水、电解质平衡,改善微循环,控制抽搐、营养支持等。

(6)其他处理:轻度中毒者治愈后可恢复原工作;中毒中毒者应调离原作业,需要进行劳动能力鉴定者,按照 GBT 16180 处理。

【硫化氢】

1. 理化特性 硫化氢(hydrogen sulfide,H_2S)相对分子质量 34.08,熔点－82.9 ℃,沸点－61.8 ℃,常温常压下为无色气体,具有强烈腐败臭鸡蛋样气味,水中溶解度 20 ℃时为 0.5 g/100 ml,易溶于水生成氢硫酸,也可溶于醇类、汽油、煤油及石油溶剂。蒸气密度 1.19,较空气重,易积聚在低洼处。化学性质不稳定,在空气中易燃烧,自燃点 345～380 ℃。爆炸范围4.3%～45.5%。能与许多金属反应形成黑色硫酸盐。

2. 接触机会　H_2S 很少用作工业原料，多是生产过程和日常生活中的废气。主要接触作业有：化学工业如含硫化合物的生产和制造、硫化染料、人造纤维、合成橡胶等；石油工业如石油开采、石油炼制过程脱硫等；制革中用硫化钠脱毛；生产味精用硫化钠除铁；造纸、制糖、酱菜等以动、植物为原料的一些生产过程；采矿、冶炼工业；捕鱼业中鱼舱鱼类腐败；污水管道及污池、粪池、沼气池清理；井下作业及废弃坑道中均有机会接触 H_2S。自然界中如火山喷发、含硫有机物质的发酵腐败等均可产生 H_2S，导致严重中毒。

H_2S 具有较高的发生率和病死率，目前对人民健康和生命构成很大威胁。

3. 毒理　H_2S 主要经呼吸道吸收进入人体，后迅速氧化为无毒、低毒的硫代硫酸盐、硫酸盐及少量硫化物如甲硫醇、甲硫醚等，经肾脏排除，H_2S 代谢迅速，在体内无蓄积作用。小部分以原形从呼出气排出。

H_2S 为剧毒气体，主要毒性机制是：①细胞窒息作用：H_2S 能与氧化型细胞色素氧化酶中的辅基 Fe^{3+} 结合，使其失去传递电子的能力，细胞内氧化还原过程障碍，造成组织细胞"内窒息"。H_2S 还可与体内二硫基结合，抑制过氧化氢酶、三磷酸腺苷酶、谷胱甘肽等的活性，影响生物氧化过程，增强细胞内窒息作用，尤以中枢神经及心肌细胞对缺氧敏感，细胞损伤发展迅速。②神经毒性：高浓度的 H_2S 强烈刺激颈动脉窦和主动脉弓的化学感受器，引起反射性呼吸抑制，还可直接作用于延髓的呼吸及血管运动中枢，使呼吸麻痹，造成"闪电式猝死"；高浓度的 H_2S 可麻痹嗅神经，此时不能依靠 H_2S 气味的强烈程度来判断 H_2S 存在的危险度。③刺激作用：进入体内的 H_2S 可与黏膜表面的钠离子、水作用，生成硫化钠和氢硫酸，对眼和呼吸道黏膜产生强烈的刺激和腐蚀性，引起结膜炎、角膜溃疡，以及支气管炎、肺炎和肺水肿。

H_2S 不会与正常的血红蛋白反应，但是易于高铁血红蛋白结合生成硫化高铁血红蛋白，该蛋白呈蓝紫色，无携氧能力，是产生发绀的主要原因之一。

4. 临床表现　生产中多发生急性中毒，主要表现为刺激症状、细胞窒息、中枢神经抑制等全身毒性作用。眼部症状表现为眼痛、异物感、畏光、流泪、视力模糊、眼睑痉挛、眼睑水肿、结膜充血和水肿，角膜糜烂甚至角膜点状上皮脱落及浑浊；呼吸系统表现为流涕、咳嗽、咽痛、胸闷、胸痛、呼吸困难，严重者甚至发生化学性肺炎、化学性肺水肿等，除上述症状加重外，可有呼吸浅快、脉搏加速、心音低钝、双肺闻及干湿啰音等。中枢神经系统症状表现为头晕、头痛、恶心、呕吐、烦躁、意识障碍、昏迷、抽搐、呼吸循环衰竭等；心肌损害表现为心律失常、传导障碍、心肌缺血性改变等。中毒患者还可出现皮肤黏膜灰蓝色、瞳孔散大、体温升高等表现。吸入高浓度 H_2S 可立即发生昏迷、呼吸麻痹、甚至"闪电式猝死"。

5. 实验室及其他辅助检查

（1）血常规、肝肾功能、及电解质生化检查：不同病情可有不同的异常表现，如白细胞及中性粒细胞计数增高、氨基转移酶升高及各种电解质紊乱表现。

（2）血中硫化高铁血红蛋白：急性中毒时可增高。

（3）心电图检查：可出现 ST 段抬高、T 波倒置、各种心律失常等。

（4）心肌酶谱：心肌酶可明显升高。

（5）脑电图检查：主要为弥漫性慢活动出现，抽搐发作者伴有慢波及阵发性尖、棘波，尖慢、棘慢波综合出现。

（6）脑 CT 或 MRI 检查：可有脑水肿表现。

（7）肺 CT：可以出现片状高密度阴影。

6. 诊断及鉴别诊断　我国已颁布《职业性急性硫化氢中毒诊断标准》(GBZ 31—2002)。

根据短期内吸入较大量硫化氢的职业接触史,出现中枢神经系统和呼吸系统损害为主的临床表现,参考现场劳动卫生学调查,综合分析,并排除其他类似表现的疾病,方可诊断。非职业性急性氰化氢中毒也可参照上述标准执行。职业性急性硫化氢中毒诊断分级及分级标准见表 2-5。

应注意与其他窒息性气体中毒鉴别,同时还有应该与脑血管病等其他可引起意识障碍的内科疾病鉴别。

表 2-5　职业性急性硫化氢中毒诊断分级及分级标准

诊断分级及分级标准	
轻度中毒	具有下列情况之一者:①明显的头痛、头晕、乏力等症状并出现轻度至中度意识障碍;②急性气管—支气管炎或支气管周围炎
中度中毒	具有下列情况之一者:①意识障碍表现为浅至中度昏迷;②急性支气管肺炎
重度中毒	具有下列情况之一者:①意识障碍程度达深昏迷或呈植物状态;②肺水肿;③猝死;④多脏器衰竭

7. 治疗与处理　由于 H_2S 在体内代谢迅速,几乎不蓄积,且生成的硫化 MetHb 不易分解,因此,H_2S 中毒一般不主张使用 MetHb 形成剂。急性 H_2S 中毒的治疗原则是在积极氧疗、防治细胞内窒息的基础上给予抗休克、防治脑水肿和肺水肿等对症综合治疗措施。

(1) 现场处理及氧疗、防治脑水肿和肺水肿、心肺脑复苏、对症支持治疗可参照氰化氢中毒相关措施。

(2) 其他处理:急性轻、中度中毒者痊愈后可恢复原工作,重度中毒者经治疗恢复后应调离原工作岗位。需要进行劳动能力鉴定者按 GB/T 16180 处理。

(菅向东　赵　波)

七、农药

农药(agricultural chemicals)是指用于消灭、控制危害农作物的害虫、病菌、鼠类、杂草及其他有害动、植物,调节植物生长的各种化学药物,也包括提高农药效力的辅助剂、增效剂等。

农药品种繁多,有多种分类方法。按用途可将其分为杀虫剂(insecticide)、除草剂(herbicide)、杀螨剂(miticide)、杀真菌剂(fungicide)、杀鼠剂(rodenticide)、脱叶剂(defoliant)、植物生长调节剂(plant growth regulator)等,其中以杀虫剂品种最多,用量最大;按化学结构可分为有机磷酸酯类、氨基甲酸酯类、拟除虫菊酯类、有机氟、有机氯等;按毒性大小可分为剧毒、高毒、中等毒及低毒农药;按剂型可分为乳油剂、粉剂、颗粒剂、喷雾剂、熏蒸剂等;按作用方式可分为胃毒剂、不育剂、拒食剂、触杀剂、增效剂等。

各种农药的毒性相差悬殊,大部分品种具中等毒性或低毒性,少部分品种属高毒或剧毒。有些农药毒性虽不大,但有蓄积作用,对人体可能有慢性作用。有时,为了提高农药杀虫效力,将两种以上农药混合配制成农药混合剂。我国发展的混配农药多以有机磷为主体,配以拟除虫菊酯、氨基甲酸酯等制成二元混合剂。混配农药的毒性大多呈相加作用,少数为相乘作用。随着混配农药使用量的增加,这类农药引起的中毒人数有增长的趋势,应加强混配农药的毒性和救治研究与管理。

据世界卫生组织（WHO）近年统计资料，全世界每年发生的农药中毒病例在300万例以上。我国在20世纪80年代每年的急性农药中毒人数在30万以上，近年仍超过10万，总体病死率约为12%。主要为有机磷农药及其混配农药，其中生产性中毒约占1/4，非生产性中毒约占3/4。其次是氨基甲酸酯类、拟除虫菊酯类杀虫剂等。近年来除草剂特别是百草枯中毒具有极高的病死率，可达80%以上，且无特效解毒药，已经成为严重危害人体健康的致命杀手。另外，剧毒杀鼠剂毒鼠强、氟乙酰胺等虽然国家已经禁止使用，但是中毒现现象仍有发生。抗凝血类杀鼠剂也是临床常见的中毒性疾病。

口服自杀是我国农药中毒的主要原因。职业性农药中毒主要发生于农药厂生产工人和农村施用人员中，在农药合成、配料、包装等过程中，尤其是加料、出料、灌装、分装以及设备检修时，车间空气中农药浓度较高，皮肤接触机会较多，易发生中毒。在农药施用过程中，配药浓度过高、违反卫生操作规程或缺乏有效的个人防护等，是发生职业性农药中毒的常见原因。此外，农药保管不当、管理不严等造成的流散，可引起农药中毒。

农药除引起急性中毒外，还存在慢性危害，包括蓄积毒性所致的器官慢性损害，远期作用如生殖发育毒性、致癌、免疫功能损伤等。有些还引起蔬菜、食物中农药残留或污染环境，通过食物链再作用于人体。

（一）有机磷农药

有机磷农药（organophosphorus pesticide）主要用作杀虫剂，少数品种也用作杀菌剂、杀鼠剂、除草剂等，此类农药一般毒性较大，急性有机磷农药中毒（acute organophosphorus pesticides poisoning，AOPP）是发生人数最多、对人类健康威胁最大的化学中毒，在发展中国家尤为突出。我国有机磷农药的产量和使用量均居世界首位，2007年1月1日起，我国已经禁用甲胺磷、甲基对硫磷、对硫磷、久效磷、磷胺等5种高毒的有机磷杀虫剂，但是有机磷杀虫剂仍然是我国目前及今后一段时间内使用最广、用量大的一类农药。

1. 理化特性　有机磷农药多为磷酸酯类或硫代磷酸酯类化合物。其结构通式如下：

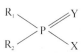

式中：R_1、R_2多为甲氧基（CH_3O—）或乙氧基（C_2H_5O—）等碱性基团；Y为氧或硫原子；X为烷氧基、芳氧基或其他酸性基团。由于代入基团的不同，可形成多种化合物，毒性也有差别，如碱性基团中乙氧基比甲氧基毒性大，酸性基团中强酸根比弱酸根毒性大，Y为氧原子，则可直接与胆碱酯酶共价结合，毒作用迅速，而Y为硫原子，需经代谢、氧化脱硫，才能与胆碱酯酶结合，发挥毒作用，因此，毒作用出现较慢，但往往持续时间较长。

有机磷农药绝大多数为黄色至棕色的油状液体，有类似大蒜臭味，易溶于有机溶剂或动、植物油，对光、热、酸、氧等均较稳定，遇碱则易分解，故残效期较短。美曲膦酯（敌百虫）为白色粉末状结晶，易溶于水，在碱性溶液中可生成毒性较大的敌敌畏。

2. 接触机会

（1）职业中毒：主要见于有机磷农药生产和使用过程。农药灌装生产线中的分装和旋盖为手工操作，是职业中毒的好发岗位。农药混配过程中易发生农药污染，农村施药员使用过程违反操作规程、忽视个人防护、药械滴漏、皮肤污染等均可导致中毒。

(2) 生活性中毒：口服农药中毒是有机磷农药中毒的主要原因。误服农药或食用被污染的蔬菜瓜果，滥用有机磷农药治疗皮肤病或浸泡衣物灭虱，均可引起急性中毒。

3. 毒理　有机磷农药可经呼吸道、消化道以及完整的皮肤与黏膜吸收。经呼吸道、消化道吸收迅速而完全，经皮吸收是职业性中毒的主要途径。

吸收后的农药迅速随血流分布到全身各组织器官，其中以肝脏中含量最高，肾、肺、脾次之，肌肉、骨骼、脑浓度较低。含氟、氧等基团的有机磷农药可通过血脑屏障进入脑组织，部分品种还能通过胎盘屏障到达胎儿体内。有机磷农药体内生物转化主要是在肝脏进行，以氧化和水解为主，通常水解产物毒性减低，而氧化产物毒性增强。如对硫磷经肝细胞微粒体氧化酶的作用，被氧化为毒性较大的对氧磷，毒性增加 300 多倍，再被磷酸酯酶水解为对硝基酚随尿排出。马拉硫磷在体内被氧化为马拉氧磷，毒性增加，再被羧酸酯酶水解而失去毒性。哺乳动物体内含有丰富的羧酸酯酶，其水解作用大于氧化作用，而在昆虫体内代谢特性与哺乳动物相反，故马拉硫磷是一种对人、畜低毒的高效杀虫剂。美曲膦酯（敌百虫）在哺乳动物体内大部分被水解成无毒的二甲基膦酸酯和三氯乙醇，随尿排出，而在昆虫体内则经脱氯化氢作用形成毒性更大的敌敌畏，故杀虫力强。进入体内的有机磷农药一般都能被迅速代谢转化，代谢产物主要经肾随尿排出，小部分随粪排出，一般无明显蓄积，但其毒性效应可有累积作用。另外，有机磷农药的肠肝循环有可能导致病情反复，应引起足够的重视。

有机磷农药的毒作用机制主要是抑制体内乙酰胆碱酯酶（acetyl cholinesterase，AChE）活性，由于其在化学结构上与 Ach 相似，可迅速与体内 ChE 结合，形成磷酰化 ChE，使其失去水解乙酰胆碱（ACh）的能力，引起 ACh 在蓄积而引起胆碱能神经过度兴奋的一系列临床表现，严重时可产生毒蕈碱样、烟碱样和中枢神经系统症状，即急性胆碱能危象（acute cholinergic crisis，ACC）。另外，有机磷农药还可以抑制血浆胆碱酯酶，但与神经毒效应无关，被称为"假性胆碱酯酶"（pseudocholinesterase）。胆碱能神经主要分布于交感、副交感神经的节前纤维，副交感神经和和部分交感神经的节后纤维，骨骼肌运动神经，部分中枢神经纤维。乙酰胆碱是胆碱能神经的化学递质，它的效应器主要有两种：M 受体和 N 受体，分别产生 M 样作用（毒蕈碱样作用）和 N 样作用（烟碱样作用）。有机磷农药中毒时过多的 ACh 与副交感神经节后纤维支配的效应器细胞膜上的 M 型受体结合，引起效应器兴奋，表现为心血管活动受抑，支气管、胃肠道平滑肌痉挛、收缩，瞳孔括约肌、睫状肌收缩，消化道、呼吸道腺体及汗腺分泌增加，这种作用与毒蕈碱作用相似，称为毒蕈碱样作用。ACh 还可与交感及副交感神经节的突触后膜及神经肌肉接头运动终板后膜上的 N 型受体结合，对节后神经元和骨骼肌神经终板小剂量引起兴奋、大剂量引起抑制作用，这种作用与烟碱的作用相似，称为烟碱样作用。另外，ACh 也是中枢性递质，中毒时使中枢神经系统兴奋抑制平衡破坏，出现相应症状。

磷酰化 ChE 虽然稳定，但早期仍能部分地缓慢水解，恢复其活性。但随着中毒时间的延长，磷酰化 ChE 可发生自身催化的脱烷基反应，逐渐失去恢复活性的能力，此种现象称为胆碱酯酶"老化"（ageing），故有机磷中毒后，应尽早使用胆碱酯酶复能剂。另一方面，新合成的胆碱酯酶需要较长时间，急性中毒患者在治愈后 3 个月内不宜再接触有机磷农药。

某些有机磷农药急性中毒患者，在其症状消失后的 2～4 周，可出现迟发性多发性神经毒作用（organophosphate induced delayed polyneuropathy，OPIDP）。病理变化主要为周围神经及脊髓侧索的轴索变性，继发脱髓鞘改变，符合中枢－周围远端型轴索病的病理类型。其发生与 AChE 抑制无关,发病机制尚未完全阐明,可能是抑制了神经病理靶标酯酶(neuropathy target esterase,NTE)活性所致。

急性中毒胆碱能危象之后,迟发性周围神经病发病之前,部分有机磷中毒患者出现以脑神经支配的肌肉、肢体近端肌肉、呼吸肌等无力为特征的一组综合征,称为中间期肌无力综合征(intermediate myasthenia syndrome,IMS),多在中毒后 24～96 小时,发病机制尚全阐明,有学者认为其发生可能与神经肌肉接头突触后传导障碍有关。

有机磷农药的毒性作用产品种类、质量、纯度、剂型、助剂以及进入机体途径等有关。

4. 临床表现

(1) 急性中毒:潜伏期长短取决于有机磷农药的毒性、接触剂量、侵入途径等。口服中毒潜伏期短,数分钟即可发病,呼吸道吸收发病也较快,往往在连续吸入数分钟后发病,经皮吸收中毒潜伏期较长,一般在接触后 2～6 小时发病,也有 12 小时以后发病的。

①毒蕈碱样症状:此类症状出现较早,主要表现为食欲减退、恶心、呕吐、腹痛、腹泻、多汗、流涎、视物模糊、瞳孔缩小、支气管痉挛、呼吸道分泌物增多、心动过缓、血压偏低及心律失常等。严重时可以出现呼吸困难、肺水肿、大小便失禁等。瞳孔缩小似针尖样瞳孔为有机磷农药中毒的典型体征。

②烟碱样症状:患者出现全身紧束感、可有胸部、上肢和颈面部等肌束震颤、肌肉痉挛,进而发展为肌无力、肌麻痹等,严重者可出现呼吸肌麻痹而死亡。心动过速和血压升高常常掩盖毒蕈碱样作用下的血压偏低及心动过缓。

③中枢神经系统症状:早期出现头昏、头痛、乏力、失眠或嗜睡、多梦等,随后出现烦躁不安、言语不清、意识障碍。严重者可出现昏迷、抽搐甚至呼吸中枢麻痹而危及生命。

④中间期肌无力综合征:少数重症患者在胆碱能危象后 24～96 小时,患者意识清楚,突然出现呼吸困难、发绀、声音嘶哑、吞咽困难、眼球活动受限、四肢肌力减退、抬头困难、腱反射消失或减弱,严重者可因呼吸肌麻痹而死亡。

⑤迟发性周围神经病:少数患者在急性中毒后 2～4 周,出现感觉－运动型周围神经病。一般先出现下肢麻木、疼痛、无力,抬腿困难,上肢也可累及,逐渐出现明显的肌力减退、四肢肌肉萎缩、腱反射减弱或消失等。

有机磷中毒时还可出现中毒性肝病、急性坏死性胰腺炎、中毒性心肌损害、脑水肿等。部分有机磷农药如敌敌畏、对硫磷等接触皮肤后可引起过敏性皮炎,局部可出现是水泡和脱皮。有机磷农药滴入眼中尚可引起结膜充血和瞳孔缩小。应注意各种症状和体征发生的时间和特点。

(2) 慢性影响:目前关于有机磷农药是否存在慢性中毒,尚有不同认识。长期接触低浓度有机磷农药的生产工人,其 ChE 活力明显降低。

5. 实验室及其他辅助检查

(1) 全血或红细胞 ChE 活力测定:全血或红细胞 ChE 活力测定是诊断 AOPP 的特异性实验室指标,对于 AOPP 的病情分级和预后判断非常重要。正常人胆碱酯酶活力为 100%,轻度中毒全血 ChE 活力一般在 70%～50%,中度中毒全血 ChE 活力一般在 50%～30%,重度中毒全血 ChE 活力一般在 30% 以下。

(2) 血常规、肝肾功能、心肌酶、血清电解质、动脉血气分析对于病情评估有帮助。

(3) 神经－肌电图检查:OPIDP 者可有异常表现。

6. 诊断与鉴别诊断　我国已经颁布《职业性急性有机磷杀虫剂中毒诊断标准》(GBZ 8－

2002)。

职业性有机磷杀虫剂中毒根据短时间接触较大量有机磷杀虫剂的职业史,以自主神经、中枢神经和周围神经系统症状为主的临床表现,结合血液胆碱酯酶活性的测定,参考作业环境的劳动卫生调查资料,进行综合分析,排除其他类似疾病后,方可诊断。急性有机磷杀虫剂与其他农药混配中毒者,往往以有机磷杀虫剂中毒的临床表现为主,其诊断和诊断分级可参考本标准。此外,非职业性急性有机磷杀虫剂中毒也可参照上述标准执行。

本病应与中暑、急性胃肠炎等其他内科疾病鉴别,阿托品治疗试验有助于诊断。同时也应注意有无有机磷杀虫剂与其他农药混配中毒的可能性。中间期肌无力综合征应与急性有机磷杀虫剂中毒"反跳"鉴别。所谓中毒"反跳"系指少数急性中毒患者经治疗好转后,重新出现较重的毒蕈碱样、烟碱样和中枢神经系统的临床表现。

7. 治疗与处理

(1) 清除毒物:立即使患者脱离中毒现场,脱去污染衣服,用肥皂水彻底清洗皮肤、头发、指甲。眼部受污染,应迅速用清水或2%碳酸氢钠溶液冲洗,再滴入1%后马托品数滴。口服中毒者应立即给予清水洗胃,直至洗清、没有异味为止。如有机磷品种明确,洗胃液也可用2%的碳酸氢钠或1:5 000的高锰酸钾溶液。应注意美曲膦酯(敌百虫)忌用碳酸氢钠、对硫磷忌用高锰酸钾。洗完胃后可给予20%甘露醇溶液250 ml、活性炭30 g口服或胃管内注入,用于导泻和吸附毒物。对于重度中毒早期给予血液灌流可以有效地清除血液中的毒物,但是,由于有机磷农药吸收很快,可迅速分布与组织中,血液中毒物浓度下降快,重复或持续血液净化并无益处。

(2) 特效解毒药物:包括抗胆碱药阿托品和胆碱酯酶复活剂。

①ACh拮抗剂:阿托品能阻断乙酰胆碱对副交感神经和中枢神经系统毒蕈碱的作用,对缓解毒蕈碱症状和对抗呼吸抑制有效,但是对于烟碱样症状和恢复胆碱酯酶活力没有作用。阿托品采用静脉注射给药,使用剂量和间隔时间应根据患者病情、有机磷杀虫剂的品种、摄入量和中毒时间而定。使用阿托品治疗重度中毒病人的原则是早期、足量、重复给药,直到毒蕈碱症状好转达到阿托品化状态。阿托品化(atropinization)临床表现是瞳孔较前散大、口干、皮肤干燥、颜面潮红、肺部湿啰音消失、心跳加快等。一旦出现阿托品化即应减少阿托品用量,包括减少一次给药剂量和延长给药时间间隔。如果在使用阿托品的过程中出现瞳孔散大固定、狂躁不安、高热、神志不清、昏迷加重、尿潴留等症状,则提示阿托品中毒(atropinism),应暂停用药。新型选择性胆碱药盐酸戊乙奎醚(penehyclidine hydrochloride injection)具有较强的中枢和外周抗胆碱作用,替代阿托品治疗急性有机磷杀虫剂中毒具有较好疗效。

②ChE复能剂:胆碱酯酶复活剂即肟类复能剂,它是一种吡啶醛肟类药物,能夺取磷酸化ChE分子中的磷酸基,使失活的ChE恢复活性,对解除烟碱样症状较为明显,但对于不同有机磷杀虫剂的作用并不完全相同,对于"老化"的ChE无效。常用药物有氯磷定、解磷定,首选氯磷定。对复能剂有效的有机磷杀虫剂中毒,除要尽早应用外,还应根据中毒程度,给予合理的剂量和应用时间。

有机磷杀虫剂中毒的治疗可采用胆碱酯酶复活剂和阿托品联合应用。

(3) 对症治疗:有机磷杀虫剂中毒的主要死因有呼吸衰竭、中枢神经衰竭、心肌损害、心脏骤停、休克等,因此积极对症治疗、维持生命体征的稳定非常重要。应常规给予动态生命体征监护,保持呼吸道通畅,加强营养支持。发生IMS或呼吸衰竭时应及时给予机械通气。中毒患者常规给予肾上腺糖皮质激素,应用脱水剂治疗脑水肿。有机磷农药中毒一般至少观察 1～2 周。对于 OPIDP,可给予营养神经、改善微循环药物治疗,并积极康复治疗。

(4) 其他处理:出现接触反应者应暂时调离有机磷作业 1～2 周,并复查全血或红细胞胆碱酯酶活性。急性轻度和中度中度以及轻型 IMS 治愈后,1～2 个月内不宜接触有机磷杀虫剂;重度中毒和重型 IMS 治愈后,3 个月内不宜接触有机磷杀虫剂。OPIDP 者应调离有机磷作业,根据恢复情况,安排工作或休息。如需进行致残鉴定,按 GB/T 16180 处理。

(二)氨基甲酸酯类农药

氨基甲酸酯类(carbamates)农药是 20 世纪 50 年代开始使用的农药,多数品种为杀虫剂,属于第三代杀虫药,部分品种用作除草剂和杀菌剂。常见的氨基甲酸酯类杀虫剂有西维因、呋喃丹、速灭威、害扑威、残杀威等;用作除草剂的品种有灭草灵、燕麦灵等;用作作杀菌剂的品种有多菌灵等。国内呋喃丹中毒较其他品种多见。

1. 理化特性　氨基甲酸酯类农药的基本结构为 NR1R2COX,式中:R1、R2 和 X 取代基团不同,可形成多种化合物。呋喃丹(carbofuran)又名克百威;虫螨威,分子式 $C_{12}H_{15}NO_3$,相对分子质量 221.38。纯品为白色无臭结晶,熔 点 153 ℃,微溶于水,溶于多数有机溶剂。在土壤中的残留期较长,可抑制胆碱酯酶,但是与有机磷农药相比,作用持续的时间较短,停止接触后,胆碱酯恢复较快。

2. 接触机会　参考有机磷农药部分。

3. 毒理　该类农药可经消化道、呼吸道迅速吸收,经皮肤、黏膜吸收缓慢。吸收后主要分布于肝、肾、脂肪和肌肉中。该类药代谢速度很快,一部分经肝脏水解,氧化或与葡萄糖醛酸结合解毒;一部分以原型或代谢产物形式迅速由肾脏排出,24 小时转化率达 70%～90%。水解由酯酶催化,形成甲基或二甲基氨基甲酸、酚、肟和烯醇等。氧化是在肝微粒体多功能氧化酶(MFO)的作用下生成相应的羟化代谢物,该代谢物活性比原型物低,但仍具活性,需要进一步代谢降解而排出,多数品种 24 小时可由肾脏排出 90%左右。

氨基甲酸酯类杀虫剂多属中等毒性,由于其化学结构的主体构型与乙酰胆碱类似,因此,可以与胆碱酯酶的酶解部位和阴离子部位相结合,形成氨基甲酸化胆碱酯酶,它具有下列毒作用特点:它无需经体内代谢活化,即可直接与 ChE 可逆地结合,形成疏松的氨基甲酰化 ChE 复合体,使 ChE 失去水解 Ach 能力,故中毒潜伏期短。另一方面,氨基甲酸酯与 ChE 的结合是疏松可逆的,所形成的复合体可自行解离,则酶活性恢复。因此,中毒程度较轻,持续时间较短,并有自行恢复趋向。但短时间内大量接触仍可能发生中毒。

4. 临床表现　该类杀虫药中毒的临床表现与有机磷中毒相似,但特点是潜伏期短,症状较轻,恢复快,通常无反复发作。口服中毒一般 10～30 分钟发病,生产性中毒一般接触后 2～4 小时发病。轻度中毒可有头痛、头晕、乏力,视力模糊,恶心、呕吐,流涎,多汗和瞳孔缩小等毒蕈碱样症状与中枢神经系统障碍。部分患者可有肌束震颤等胆碱样症状,尚可出现昏迷,肺水肿、脑水肿、呼吸衰竭,心肌和肝肾功能损害。全血 ChE 活性轻度下降。

残杀威、燕麦灵等品种可引起皮肤瘙痒、潮红、皮疹等接触性皮炎。氨基甲酸酯类农药无慢性毒性。

5. 实验室及其他辅助检查　全血胆碱酯酶活力降低,轻度中毒降至 70%以下,重度中毒多降至 30%以下。一次接触大剂量氨基甲酸酯类杀虫药中毒后,血胆碱酯酶活力在 15 分钟下降至最低水平,30～40 分钟后可恢复到 50%～60%,60～120 分钟后基本恢复正常。尿中酚类衍生物排出量明显增加,而且在血胆碱酯酶恢复正常后,仍可维持数小时至 1 天才恢复至正常水平。

6. 诊断与鉴别诊断　我国已经颁布《职业性急性氨基甲酸酯杀虫剂中毒诊断标准》(GBZ 52 - 2002)。

根据短时间接触大量氨基甲酸酯杀虫剂的职业史,迅速出现相应的临床表现,结合全血胆碱酯酶活性的及时测定结果,参考现场劳动卫生学调查资料,进行综合分析,排除其他病因后,方可诊断。非职业性急性氨基甲酸酯杀虫剂中毒也可参照上述标准执行。硫代(或二硫代)氨基甲酸酯除草剂或杀菌剂对机体胆碱酯酶无抑制作用。其中毒诊断及处理不能依照本标准。需要进行鉴别诊断的疾病主要有急性有机磷农药中毒、中暑、急性胃肠炎和食物中毒等。根据接触史、临床特征和血液胆碱酯酶测定及动态观察一般不难做出鉴别,必要时可测定生物材料中氨基甲酸酯农药或其代谢产物含量。

7. 治疗与处理

(1) 清除毒物、对症治疗和支持治疗:具体方法见急性有机磷中毒救治措施。

(2) 特效解毒剂:轻度中毒脱离接触后缓解较快,可用阿托品治疗,不必阿托品化;重度中毒应尽快阿托品化,但一般所需总剂量比有机磷中毒时小,用药间隔时间可适当延长。单纯氨基甲酸酯杀虫剂中毒不用肟类复能剂。氨基甲酸酯与有机磷混配农药中毒,应先用阿托品治疗,视病情需要在严密观察下,酌情适量使用肟类复能剂。

(3) 其他处理:中毒治愈后仍可从事原工作。

(三) 拟除虫菊酯类农药

拟除虫菊酯(pyrethroids)农药是指模拟天然除虫菊素的化学结构,用人工合成的农药。具有高效、广谱的杀虫效果,对人畜的毒性比有机磷杀虫剂低,在环境中残留时间较短。此类农药除具杀虫作用外,还兼有杀螨、杀菌和抑制真菌作用。我国现行使用的有 20 多种,使用量仅次于有机磷。此类杀虫药的特点是对昆虫的杀灭力大而对人畜毒性很小,主要用于杀灭棉花、蔬菜、果树、茶叶等农作物上的害虫,是一种广谱高效的杀虫剂。近年来,拟除虫菊酯农药与有机磷农药混配后使用引起中毒的病例有增多的趋势。

1. 理化特性　拟除虫菊酯类农药可分为含氰基的(Ⅱ型)和不含氰基的(Ⅰ型)两类。化学结构中不含氰基者为Ⅰ型,如苄呋菊酯、氯菊酯、丙烯菊酯等,属低毒物质,用作卫生杀虫剂,至今未发现急性中毒病例。含氰基者为Ⅱ型,有溴氰菊酯、氰戊菊酯、氯氰菊酯、二氯苯醚菊酯、氟氯氰菊酯等,毒性中等。目前以Ⅱ型使用较多,用作农业杀虫剂。拟除虫菊酯类农药绝大多数为黏稠的油状液体,呈黄色或黄褐色,少数为白色结晶如溴氰菊酯,易溶于多种有机溶剂,难溶于水,挥发性不大,在酸性溶液中稳定,遇碱易分解,宜避光保存。

2. 接触机会　参见有机磷农药中毒部分。

3. 毒理　拟除虫菊酯类农药主要通过消化道、呼吸道、皮肤吸收,经皮吸收是职业中毒的主要途径。进入体内的拟除虫菊酯代谢转化快,主要在肝脏的酯酶和混合功能氧化酶作用下,发生水解、氧化,代谢产物与葡萄糖醛酸、硫酸根结合为水溶性产物由尿液排出。Ⅱ型具有神经毒性,其作用机制尚未明确,在体内的代谢和排泄较慢,毒性也较大。对人畜的毒性主要作用于中枢神经系统的锥体外系统、小脑、脊髓和周围神经。目前认为其作用于神经细胞膜钠离子通道,导致钠离子通道 m 闸门的关闭延迟,动作电位的去极化期延长,保持小量钠离子内流,形成去极化后电位和重复去极化,肌肉持续收缩,并由痉挛到麻痹。

4. 临床表现　急性中毒:主要表现为皮肤、黏膜刺激和全身症状。

(1) 皮肤、黏膜刺激症状:患者在接触拟除虫菊酯4～6小时后,出现流泪、畏光、眼痛、眼睑红肿、球结膜充血、水肿等症状。面部皮肤或其他接触部位出现瘙痒感、蚁走感、烧灼感等,少数患者皮肤出现红色丘疹或疱疹。有的患者可有呼吸道刺激症状。

(2) 全身症状:神经系统兴奋异常为其主要特征,轻者有头晕、头痛、乏力、恶心、多汗等中毒症状,较重者出现流涎、呕吐、烦躁、视物模糊、四肢肌束震颤等。严重者可出现肺水肿、阵发性抽搐、意识障碍、昏迷,可因呼吸、循环衰竭而死亡。

(3) 变态反应:除接触性皮炎外,溴氰菊酯还可引起类似枯草热症状,也可诱发过敏性哮喘。

拟除虫菊酯与有机磷酸酯类农药混用时,可产生增毒作用。

5. 实验室及其他辅助检查　目前无特异性化验诊断指标,反复抽搐者可有肌酶增高。血常规、肝肾功能和电解质等生化指标可有异常。颅脑CT和MRI有助于缺氧性脑病的诊断和鉴别诊断。如有条件可应用成对电刺激的神经肌电图,检查有否周围神经兴奋性增高或肌肉重复放电的现象;或作脑电图检查观察有否脑部的重复放电,但阴性结果不能排除中毒的诊断。

6. 诊断与鉴别诊断　我国已经颁布《职业性急性拟除虫菊酯中毒诊断标准》(GBZ 43－2002)。

根据短期内密切接触较大量拟除虫菊酯的职业史,出现以神经系统兴奋性异常为主的临床表现,结合现场调查,进行综合分析,并排除有类似临床表现的其他疾病后,方可诊断。非职业性急性拟除虫菊酯中毒也可参照上述标准执行。

本病在鉴别诊断上需排除上呼吸道感染、中暑、食物中毒或其他农药急性中毒等疾病。因拟除虫菊酯的气味与有机磷相似,尤应与有机磷杀虫剂中毒相鉴别,除依据接触史外,急性拟除虫菊酯中毒者红细胞胆碱酯酶活性大都正常,可进行阿托品试验治疗。急性拟除虫菊酯中毒者,多数不能耐受5 mg以上的阿托品治疗,且经对症治疗后2～6日和恢复,预后较好。

7. 治疗与处理

(1) 清除毒物:参见有机磷农药中毒部分。

(2) 对症和支持治疗:目前拟除虫菊酯类农药中毒无特殊解毒剂,以对症、支持治疗为主。出现抽搐者应积极给予镇静药控制抽搐,能否控制抽搐是重症病例急救成功的关键,可给予地西泮、咪达唑仑等药物静脉滴注,具体剂量根据病情调整。另外,积极给予脱水、利尿防治脑水肿,早期使用糖皮质激素治疗。阿托品虽可减轻流涎、肺水肿,但用量不宜过大,以免引起阿托品中毒。

(3) 拟除虫菊酯与有机磷混配的杀虫剂急性中毒者,应先根据急性有机磷杀虫剂中毒的治疗原则进行处理,而后给予相应的对症治疗。

(4) 其他处理:轻度中毒治愈后可从事原工作;重度中毒者根据病情安排休息,治愈后可从事原工作。

(四) 百草枯

百草枯(paraquat,PQ)为非选择性、速效触杀性除草剂,商品名为克芜踪、对草快。化学名称是$1,1'$-二甲基-$4,4'$-联吡啶阳离子盐。早在1882年百草枯作为氧化还原指示剂出现,

20 世纪 50 年代末,百草枯的除草作用首次被发现,1962 年开始应用于市场。20 世纪 90 年代百草枯广泛应用于我国。由于百草枯中毒具有极高的病死率,目前已经成为严重影响我国人民群众健康的急危重症之一。

1. 理化特性 百草枯为联吡啶类化合物,纯品为白色结晶体,分子式 $C_{12}H_{14}N_2Cl_2$,工业品为黄色固体,市售产品由于添加剂不同多为墨绿色或蓝褐色 20% 溶液,也有红色品种(商品名:一把火)20% 溶液,规格 50~1 000 ml 不等。相对密度 1.24(20 ℃/20 ℃),蒸汽压接近于 0 kPa(20 ℃)。本品易溶于水,不溶于烃类,少量溶于低级醇,对金属有腐蚀性,在 175~180 ℃分解。制剂中含腐蚀抑制剂。两者在酸性和中性条件下稳定,可被碱水解,遇紫外线分解。接触土壤后迅速失活。在土壤中无残留。

2. 接触机会

(1) 职业中毒:主要见于百草枯农药生产和使用过程。生产过程中由于误吸或皮肤污染,可引起中毒。另外,在使用过程中忽视个人防护、药械滴漏致皮肤污染可导致中毒。

(2) 生活性中毒:口服百草枯自杀是最主要的中毒原因,误服百草枯或食用被污染的蔬菜瓜果,也可引起中毒。儿童百草枯中毒主要是误将百草枯药液当做饮料误服所致。百草枯销售和使用缺乏严格的管理是上述情况发生的根源。

3. 毒理 本品主要经消化道和呼吸道吸收,但是皮肤灼伤吸收中毒是不可忽视。百草枯大鼠经口 LD_{50} 为 100 mg/kg。小鼠经口 LD_{50} 为 120 mg/kg。兔经皮 LD_{50} 236 mg/kg。百草枯吸收后随血液分布至肺、肾脏、肝脏及甲状腺等器官,但以肺内含量最高,含量可大于血中含量的十至数十倍,且存留时间较久。百草枯在体内很少降解,常以原形随尿、粪排出,少量经乳汁排出。

百草枯中毒可以引起严重的肺、肝脏和肾脏损害,服毒量大者可迅速因多脏器功能衰竭而死亡。肺脏是百草枯中毒损伤的主要靶器官之一。Ⅰ型及Ⅱ型肺泡上皮细胞则是百草枯选择性毒性作用的主要靶细胞。百草枯中毒病理表现为早期肺泡上皮细胞受损,肺泡内出血水肿,炎症细胞浸润。晚期则出现肺泡内和肺间质纤维化,这种表现被命名为"百草枯肺",是急性呼吸窘迫综合征(ARDS)的一种变异形式。

目前关于百草枯肺损伤的机制的研究主要有:①百草枯对机体抗氧化防御系统的毒性作用:百草枯毒性的主要的分子机制是对机体氧化-还原系统的破坏和细胞内的氧化应激反应。②百草枯引起的细胞因子变化:细胞因子的水平与肺纤维化的发生密切相关。复杂的细胞因子网络调控着肺泡上皮细胞和间质成纤维细胞的增殖和凋亡,使细胞外基质的沉积逐渐增多,抑制纤溶系统的激活,最终促使肺纤维化的形成。③百草枯引起的基因表达变化:基因表达改变可能会成为以后百草枯中毒肺损伤的研究方向之一。④胞内钙稳态失衡:研究发现百草枯中毒后肺组织细胞的胞浆内钙离子浓度明显升高,百草枯中毒性肺损伤可能与联吡啶阳离子产生胞内钙超载有关。⑤其他:内皮素可能与百草枯中毒导致的多器官功能衰竭有关,可作为评价多器官功能衰竭的程度的临床指标之一。

4. 临床表现

(1) 潜伏期:根据吸收途径的和吸收量的不同,潜伏期时间可有不同。口服大量百草枯数分钟后即可发生恶心、呕吐症状,量小者数小时至数十小时候发病。皮肤吸收数天后可发病。

(2) 呼吸系统:主要表现为胸闷、进行性呼吸困难、咳嗽、胸痛等。严重者 24 小时内可迅速发生肺水肿表现,1~3 天出现急性呼吸窘迫综合征(ARDS),早期可因 ARDS、休克等多脏器功能衰竭致死。服毒量超过 100 ml 的患者中毒后前 3 天为暴发期,患者多于此期因多脏器功能迅速衰竭而死亡。7 天后存活患者其病情变化以进行性肺渗出性炎性病变和纤维化形成、呼吸衰竭为主,14 天后达到高峰,此期经过治疗即使是较严重的肝肾损伤也能逐渐恢复。21 天后肺纤维化进展减慢,但仍有部分患者 3 周后死于肺纤维化引起的呼吸衰竭,12 周后存活患者临床症状消失,经系统治疗肺 CT 检查除少数患者肺部留有局部胸膜肥厚、纤维条索外,其余可完全恢复,有些患者早期可无明显症状或有其他脏器损害表现,在数日后可迅速出现肺水肿表现,炎性渗出明显,然后出现肺纤维化,一旦迟发性肺部症状出现,预后很差。

(3) 消化系统损害:主要表现为口咽部及食管灼伤、恶心、呕吐、腹痛、腹泻,甚至出现呕血、便血和胃穿孔,严重者可出现中毒性肝病表现,如肝区疼痛、重度黄疸及肝功能异常等。

(4) 泌尿系统损害:早于肺及肝脏损害,中毒后数小时即可出现蛋白尿、管型尿、镜下血尿,血肌酐、尿素氮及胱抑素均明显升高,严重者发生急性肾衰竭,但尿量往往不减少。

(5) 循环系统损害:重者可有中毒性心肌损害、血压下降、休克,甚至猝死。

(6) 神经系统损害:多见于严重中毒患者,可出现头痛、头晕、精神异常及意识障碍。

(7) 局部表现:皮肤污染可引起红斑、水疱、坏死等。皮肤吸收引起肺纤维化致死的病例屡有报道。眼污染浓液体后可出现刺激症状及结膜或角膜灼伤。

5. 实验室及其他辅助检查

(1) 毒物分析:可行血、尿百草枯浓度测定,注意样本要保存在塑料试管内,不可用玻璃试管。另外,尿快速检测试剂即刻出结果,可迅速明确诊断。

(2) 血、尿、大便三大常规,肝肾功能、电解质等生化检查,动脉血气分析可有异常改变。

(3) 肺部影像学检查:肺部高分辨 CT(HRCT)动态观察有助于发现中毒患者肺部病变的变化规律,对于制定救治措施和判断预后具有较高的实用价值。其他如肺部 X 线检查等也有助于病情判断,但其作用不如肺高分辨 CT。

(4) D-二聚体检查:出现肺损害者 D-二聚体往往升高。

(5) 肺功能检查:用于患者的远期随诊,判断其肺功能情况。

6. 诊断与鉴别诊断　我国已颁布《职业性急性百草枯中毒的诊断》(GBZ 46—2013)。

根据短期内接触较大剂量或高浓度的百草枯职业史,以皮肤黏膜、急性肺损伤为主,可伴有肝、肾等多脏器损害的临床表现,结合现场职业卫生学调查资料,参考血液或尿液中百草枯含量的测定,经综合分析排除其他病因所致类似疾病,方可诊断。非职业性急性百草枯中毒也可参照上述标准执行。需与其他除草剂如乙草胺、草甘膦、莠去津等中毒鉴别,应注意百草枯与其他除草剂混配中毒的可能。其他除草剂毒性较低,合理治疗可以治愈,百草枯快速尿检试剂可迅速鉴别。另外,还应与其他原因引起的肺间质病变鉴别。

7. 治疗与处理

(1) 清除毒物:立即使患者脱离中毒现场,皮肤污染时立即用流动清水或肥皂水冲洗15 分钟。眼污染时立即用清水彻底冲洗。口服中毒者立即催吐,并给予思密达 30 g 加水适量口服。如无思密达,也可给予相对清洁的泥浆水适量口服。入院后立即给予清水彻底洗胃,洗完后可给予思密达 30 g、活性炭 30 g,分加入 20％甘露醇 250 ml,分次口服。早期血液灌流对于清除血浆中的百草枯毒物有确切疗效,可于洗胃后尽快进行,争取在服毒 6 小时内进行。但是,由于百草枯吸收很快,可迅速分布与组织中,血液中毒物浓度下降快,应当注意重复血液灌流把有效的治疗药物滤出后带来的风险。其他净化方法如血浆置换、连续肾脏替代疗法(CRRT)疗效尚不确切。

（2）口咽部及食管灼伤的处理：口咽部及食管损伤往往在中毒2～3天后出现，早期以流质饮食为主，除非患者有食管黏膜剥脱，否则不建议禁食。康复新液局部使用和口服有治疗作用，剧烈呕吐者可应用5-羟色胺拮抗剂止吐。口腔真菌感染多发生在治疗1周后，可给予抗真菌药物局部治疗。

（3）糖皮质激素：糖皮质激素是治疗百草枯中毒的主要治疗药物，首选甲泼尼龙，重症患者可给予冲击治疗，剂量500 mg甚至更高加入液体静脉滴注，每日1次，连用数天后逐渐减量。

（4）免疫抑制剂：环磷酰胺冲击治疗在百草枯中毒中的作用尚无定论。传统的加勒比方案推荐使用环磷酰胺，但是由于百草枯中毒早期即可以引起严重的肝肾损伤，中毒早期使用环磷酰胺或许并无益处。2周后待患者肝肾功能恢复，对于有肺损伤的患者使用环磷酰胺可能有益。

（5）氧疗和机械通气：早期吸氧可促进氧自由基形成，加重百草枯引起的肺损伤，除非有严重的缺氧（氧分压<40 mmHg时），否则不主张早期吸氧，本病禁用高压氧。晚期严重呼吸衰竭患者可考虑机械通气辅助呼吸，但一般不能改变预后。

（6）肺移植及抗自由基治疗：有关肺移植治疗百草枯中毒致肺纤维化，迄今为止国外仅有1例成功的病例报道。抗氧化剂（还原型谷胱甘肽、维生素C和维生素E）和过氧化物歧化酶，理论上可减轻自由基的毒性。

（7）其他处理：百草枯中毒可以引起严重的低钾血症，应积极补钾。另外，丹参制剂、虫草制剂等有助于改善肺损伤，可作为辅助治疗。如需劳动能力鉴定，可按GB/T 16180处理。

（菅向东　赵　波）

第三节　职业性粉尘接触及其对健康的危害

> **学习要求**
>
> **掌握**：职业性粉尘及尘肺病的概念、分类；硅肺、石棉肺和煤工尘肺的概念、基本病理变化、X线胸片表现特征和诊断原则；矽肺的主要并发症。
>
> **熟悉**：职业性粉尘的理化特性及其卫生学意义；职业性粉尘对人体健康的危害；接触矽尘作业及影响硅肺发病的主要因素；尘肺病诊断标准、治疗与处理原则。尘肺病防治措施。
>
> **了解**：职业性粉尘的来源和分类；矽肺的发病机制；其他尘肺病的特点。

职业性粉尘(occupational dust)是指在生产活动中产生的能较长时间飘浮在作业场所空气中的固体微粒。职业性粉尘可致多种职业性肺部疾患，是污染作业环境、损害职业人群健康的重要职业性危害因素。

一、概述

（一）职业性粉尘的来源与分类

1. 职业性粉尘的来源　职业性粉尘来源非常广泛，如矿山开采、隧道开凿中的凿岩、爆破、破碎作业；煤炭井下开采；机械制造工业中原材料准备、粉碎、筛分、配料、喷砂、清砂；玻璃、水泥、陶瓷及耐火材料生产中的原料加工；农业生产中的粮食收获与加工，化学工业中的有机固体原料的加工、包装；宝石首饰加工等均可产生大量粉尘。

2. 职业性粉尘的性质及其分类　在各种不同的生产环境中，接触到的粉尘性质往往不同。如在采矿、凿岩、建筑施工、机械铸造、耐火材料及陶瓷等行业，主要接触石英及含石英的粉尘；在石棉矿的开采、选矿，石棉制品加工制造时，主要接触石棉或含石棉的混合粉尘；焊接、金属加工、冶炼时，主要接触金属性粉尘；农业、农副产品加工、制糖工业、动物管理及纺织工业等，接触有机粉尘为主。

粉尘的分类方法很多，按其性质分为三类：

（1）无机粉尘（inorganic dust）：包括金属性粉尘，如铅、锰、铁、铝、锡等金属及其氧化物粉尘；非金属性粉尘，如石英、石棉、云母、炭黑等；人工无机粉尘，如玻璃纤维、金刚砂、水泥尘等。

（2）有机粉尘（organic dust）：包括动物性粉尘，如动物的皮毛、羽绒、角质、骨质等粉尘；植物性粉尘，如棉、麻、亚麻、枯草、茶、甘蔗、烟草等粉尘；人工有机粉尘（synthetic material dust），如有机农药、TNT 炸药、合成染料、合成橡胶、合成纤维等粉尘。

（3）混合性粉尘（mixed dust）：在职业环境中，无机性粉尘和有机粉尘同时混合存在最为常见，如煤矿工人接触的煤矽尘、金属制品加工研磨时的金属和磨料粉尘等混合性粉尘。

（二）职业性粉尘的理化特性及其卫生学意义

1. 粉尘的化学成分、浓度和接触时间　作业场所空气中粉尘的化学成分和浓度直接决定其对人体危害性质和严重程度。不同化学成分的粉尘可导致肺纤维化、中毒、致敏和刺激作用等。如游离型二氧化硅粉尘高的粉尘可引起肺纤维化，某些金属（如铅及其化合物）粉尘可引起铅中毒，另一些金属（如铝、铍等）粉尘可导致过敏性哮喘或肺炎。同一种粉尘，作业环境空气中浓度愈高，人体暴露的时间愈长，危害愈严重。

2. 粉尘的分散度　分散度是指物质被粉碎的程度，以粉尘粒径大小（μm）的数量或质量组成百分比来表示，前者称为粒子分散度，后者称为质量分散度。粒径或质量小的颗粒所占比例愈大，则表示粉尘粒子分散度愈大，粉尘粒子分散度愈高，其在空气中悬浮的时间愈长，沉降速度愈慢，被人体吸入的机会愈大；粒子分散度愈高，比表面积也愈大，愈易参与体内理化反应，对人体危害就愈大严重；粒子分散度还影响粉尘在呼吸道的阻留部位和阻留率。不同种类的粉尘由于粉尘的密度和形状不同，同一粒径的粉尘在空气中的沉降速度不同，为了相互比较，引入空气动力学等效直径（AED），AED 是指某一种类的粉尘粒子，不论其形状，密度和大小如何，如果它在空气中的沉降速度与一种密度为 1 的球形粒子的沉降速度一样时，则这种球形粒子的直径即为该种粉尘粒子的空气动力学直径。一般认为，AED 等于或大于 15 μm 的尘粒称为非吸入粉尘（non-inhalable dust），AED 小于 15 μm 的尘粒可进入呼吸道，称为可吸入性粉尘（inhalable dust），其中 10～15 μm 的尘粒主要被阻留在上呼吸道，5 μm 以下的尘粒可达呼吸道深部和肺泡，称之为呼吸性粉尘（respirable dust）。在尘肺发病过程中，尽管粒子大小很重要,但进入肺内粉尘的绝对质量起着更为重要的作用。在粒子分散度相同的情况下,吸入粉尘的质量越大,则肺内纤维化病变越重。这一点表明了质量分散度的重要性。

3. 粉尘的硬度、形状和比重　粒径较大、外形不规则坚硬的尘粒易引起呼吸道黏膜机械性损伤。比重愈大、愈接近球型,沉降速度越快,粉尘进入人体的机会越小,危害性也减小。

4. 粉尘的溶解度　铅、砷等有毒粉尘可在呼吸道溶解吸收,随溶解度增加,对人体的危害增强。相反,无毒或毒性低的粉尘如面粉、糖等的溶解度高,易吸收,并被机体代谢后排出,对机体危害减弱。难溶性粉尘(如石英)在体内可持续产生纤维化作用。

5. 粉尘的荷电性　粉尘在产生过程中由于相互摩擦或吸附空气中的离子而带电。温度升高、干燥环境可使粉尘的荷电性增加。同性电荷的粉尘相斥增强了其在空气中的稳定程度;异性电荷的粉尘相吸,尘粒在撞击中易凝集在一起而沉降。一般来说,荷电尘粒易被阻留在肺内,易被巨噬细胞吞噬。

6. 粉尘的爆炸性　可氧化的、分散度高的粉尘,如煤、糖、面粉、硫磺等,在一定浓度下(如煤尘达 $35\ g/m^3$,糖 $10.3\ g/m^3$,面粉、硫磺 $7\ g/m^3$),一旦遇到明火、电火花和放电时,即会发生爆炸。

(三) 职业性粉尘对人体健康的主要危害

职业性粉尘的理化性质和作用部位不同,可引起不同的病理损害,主要包括以下几方面。

1. 引起呼吸系统疾患

(1) 尘肺病:尘肺病是由于在职业活动中长期吸入职业性粉尘并在肺内潴留而引起的以肺组织纤维化为主的全身性疾病。尘肺是我国最主要的职业病,约占职业病病人总数的80%。按病因分为五类:

①矽肺(silicosis):长期吸入游离二氧化硅含量较高的粉尘所引起的尘肺。

②硅酸盐肺(silicatosis):长期吸入结合状态的二氧化硅粉尘所引起的尘肺。如:石棉肺(asbestosis)、滑石尘肺、水泥尘肺、云母尘肺等。

③炭尘肺(carbon pneumoconiosis):长期吸入煤炭、石墨、炭黑、活性炭等粉尘所引起的尘肺:煤肺、石墨尘肺、炭黑尘肺、活性炭尘肺等。

④混合性尘肺(mixed dust pneumoconiosis):长期吸入含游离二氧化硅和其他粉尘引起的尘肺,如煤矽肺、陶工尘肺等。

⑤金属尘肺(metallic pneumoconiosis):长期吸入某些金属粉尘引起的尘肺如铝尘肺等。

我国 2002 年公布的《职业病目录》中共列入 12 种尘肺,即矽肺、煤工尘肺、石墨尘肺、炭黑尘肺、石棉肺、滑石尘肺、水泥尘肺、云母尘肺、陶工尘肺、铝尘肺、电焊工尘肺、铸工尘肺,以及根据《尘肺病诊断标准》和《尘肺病理诊断标准》可以诊断的其他尘肺。其中以矽肺和煤工尘肺最多,占我国尘肺总例数的近 80%。

(2) 粉尘沉着症:某些职业性粉尘(如锡、钡、锑等)吸入后,主要沉积于肺组织中,呈现一般异物反应,并继发轻度的肺间质非胶原性纤维增生,不损伤肺泡结构,脱离接尘作业后,病变可无进展,X 线胸片阴影可逐渐消退。

(3) 有机粉尘引起的肺部病变:如吸入棉、亚麻或大麻等粉尘可引起棉尘症(byssinosis);吸入霉变枯草尘、禽类排泄物和含异体血清蛋白的有机粉尘可引起职业性急性变态反应性肺泡炎,如农民肺、蔗渣肺、禽类饲养工肺等;吸入人造纤维、聚氯乙烯等粉尘可引起非特异性慢性阻塞性肺患等。

(4)其他呼吸系统疾患:在粉尘进入的部位积聚大量的巨噬细胞,导致炎性反应,引起粉尘性支气管炎、肺炎、哮喘性鼻炎、支气管哮喘等疾病。如长期吸入较高浓度的谷草尘、电焊尘、煤尘等可造成支气管上皮损伤,出现粉尘性支气管炎。

(5)呼吸系统肿瘤:如放射性矿物或金属(如镍、铬、砷等)、石棉等粉尘可致肺部肿瘤或呼吸系统其他肿瘤。

2. 局部刺激损伤作用 粉尘可引起皮肤、眼的疾病,如堵塞性皮脂炎、粉刺、毛囊炎、脓皮病;金属磨料粉尘引起角膜外伤,导致角膜感觉迟钝等。粉尘作用于呼吸道黏膜先引起黏膜细胞功能亢进,表现为充血、毛细血管扩张,分泌液增加,久之可引起肥大性病变,之后,由于黏膜上皮细胞营养不足,可出现萎缩性改变。沥青粉尘还可引起光感性皮炎。

3. 全身中毒作用 吸入铅、锰、砷等毒物粉尘可在呼吸道黏膜很快溶解吸收,导致中毒,呈现出相应毒物的中毒症状。

二、矽肺

矽肺是由于在职业活动中长期吸入游离二氧化硅(SiO_2)含量较高的粉尘而引起的以肺组织弥漫性纤维化为主的全身性疾病,是尘肺中危害最大最严重、进展最快的一种,矽肺病例约占尘肺总病例的一半,位居第一。矽肺作为全球职业卫生重要问题之一,已引起国际社会关注,1995年4月国际劳工组织(ILO)和世界卫生组织(WHO)职业卫生联合委员会提出了一项"ILO/WHO全球消除矽肺的国际计划",号召世界各国行动起来,在2005年前明显降低矽肺发病率,在2015年消除矽肺这一职业卫生问题。但从我国目前的发病现状来看,形势不容乐观,防治任务十分艰巨。

(一)主要接触矽尘作业

含游离二氧化硅(SiO_2)的粉尘,俗称为矽尘,以石英为代表。游离二氧化硅在自然界中分布很广,是地壳的主要成分,约95%的矿石中含有数量不等的游离二氧化硅。如石英中游离二氧化硅高达99%。游离二氧化硅按晶体结构分为结晶型、隐晶型和无定型三种。结晶型游离二氧化硅的硅氧四面体排列规则,如石英、鳞石英、方石英,存在于石英石、花岗岩或夹杂于其他矿物内的硅石;隐晶型游离二氧化硅的硅氧四面体排列不规则,主要有玛瑙、火石和石英玻璃;无定型游离二氧化硅主要存在于硅藻土、硅胶和蛋白石、石英熔炼产生的二氧化硅蒸气和在空气中凝结的气溶胶中。游离二氧化硅在不同温度和压力下,硅氧四面体形成多种同素异构体,随着稳定温度的升高,硅氧四面体依次为:石英、鳞石英、方石英、柯石英、超石英和人工合成的凯石英。

一般将接触含有10%以上游离二氧化硅的粉尘作业,称为矽尘作业。常见矽尘作业有:金属、非金属、煤炭等各种矿山采掘中的凿岩、掘进、爆破、运输、选矿等;开山筑路、修建水利工程及开凿隧道等;在工厂,如冶炼厂、玻璃厂、石英粉厂、耐火材料厂等生产过程中的矿石原料破碎、碾磨、筛选、配料等工序;机械制造业铸造车间的原料粉碎、配料、铸型、清砂、喷砂等作业;珠宝加工,石器加工等均能产生大量含游离二氧化硅的粉尘。

(二)影响矽肺发病的主要因素

矽肺的发病与粉尘中游离二氧化硅的含量和类型、现场粉尘浓度和分散度、接尘工龄、防护措施和接尘者个体因素等有关。粉尘中游离二氧化硅含量越高,发病时间愈短,病情愈严重;晶体结构不同,致纤维化能力各异,依次为结晶型>隐晶型>无定型;各种不同石英变体致肺纤维化的能力依次为鳞石英>方石英>石英>柯石英>超石英。矽肺的发生与发展还与肺内的粉尘蓄积量有关。肺内的粉尘蓄积量主要取决于粉尘浓度、分散度、接尘时间和防护措施等。空气中粉尘浓度越高,分散度越大,接尘工龄越长,防护措施不落实,吸入并蓄积在肺内的粉尘量就越大,越易发生矽肺,病情越严重。

矽肺的发病较缓慢,一般在持续性吸入矽尘5~10年后发病,接触较低浓度矽尘多在15~20年后发病。一旦发生矽肺,即使脱离矽尘作业,病变仍会继续发展。持续吸入高浓度、高游离二氧化硅含量的粉尘,经1~2年即可发病,称为"速发型矽肺"(acute silicosis)。有些接尘者,虽接触较高浓度矽尘,但时间较短,脱离粉尘作业当时胸部X片未显示矽肺的改变,在脱离接尘作业若干年后被诊断为矽肺,称为"晚发型矽肺"(delayed silicosis)。

接尘者个体因素如年龄、遗传、个体易感性、个人卫生习惯、营养和呼吸系统疾患对矽肺的发生也起一定作用,既往患有肺结核、特别是接尘期间患有活动性肺结核、其他慢性呼吸系统疾病者易罹患矽肺。

（三）发病机制

石英如何引起肺纤维化,世界各国学者提出了机械刺激学说、化学溶解学说、聚合硅酸学说、免疫学说等,但都不能圆满解释矽肺发病全过程。随着生物科学技术的不断发展,矽肺发病机制的研究正在逐步深入。近年,在探讨石英粉尘致肺内巨噬细胞崩解死亡直至最终肺组织纤维化和矽结节形成的过程中,取得了一些新的进展,概括如下:

1. 尘细胞的损伤与死亡　进入肺内的石英粉尘首先被巨噬细胞吞噬,吞噬了粉尘的巨噬细胞称为尘细胞,石英粉尘可以使巨噬细胞崩解死亡,其可能机制为:①石英尘粒表面的羟基活性基团,即硅烷醇基团(silanol group)与肺泡巨噬细胞膜、多核白细胞膜等构成氢键,产生氢的交换和电子传递,使细胞膜通透性增高、流动性降低、功能改变,最终导致细胞破裂;②石英颗粒直接损伤巨噬细胞膜,破坏细胞膜的完整性或增加膜的通透性,促使细胞外钙离子大量进入细胞内,当进入胞内钙离子超过 $Ca^{2+}-mg^{2+}-ATP$ 酶及其他途径排钙能力时,细胞内钙离子浓度升高,导致巨噬细胞损伤甚至死亡;③尘细胞可释放活性氧(ROS),激活白细胞产生活性氧自由基,参与生物膜脂质过氧化反应,引起细胞膜的损伤。

2. 胶原纤维增生和矽结节形成　一般来说,这是一个很缓慢的形成过程,其发病机制可归纳为:①石英可损伤Ⅰ型上皮细胞,使之变性肿胀、崩解脱落,当肺泡Ⅱ型上皮细胞不能及时修补时,基底膜受损,肺间质裸露,激活成纤维细胞增生,产生大量胶原纤维,胶原纤维的产生为矽结节形成提供了物质基础。②巨噬细胞损伤或凋亡释放脂蛋白等,可成为自身抗原,刺激产生抗体,抗原抗体复合物沉积于胶原纤维上形成玻璃样变。③矽尘进入肺内损伤或激活淋巴细胞、巨噬细胞、成纤维化细胞等效应细胞,分泌多种活性分子包括:细胞因子、生长因子、细胞黏附分子、基质金属蛋白酶/组织金属蛋白酶抑制剂(MMPs/TIMPs)等。细胞因子按其作用不同分为Th1型与Th2型细胞因子。Th1型细胞因子 IFN-γ、IL-2 和 TNF-α 等在肺损伤早期激活淋巴细胞,主要参与组织炎症反应过程。Th2型细胞因子 IL-4、IL-6 和 IL-10 等促进成纤维细胞增生、活化,启动纤维化进程。CD4$^+$CD25$^+$调节性T淋巴细胞通过细胞-细胞接触和分泌细胞因子 IL-10、TGF-β1 两种方式抑制Th1型细胞因子的产生,调控Th1型向Th2型反应极化的进程。Th2型细胞因子反应在优势时,诱导

TGF-β1 等分泌增加，TGF-β1 促进成纤维细胞增生，通过其信号传导途径合成胶原蛋白，并抑制胶原蛋白等的降解，形成肺纤维化。矽尘颗粒、效应细胞、活性分子等之间相互作用，构成复杂的细胞分子网络，通过多种信号传导途径，激活胞内转录因子，调控胶原蛋白等的合成，最终形成肺纤维化。

矽肺发病机制十分复杂，尚未完全阐明，归纳如图 2-8 所示。

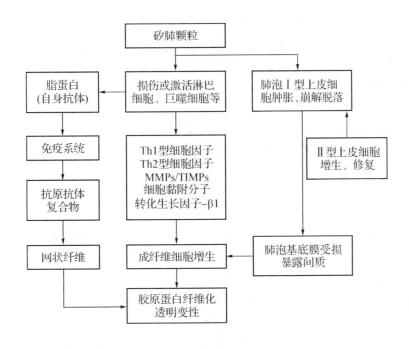

图 2-8　矽肺发病过程示意图

（四）病理改变

矽肺病例尸体解剖可见：肺体积增大，晚期肺体积缩小。肺呈黑灰或灰白，晚期病例的肺脏可呈花岗岩状；肺重量增加，入水下沉；肺表面可触及散在、孤立的砂粒状结节，融合团块处质硬似橡皮，肺组织弹性丧失；有广泛胸膜增厚和粘连。在肺门和支气管分叉处可见黑灰色肿大淋巴结，背景夹杂玉白色斑点或条纹。

矽肺的基本病理改变为弥漫性间质纤维化和矽结节（silicotic nodule）形成，矽结节是矽肺特征性病理改变。矽肺病理改变可分为四型：

1. 结节型矽肺　长期吸入游离二氧化硅含量较高的粉尘而引起的肺组织纤维化，典型病变为矽结节。肉眼观，矽结节稍隆起于肺表面呈半球状，在肺切面多见于胸膜下和肺组织内，直径为 1～5 mm 散在的结节。镜下可见不同发展阶段和类型的矽结节。早期矽结节胶原纤维细，而且排列疏松，间有大量的尘细胞和成纤维细胞。结节越成熟，细胞成分越少，胶原纤维越粗大密集，终至胶原纤维发生透明性变，中心管腔受压，成为典型矽结节。典型矽结节是由多层同心圆排列的胶原纤维构成，其中心或偏侧为一闭塞的小血管或小支气管，横断面似葱头状。进一步发展，矽结节增多、增大、密度增高，进而融合形成团块状。

2. 弥漫性间质纤维化型矽肺　长期接触游离二氧化硅含量较低的粉尘，或虽吸入游离二氧化硅含量较高的粉尘，但吸入量较少时，矽肺进展缓慢，其病变多呈弥漫性间质纤维化型。病理特点为肺泡间隔、肺小叶间隔及呼吸性支气管和小血管周围纤维组织呈弥漫性增生,相互连接呈放射状、星芒状。这就是 X 线胸片下所见的"毛玻璃状"改变的病理基础。有时形成大块纤维化,其间夹杂粉尘粒子和尘细胞。

3. 矽性蛋白沉积型矽肺 又称急性矽肺,多见于短期内接触高浓度、高分散度的游离二氧化硅粉尘的青年工人。其病理特征为肺泡内有大量蛋白分泌物(矽性蛋白),继而发生纤维化病变。

4. 团块型矽肺 上述类型矽肺进一步发展,病灶融合扩展而形成团块状病变。该型多见于两肺上叶后段和下叶背段。肉眼观,团块为黑或灰黑色,条索状、圆锥形或不规则形,界限清楚,质地坚硬,切面可见原结节的轮廓、薄壁空洞、索条状纤维束等病变。镜下除可见到结节型、弥漫性间质纤维化型病变以及胶原纤维增生和玻璃样变外,还可观察到被挤压的血管、神经及所造成的营养不良性坏死、薄壁空洞及钙化灶;萎缩的肺泡腔内充满尘细胞和粉尘,团块周围的肺泡组织出现代偿性肺气肿,贴近胸壁处可形成肺大泡;胸膜增厚,广泛粘连;有时合并结核感染,可形成矽肺结核病灶。

(五)临床表现

1. 症状和体征 矽肺患者早期无明显症状,随病情进展,或有并发症时,可出现胸闷、气短、咳嗽、咳痰、心悸、胸痛等症状和体征,并逐渐加重和增多。当活动或病情加重时,呼吸困难可加重。患者并发慢性阻塞性支气管炎时可听到哮鸣音,合并感染可听到湿啰音,若有肺气肿,呈桶状胸,呼吸音降低。严重时,右心衰竭,呼吸困难,不能平卧。因肺脏具有很强的代偿功能,所以症状的多少和轻重与 X 线胸片改变并不一定呈平行关系。

2. X 线胸片表现 矽肺 X 线胸片影像是肺组织矽肺病理形态在 X 线胸片的反映,是"形"和"影"的关系,与肺组织纤维化的病变程度、肺内粉尘蓄积有一定相关,并非完全一致。X 线胸片表现改变为 X 射线穿过病变组织和正常组织对 X 线吸收率的变化,呈现发"白"的圆形或不规则形小阴影,是矽肺诊断的重要依据。肺门改变、肺气肿、肺纹理和胸膜变化,对矽肺的诊断也有重要参考价值。

(1) 小阴影(small opacity):指肺野内直径或宽度不超过 10 mm 的阴影。小阴影按其形态分为圆形和不规则形两类,以圆形小阴影为主。

①圆形小阴影:是矽肺最常见、最重要的一种 X 线影像,其病理基础以结节型矽肺为主,呈圆形或近似圆形,边缘整齐或不整齐,密度较高,中心浓实,直径小于 10 mm。按直径大小分成 p($<$1.5 mm)、q(1.5～3.0 mm)和 r(3.0～10 mm)三种类型。早期多分布于两肺中、下肺区,随病变的进展,数量增多,直径增大,密集度增高,可波及两肺上区。

②不规则形小阴影:多为接触游离二氧化硅含量较低的粉尘所致,其病理基础是肺间质纤维化。由粗细、长短、形态不一的致密线条状阴影组成,可互不相连或杂乱无章地交织在一起,呈网状或蜂窝状。按其宽度可分为 s($<$1.5 mm)、t(1.5～3.0 mm)和 u(3.0～10 mm)三种类型。早期多见于双肺中、下肺区,交织在肺纹理之间,当网影密集时,肺野呈"毛玻璃状"混浊,可随着病变发展而逐渐波及两肺上区。

(2) 大阴影(large opacity):指肺野内直径或宽度大于 10 mm 的阴影,为晚期矽肺的重要 X 线表现,其病理基础是团块状纤维化。形状为长条形、不规则形、椭圆形或圆形,可由圆形小阴影或不规则形小阴影增多、增粗、靠拢、重叠而成;多在双肺中上区,逐渐融合成边缘较清楚、密度均匀一致的大阴影,形态多样,两肺对称呈"八"字形等,也可先在一侧出现。大阴影周围一般有肺气肿带的 X 表现。小阴影和大阴影是矽肺 X 线诊断的主要依据。

（3）肺纹理和肺门改变：肺纹理改变出现较早，表现为肺纹理增多、增粗，甚至扭曲变形、紊乱断裂。早期肺门阴影扩大，密度增高，有时可见明显增大的淋巴结阴影，淋巴结包膜下因钙质沉着而呈"蛋壳样钙化"。晚期矽肺可因纤维组织的牵拉，使肺门上举或外移，X 线胸片肺纹理呈"垂柳状"。由于肺气肿加重，肺纹理相对减少，肺门可呈现"残根状"改变。

（4）胸膜改变：胸膜因广泛纤维性变而增厚，先在肺底部出现，以肋膈角变钝或消失最常见。晚期由于肺部纤维组织收缩和膈胸膜粘连，横膈可呈现"天幕状"影像。

（5）肺气肿：多数为弥漫性肺气肿，部分为局限性、灶周性肺气肿和泡性肺气肿，严重者可见肺大泡。

3. 肺功能改变　早期矽肺患者由于病变轻微，肺功能变化不明显。随着病变进展，肺组织纤维化进一步加重，肺弹性下降，肺活量和肺总量有一定程度减低。病变进一步发展至弥漫性结节性纤维化和并发肺气肿时，肺活量降低明显，时间肺活量也降低，最大通气量减少。当肺泡大量损害、毛细血管壁增厚时，可出现肺弥散功能障碍。

4. 并发症　矽肺常见并发症有肺结核、肺及支气管感染、自发性气胸及肺源性心脏病等，其中最常见、危害最大的是肺结核，且随矽肺病程的进展，并发率增加。矽肺一旦合并结核，可促使矽肺加速恶化，且结核难以控制，矽肺合并肺结核是患者死亡的最常见原因。

（六）诊断

1. 诊断原则和方法　矽肺的诊断与鉴定工作应当按照《中华人民共和国职业病防治法》（2011 年 12 月 31 日修正）、《职业病诊断与鉴定管理办法》（2013 年卫生部令第 91 号）和《尘肺病诊断标准》（GBZ 70—2009）进行，遵循科学、公正、及时、便民的原则。根据可靠的生产性粉尘接触史，以技术质量合格的高千伏 X 射线后前位胸片表现作为主要依据，结合现场职业卫生学调查、尘肺流行病学调查资料和健康监护资料，参考临床表现和实验室检查，排除其他肺部类似疾病后，对照尘肺病诊断标准片，小阴影总体密集度至少达到 1 级，分布范围至少达到 2 个肺区，由职业病执业医师组成的诊断组作出尘肺病的诊断和分期，并据此实施健康监护，按照《劳动能力鉴定　职工工伤与职业病致残等级》（GB/T 16180—2006）进行劳动能力鉴定，尘肺患者可享受国家相应医疗和劳动保险待遇。

对于少数生前有较长时间接尘职业史但未被诊断为尘肺者，依据本人遗愿或死后家属提出申请，进行尸体解剖。根据详细可靠的职业史，由具有尘肺病理诊断权的病理专业人员按照《尘肺病理诊断标准》（GBZ 25—2002）提出尘肺的病理诊断报告，患者历次 X 线胸片、病情摘要、死亡日志及现场职业卫生学资料，可作出诊断。该诊断可作为享受职业病待遇的依据。

在诊断时应与肺癌、特发性肺间质纤维化、变态反应性肺泡炎、肺含铁血黄素沉着症、浸润型肺结核、急性或亚急性血行播散型肺结核等疾病进行鉴别诊断。

2. 尘肺病诊断标准　2009 年，我国颁布了新修订的《尘肺病诊断标准》（GBZ 70—2009），从 2009 年 11 月 1 日起开始实施，新诊断标准分级如下：

（1）观察对象：粉尘作业人员健康检查发现 X 射线胸片有不能确定的尘肺样影像学改变，其性质和程度需要在一定期限内进行动态观察者。

（2）Ⅰ期尘肺：有总体密集度 1 级的小阴影，分布范围至少达到 2 个肺区。

（3）Ⅱ期尘肺：有总体密集度 2 级的小阴影，分布范围超过 4 个肺区；或有总体密集度 3

级的小阴影,分布范围达到 4 个肺区。

(4) Ⅲ期尘肺:有下列三种表现之一者:①有大阴影出现,其长径不小于 20 mm,短径不小于 10 mm;②有总体密集度为 3 级的小阴影,分布范围超过 4 个肺区并有小阴影聚集;③有总体密集度为 3 级的小阴影,分布范围超过 4 个肺区并有大阴影。

本标准适用于国家现行职业病名单中规定的各种尘肺病的诊断(表 2 - 6)。

表 2 - 6　尘肺病诊断标准分期简表

尘肺分期	阴影类型	总体密集度	小阴影分布范围
观察对象	一/±	0/0 或 0/1	有不确定的尘肺样影像学改变
Ⅰ期尘肺	小阴影	1 级	至少达到 2 个肺区
Ⅱ期尘肺	小阴影	2 级	超过 4 个肺区
	小阴影	3 级	达到 4 个肺区
Ⅲ期尘肺	大阴影	长径≥20 mm, 短径≥10 mm	
	小阴影	3 级	超过 4 肺区并有小阴影聚集
	小阴影	3 级	超过 4 个肺区并有大阴影

(七) 治疗与处理

1. 治疗:至今为止,矽肺尚无根治方法,应采取综合治疗措施,治疗原则:①增强体质,加强营养,以提高患者的抗病能力;②预防肺内感染,积极防治并发症;③减轻或消除症状,改善病情,延缓病情的发展速度;④减轻患者痛苦,提高生活、生命质量,延长寿命。

(1) 药物治疗:可酌情选用克矽平(聚二乙烯吡啶氮氧化物,P_{204})、汉防己甲素、磷酸哌喹及柠檬酸铝、糖皮质激素等,这些药物的疗效有待进一步观察和评估。

(2) 大容量肺灌洗(http://www.cfyl.com.cn/):近年来,不少医疗单位开展大容量肺灌洗术,病人在静脉复合麻醉下,采用双腔支气管导管置于病人气管与支气管内,一侧肺纯氧通气,一侧肺灌洗液反复灌洗。一般每次 1 000~2 000 ml,共灌洗 10~12 次,每侧肺需 15~20 L 不等,历时约 1 小时。直到灌洗回收液由黑色混浊变为无色澄清为止。肺灌洗能排出尘肺病人肺泡内沉积的粉尘、大量的尘细胞、致纤维化因子以及呼吸道分泌物等。通过灌洗不仅可以明显改善症状,改善肺功能,而且有利于遏制病变进展,延缓病期升级。但大容量肺灌洗术具有创伤性,术中及术后可发生并发症,远期疗效有待继续观察研究。

(3) 保健康复治疗:及时脱离接尘作业,定期复查、随访,积极预防呼吸道感染等并发症的发生;加强营养,适当进行体育锻炼,进行呼吸肌功能锻炼,提高机体抵抗力,养成良好的生活习惯,饮食、起居规律,提高家庭护理质量。

(4) 对症治疗:通畅呼吸道,解痉、平喘;清除积痰(侧卧叩背、吸痰、湿化呼吸道、应用祛痰药);氧疗,根据实际情况可采用间断或持续低流量吸氧以纠正缺氧状态,改善肺通气功能。积极控制呼吸系统感染,防止并发症等。

(5) 肺移植:近年来免疫抑制剂的研究进展为肺移植创造了条件,由于移植技术存在难度且费用高,供体来源困难等,限制了其临床应用。

2. 职业病致残程度鉴定　尘肺患者确诊后,应依据其 X 线诊断尘肺期别、肺功能损伤程度和低氧血症分级,进行职业病致残程度鉴定。按《劳动能力鉴定 职工工伤与职业病致残等

级》(GB/T 16180—2006),尘肺致残程度共分为 6 级,由重到轻依次为:

(1) 一级:①尘肺Ⅲ期伴肺功能重度损伤及/或重度低氧血症[PO_2<5.3 kPa(40 mmHg)];②职业性肺癌伴肺功能重度损伤;

(2) 二级:①尘肺Ⅲ期伴肺功能中度损伤及/或中度低氧血症;②尘肺Ⅱ期伴肺功能重度损伤及(或)重度低氧血症[PO_2<5.3 kPa(40 mmHg)];③尘肺Ⅲ期伴活动性肺结核;④职业性肺癌或胸膜间皮瘤;

(3) 三级:①尘肺Ⅲ期;②尘肺Ⅱ期伴肺功能中度损伤及(或)中度低氧血症;③尘肺Ⅱ期合并活动性肺结核;

(4) 四级:①尘肺Ⅱ期;②尘肺Ⅰ期伴肺功能中度损伤或中度低氧血症;③尘肺Ⅰ期伴活动性肺结核;

(5) 六级:尘肺Ⅰ期伴肺功能轻度损伤及(或)轻度低氧血症;

(6) 七级:尘肺Ⅰ期,肺功能正常。

3. 患者安置原则

(1) 尘肺一经确诊,不论其期别,应立即脱离接尘作业。

(2) 伤残程度轻者(六级、七级)在调离接尘后,可安排在非接尘作业区从事劳动强度不大的工作。

(3) 伤残程度中等者(四级),可安排在非接尘作业区做些力所能及的工作,或在医务人员指导下进行康复期活动。

(4) 伤残程度严重者(一、二、三级),不承担任何工作,在医务人员指导下进行康复活动。

三、石棉肺

石棉属于硅酸盐(silicates),硅酸盐是由二氧化硅、金属氧化物和结晶水组成的矿物,按其来源分为天然和人造两种。天然硅酸盐广泛存在于自然界中,如石棉、云母、滑石等。人造硅酸盐多由石英、钙、镁、铝和其他碱类焙烧而成,如玻璃纤维和水泥等。硅酸盐有纤维状(如石棉)和非纤维状(如水泥、云母等)两类。纤维状是指纵横径之比(aspect ratio)>3∶1的尘粒。直径<3 μm、长度≥5 μm 的纤维称可吸入性纤维(respirable fibers),直径≥3 μm、长度≥5 μm 的纤维称不可吸入性纤维(non-respirable fibers)。在生产环境中因长期吸入硅酸盐粉尘所致的尘肺,统称为硅酸盐尘肺。我国现行《职业病目录》中列有石棉肺、滑石尘肺、云母尘肺和水泥尘肺。

石棉肺是在生产过程中长期吸入石棉粉尘所引起的以肺组织纤维化为主的疾病。其特点是两肺间质弥漫性纤维化,不出现或极少出现结节性损害,是硅酸盐尘肺中最常见、危害最严重的一种。

(一)石棉的种类、主要接触作业及影响发病因素

石棉是一种具有纤维状结构的蛇纹石类和闪石类硅酸盐矿物的总称。此类矿物含有镁、铁、铝、钙、钠等氧化物和二氧化硅。蛇纹石类主要为温石棉,为银白色片状结构,呈中空的管状纤维丝,柔软可弯曲,适于纺织,使用量占全世界石棉产量的 95% 以上,主要产于加拿大、俄罗斯和中国;闪石类石棉纤维为链状结构,多粗糙且坚硬,包括青石棉、铁石棉、直闪石、透闪石和阳起石,以青石棉和铁石棉开采和使用量大,主要产于南非、芬兰和澳大利亚等。

石棉具有抗拉力性强,不易断裂、耐酸碱、隔热和绝缘等良好性能,工业用途达 3 000 余

种。石棉纤维粗细随品种而异,其直径大小依次为直闪石>铁石棉>温石棉>青石棉。青石棉直径最小,易沉积于肺组织中,且穿透力强,因而致纤维化作用也最强,且出现病变早,形成石棉小体多。石棉不但可致肺组织纤维化引起石棉肺,而且是人类的确认致癌物,可引起肺癌及胸膜和腹膜间皮瘤。

接触石棉主要作业是采矿、加工和使用,如石棉的开采、选矿和运输;石棉加工厂的开包、扎棉、梳棉和纺织;建筑、造船等的保温材料、耐火材料制造;石棉制品的粉碎、切割、磨光及钻孔等生产过程均可产生大量的石棉粉尘。

石棉肺的发病工龄一般为5~15年,不足5年发病者较少见。影响石棉肺发病的主要因素包括:石棉种类、纤维直径和长度、石棉尘浓度、接尘时间(工龄)、接触者个体差异等。柔软而易弯曲的温石棉纤维易被阻留于细支气管上部气道并清除,直而硬的闪石类纤维,如青石棉和铁石棉可穿透肺组织到达胸膜,导致胸膜疾病。粉尘中石棉纤维含量越高,接触时间越长,吸入肺内纤维越多,越易引起肺纤维化。少数工人脱离接触石棉粉尘后仍可发生石棉肺。此外,接触者个人习惯如吸烟等也与石棉肺发病有关。

(二)发病机制

石棉肺的发病机制至今尚不清楚,主要有纤维机械刺激学说和细胞毒性学说。前者认为石棉纤维具有纤维性、多丝结构和坚韧性等物理特性,不仅可机械损伤和穿透呼吸性细支气管和肺泡壁,侵入肺间质引起纤维化病变,而且可穿透脏层胸膜,进入胸腔引起胸膜病变,即胸膜斑、胸膜渗出及胸膜间皮瘤,如直而硬的青石棉、铁石棉纤维的致病性较强。后者认为石棉纤维具有细胞毒性,当石棉纤维与细胞膜接触后,其表面的镁离子及其正电荷与巨噬细胞膜性结构相互作用,致膜上的糖蛋白,尤其是唾液酸基团丧失活性,形成离子通道,钾钠泵功能失调,细胞膜通透性增高及溶酶体酶释放,导致巨噬细胞肿胀、崩解,引起肺组织纤维化。巨噬细胞崩解所释放的大量氧自由基在细胞膜的脂质过氧化损伤中也起重要作用。

(三)病理改变

石棉肺的病理特点是肺间质弥漫性纤维化,可见石棉小体及胸膜肥厚和形成胸膜斑。

1. 肺间质弥漫性纤维化 是石棉肺的主要病理改变,病变自上而下逐渐加重,双肺下叶尤甚,在血管和支气管周围更为明显。随病变进展,两肺切面出现粗细不等的灰白色弥漫性纤维化条索和网架,为石棉肺的典型特征。少数晚期石棉肺患者可以出现大块纤维化病变,多发生于两肺下区。

2. 石棉小体(asbestos body) 石棉纤维被巨噬细胞吞噬后,由一层含铁蛋白颗粒和酸性黏多糖包裹沉积于石棉纤维之上所形成。肺组织切片中可见长 $10\sim300\ \mu m$,粗 $1\sim5\ \mu m$ 的石棉小体,呈黄色或黄褐色,形似哑铃、鼓槌或串珠状,普鲁氏蓝染色时常呈阳性铁反应。石棉小体仅仅是吸入石棉的标志,其数量的多少与肺纤维化程度不一定平行。

3. 胸膜改变 包括胸膜斑、胸膜渗出和胸膜增厚是石棉肺的另一病理特征。胸膜斑(pleural plaque)是指厚度>5 mm 的局限性胸膜增厚,是由玻璃样变的粗大胶原纤维束在胸膜脏层和(或)壁层局部形成纤维瘢痕斑块,以壁层多见。呈灰白或浅黄色,表面光滑,境界清楚,凸出于胸膜,状似胼胝体或软骨,可伴钙化。胸膜斑多见于两肺下后外侧和脊柱旁及膈肌的中心腱上。

(四)临床表现

1. 症状和体征 自觉症状出现较矽肺早,主要是咳嗽和呼吸困难。咳嗽多为干咳或少许黏液性痰,伴支气管炎或支气管扩张时,咳痰量增多,痰中可查到石棉小体。呼吸困难起初出现于体力活动时,随病情加重而明显,晚期患者在静息时可出现气急。患者可有一时性局限性胸痛,若有持续性胸痛,首先要考虑的是肺癌或恶性胸膜间皮瘤。

石棉肺特征性的体征是双下肺区可闻及捻发音,随病情进展,捻发音可扩展至中、上肺区,由细小声变为粗糙声。晚期患者可出现杵状指(趾),并随着病变加重而明显,伴肺源性心脏病者,可有心肺功能不全症状和体征。

2. 肺功能改变　石棉肺患者肺功能改变出现较早,往往在 X 线胸片尚未显示石棉肺影像之前,肺活量即开始降低。随着病情进展,可见肺活量进行性地降低,肺总量减少,残气量正常或略增加,一氧化碳弥散量降低等。一氧化碳弥散量降低是发现早期石棉肺的最敏感指标之一。

3. X 线胸片表现　主要表现为不规则小阴影和胸膜改变。不规则小阴影是石棉肺诊断分期的主要依据。早期多在两肺下区出现密集度较低的不规则小阴影,随病情进展,小阴影逐渐增粗、增多,呈网状并逐渐扩展到两中、上肺区。

胸膜改变主要包括胸膜斑、胸膜增厚和胸膜钙化。胸膜斑系指除肺尖部和肋膈角区以外的厚度大于 5 mm 的局限性胸膜增厚,或局限性钙化胸膜斑块。多见于两肺下侧胸壁 6～10 肋间,也可发生于膈胸膜和心包膜。弥漫性胸膜增厚的 X 线影像呈不规则形阴影,以中、下肺区明显,有时可见点片或条状钙化影。晚期石棉肺可因纵隔胸膜增厚并与心包膜及肺组织纤维化交错重叠,致使心缘轮廓不清,甚至形成“蓬发状心影”,此影像是“叁”期石棉肺的主要诊断依据之一。

4. 并发症　晚期石棉肺患者并发呼吸道及肺部感染较矽肺多见,但合并肺结核较矽肺少,因反复感染,往往可致心力衰竭。肺癌和恶性间皮瘤是石棉肺的严重并发症。

(五)诊断

石棉肺诊断和分期按照《尘肺病诊断标准》(GBZ 70—2009)执行。应注意的是接触石棉粉尘,胸片表现有总体密集度 1 级的小阴影,分布范围达到 1 个肺区或小阴影密集度达到 0/1,分布范围至少达到 2 个肺区,如出现胸膜斑,可诊断为石棉肺 I 期;胸片表现有总体密集度 1 级的小阴影,分布范围超过 4 个肺区,或有总体密集度 2 级的小阴影,分布范围达到 4 个肺区者,如胸膜斑已累及部分心缘或膈面,可诊断为石棉肺 II 期;胸片表现有总体密集度 3 级的小阴影,分布范围超过 4 个肺区者,如单个或两侧多个胸膜斑长度之和超过单侧胸壁长度的 1/2,或累及心缘使其部分显示蓬乱,可诊断为石棉肺 III 期。

(六)治疗与处理

处理原则与矽肺相同。目前尚无治疗石棉肺的有效方法,主要采用对症治疗,增强机体抵抗力,积极防治并发症。

四、煤工尘肺

我国煤炭储藏量大,产量高,采煤工人的数量居全国各类粉尘作业工人之首。据调查,煤工尘肺占我国尘肺病总数的 40% 以上,是煤炭企业发病最严重、患病人数最多的职业病。

(一)煤工尘肺的概念和分类

煤工尘肺(coal workers' pneumoconiosis,CWP)是指煤矿工人长期吸入生产性粉尘所引起的尘肺的总称。在煤矿开采过程中由于工种不同,工人可接触矽尘、煤尘和煤矽尘,从而引起肺组织弥漫性纤维化,统称为煤工尘肺。煤工尘肺有三种类型:在岩石掘进工作面的凿岩工、装岩工、放炮工等,接触游离二氧化硅含量较高的岩石粉尘(游离二氧化硅含量在10％以上,多在30％～50％),所患尘肺为矽肺(silicosis),发病工龄10～15年,病变进展快,危害严重,占煤工尘肺病人总数的20％～30％。采煤工作面的采煤工、选煤工、装卸工等主要接触单纯性煤尘(游离二氧化硅含量在5％以下),所患尘肺为煤肺(anthracosis),发病工龄多在20～30年以上,病情进展缓慢、危害较轻。由于煤矿工人工种不固定,既接触矽尘,又接触煤尘,所患尘肺兼有矽肺和煤肺的特征,称为煤矽肺(anthracosilicosis),是我国煤工尘肺中最常见的类型。发病工龄多在15～20年,病情进展较快,危害较重。

煤工尘肺的发病情况因开采方式不同有很大差异。露天煤矿工人的尘肺患病率很低,井下开采工作面的粉尘浓度和分散度均高于露天煤矿,尘肺患病率和发病率均较高。我国地域广大,地层结构复杂,各地煤工尘肺患病率差异较大,为0.92％～24.1％,其中矽肺占11.4％,煤矽肺占87.6％,煤肺占1.0％。不同煤种的致病能力不同,由强到弱依次为:无烟煤、烟煤、褐煤。

(二)发病机制

煤工尘肺的发病机制尚不清楚,现有研究提示其发生主要涉及三方面的病理生理过程:①粉尘在下呼吸道和肺泡聚集及激活免疫炎性细胞;②成纤维细胞增生;③胶原和细胞外基质合成增加。进入肺泡和肺间质的煤尘颗粒首先与巨噬细胞、肺泡液和肺泡上皮细胞发生直接作用,形成或通过刺激细胞产生反应性活性氧物质及释放某些免疫炎性细胞因子,细胞因子能直接作用于细胞或通过介导其他细胞因子的质和量变化传递一些信息。细胞因子间相互刺激或抑制,形成细胞因子作用网,导致淋巴细胞、中性粒细胞、嗜酸性粒细胞等在肺泡内和肺间质聚集,引起持续性炎性反应,导致成纤维细胞增生,胶原合成增加和肺组织纤维化。

1. 参与煤工尘肺形成的主要细胞

(1)肺泡巨噬细胞:具有主动吞噬粉尘颗粒的能力,在粉尘粒子清除及其毒性表达中起重要作用,与煤工尘肺的发生发展密切相关。实验动物长期吸入煤尘颗粒,可使支气管肺泡灌洗液中肺泡巨噬细胞数量增加,巨噬细胞吞噬粉尘颗粒后称为尘细胞,吞噬过程中巨噬细胞可被激发而释放生物活性物质,部分尘细胞破裂死亡后释放出吞噬的粉尘和生物活性物质:包括细胞因子、氧化产物、生长因子、蛋白酶及抗蛋白酶类等,再作用于肺组织中的靶细胞,如中性粒细胞、成纤维细胞、内皮细胞和上皮细胞等。

(2)肺泡上皮细胞:是肺泡结构的重要组成部分,分为Ⅰ型和Ⅱ型肺泡上皮细胞。Ⅰ型肺泡上皮细胞维持肺的气体交换和屏障作用。与粉尘颗粒接触后,受粉尘毒性及炎症反应所释放的蛋白酶和水解酶作用时,造成Ⅰ型肺泡上皮细胞损伤和脱落,由Ⅱ型肺泡上皮细胞替代修复。Ⅱ型肺泡上皮细胞主要合成并分泌肺表面活性物质,降低肺泡表面张力,维持肺泡通气功能。长期吸入高浓度粉尘,可导致Ⅱ型肺泡上皮细胞损伤耗竭,表面活性物质减少,肺泡萎缩,肺组织破坏。粉尘颗粒和炎性介质还可透过损伤的肺泡上皮屏障进入肺间质,促进胶原及细胞外基质合成。

(3)成纤维细胞:是肺纤维化的主要效应细胞,可分泌胶原和细胞外基质成分。激活的肺泡巨噬细胞、中性粒细胞和上皮细胞可分泌多种细胞因子,刺激成纤维细胞增殖。进入肺间质的尘粒也可直接刺激成纤维细胞分泌胶原。

（4）募集到受损肺区的炎性细胞：激活的肺泡巨噬细胞及上皮细胞等释放的细胞因子还可将血液循环中的炎性细胞，如中性粒细胞募集到受损肺区，诱导产生大量新的巨噬细胞。中性粒细胞还分泌大量蛋白、水解酶和活性氧族，导致持续性气道和肺泡炎症，黏液腺分泌亢进及纤毛运动功能减退，呼吸道黏膜清除能力下降，肺泡壁破坏，形成肺气肿。Ⅰ型肺泡上皮细胞减小，被Ⅱ型肺泡上皮细胞及成纤维细胞取代，最终形成肺纤维化。

2. 氧化和抗氧化系统失衡　有关研究证实，纯煤尘产生自由基的能力是石英粉尘的 8 倍，特别是新形成的煤尘颗粒表面最容易产生自由基。正常情况下，机体可通过酶性及非酶性抗氧化系统来清除体内的自由基。抗氧化酶类包括：过氧化氢酶、超氧化物歧化酶和谷胱甘肽还原酶等。体内许多小分子物质，如维生素 C、维生素 E、牛磺酸和尿酸等，可通过非酶促反应清除氧自由基。但长期高粉尘负荷，自由基的产生超过机体的清除能力，导致氧化和抗氧化系统失衡，造成机体损伤，是煤工尘肺及并存的 COPD 等疾病的主要原因之一。

3. 细胞因子网络　在尘肺的发病过程中，由于沉积于肺泡内的尘粒反复持续地激发巨噬细胞、中性粒细胞、淋巴细胞和肺泡上皮细胞等，产生和释放各种细胞因子或致纤维化的相关因子，引起肺组织炎症，诱导成纤维细胞聚集、增殖和纤维生成，产生尘肺结节及间质纤维化。目前已知在尘肺纤维化发展过程中涉及的主要细胞因子包括：转化生长因子-β（TGF-β）、肿瘤坏死因子-α（TNF-α）、白介素-6（IL-6）及血小板衍生的生长因子（PDGF）；其他还有纤维粘连蛋白（FN）、前列腺素（PGE）、白介素-1（IL-1）、肺泡巨噬细胞源致纤维化因子（AMFF）、肺泡巨噬细胞源生长因子（AMDGF）和神经肽等。这些细胞因子有的直接作用于细胞，有的仅起中间介导作用，它们之间相互影响和协调形成复杂的细胞因子网络，刺激炎症细胞聚集，成纤维细胞增生及胶原合成，最终导致肺纤维化。

4. 免疫反应　肺泡巨噬细胞吞噬粉尘颗粒后被激活，释放出 IL-1、IL-6、TNF-α、AMDGF 等，它们可作用于 T 淋巴细胞和成纤维细胞，T 淋巴细胞可释放出淋巴因子，介导免疫反应。临床常见煤工尘肺患者血清中免疫球蛋白及补体 C_3、C_4 等水平增高，出现多种自身抗体，导致自身组织损伤，如抗原抗体及抗核抗体。不少尘肺病人并发关节炎、多发性皮肌炎、全身性红斑性狼疮和结节病等自身免疫性疾病。特别是有些煤工尘肺患者合并类风湿关节炎，其 X 线胸片上可出现密度较高且均匀，边缘清晰的圆形块状阴影，称为类风湿性尘肺结节（Caplan 综合征），是尘肺免疫反应的典型例证。

总之，煤矿粉尘导致肺组织纤维化的病变过程较复杂，涉及多种细胞及生物活性物质，表现有炎性反应、细胞与组织结构的损伤与修复、免疫反应、胶原增生与纤维化的形成，是多种因素相互作用与相互制约的结果。煤工尘肺的发病机制受到各国学者重视，寻找尘肺早期轻微损伤的敏感生物标志物，探索与尘肺易感性相关的基因多态性等，以进一步了解尘肺发病的本质，更有效地预防、诊断和治疗尘肺。

（三）病理改变

煤工尘肺的病理改变多属混合型，兼有弥漫性纤维化和结节型两者特征，主要有：

1. 煤斑　又称煤尘灶，是煤工尘肺最常见的原发性特征性病变，肉眼观察呈灶状，质软，色黑，直径 2～5 mm，境界不清，多在肺小叶间隔和胸膜交角处，表现为网状或条索状。镜下观察煤斑是由很多的煤尘细胞灶和煤尘纤维灶组成。前者是由数量不等的煤尘及煤尘细胞聚集在肺泡、肺泡壁、细小支气管和血管周围形成，特别是在Ⅱ级呼吸性支气管的管壁及其周围肺泡最为常见。后者由煤尘细胞灶纤维化而形成,随着病灶的发展出现纤维化,早期以网状纤维为主,后期有少量的胶原纤维交织其中,形成煤尘纤维灶。

2. 灶周肺气肿　是煤工尘肺病理的又一特征。常见的有两种:一种是局限性肺气肿,见于煤尘纤维灶周围,为散在分布于煤斑旁的扩大气腔,与煤斑共存;另一种是小叶中心性肺气肿,在煤斑的中心或煤尘灶的周边,有扩张的气腔,居小叶中心,称小叶中心性肺气肿。主因煤尘和尘细胞在Ⅱ级呼吸性支气管周围堆积,使管壁平滑肌等结构受损,导致灶周肺气肿。如果病变进一步发展,向肺泡道、肺泡管及肺泡扩展,即波及全小叶形成全小叶肺气肿。

3. 煤矽结节　肉眼观察呈圆形或不规则形,直径为 2～5 mm 或稍大,质坚实,色黑。镜下可见两种煤矽结节:典型煤矽结节其中心部由旋涡样排列的胶原纤维构成,其间有明显煤尘沉着,周边有大量煤尘细胞、成纤维细胞、网状纤维和少量的胶原纤维,向四周延伸呈放射状;非典型煤矽结节无胶原纤维核心,胶原纤维束排列不规则,尘细胞分散于纤维束之间。

4. 弥漫性纤维化　在肺泡间隔、小叶间隔、细支气管周围、小血管和胸膜下,出现程度不同的纤维增生和间质细胞,并有尘细胞和煤尘沉着,间质增宽变厚,晚期形成粗细不等的条索和弥漫性纤维网架,肺间质纤维增生。

5. 大块纤维化　又称进行性块状纤维化(progressive massive fibrosis,PMF),是煤工尘肺晚期的一种表现,为致密的黑色块状病变,多分布在两肺上部和后部,右肺多于左肺。病灶呈长梭形、不规则形,少数似圆形或类圆形,边界清楚。镜下观察分两种类型:一种为弥漫性纤维化,在大块纤维病灶中及病灶周围有很多煤尘和煤尘细胞,见不到结节改变。另一种为大块纤维病灶中可见到结节。有时在团块病灶中见到空洞形成,洞内积聚墨汁样物质,周围可见明显代偿性肺气肿。

(四) 临床表现和诊断

1. 症状、体征和肺功能改变　煤工尘肺早期一般无症状,当合并支气管或肺部感染及肺气肿时,出现气短、胸痛、胸闷、咳嗽、咳痰等症状及相应体征。秋冬季节及劳动强度较大时症状加重。煤工尘肺患者由于广泛的肺纤维化,呼吸道狭窄,尤其因肺气肿导致肺泡大量破坏,肺功能测试显示通气功能、弥散功能和毛细血管气体交换功能都有减退或障碍。

2. X 线胸片表现　煤工尘肺 X 线胸片上主要表现为圆形小阴影、不规则形小阴影和大阴影,还可见到肺纹理和肺门阴影的改变。

(1) 圆形小阴影:煤工尘肺 X 线表现以圆形小阴影为主者多见,多为 p 或 q 型阴影,其病理基础是矽结节、煤矽结节和煤尘纤维灶。圆形小阴影的形态、数量和大小往往与患者接触粉尘的性质和浓度有关。纯掘进工患者为典型矽肺表现;以掘进作业为主,接触含游离二氧化硅较多的混合性粉尘工人,以典型的小阴影居多;以采煤作业为主的工人,主要接触煤尘,并混有少量矽尘所患尘肺,胸片圆形小阴影多不太典型,边缘不整齐,呈星芒状,密集度低。圆形小阴影最早出现在右中肺区,其次为右下、左中肺区,两上及左下肺区出现的较晚。随着病变的进展,小阴影逐渐增多、增大、密集度增高,分布范围扩展,可布满全肺。

(2) 不规则形小阴影:多呈网状或密集成蜂窝状,较圆形小阴影少见。煤尘灶、弥漫性肺间质纤维化、细支气管扩张、肺小叶中心性肺气肿是构成不规则形小阴影的病理基础。

(3) 大阴影:是晚期矽肺和煤矽肺的重要 X 线表现,呈椭圆形、长梭形或不规则形,边缘清晰,周边肺气肿明显。大阴影多是由小阴影增大、密集、融合而形成;也可由少量斑片、条索状阴影逐渐发展而成。煤肺患者罕见大阴影。

煤工尘肺的肺气肿多为弥漫性、局限性和泡性肺气肿。泡性肺气肿表现为成堆小泡状阴影,直径为 $1\sim5$ mm,即所谓"白圈黑点"。晚期可见肺大泡。

此外,煤工尘肺可见到肺纹理增多、增粗、扭曲变形,肺门阴影增大、密度增高,还可见到淋巴结蛋壳样钙化或桑葚样钙化阴影,常可见到肋膈角闭锁及粘连。

煤工尘肺按《尘肺病诊断标准》(GBZ 70—2009)进行诊断和分期。治疗方法同矽肺。

五、其他尘肺

以表格的形式列举其他粉尘接触机会及所致尘肺临床表现等(表 2-7)。

表 2-7 其他常见粉尘及所致尘肺

尘肺名称	粉尘性质、用途、接触机会	临床表现	X线胸片表现
水泥尘肺	水泥是人工合成无定型硅酸盐。所用原料因种类不同而各异,主要是石灰石、黏土、页岩、铁粉、煤、矿渣、石膏、沸石等原料。由于水泥配料不同,粉尘中含有游离 SiO_2 量也各异。水泥原料粉尘引起的肺部病理改变属于混合性尘肺	发病工龄多在 $8\sim34$ 年。主要症状为气短、咳嗽、咳痰,可出现鼻腔黏膜充血、鼻甲肥大、鼻黏膜萎缩等鼻炎表现。肺功能改变以阻塞性肺通气功能障碍为主,这种改变往往先于自觉症状和胸部 X 线所见	在两肺中、下野可见不规则形小阴影和细小的网影;或出现类圆形 p 类小阴影,较软、分散稀疏
石墨尘肺	石墨分为天然和合成石墨两种,是具有金属光泽的结晶型碳,呈银灰或黑色。石墨中含游离 SiO_2 的量有很大差异。石墨矿多为 $13.5\%\sim25.9\%$;中碳石墨为 $0.5\%\sim5.0\%$;而合成石墨(高温石墨)中几乎不含游离 SiO_2。在石墨矿的开采、碎矿、筛粉和包装工序;以石墨为原料制造耐火砖、坩埚、电极、耐腐蚀管材以及用石墨作铸件涂料、原子反应堆减速剂等过程中均可接触高浓度石墨粉尘	发病工龄一般在 $15\sim20$ 年。早期症状轻微,进展缓慢,当合并慢性支气管炎和肺气肿时,自觉症状和体征明显。肺功能有一定损害	早期两肺多在中、下肺野出现少量密度较低的类圆形(p 或 q)小阴影,肺纹理增多。如见到较粗大的 r 形阴影,可能与患者接触游离 SiO_2 量较多有关。肺门阴影的密度增高,少数患者有轻微肺气肿、胸膜增厚和肋膈角变钝改变
铝尘肺	铝是银白色轻金属,分布广泛,占地壳重量的 7.45%。比重轻,强度大。金属铝粉可分为粒状和片状,含铝量达 90% 以上。金属铝及其合金用于航空、船舶、建筑材料、电器等工业。金属铝粉用于制造炸药、导火剂等。氧化铝是经电炉熔融($2\,300\ ^\circ\!C$)制得的聚晶体(白刚玉),含有微量 SiO_2,由于硬度高,可制成磨粉和磨具,用于各种机件磨削	发病工龄多在 $10\sim32$ 年,平均 24 年。患者有咳嗽、胸痛、气短和肺功能损害	两肺野中、下区可见较细的不规则形小阴影,呈网状或蜂窝状。也可见到 p 形圆形小阴影,密度较低,边缘不十分清晰,增多时可全肺分布,但无融合影出现。Ⅲ期患者在上、中肺野可见大阴影

续表 2-7

尘肺名称	粉尘性质、用途、接触机会	临床表现	X线胸片表现
滑石尘肺	滑石为常见的硅酸盐矿物,含有氧化铁、氧化锡、氧化钙和直闪石、透闪石等少量杂质。天然滑石呈片状、板状或致密块状。具有蜡样、珍珠样光泽,色白、粉红、灰白多种。具有耐热、耐水、不导电、吸附性好等性能。主要接触滑石粉尘作业有滑石矿开采、加工、运输,滑石粉加工、耐火材料、造纸、橡胶、医药、农药、雕刻等工业部门	发病工龄多为8~34年,平均22年。早期无任何症状,随病情进展可出现劳动时气短、胸闷、胸痛、咳嗽、咯痰等症状。可合并有慢性支气管炎和肺气肿征象	主要X线胸片表现与石棉肺相同,为不规则小阴影和胸膜改变。类圆形小阴影较石棉肺明显,晚期可融合成大阴影。胸膜增厚,左侧胸壁膈肌腱部和心包处可见滑石斑,但较石棉肺少而轻。滑石尘肺有时也可并发肺癌和胸膜间皮瘤。这可能与滑石中夹杂石棉类物质有关
铸工尘肺	铸造生产的铸件常分为铸钢、铸铁和铸有色合金件。铸钢的烧铸温度为1 500 ℃,砂型配料需要耐热性的石英砂(含游离$SiO_2$77%~98%);铸铁温度为1 300 ℃,可用耐热性差些的天然砂(含游离SiO_2 20%~85%);铸有色金属温度为1 100 ℃以下,也多用天然砂并混有耐火黏土、石墨粉、焦炭粉等混合性材料。在铸造过程中,型砂粉碎、搅拌运输以及制砂型、打箱、清砂和清理铸件等工序均有粉尘产生	发病工龄,铸造工一般20~30年;铸钢工最短10年左右。临床表现与矽肺类似,进展缓慢	两肺出现不规则小阴影,以中、下肺区较明显;随病情进展,多呈网状和蜂窝状。常伴有肺气肿。有时两肺中、下区出现类圆形阴影,密度低。极少见大阴影
云母尘肺	云母为天然铝硅酸盐,其晶体结构均含有硅氧层,纯云母含结晶型SiO_2,但其矿床通常与花岗岩夹在石英和长石之间,故含有游离SiO_2。种类繁多,成分复杂。具有耐酸、隔热、绝缘等性能,并易剥成薄片,广泛用于电器绝缘材料、无线电及国防工业	发病工龄,采云母矿11~38年,平均25年;加工云母工作20年以上。临床表现与其他硅酸盐尘肺相似,进展缓慢	以不规则小阴影(s型)改变为主,可有少量类圆形小阴影。肺野似"毛玻璃样"改变,不清楚。肺门密度增高,胸膜改变不明显
陶工尘肺	陶瓷是把石英、黏土、长石、石膏等粉碎后,经配料、制坯、修坯、烧制等工艺过程制成的各种器皿或材料。作业场所粉尘多为硅酸盐和石英混合尘,其中游离SiO_2含量差异很大,有的可达40%以上。陶瓷工人按其接触粉尘性质不同,可患矽肺、硅酸盐肺或混合性尘肺	陶工尘肺平均发病工龄在25年以上。早期有轻度咳嗽、咳痰,劳动时胸闷、气短,偶闻干湿啰音。易合并肺结核。肺功能有轻度损害,以阻塞性通气障碍为主	两肺多为不规则小阴影相互交织呈网状、蜂窝状,少数可见类圆形小阴影,间有肺气肿。肺门阴影扩大,密度增高,结构紊乱。随病情进展,小阴影数量增多,密度增高,在两肺中上区外带,有小阴影局部聚集,形成融合灶、团块大阴影。矽结节、淋巴结、胸膜均可见钙化,易见结核病灶

续表 2 - 7

尘肺名称	粉尘性质、用途、接触机会	临床表现	X线胸片表现
电焊工尘肺	电焊时所产生的烟、尘与使用的焊条成分有关。焊条药皮主要由大理石、萤石、石英、锰铁、矽铁、钛铁、云母、白云石、纯碱等所组成。在高温（2 000～6 000 ℃）作用下，药皮、焊丝、矿石及空气中水分发生复杂反应，生成氧化铁、二氧化硅、氧化锰、氟化物、臭氧和氮氧化物等烟尘或气溶胶，逸散在空气中	发病工龄多在 15～20 年，最短发病工龄为 4 年。胸闷、胸痛、咳嗽、咳痰、气短等。晚期肺功能有改变	早期以不规则小阴影为主，多分布于两肺中、下区。有时出现类圆形小阴影，分布广泛，密度小，随病情发展密集度逐渐增加；个别晚期病例出现大阴影
炭黑尘肺	炭黑一般多用天然气、石油、沥青、焦炭为原料，经不完全燃烧和加热降解制取。含碳 90%～95%，含游离 SiO_2 0.5%～1.5%。粒径极小，易飞扬。主要用于橡胶、塑料、干电池、油墨、油漆、颜料等工业。炭黑厂的筛粉、包装工，电极厂配料、成型工和橡胶轮胎厂投料工可接触高浓度炭黑粉尘	发病工龄最短 15 年，最长 25 年以上，平均 24 年。症状轻微，进展缓慢，多不影响劳动能力。少量严重者可并发慢性支气管炎和肺心病	两肺中、下野可见肺纹理阴影增多，密度较低呈毛玻璃状。以类圆形 p 型小阴影最常见，有时还可见到不规则形小阴影。肺门阴影密度增大，偶见轻度肺气肿，胸膜粘连改变，少见大阴影

六、尘肺病防治措施

尘肺病是我国最主要的职业病，不仅患者数多，而且危害大，是严重致劳动能力降低、致残和影响寿命的疾病，也是国家和企业赔偿的主要职业病。截止 2011 年底，全国累计报告职业病 779 849 例，其中尘肺病 702 942 例。目前我国的职业病统计数据是通过职业健康监护获得的，而大量的职业危害因素集中且问题严重的中小企业和乡镇、私营、个体企业职工并不在健康监护范围之内。有关专家估计，目前仅尘肺病实际患病人数可能超过 100 万例。尘肺的发病是一个渐进和积累的过程，目前尚无有效的治疗手段，控制尘肺的关键在于预防。新中国成立 60 多年来，我国在防止粉尘危害和预防尘肺发生方面做了大量工作，结合国情总结出了行之有效的"革、水、密、风、护、管、查、教"八字方针。具体地说：①革，即工艺改革和技术革新，这是消除粉尘危害根本途径；②水，即湿式作业，可防止粉尘飞扬，降低环境粉尘浓度；③风，加强通风及抽风措施；④密，将尘源密闭；⑤护，即个人防护；⑥管，经常性地维护和管理工作；⑦查，粉尘接触者在岗期间健康检查和定期检测环境空气中粉尘浓度；⑧教，加强宣传教育。实际工作中，尘肺病的预防应采取综合性措施，包括法律措施、组织措施、技术措施和卫生保健措施。

1. 法律措施　包括制定、颁布、实施控制粉尘危害的各项卫生标准和相关法律法规。

（1）严格立法：新中国成立以来为防止粉尘危害、保护工人健康，国家颁布了一系列政策、法令和条例。1956 年国务院颁布了《关于防止厂、矿企业中的矽尘危害的决定》；1958 年卫生部和劳动部等联合颁布了《工厂防止矽尘危害技术措施办法》、《矿山防止矽尘危害技术措施暂行办法》;1987 年颁布了《中华人民共和国尘肺病防治条例》和修订过的《粉尘作业工人医疗预防措施实施办法》;1995 年实施了《中华人民共和国劳动法》;2002 年 5 月 1 日开始实施《中华人民共和国职业病防治法》,2011 年 12 月 31 日对该职业病防治法进一步修正,为控制粉尘危害和防治尘肺病提供了明确的法律依据。

（2）制定作业场所粉尘职业接触限值:2007 年新修订的《工作场所有害因素职业接触限值第 1 部分 化学有害因素》(GBZ 2.1—2007)规定了 47 种生产性粉尘时间加权平均容许浓度(PC-TWA),其中 14 种制定了呼吸性粉尘时间加权平均容许浓度。

（3）严格执法:加大执法力度及加强接尘作业的卫生监督和卫生管理,是尘肺防治有关法律与法规得到落实的根本保证。各级人民政府、企业法人等都必须严格执行国家已制定的一系列法律法规,各级企业主管部门、安全生产监督管理局、疾病控制中心和职业病监督防治机构要加大执法力度,按期对企业和厂矿的生产环境进行经常性的卫生监测和监督,对粉尘浓度超标的厂矿企业应严格处理,促其限期整改,以确保厂矿企业作业场所内的粉尘浓度在容许浓度范围内,从根本上杜绝尘肺的发生。

2. 组织措施　加强领导,加强宣传教育（"教"）,使企业的法人代表和劳动者都能正确认识粉尘的危害及防尘措施的有效性,以提高防尘的自觉性和主观能动性,自觉或相互监督对方做好防尘设备系统的维修管理和防尘管理制度的贯彻执行（"管"）。

3. 技术措施　工程技术措施是消除或降低粉尘危害最根本措施。各行各业需根据其粉尘的产生的特点,通过技术措施控制粉尘浓度。

（1）改革生产工艺和革新生产设备:是消除或减少粉尘危害的主要途径,如在铸造工艺中用石灰石代替石英砂,寻找石棉的替代品;用远距离操作、隔离室监控、计算机控制等措施避免劳动者接触粉尘等;风力运输、负压吸砂减少粉尘外逸。

（2）湿式作业:是一种经济易行的有效防尘措施,如石英磨粉或耐火材料碾磨,玻璃、搪瓷行业的配料过程均可采用湿式作业;井下爆破后冲洗岩帮;高压注水采煤等。

（3）密闭尘源和抽风除尘:对不能采取湿式作业的场所,在密闭尘源的基础上,用局部抽风方法使密闭系统内保持一定负压,避免粉尘外逸,抽出的含尘空气经过除尘装置净化后排入大气。

4. 卫生保健措施

（1）个人防护:在防尘技术措施无法使作业场所粉尘浓度达标的情况下,合理使用防尘口罩、送风式防尘头盔、防尘服等个体防护用品可有效防止粉尘的危害。个体防护是防尘技术措施的必要补充。

（2）健康检查:是职业健康监护的主要内容,接尘作业工人必须进行上岗前、在岗期间、离岗时和离岗后医学随访以及应急健康检查。上岗前检查的目的主要是排除职业禁忌证,如心肺疾病、肺结核和不满 18 岁者均不得从事接尘作业。在岗期间检查目的是尽早发现尘肺患者,使其尽快脱离粉尘作业和得到及时的观察治疗。

（张美荣）

第四节　职业性物理因素及其健康危害

随着工农业生产的发展，机械化生产设备的使用越来越多，物理因素对人体健康的影响越来越突出。生产环境中存在的物理性有害因素包括异常气象条件、生产性噪声与振动、电离辐射和非电离辐射等。物理因素一般多为自然存在的因素，如强度低、作用时间短则对人体无害，有些是人体生理功能所必需的外界条件；但强度大、作用时间长则对机体产生不良影响。因此，物理性有害因素的预防措施不是消除或替代，而应是采取措施将其控制在一定范围。

一、高温

（一）高温作业

生产环境的气象条件主要指气温、气湿、气流和热辐射。生产环境中气温取决于大气温度、太阳辐射和生产过程中的热源（如各种冶炼炉、窑、加热的物体、化学反应釜等）、机器转动产热、人体散热等，这些因素均可使气温上升。气湿分绝对湿度和相对湿度，生产环境中的气湿常以相对湿度表示。相对湿度80％以上称为高气湿，30％以下称为低气湿。生产环境中的气流除受外环境风力影响外，主要与车间内的热源有关。热源使空气加热而上升，室外冷空气从厂房门窗和下部空隙进入室内，造成空气对流。室内外温差愈大，产生的气流愈大。物体因本身的温度而以电磁辐射（主要是红外线和部分可见光的形式）向外散发能量称为热辐射。当周围物体表面温度超过人体体表温度时，周围物体向人体发射一定的热辐射，使人体受热。相反，人体体表温度高于周围物体表面温度时，人体向周围物体辐射而散热。生产场所中同一车间的不同地点、一日内不同时间，气象条件都可存在明显差异。

高温作业（work in hot environment）是指在生产劳动过程中，工作地点平均 WBGT 指数≥25 ℃的作业。高温作业可分为三类，其特点及常见的作业环境见表2-8。

表 2‑8　高温作业类型及特点

高温作业类型	气象特点	常见作业环境
高温、强热辐射作业	干热环境:气温高、热辐射强度大,相对湿度较低	冶金行业的炼钢、炼焦、炼铁、轧钢和机械制造工业的铸造、锻造、热处理等车间;玻璃、陶瓷、搪瓷、砖瓦等工业窑炉车间;轮船和火力发电的锅炉间等
高温、高湿作业	湿热环境:高气温、高气湿,而热辐射强度不大	印染、缫丝、造纸等工业中的液体加热或蒸煮车间;机械行业的酸洗、电镀以及屠宰车间、潮湿矿井等
夏季露天作业	除高气温、太阳强热辐射外,劳动者还受被加热的地面和周围物体的二次热辐射作用	夏季午间烈日下的田间农业劳动、建筑工地和室外搬运等

(二) 高温作业对机体生理功能的影响

高温作业时,机体可出现一系列生理功能变化,其主要表现为体温调节、水盐代谢、循环系统、消化系统、神经系统和泌尿系统等的适应性调节。

1. 体温调节　高温作业者的体温调节受生产环境的气象条件和劳动强度的共同影响。在气象条件诸多因素中,气温和热辐射起主要作用。气温以对流方式作用于体表,经血循环使全身加热。热辐射则直接加热机体深部组织。体力劳动时,随劳动强度增加和时间延长,体内产热不断增加。这些内外环境的热负荷使人体获热,当机体中心血液温度增高时,在中枢神经系统(下丘脑)调节下,可出现皮肤血管扩张,大量血液流向体表,使皮肤温度上升,通过对流、热辐射和汗液蒸发散热,同时产热会稍降低,维持正常体温。当环境温度高于皮肤温度(一般以平均皮肤温度 35 ℃为界)时,机体只能通过汗液蒸发散热,而湿热环境则又可降低蒸发散热的效率。若环境受热和机体产热明显超过散热时,机体则会产生热蓄积,体温可能上升。蓄热过量,超出体温调节能力则可因机体过热而发生中暑。

2. 水盐代谢　在高温环境下从事重体力劳动时,出汗量明显增加。有时一个工作日的出汗量可达 5~8 L。大量出汗造成水盐大量丢失,可致水盐代谢障碍,导致热痉挛的发生。机体出汗量取决于气温、气湿、热辐射和劳动强度,因此出汗量可作为高温作业者受热程度和劳动强度的综合指标。一般认为,一个工作日出汗量 6 L 为生理最高限度,失水不应超过体重的 1.5%。汗液主要成分是水,约占 99%,固体成分不到 1%。固体成分中大部分为氯化钠以及少量的氯化钾、尿素及水溶性维生素等。高温作业者大量出汗可造成盐的大量丢失,每日失盐量可达 20~25 g,而正常人每天摄取食盐为 10~20 g,故易出现体内缺盐。体内缺盐时尿中的盐含量明显减少,因此尿盐含量可作为判断体内是否缺盐的指标。在正常饮食条件下从事轻劳动的人,尿盐量为 24 h 10~15 g,如果尿盐含量降至 24 h 5 g 以下,则表示有缺盐的可能。所以高温作业人员补充水分的同时,尚应补充盐分。

3. 循环系统　高温环境下从事体力劳动时,机体大量出汗使血液浓缩,血黏稠度加大,且有效循环血量减少;为增加散热,皮肤血管扩张,末梢循环血量增加,使血液发生重新分配;为适应劳动需求,工作肌群也需足量的血液灌注。这些血液供求矛盾均可引起心跳加快和心输出量加大,使心肌负荷加重。老工人可出现心脏代偿性肥大。高温作业时,皮肤血管扩张,末梢阻力下降,血压降低,但体力劳动又可使血压上升。机体出现收缩压增高而舒张压相对稳定、脉压差加大的表现。

4. 消化系统　高温作业时,由于出汗丢失大量水和盐,血容量减少,以及血液的重新分配,使消化道血液供应减少,导致胃液分泌减少,酸度降低,大量饮水又可造成胃液稀释,从而造成机体消化功能降低,胃肠道蠕动减慢,唾液分泌明显减少,出现消化不良,食欲不振,胃肠疾病增多,且工龄越长,患病率越高。

5. 泌尿系统　高温作业时机体大部分水分由汗腺排出,以及有效血容量减少,使肾血流量和肾小球滤过率下降,尿量减少,尿液大大浓缩,肾负荷加重,可发生肾功能不全,尿中出现蛋白、红细胞管型。

6. 神经系统　高温作业可使中枢神经系统出现抑制,表现为肌肉工作能力低下,动作的准确性和协调性、反应速度及注意力等下降,工作效率降低,易引发工伤事故。

(三)热适应

热适应(heat acclimatization)是指人在热环境中工作一段时间后对热负荷产生适应的现象。一般在高温环境工作数周后,机体可产生热适应。从事同等强度的劳动,热适应者出汗量增加,汗液中无机盐含量减少 1/10;皮肤和中心体温先后降低;心率明显下降。研究发现热适应者可合成热应激蛋白(heat shock protein, HSP),保护机体细胞免受高温损伤。热适应者对热的耐受能力增强,可提高劳动生产率,防止中暑的发生。但热适应有一定限度,超出适应限度则可引起生理功能的紊乱,甚至发生中暑。

(四)中暑

中暑是在高温环境下机体因热平衡破坏和(或)水盐代谢紊乱等引起的一种以中枢神经系统和(或)心血管系统功能障碍为主要表现的急性疾病。环境温度高、湿度大、气流小、热辐射强、劳动强度大、劳动时间过长是中暑的主要致病因素。体弱、肥胖、睡眠不足、未产生热适应都易诱发中暑。

1. 发病机制与临床表现　中暑按发病机制可分为三种类型,即热射病(heat stroke)、热痉挛(heat cramp)、热衰竭(heat exhaustion)。这种分类是相对的,临床上往往难以区分,常以单一类型出现,亦可多种类型并存,我国职业病名单中统称为中暑。发病机制及临床表现见表 2-9。

表 2-9　三种中暑的发病机制及主要临床表现

中暑类型	发病机制	主要临床表现
热射病	散热途径受阻,体内蓄热,体温调节机制紊乱	起病急骤,在高温环境中突然发病,体温高达 40 ℃以上,开始时大量出汗,随后出现"无汗",可伴有皮肤干热,意识障碍、嗜睡、脉搏快而无力,呼吸表浅等症状。如抢救不及时,可因循环、呼吸衰竭而死亡
热痉挛	人体大量出汗造成钠、氯、钾等严重丢失,水和电解质平衡紊乱,引起神经肌肉产生自发性冲动,出现肌痉挛	明显肌肉痉挛伴收缩痛。肌痉挛好发于活动较多的四肢肌肉及腹肌,尤以腓肠肌为多见。痉挛常呈对称性,时而发作,时而缓解。患者意识清楚,体温一般正常
热衰竭(热晕厥、热虚脱)	机制尚不明确,多认为在高温环境下,由于散热需要,皮肤血流量增多,大量出汗引起有效循环血量减少,导致脑部暂时性供血不足而晕厥	起病迅速,主要表现为头昏、头痛、多汗、口渴、恶心、呕吐、面色苍白,继之可出现皮肤湿冷、血压下降、脉搏细弱、晕厥等。患者体温正常或稍高。一般不引起循环衰竭

2. 中暑的诊断　依据高温作业人员的职业史及体温升高,肌痉挛或晕厥等主要临床表现,排除其他临床表现类似的疾病,根据《职业性中暑诊断标准》(GBZ 41—2002)可做出

诊断。

(1) 中暑先兆：在高温环境工作一定时间后，出现头昏、头痛、口渴、多汗、全身疲乏、心悸、注意力不集中、动作不协调等症状，体温正常或略升高（不超过 38.5 ℃），尚能坚持工作者。

(2) 轻度中暑：除中暑先兆的症状加重外，出现面色潮红、大量流汗、脉搏细弱而快等表现，体温升高至 38.5 ℃以上。

(3) 重症中暑：出现热射病、热痉挛和热衰竭的主要临床表现之一者，可诊断为重症中暑。

3. 中暑治疗　中暑治疗的原则：主要依据其发病机制和临床表现进行对症治疗，体温升高者应迅速降低体温。

(1) 先兆中暑与轻度中暑：患者应立即脱离高温作业环境，到阴凉通风的地方休息，给予含盐清凉饮料及对症处理，必要时给予葡萄糖生理盐水静脉滴注。

(2) 重症中暑：其治疗原则为迅速降低过高的体温，纠正水、电解质平衡紊乱及酸碱平衡失调，积极防止休克和脑水肿。

① 物理降温：可用冷水浴或在头部、腋下及腹股沟等大血管区覆盖湿毛巾，再放置冰袋或用乙醇擦身，并用电扇吹风等。物理降温宜与药物降温同时进行，否则易引起皮肤血管收缩和肌肉震颤，反而影响机体散热。

② 药物降温：首选氯丙嗪，其药理作用主要为影响体温调节中枢，使产热减少；扩张周围血管，加速散热；松弛肌肉、减少肌震颤；增强机体耐受缺氧能力等。

使用方法：氯丙嗪 25～50 mg 溶于 500 ml 生理盐水中静脉滴注，视病情于 1～2 小时内滴注完毕。病情危重者，可用氯丙嗪 25 mg 和异丙嗪 25 mg 溶于 100～200 ml 生理盐水中静脉滴注，10～20 分钟滴注完毕。如 2 小时体温没有下降，可按上述方法重复给药一次。在药物降温过程中，应加强护理，密切观察体温、血压和心脏等情况，如发现血压下降或肛温降至 38 ℃左右，应立即停止给药，以免发生体温过低而虚脱。

③ 纠正水、电解质平衡紊乱：水和盐的补入量视病情而定。补液量 24 小时内控制在 1 000～2 000 ml 为宜，一般不超过 3 000 ml。补液不宜过快，以免引发肺水肿和心功能不全。

④ 其他：适量补充维生素 C 和维生素 B_1，积极防治休克、脑水肿等。

(五) 防暑降温措施

1. 高温作业卫生标准　我国《工作场所有害因素职业接触限值　第 2 部分：物理因素》(GBZ 2.2—2007)中，以湿球黑球温度（WBGT 指数）来综合评价人体接触作业环境热负荷。其中规定：接触时间率每减少 25%，WBGT 限值指数增加 1～2 ℃（表 2-10）。

表 2-10　工作场所不同体力劳动强度 WBGT 限值（℃）

接触时间率	体力劳动强度			
	I	II	III	IV
100%	30	28	26	25
75%	31	29	28	26
50%	32	30	29	28
25%	33	32	31	30

注：本地区室外通风设计温度≥30 ℃的地区，WBGT 限值增加 1 ℃。

2. 技术措施

(1) 合理设计工艺流程：科学合理地设计工艺流程，改进生产设备和操作方法，提高生产的机械化、自动化水平，减少工人接触高温作业的机会，是防暑降温的根本措施。

(2) 合理布置热源：应将热源尽可能地设置在车间外；利用热压为主的自然通风车间，热源尽可能地布置在天窗下面；采用穿堂风为主的自然通风车间，热源应尽量布置在夏季主导风向的下风侧；工人操作岗位的设置应便于采取降温措施。

(3) 隔热(heat isolation)：隔热是防暑降温的一项重要措施，是降低热辐射的有效方法，分热绝缘和热屏挡两类。热绝缘是采用石棉、草灰、硅藻土、玻璃纤维等导热系数小的阻燃材料，将热源体外包裹，使热源通过对流和热辐射散发的热量减少。热屏挡利用水或导水屏挡、石棉屏挡进行隔热，可有效地降低热辐射强度，如瀑布水幕、循环水炉门等。

(4) 通风降温

①自然通风：自然通风是充分利用风压和热压，科学合理地设置车间的进、出风口，使自然通风发挥最大效能。对于热源集中或单一的车间，可在热源的上方设置排气罩，使受热的空气直接经排气管和风帽排出。

②机械通风：在自然通风不能满足降温需求或生产上要求保持车间一定温湿度的情况下，可使用机械通风(mechanical ventilation)，如风扇、喷雾风扇、空气淋浴等。

3. 保健措施

(1) 供应含盐饮料和补充营养：含盐饮料是高温作业工人补充水分和盐的最佳方法，补入量应与出汗所丢失的水、盐量相等。一般每人每日供水 3～5 L，盐 20 g 左右，如三餐膳食中已供盐 12～15 g，饮料中只需补盐 8～10 g。对于 8 小时工作日内出汗量小于 4 L 者，不一定需从饮料中补盐。饮料含盐量以 0.15%～0.2%为宜，饮水应少量多次。高温作业者热能消耗较大，故热能供给应较一般作业人员增加 10%。蛋白质供给应增加到占总热量的 14%～15%为宜。应适量补充水溶性维生素等。

(2) 个人防护：高温作业的工作服应用耐热、导热系数小而透气性好的织物制成。工作服宜宽大而不影响操作。在热辐射强的环境工作，应穿白帆布或铝箔制的工作服。按不同作业要求，可戴工作帽、防护眼镜、手套、面罩、鞋盖、护腿等个人防护用品。

(3) 加强医疗预防工作：对高温作业工人进行就业前和入暑前的健康检查，凡有心血管系统器质性疾病、持久性高血压、中枢神经系统器质性疾病，明显呼吸系统、消化系统或内分泌系统以及明显肝、肾疾病者均不宜从事高温作业。在高温季节，做好现场巡回医疗保健工作，大力开展防暑降温健康宣教活动。

卫生部与中国气象局联合发布《高温中暑事件卫生应急预案》，规定自 2007 年 8 月 1 日起，每年 6 月 1 日至当年 9 月 30 日对中暑进行监测，并将其列入突发公共卫生事件报告系统，各级各类医疗机构、疾病预防控制中心中的相关工作人员和乡村医生、个体开业医生均为高温中暑事件的责任报告人。

4. 组织措施　我国防暑降温已有较成熟的经验，关键在于加强领导，改善管理，严格遵守国家有关高温作业卫生标准，搞好厂矿防暑降温工作。根据当地气候特点，适当调整夏季高温作业劳动和休息制度。尽可能缩短劳动持续时间，增加工间休息次数，延长工休，特别是午休时间等，这对预防中暑有重要意义。

（倪春辉）

二、异常气压

(一) 高气压

1. 高气压作业

(1) 潜水作业:水下施工、打捞沉船或海底救护均需潜水作业。潜水员每下沉 10.3 m,压力增加 101.33 kPa(1 atm)。潜水员在水下工作,需穿特制潜水服,通过一条导管将压缩空气送入潜水服内,其压力等于从水面到潜水员作业点的绝对压。潜水员下潜和上升到水面时,需要不断调节压缩空气的阀门。

(2) 潜函作业:指在地下水位以下潜函内进行的作业。如建桥墩时,将潜函逐渐下沉,到一定深度时需通入等于或大于水下压力的高压空气,以保证水不至于进入潜函内。

(3) 其他:如临床上的加压治疗舱和高压氧舱、高气压科学研究舱的作业等。

2. 减压病:减压病为在高气压下工作一定时间后,在转向正常气压时,因减压过速所致的职业病。此时人体的组织和血液中产生气泡,致血液循环障碍和组织损伤。

(1) 发病机制:人在高气压工作时,必须呼吸压力与该气压相等的高压空气才能正常呼吸。在高气压下,空气各成分的分压都相应升高,经过呼吸和血液循环,溶解入体内的量也相应增加。高压空气中,氧占的比例大不,溶解氧又可被组织所消耗,在一定分压范围内是安全的。二氧化碳所占比例极小,机体对它有灵敏的调节机制,通常在肺泡中可恒定在 5.3 kPa 水平,张力不致升高。唯有中性气体氮占的比例大(78%),在体内既不被机体利用,也不与体内其他成分结合,仅单纯以物理溶解状态溶于体液组织中。每深潜 10 m,可多溶解 1 L 氮。氮在脂肪中的溶解度比血液高 4 倍,因此多集中在脂肪和神经组织内。

如能正确执行减压操作规程,分段逐渐脱离高气压环境,则体内溶解的氮可由组织中缓慢释放而进入血液,经肺泡逐渐呼出,无不良影响。若减压过速或发生意外事故,外界压力下降幅度太大,体内溶解氮气体张力与外界气压的比率超过饱和安全系数,就无法继续溶解,在几秒至几分钟内迅速变成气泡,游离于组织和血液中。减压愈快,气泡产生愈速。在脂肪较少、血管分布较多的组织中,气泡多在血管内形成而造成栓塞,引起一系列症状。在脂肪较多、血管分布较少的组织中,含氮较多,脱氮困难;气泡多积聚于血管壁外,产生压迫症状。与此同时,由于血管内外气泡继续形成,引起组织缺氧和损伤,可使细胞释放出钾离子、肽、组胺类物质和蛋白水解酶等。后者又可刺激产生组胺和 5-羟色胺,这类物质主要作用于微循环系统,最终可使血管平滑肌麻痹,使微循环血管阻塞等,进一步减低组织中氮的脱饱和速度。可见,减压病的发病机制,原发因素是气泡,尚有其他理化因素与之相互作用,继而引起一系列生理生化反应,使减压病的临床表现更趋复杂。

(2) 临床表现:急性减压病大多数在数小时内发病,减压后 1 小时内发病占 85%,6 h 内 99%,6 h 以后到 36 h 发病者仅占 1%。一般减压愈快,症状出现愈早,病情也愈重。

①皮肤:较早较多的症状为奇痒,搔之如隔靴搔痒,并有灼热感,蚁走感和出汗。主要由于气泡对皮下感觉神经末梢直接刺激所致。若皮下血管有气栓,可反射地引起局部血管痉挛与表皮微血管继发性扩张、充血及瘀血,可见发绀,呈大理石样斑纹。此外,尚可发生水肿或皮下气肿。

②肌肉、关节、骨骼系统:气泡形成于肌肉、关节、骨膜等处,可引起疼痛。关节痛为减压病常见症状,约占病例数的 90%。轻者出现酸痛,重者可呈跳动样、针刺样、撕裂样剧痛,迫使患者关节呈半屈曲状态,称"屈肢症(bends)"。骨质内气泡所致远期后果可产生减压性或

无菌性骨坏死,国外报道有经验的潜水员发病率约为 25%,国内报道为 26%,好发于股骨和肱骨上端。减压性骨坏死的病因与机制主要是由于骨骺血管内氮气泡积聚,产生局部缺血;此外,尚有脂肪栓塞、血小板凝聚、气体引起渗透压改变、自体免疫等作用的综合结果。

③神经系统:大多发生在供血差的脊髓,可产生截瘫、四肢感觉和运动功能障碍及直肠、膀胱功能麻痹等。若脑部受累,可发生头痛、感觉异常、运动失调、偏瘫。视觉和听觉系统受累,可产生眼球震颤、复视、失明、听力减退及内耳眩晕综合征等。

④循环呼吸系统:血循环中有大量气泡栓塞时,可引起心血管功能障碍如脉搏细数、血压下降、心前区紧压感、皮肤和黏膜发绀、四肢发凉。淋巴系统受累,可产生局部水肿。若有大量气泡在肺小动脉和毛细血管内,可引起肺梗死、肺水肿等,表现为剧咳、咯血、呼吸困难、发绀、胸痛等。

⑤其他:若大网膜、肠系膜和胃血管中有气泡栓塞时,可引起腹痛、恶心和呕吐等。

(3) 诊断 根据我国职业性减压病诊断标准(GBZ 24－2002),其诊断及分级分期如下:

①急性减压病:分为轻度、中度和重度。轻度为皮肤表现,如瘙痒、丘疹,大理石样斑纹、皮下出血、水肿等;中度主要发生于四肢大关节及其附近的肌肉骨关节痛;重度出现神经系统、循环系统或呼吸系统明显障碍。

②减压性骨坏死:根据骨骼 X 线改变分期,Ⅰ期在股骨、肱骨或胫骨见有局部的骨致密区、致密斑片、条纹或小囊变透亮区;骨改变面积上肢或下肢不超过肱骨头或股骨头的1/3;Ⅱ期骨改变面积超过肱骨或股骨头的1/3 或出现大片的骨髓钙化;Ⅲ期病变累及关节,并有局部疼痛和活动障碍。

【处理原则】 对减压病的唯一根治手段是及时加压治疗以消除气泡。将患者送入特制的加压舱内,升高舱内气压到作业时的程度,停留一段时间,待患者症状消失后,再按规定逐渐减至常压,然后出舱。出舱后,应观察 6~24 h。及时正确运用加压舱,急性减压病的治愈率可达 90% 以上,对减压性骨坏死也有一定疗效。此外,尚需辅以其他综合疗法如吸氧等。按减压病的病因学,在再加压前即应给予补液和电解质以补充丧失的血浆,有助于微循环功能的恢复。皮质类固醇能减轻减压病对脑和脊髓的损伤和水肿,可用于中枢神经系统病例。

【预防】

(1) 技术革新:建桥墩时,采用管柱钻孔法代替沉箱,使工人可在水面上工作而不必进入高压环境。

(2) 遵守安全操作规程:暴露异常气压后,须遵照安全减压时间表逐步返回到正常气压状态,目前多采用阶段减压法。加强安全卫生教育,让工人了解发病的原因和预防方法。为潜水作业的安全,必须做到潜水技术保证、潜水供气保证和潜水医务保证三者相互密切协调配合。潜水供气包括高压管路系统、装备的检查、维修、保养、配气等。

(3) 保健措施:工作前防止过劳,严禁饮酒,加强营养。对潜水员应保证高热量、高蛋白、中等脂肪量饮食,并适当增加各种维生素,如维生素 E 有抑制血小板凝集作用。工作时注意防寒保暖,工作后进热饮料,洗热水澡等。做好就业前全面的体格检查,包括肩、髋、膝关节及肱骨、股骨和胫骨的 X 线片检查,合格者才可参加工作;以后每年应做 1 次体格检查,并继续到停止高气压作业后 3 年止。

职业禁忌证:凡患神经、精神、循环、呼吸、泌尿、血液、运动、内分泌、消化系统的器质性疾病和明显的功能性疾病者;患眼、耳、鼻、喉及前庭器官的器质性疾病者;此外,凡年龄超过50 岁者、各种传染病未愈者、过敏体质者等也不宜从事此项工作。

（二）低气压

1. 高原作业　高空、高山与高原均属低气压环境。高山与高原系指海拔在 3 000 m 以上的地区，海拔越高，氧分压越低。在海拔 3 000 m 时，气压为 70.66 kPa，氧分压为 14.67 kPa；而当海拔达到 8 000 m 时，气压降至 35.99 kPa，氧分压仅为 7.47 kPa。此时肺泡气氧分压和动脉血氧饱和度仅为前者的一半。在高山与高原作业，还会遇到强烈的紫外线和红外线，日夜温差大，温湿度低，气候多变等不利条件。

低气压下进行的作业主要见于高原考察、地质勘探、登山、军事行动等。飞行员短时间快速升到万米左右的高空，如果机舱密封不良或泄露，气压在短时间内大幅度降低，可发生航空减压病。

2. 高原病　高原病（high altitude illness）是发生于高原低氧环境的一种特发性疾病，是由于人体对高原低气压性缺氧不适应，导致机体病理生理上一系列改变而引起的各种临床表现的总称。我国卫生标准中将高原病分为急、慢性两大类，急性包括急性高山病、高原脑水肿、高原肺水肿；慢性包括高原红细胞增多症和高原心脏病（GBZ 92—2002）。

（1）急性高原病：急性高原病包括急性高原病（acute mountain sickness，AMS）、高原性肺水肿（high-altitude pulmonary edema，HAPE）和脑水肿（cerebral edema，CE）。

①急性高原病：是最为常见的急性高原病，在进入高原后短期内发病（24 小时内），临床上可出现多种症状，主要症状为头痛、失眠、呼吸困难、食欲缺乏和疲劳，其中头痛最为突出。常见体征为心率加快、呼吸深快、血压轻度异常、颜面和（或）四肢水肿，口唇发绀等。

②高原性肺水肿：迅速攀登超过海拔 2 500～4 000 m，可发生肺水肿，是一种以肺间质或肺泡水肿为特征的急性重症高原病，起病急，进展快，危害大，若救治不及时，可导致死亡。

③高原性脑水肿：发病急，一般在 4 000 m 以上，多为未经习服的登山者。发病率低，病情重，进展快，死亡率高。由于缺氧引起大脑血流和脑脊液压力升高，血管通透性增强，而产生脑水肿；缺氧又可直接损害大脑皮层，如脑细胞变性、灶性坏死等。故患者可出现一系列神经精神症状，如剧烈头痛、兴奋、失眠、恶心和呕吐，颅侧神经麻痹、瘫痪、幻觉、癫痫样发作、木僵和昏迷。

④视网膜出血：调查发现，39 名处于 3 700 m 海拔的登山者中，36％的人发生视网膜出血，头痛的人视网膜出血的比例更高。在高海拔脑水肿患者 60％的人视网膜出血。视网膜出血并不是由于颅侧压力增高，房内压力也无明显变化，而是与视网膜血流增加及毛细血管扩张有关。

（2）慢性高山病：慢性高山病（chronic mountain sickness，CMS）是指失去了对高海拔的适应而产生慢性肺源性心脏病并伴有神经系统症状。

此类疾患由于肺泡过低通气所致，表现为发绀、红细胞过度生成、非常低的动脉氧饱和度、肺动脉高压及右心扩大。慢性缺氧所致的中枢性肺通气抑制，呼吸速率提高（潮气量减低）加重了肺泡过低通气。动脉血氧明显不足常见于睡眠中，这强烈地刺激红细胞生成。返回平原地区后可使许多异常情况减退甚至消失。

西藏人似乎完全适应其高海拔环境，他们的肺小动脉缺少平滑肌，具有安静状态的肺动脉压，西藏新生儿比汉族人血氧饱和度高，这可能是由于遗传选择的缘故。

3. 高原病预防

（1）习服

①增强体质：强健的体魄是防病的基础，加强体育锻炼，增强体质不仅能增加体格的耐

力,而且能增加机体对缺氧的耐受性,减少高原病的发生、减轻高原病的症状。

② 适当控制登高速度与高度。

③ 加强营养:初入高原时,多食碳水化合物类食物,少食脂肪和蛋白质类食物,增加维生素的摄入,少食产气性食物,可有效预防急性高原病的发生或减轻高原病的症状。

④ 预缺氧:缺氧预适应是指在缺氧条件下,机体器官系统为维持机体内环境相对恒定而发生的积极反应。反复低氧暴露可增加机体对缺氧的耐受能力。

(2) 药物预防:药物预防急性高原病较简便易行,已报道的药物比较多,但得到证实有效的不多。最常用的西药有醋唑磺胺、呋塞米、地塞米松等,中药有人参刺五加、党参、异叶青兰及红景天等;西药复方有高原康胶囊等。

(3) 减少氧耗,增加氧供:降低体力劳动强度、保暖、防止上呼吸道感染、控制吸烟等可有效预防急性高原病的发生。必要时可增加氧供。

(4) 排除高原禁忌证:高原禁忌证是高原病的重要诱因,包括心脑血管疾病、血液病、急慢性呼吸系统疾病、急慢性消化系统疾病和急慢性肾脏疾病炎症活动期等。这些疾患将加重身体缺氧程度,增加急慢性高原病的发病率,加重高原病的症状。

(5) 定期进行健康检查,发现可疑症状和体征应予以追踪观察和治疗。

（倪春辉）

三、噪声

噪声是一种影响范围很广的职业性有害因素,在许多生产过程中都有接触机会。长期接触噪声可对人体健康产生不良影响,是社会公害之一。

（一）基本概念

1. 声音与噪声　物体振动后,振动能在弹性介质中以波的形式向外传播,传到人耳引起的音响感觉称为声音。这种振动波称为声波。物体每秒钟振动的次数称为频率,单位为赫兹(Hz)。人耳能感受到的声波频率在 20～20 000 Hz,这一频率范围的振动波称为声频,低于 20 Hz 属次声,高于 20 000 Hz 属超声。

职业和环境卫生学均将使人感到厌烦或不需要的声音统称为噪声。噪声是声音的一种,具有声音的基本物理特征。

2. 生产性噪声　生产过程中产生的频率和强度没有规律,听起来令人厌烦的声音称为生产性噪声或工业噪声,按其来源可分为下面三种。

(1) 机械性噪声:由于机械的撞击、摩擦、转动等产生的噪声,如织布机、球磨机、冲压机等产生的声音。

(2) 流体动力性噪声:由于气体压力突然变化或流体流动所产生的声音,如空压机、汽笛等产生的声音。

(3) 电磁性噪声:电机交变力相互作用产生的声音,如电动机、变压器发出的声音。

根据噪声强度随时间而出现的变化,生产性噪声可分为连续噪声和脉冲噪声。连续噪声按其声压波动是否大于 5 dB,又可分为稳态声和非稳态声。对于稳态噪声,可根据其频率组成特性分为低频(频率在 300 Hz 以下)、中频(频率在 300～800 Hz)和高频(频率在 800 Hz以上)噪声。不同的生产性噪声具有各自特殊的频谱,其中以宽频带、中高频噪声为多见(表2-11)。

表 2－11　某些噪声源的声级和频谱特性

噪声源	A 声级(dB)	频谱特性
晶体管装配	75 以下	低中频
上胶机、蒸发机	75	低频
针织机、挤塑机	80	高频、宽带
机床、制砖机	85	高频、宽带
梳棉、并条机、空压机、轧钢机	90	中高频、宽带
细纱机、轮转印刷机	95	高频、宽带
织毛机、鼓风机	100	高频
有梭织布机、破碎机	105	高频
电锯、喷沙机	110	高频
振动筛、振捣台	115	高频、宽带
球磨机、加压制砖机	120	高频
风铲、铆钉机、锅炉排气放空	130	高频

接触噪声的作业种类甚多，主要有机械制造、矿山、建筑、建材、纺织、发动机制造与维修、运输等行业，就我国职业性接触噪声的强度和接触人数而言，以使用风动工具和纺织机械工种为甚。

3. 声级　为准确地评价噪声对人体的影响，测量噪声的声级计根据人耳的感音特性，使用了"A"、"B"、"C"、"D"四种频率计权网络(图 2－9)。A 计权网络模拟人耳对比较小的噪声强度在不同频率的感音特点，对低频音有较大衰减，对高频音不衰减，符合人耳感音特性。而 C 计权网络模拟人耳对强噪声的响应特点，所有频率声音几乎都不衰减。B 计权网络介于 A 和 C 之间。D 计权网络为测量飞机噪声设置，对低频音有一定的衰减，对高频音有一定的增加。经频率计权网络滤波后所测得的声压级称为声级，分别以 dB(A)、dB(B)、dB(C)表示。其中 A 声级是由国际标准化组织(ISO)推荐用作噪声卫生学评价的指标。

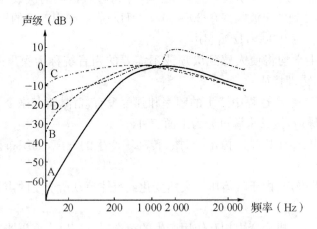

图 2－9　几种计权网络的频率响应曲线

（二）噪声对人体的影响

噪声对人体的危害是全身性的，主要是对听觉系统的损害，也可对心血管系统、神经系统以及全身其他组织器官产生不良影响。这些影响在早期主要是生理性改变，长期接触较强噪声可引起病理性改变。

1. 听觉系统 短时间暴露于强烈噪声,感觉声音刺耳、不适,停止接触后,听觉器官的敏感性下降,听力检查听阈可提高 10～15 dB,脱离噪声环境后数分钟内即可恢复正常,这种现象称为听觉适应(auditory adaptation)。听觉适应是一种生理保护现象。较长时间停留在强烈噪声环境中,听力可出现明显下降,听阈提高超过 15～30 dB,脱离噪声环境后,需数小时甚至数十小时听力才能恢复,此现象称为听觉疲劳(auditory fatigue)。听觉疲劳多在十几小时内可以完全恢复,属于生理性疲劳,也称之为暂时性听阈位移(temporary threshold shift, TTS)。随着接触噪声时间的延长,会出现前一次接触噪声引起的听力改变尚未完全恢复便再次接触噪声,听觉疲劳则逐渐加重,听力改变不能恢复而成为永久性听阈位移(permanent threshold shift,PTS)。永久性听阈位移属不可逆的病理性改变。根据听力受损程度,永久性听阈位移可分为听力损失(hearing loss)或听力损伤(hearing impairment)以及噪声聋(noise-induced deafness)。噪声聋是我国法定职业病。

噪声所致的永久性听阈位移早期常表现为高频听力下降,听力曲线在 3 000～6 000 Hz(多在 4 000 Hz)出现"V"形下陷(图 2 - 10)。随着接触噪声时间延长,病损程度加重,高频段听力下降明显,同时语言频段(500～2 000 Hz)听力也会受到影响,语言听力出现障碍,甚至出现噪声聋。

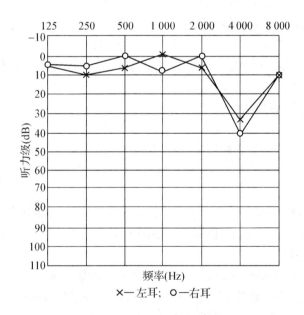

图 2 - 10 噪声性听力损伤(高频段凹陷)

(引自:梁友信主编《劳动卫生与职业病学》,2000 年)

听力曲线在 3 000～6 000 Hz 出现高频听力下降是噪声引起听力损伤的早期特征性改变。其发生原因可能与耳蜗感受高频音的耳蜗基底部毛细胞较少,代偿能力较差;3 000～4 000 Hz 声波能在外耳道产生共振;耳蜗基底部在感受高频段处有一狭窄部,该处易受淋巴液振动的冲击,且血供较差等原因有关。

爆震性耳聋(explosive deafness)是强烈的爆炸所产生的振动波造成的听觉器官急性损伤,引起听力丧失。发生强烈爆炸时,听觉器官在强大的声压和冲击波气压的作用下,可出现鼓膜破裂,听骨链断裂或错位,内耳组织出血以及柯蒂器的毛细胞损伤。患者出现耳鸣、耳痛、眩晕、恶心、呕吐等症状,听力严重障碍或完全丧失。轻症可部分或大部分恢复,重症可致永久性耳聋。

根据我国《职业性噪声聋诊断标准》(GBZ 49—2007),凡有明确的噪声职业接触史,有自觉的听力损失或耳鸣的症状,纯音测听为感音性聋,结合动态观察资料,现场卫生学调查,并排除其他原因所致的听力损伤,即可诊断。不同程度的噪声聋标准如下:

轻度噪声聋　26～40 dB(HL)

中度噪声聋　41～55 dB(HL)

重度噪声聋　≥56 dB(HL)

噪声所致的听力损伤和噪声聋尚无有效的治疗方法。对急性听力损伤,应及时给予促进内耳血液循环和改善营养及代谢状况的药物;有鼓膜、中耳、内耳外伤的应防止感染并及时给予对症治疗。

2. 听觉外系统不良影响　噪声可引起头痛、头晕、心悸、睡眠障碍、全身乏力、记忆力减退和情绪不稳等一系列神经症状。在噪声作用下,心率可表现为加快或减慢,血压不稳,长期接触噪声者可以引起血压升高,心电图 ST 段或 T 波缺血性改变。消化系统可出现胃肠功能紊乱,食欲不振,胃紧张度降低,胃蠕动减慢,胃液分泌减少等。此外还可导致肾上腺皮质功能改变,免疫功能降低,脂质代谢紊乱以及女性功能紊乱等。

噪声还可影响工作效率,当噪声达 65 dB 以上,可干扰普通谈话,达 90 dB 时大声叫喊也不易听见。在噪声环境下工作,人的注意力不易集中,反应迟钝,且易烦躁,对工作效率,尤其是脑力劳动工作效率影响较大。在某些作业场所,噪声还可掩盖各种信号,易引发工伤事故。

(三)影响噪声危害的因素

1. 噪声的强度和频谱特性　噪声强度大、频率高则危害大。现场调查表明,接触作业工人的耳鸣、耳聋、神经衰弱样症状检出率随接触噪声强度增大而升高。一般地讲,80 dB 以下噪声所致的听力损失发生率较低,90 dB 以上则听力损失检出率逐渐升高,140 dB 的强噪声短期内即可造成永久性听力丧失。

2. 接触时间和接触方式　同样的噪声,接触时间越长对人体危害越大,噪声性耳聋检出率与工龄有密切关系。连续接触要比间断接触的危害大。因此缩短接触时间和安排工间休息有利于减轻噪声的危害。

3. 噪声的性质　脉冲噪声比稳态噪声的危害大。接触脉冲噪声的工人无论噪声聋、高血压及中枢神经系统调节功能失调等检出率均显著高于接触稳态噪声人群。

4. 个体敏感性与个体防护　对噪声敏感和机体健康状态不良,特别是有耳病者会加重噪声的危害程度。佩戴防声耳塞等可推迟或减轻噪声性听力损伤。

(四)防止噪声危害的措施

1. 制定工业企业噪声卫生标准　要完全消除生产性噪声既不经济,也不可能。因此,制定合理的卫生标准,将噪声控制在一定范围之内,是防止噪声危害的重要措施之一。我国《工作场所有害因素职业接触限值　第Ⅰ部分:物理因素》(GBZ 2.2—2007)规定,每周工作5 天,每天工作 8 小时,稳态噪声限值 85dB(A),非稳态噪声等效声级的限值为 85dB(A);每周工作 5 天,每天工作时间不等于 8 小时,需计算 8 小时等效声级,限值为 85dB(A);每周工作不是 5 天,需计算 40 小时等效声级,限值为 85dB(A)(表 2 - 12)。

表 2-12 工作场所噪声职业接触限值

接触时间	接触限值	备注
5 d/w，=8 h/d	85	非稳态噪声计算 8 h 等效声级
5 d/w，≠8 h/d	85	计算 8 h 等效声级
≠5 d/w	85	计算 40 h 等效声级

2. 控制噪声源 通过技术手段改革工艺过程和生产设备，控制和消除噪声源是防制噪声危害的根本措施。如采用无声的液压代替噪声高的锻压，以焊接代替铆接，加强设备维护检修，减少其运行中部件的撞击和摩擦，减低振动等。

3. 控制噪声的传播 采用吸声的多孔材料装饰在车间的内表面，如墙壁或屋顶，或在工作场所内悬挂吸声体，吸收辐射和反射的声能，以降低工作环境噪声强度。消声方法是控制流体动力性噪声的主要措施。如在风道、排气管口等部位安装各种消声器，以降低噪声传播。在某些情况下，使用一定的材料和装置如隔声罩、隔声墙、隔声门窗等。将噪声源封闭或将工人经常操作地点（如球磨机操作控制台）封闭成一个较小的隔声空间。

4. 个体防护 在生产环境噪声暂时得不到有效控制或需要在特殊高噪声环境工作时，使用个人防护用品是保护听觉器官的一项有效措施。最常用的是防声耳塞，隔声效果可达 20～30 dB。此外还有耳罩、帽盔等，其隔声效果优于耳塞，耳罩隔声可达 30～40 dB，但戴时不够方便，且成本较高。

5. 健康监护 定期对接触噪声工人进行听力检查可及时发现有高频听力损失者，并应采取措施防止听力继续下降。对参加噪声作业的工人应进行上岗前体检，凡有听觉器官疾患、中枢神经系统、心血管系统器质性疾患或自主神经功能失调者，不宜参加强噪声作业。此外，应制定合理的作息时间，适当安排工间休息，休息时应离开噪声环境。

（倪春辉）

四、辐射及其健康效应

随着辐射暴露机会的增加，辐射的健康效应已经成为的一个潜在的公共卫生问题，而不仅仅局限于职业人群，但因职业接触强度大、接触时间长，因而引发的健康影响值得重视，其中非传统行业的临床诊疗的医务人员的辐射危害逐渐增多，带来的健康危害也初步显现。

电磁辐射是指能量以电磁波的方式由源发射到外周空间的物理现象。其中在高频电磁振荡的情况下，部分能量以辐射方式从空间传播出去所形成的电波以及相应的磁波则总称为电磁波，实际上，我们生活、工作的环境就是一种电磁环境，是所有电磁现象的总和，也就是通常所说的电磁场（electro magnetic field，EMF）。EMF 的特征是由其频率和波长决定，依据频率可以将 EMF 分为极低频、低频、射频电磁场和静电电磁场，而根据量子能量则将 EMF 分为两类，一类是高频率的 EMF 携带相对较高的量子能量，具有破坏分子间化合键的能力，其量子能量大于 12eV 称为电离辐射（ionizing radiation）；另一类则是低频电磁场仅具有较低的量子能量，不具备破坏分子间化合键的能力，则可定义为非电离辐射（nonionizing radiation），也就是通常说的电磁辐射。电离辐射包括 X 射线、γ 射线、宇宙射线等，α 射线、β 射线、中子、质子等属于粒子型电离辐射，非电离辐射则包括紫外线、可见光、红外线、射频辐射及激光等。本节主要介绍电离辐射和非电离辐射中的射频辐射，红外辐射、紫外辐射和激光可参阅生活环境与健康部分。

（一）电离辐射

1. 接触机会

（1）放射性矿物（包括天然放射性核素伴生或共生矿）的开采、冶炼和加工，以及核反应堆、核电站的建设、运转维护。直线加速器、γ射线和X射线等医用和工农业生产用辐射源。

（2）放射性发光涂料、放射性诊断试剂等放射性核素的加工生产和使用。

2. 电离辐射的评价

（1）放射性活度（radioactivity）：亦称放射性强度，国际单位制单位（SI单位）专用名为贝可，符号Bq，沿用的专用单位为居里（Ci）。$1Bq=2.703×10^{-11}Ci$。

（2）照射量（exposure，X）：仅用于X射线或者γ射线，SI单位为库伦/千克（C/kg），沿用的传统的专用单位为伦琴（R）。$1R=2.58×10^{-4}C/kg$。

（3）吸收剂量（absorbed dose，D）：衡量被照射介质吸收辐射能量程度的大小，适用于任何类型的电离辐射。SI单位专用名为戈瑞（Gy），原使用单位为拉德（rad）。$1Gy=100 rad$。

（4）剂量当量（dose equivalent，H）：为衡量不同类型电离辐射的生物效应剂量，将吸收剂量乘以若干修正系数，即为剂量当量。$H=D×Q/N$。式中：D为吸收剂量；Q为不同辐射的品质因素，或称线质系数；N为修正系数。其SI单位专用名为希沃特（Sv），原专用单位为雷姆（rem）。$1Sv=100 rem$。

3. 电离辐射对人体的危害

（1）辐射的损伤效应：人体以外照射和内照射两种方式暴露于电离辐射。外照射的特点是辐射源和机体没有直接接触，只要脱离或远离辐射源，辐射作用即行停止，而内照射则是由放射性治疗等各种原因致使放射性核元素进入机体，对机体产生相应的辐射效应。根据电离辐射效应的损伤特点，我们一般将电离辐射所致的放射性损伤效应分为随机效应和肯定效应。前者是指辐射损伤效应发生的概率和剂量大小有关，但损伤程度却和剂量无关，且不存在损伤效应的阈值水平，如致癌效应、遗传效应等。后者是指当辐射剂量超过一定强度或水平（阈值）时，损伤效应发生的概率将急剧增高，且损伤的严重程度也随剂量的加大而增高，如放射病、放射性白内障和放射性皮肤损伤，这在职业性急性辐射损伤中较为常见。

（2）放射病：放射病是指由一定剂量的电离辐射作用于人体所引起的全身放射性损伤，临床上分为急性和慢性放射性疾病。

①急性放射病：短时间内一次或多次受到大剂量照射所引起的全身性病变，多见于事故性照射、放射性治疗和核爆炸。其病程具有明显的时相性，相继出现初期、假愈期、极期和恢复期。根据损伤的器官及其临床表现特点，急性放射病可分为骨髓型、胃肠型和脑型。

急性放射病可根据明显的大剂量照射史，结合临床表现和实验室检查，按标准进行诊断。视损伤程度，采取消毒隔离、预防感染和出血，以及全身支持性治疗等综合治疗措施。

②慢性放射病：为较长时间内受到超限值剂量照射所引起的全身性损伤，多发生于防护条件差、长期从事放射工作人员，这种情况在心导管治疗等医务人员也较常见。临床表现早期以神经衰弱综合征和自主神经功能紊乱为主，以后出现血液造血系统改变以及消化功能障碍、生育功能受损等。除全身性放射病外，还可表现为局部放射性皮肤损伤和放射性白内障。

慢性放射病的诊断必须查明射线接触史和个人受照水平,综合分析体格检查结果,排除其他疾患,依据标准进行诊断。慢性放射病患者应及时脱离射线作业,积极治疗,定期随访(每两年一次)。

4. 防护　辐射防护的目标是采取积极措施,将照射量控制在可接受的安全水平,防止对健康危害的肯定效应,并尽可能减少随机效应。

(1) 执行辐射防护三原则:①任何照射必须具有正当理由;②辐射防护实现最优化;③遵守个人剂量当量限值的规定。

(2) 外照射防护:必须具备有效的屏蔽设施,与辐射源保持一定的安全距离以及合理的工作时间。

(3) 内照射防护:主要采取防止放射性核素经呼吸道、皮肤和消化道进入人体的一系列措施,同时应防止核素向空气、水体和土壤逸散。

(二) 非电离辐射

1. 基本概念　射频辐射(radiofrequency radiation)是指频率在 100 kHz～300 GHz 的电磁辐射,也称无线电波,包括高频电磁场(high-frequency electromagnetic field)和微波(microwave)。射频辐射的量子能量较小且波长较长,其波长范围为 1 mm～3 km(表 2-13)。

表 2-13　射频辐射波谱的划分

波段频谱	高频电磁场				微　　波		
	长波	中波	短波	超短波	分米波	厘米波	毫米波
	低频	中频	高频	甚高频	特高频	超高频	极高频
	(LF)	(MF)	(HF)	(VHF)	(UHF)	(SHF)	(EHF)
波长	3 km～	1 km～	100 m～	10 m～	1 m～	10 cm～	1 cm～1 mm
频率	100 kHz～	300 kHz～	3 MHz～	30 MHz～	300 MHz～	3 GHz～	30～300 GHz

在高频电流周围可发生交变电磁场。参考与辐射源的距离,可将辐射区域相对地划分为近区场和远区场,近区场又分为磁感应场和辐射场。在感应场中,电场强度(V/m)和磁场强度(A/m)不成一定比例关系,需分别测量。微波的强度常用功率密度表示,其单位为毫瓦/平方厘米(mW/cm^2)。

2. 接触机会

(1) 高频电磁场:①高频感应加热:如高频热处理、焊接、冶炼、热轧、表面淬火;半导体材料加工,使用频率在 300 kHz～3 MHz。②高频介质加热:加热对象为不良导体,如塑料热合、高频胶合、粮食干燥与种子处理,纸张、布匹、皮革、棉纱、及木材烘干、橡胶硫化等,使用频率在 1～100 MHz,并根据工作内进行调整,如木材烘干的使用频率为 10～30 kHz。

(2) 微波能的应用:雷达导航、探测、通信以及物理科学研究,使用频率一般为 3～300 GHz;微波加热则常用于食品加工、材料、纸张和药材干燥、杀虫、理疗、烹饪等,临床上的理疗也属于微波加热。微波加热设备国际上多采用 2 450 MHz 和 915 MHz 的固定频率,目的是防止干扰其他微波设备。

3. 对人体的影响　目前有关射频辐射对机体的生物学效应及其机制尚不完全清楚,争议也较大。现有的较为公认的有致热效应和非致热效应两种学说。致热效应是指射频辐射可促进机体的整体或者局部的温度上升,导致某些组织器官生理功能失调。非致热效应是指除了致热效应以外的所的其他生理影响。这些生物学效应也有着一定的规律,即随频率的增加和波长变短而递增,效应强度的顺序一般为微波>超短波>短波>中长波,其中微波波段中以厘米波危害最大。同时在功率密度相同时,脉冲波的作用大于连续波。

高频电磁场对人体健康的影响,主要表现为轻重不一的类神经症状,脱离作业症状可明显减轻。微波对健康的危害比高频电磁场大,除类神经症状外,严重时还可引起器官不可逆性损伤,如引起眼晶状体浑浊。

(1)神经系统:临床表现多为非特异性的神经衰弱综合征,并常伴发自主神经功能紊乱,如头疼、乏力、嗜睡、失眠、多梦、记忆力减退、手足多汗等。脑电图检查可呈现以抑制过程占优势的变化,如节律紊乱、双侧较多Q波等。脑血流图检查还可发现两侧波幅不对称及脑血管扩张。

(2)心血管系统:临床特点以副交感反应为主的自主神经功能紊乱为其特征,表现为心动过缓、血压下降等。心电图检查可检出窦性心律不齐、心动过缓、右束支传导阻滞等改变。但大强度暴露后,可出现心动过速、血压偏高并上下波动等。主诉则常为心悸、心前区疼痛或压迫感。

(3)眼睛:微波可加速晶状体的自然老化过程。长期接触高强度微波,在临床上可发现晶状体点状或者小片状浑浊,严重者可表现为白内障,有时也会发现视网膜改变。主要危害频率为 1 000~3 000 MHz。

(4)生殖系统:微波对生殖系统有着不良影响,可引起精子数减少和精子活动能力下降,但脱离接触后数月后可以得到恢复。高频电磁场可以引起女工的月经周期紊乱,对其他生殖功能未见影响。

4. 防护措施

(1)高频电磁场的防护:①屏蔽场源:可以采用金属薄板(或金属网、罩)包围高频电磁场的源,以吸收和反射电磁波能量,并通过有良好的接地装置,将吸收的场能转变为感应电流引入地下,因而接地装置极为重要,必须配套设置。②距离防护:采用自动或半自动的远距离操作,尽可能远离辐射源,这是利用了电磁场强度与距离的平方成反比这一原理。如使用长柄作业工具、遥控操作等。③执行卫生标准:我国《工业企业设计卫生标准(GBZ 1－2010)》和《高频辐射卫生标准(GB 10437－89)》中均规定,作业场所超高频、高频辐射每天 8 h 接触的容许限值,连续波为 0.05 mW/cm(14 V/m),脉冲波为 0.025 mW/cm(10 V/m)。

(2)微波的防护:①吸收微波辐射能:调试微波机时,须安装等效天线,以吸收微波能量。②合理的工作位置:微波作业点应设置与辐射强度最小的部位,尽量避免在辐射流的正前方工作。③个人防护:如微波防护服、防护帽、防护眼镜等。④执行卫生标准:我国《工业企业设计卫生标准(GBZ 1－2010)》和《微波辐射卫生标准(GB 10436－89)》中规定,作业场所微波辐射容许接触限值,连续波平均功率密度为 50 $\mu W/cm^2$,日接触剂量 400 $\mu W/cm^2$;脉冲波固定辐射平均功率密度为 25 $\mu W/cm^2$,日接触剂量 200 $\mu W/cm^2$。

第五节　职业性生物因素的危害与控制

学习要求

掌握：生物性有害因素的定义；我国法定的生物性有害因素所致职业性传染病接触机会及主要健康危害。

熟悉：我国法定职业性传染病的控制措施。

了解：我国其他生物因素可导致的职业危害。

一、概述

生产原料和生产环境中存在的有害职业人群健康的致病微生物、寄生虫及动植物、昆虫等及其所产生的生物活性物质统称为生物性有害因素。例如,附着于动物皮毛上的炭疽杆菌、布氏杆菌、蜱媒森林脑炎病毒、支原体、衣原体、钩端螺旋体、孳生于霉变蔗渣和草尘上的真菌或真菌孢子之类致病微生物及其毒性产物;某些动物、植物产生的刺激性、毒性或变态反应性生物活性物质,如鳞片、粉末、毛发、粪便、毒性分泌物,酶或蛋白质和花粉等;禽畜血吸虫尾蚴、钩蚴、蚕丝、蚕蛹、蚕茧、桑毛虫、松毛虫等等,种类繁多。它们对职业人群健康的损害,除引起法定职业性传染病,如炭疽、布氏杆菌病、森林脑炎外,也是构成哮喘、外源性过敏性肺泡炎和职业性皮肤病等法定职业病的致病因素之一。除此之外,鼠疫、土拉菌病(tularamia)、口蹄疫、鸟疫、挤奶工结节、牧民狂犬病、钩端螺旋体病、寄生虫病(如牧民包囊虫病、绦虫病、矿工钩虫病)等也都为生物性有害因素所致。有关医务人员工作有关疾病的统计资料发现,因生物因素致疾病占33.5%。医务人员因工作关系接触肝炎病毒、结核杆菌等病原体的机会较多,因此,医务人员中病毒性肝炎、肺结核等的检出率较高。据不完全统计,我国目前约有600万活动性肺结核患者,数十万艾滋病病毒感染者,在未被检出前,对接触者的健康威胁很大,尤其医护人员,更需注意防止感染。

由于工农业科学技术的进步和经济体制改革的深入,畜牧业、养殖业、食品加工业、酿造业以及第三产业将有更大发展,职业性和非职业性接触生物性有害因素的机会越来越多,接触人数将进一步增加。21世纪是生命科学的时代,生物基因工程技术的发展在为人类创造巨大财富的同时,基因重组和基因突变可能产生新的生物致病原的潜在危害。基因产品对人类安全性问题也是值得关注的。因此,生物性有害因素对职业人群的健康损害不容忽视。

二、生物性有害因素所致职业性传染病

列入我国卫生部、劳动保障部2002卫法监发108号颁发的《职业病名单》的生物性有害因素所致职业性传染病包括炭疽、森林脑炎和布氏杆菌病。

(一)炭疽

炭疽是炭疽芽胞杆菌(Bacillus athracis)所致的一种人畜共患的急性传染病,也是我国法定职业病之一。自20世纪50年代以来,我国坚持"预防为主"卫生工作方针,加强了对炭疽的防治研究和管理,采取了一系列有效防治措施,使我国炭疽发病率由20世纪50年代末的

0.576/10万降至90年代初的0.175/10万。总的说来，我国工业型炭疽已较少见，农业型炭疽则仍有地方性流行。人患炭疽病后免疫力一般不超过1年。

1. 接触炭疽机会

（1）食品制造业：牲畜检疫。

（2）纺织业：拣毛。

（3）皮革、毛皮及其制品业：坯皮准备。

（4）畜牧业：牧民、饲养员、兽医。

（5）动物园：饲养员、兽医。

（6）屠宰厂：直接工作人员、检疫人员。

2. 健康危害　炭疽芽胞及其细菌可经皮肤、呼吸道和消化道三途径进入人体，导致的炭疽病可分为五型。

（1）皮肤型：最常见，占95%以上，病变多见于面、颈、肩、手和脚等裸露部位皮肤。

（2）肺型：以呼吸系统症状为主。

（3）肠型：以急性胃肠炎或急腹症症状为主。

（4）脑膜型：以急性化脓性脑膜炎症状为主。

（5）败血型：多继发于肺型、肠型。伴有高热、头痛、出血、呕吐、毒血症、感染性休克等。

3. 控制措施

（1）隔离治疗，控制传染源：原则上炭疽病人从疑似诊断时起，即在诊断地点或家中就地隔离治疗，避免长距离转移病人。隔离治疗时间应至痂皮脱落或症状消失，分泌物及排泄物相隔5日培养一次，连续两次阴性为止。

（2）确定感染来源，切断传播途径：病人被确诊患炭疽后，应尽力确定其感染来源，并加以适当的处理，以避免继续发生感染。①处死或隔离治疗病畜，严禁销售病畜肉、乳品和皮毛。②消毒：对炭疽病人和牲畜的排出物，被污染的环境、毛皮、衣物或纺织品进行彻底的化学或物理消毒；低价值的污染物品应尽可能焚毁；病房终末消毒。

（3）保护易感者：高危人群接种无毒活菌苗。

（4）加强宣传教育。

（二）森林脑炎病毒

森林脑炎（forest encephalitis），又名蜱传脑炎（tick-bone encephalitis，TBE），其病原体为森林脑炎病毒（forest encephalitis virus），亦称森脑病毒。劳动者在森林地区从事职业活动中，因被蜱叮咬而感染的森林脑炎，即职业性森林脑炎。人类普遍易感，目前尚无特效疗法，病愈后可产生持久而牢固性免疫力。本病具有明显地区性和季节性。主要高发区为前苏联远东地区。我国黑龙江和吉林等省林区，四川、河北、新疆、云南等地亦有报告。主要发生于春、夏季。

1. 接触机会　在疫区从事林业、勘探、捕猎、采药等职业人群，以及进驻林区的部队人员、旅游者有机会感染森脑病毒而发病。如伐木业的原木采伐和原木运输等；护林业员；林产化学产品制造业的栲胶备料、松脂采割、松明采集、野生果品采摘、菌菇采摘等；野生中草药采集及狩猎人员。

2. 健康危害　森林脑炎病毒侵入机体后，主要广泛性损害中枢神经系统，根据病情分为普通型、轻型和重型。普通型病人大多起病急，1～2日内即达高峰，出现不同程度意识障碍，颈及肢体瘫痪和脑膜刺激征。轻型患者起病较缓慢。前驱期 3～4 日,有发热、头痛、全身酸痛等类感冒表现。随后出现中枢神经系统受损的症状和体征。重型患者突起高热或超高热、头痛、恶心、呕吐、意识障碍和脑膜激征,数小时内即可出现昏迷、抽搐等危象,常因呼吸衰竭而死亡。

3. 控制措施　加强卫生宣传,做好环境防护和个体防护。进入疫区的工作人员,可采取下列预防措施:

(1) 接种森林脑炎疫苗。

(2) 工作场所周围环境防护:清除路边杂草,减少来往人、兽受蜱侵袭的机会;加强防鼠、灭鼠、灭蜱工作。

(3) 个体防护:将袖口、领口、裤脚等处扎紧,防止蜱叮刺。因为蜱攀附宿主后,先到处爬行 2 小时才叮刺,缓慢吸血,因此野外活动时,可每 2 小时互相检查一次,尤其注意颈、腋、腰、阴部,发现后立即杀灭。如果发现蜱已刺入皮肤,不可猛拉,以免蜱的刺器断于皮肤内。可用烟头烫蜱的尾部使之退出,也可用油类戊乙醚滴子蜱体致死,然后轻轻摇动,缓缓拔出。

(三) 布氏杆菌

布鲁氏杆菌病(brucellosis),是布鲁氏杆菌(Brucella)所致的一种人畜共患的急性传染病(乙类),也是我国法定职业病之一。全年均可发病,有明显季节性,发病高峰期为春夏两季。其原因可能与家畜的繁殖、授乳及接触病畜的机会等有关。人群对本病普遍易感。

1. 接触布氏杆菌的机会　病畜或死胎以及羊水、胎盘、产后阴道分泌物、病畜肌肉、内脏、乳汁中均含有大量病菌,处理不当对作业环境可造成严重污染。牧民、饲养工、挤奶工、屠宰工、肉品包装工、卫生检疫人员、兽医、家畜助产员等职业人群有较多机会接触。

2. 健康危害　本病可侵犯各种组织器官,故临床表现复杂多样。病程可分为急性期和慢性期。

(1) 急性期:主要表现为发热、多汗和关节肌肉疼痛。发热常呈弛张热或波状热(5%～20%),亦可见不规则热或持续低热。

(2) 慢性期:有继发于急性期者,也有起病即呈慢性者。以疲乏、关节肌肉疼痛、低热、失眠、全身不适为主要表现。亦可见慢性关节炎、神经炎及泌尿生殖系统等的慢性损害表现。

3. 控制措施

(1) 控制传染源

①隔离治疗:对疫区内接触家畜及畜产品的人员进行血清学及皮肤过敏试验,查明人群感染情况,凡确诊的病人均应进行系统治疗。

②畜间检疫,宰杀病畜:用血清学方法对疫区内全部羊,牛和猪进行检疫,1 个月后复检一次。凡检出阳性的家畜均应立即屠宰或隔离饲养。至少在 1 年内停止向外调运牛、羊、猪。引进的家畜亦应进行检疫,以防输入型布鲁氏杆菌病的发生。

(2) 切断传播途径:被病畜及其排泄物、分泌物等污染的场地、用具、圈舍及尚未食用的奶制品均应进行消毒处理。严防含菌污水粪便污染食物、水源。禁止销售及食用病畜肉、乳。疫区皮毛需检疫合格方可出售。

(3) 保护易感者:给疫区人群、畜群接种菌苗。经两次检疫呈阴性反应的家畜以及疫区周围村庄受危害的畜群,应连续 3 年以畜用菌苗进行免疫,每年免疫覆盖率不应低于 90%。

（4）加强卫生宣传，提高自我预防保健意识：尤其牧民、饲养工、挤奶工、屠宰工、皮毛处理工等易感职业人群应加强个体防护，尽可能避免皮肤直接接触病畜及其污染物，严防赤手接羔助产；使用过的个体防护用品应严格消毒处理；与家畜或畜产品或布氏菌培养物有密切接触后，如出现持续数日发热（包括低热），多汗，肌肉和关节酸疼等类似感冒症状者应及时就医。由于我国多年来加强了防治工作，本病的发病率已很低，人群免疫力的提高又使其临床表现轻微而不典型，影响基层医务人员对本病的及时诊治，因此，医务人员应加强自身的学习，不断更新相关防治理论和技术，避免误诊误治。

（倪春辉）

第六节　职业性肿瘤

> **学习要求**
>
> **掌握**：职业性肿瘤的概念和常见的职业性致癌因素及我国法定职业性肿瘤。
>
> **熟悉**：职业性肿瘤的特征和诊断原则。
>
> **了解**：职业性肿瘤的预防措施。

在工作环境中长期接触职业性致癌因素（occupational carcinogen），经过较长时间的潜伏期而引起的某种特定肿瘤，称职业性肿瘤或职业癌（occupational cancer）。职业性肿瘤一般都有特定的发生部位与特征，但在临床表现上与非职业性肿瘤并无显著不同，因此人民对职业性肿瘤的认识经历了比较漫长的过程，大致分为以下四个阶段：①1775年，从英国Pott医生发现扫烟囱童工成年后多患阴囊癌开始，前后大约经历了100年。②1915年日本科学家山极等用煤焦油在兔耳上成功诱发了皮肤癌，从此开始了职业性肿瘤的实验室研究。③20世纪30年代，英国化学家Kenneway和Cook从沥青中分离提纯出致癌物3,4-苯并芘。随后，研究人员通过流行病学调查和动物实验研究，提出化学致癌过程"两阶段学说"。④从第二次世界大战后至今，职业肿瘤的研究范围不断扩大。

据世界卫生组织（WHO）报告，2008年世界新发肿瘤病例1 240万例，死亡760万例。通常，职业性肿瘤占全部肿瘤的2%～8%，全世界每年至少有20万人死于职业性肿瘤，以肺癌、恶性间皮瘤和膀胱癌最为常见。由于各国经济发展和科技水平等情况不同，所依据或制定的职业性肿瘤名单也有所不同。国际劳工组织（International Labour Organization，ILO）2010版国际职业病名单中，明确规定的职业癌有20种。我国在调查研究的基础上，规定的职业性肿瘤有8种。

一、职业性致癌因素

职业性致癌因素（occupational carcinogen）是指与职业有关的，在一定条件下能引起肿瘤的致病因素。职业性肿瘤的病因必须是经过识别和确定的职业性致癌因素。根据2004年国际癌症研究机构（International Agency for Research on Cancer，IARC）公布的人类致癌物的名单，认定了与工农业生产有关的人类化学致癌物或生产过程有40多种，包括化学因素（例如：煤焦油、苯、石棉、砷等）、物理因素（例如：X射线、氡、紫外线等）和生物因素（例如：幽门螺杆菌),其中最常见的是化学因素。国际劳工组织(International Labour Organization, ILO)2010 版国际职业病名单中,明确规定了 20 种职业性致癌因素所引起的肿瘤,这 20 种职业性致癌因素见表 2-14。

表 2-14 ILO 收录的职业性致癌因素

种类	致癌因素
生物因素	乙肝或丙肝病毒
物理因素	电离辐射
化学因素	混合物:煤焦油、煤焦油沥青或烟;焦油、沥青、矿物油、蒽或这些物质的化合物、产品或残留物;焦炉逸散物;木尘 单纯物质:石棉;联苯胺及其盐类;二氯甲醚;六价铬化合物;β-萘胺;氯乙烯;苯;苯或苯同系物的硝基和氨基衍生物;镍的化合物;砷及其化合物;铍及其化合物;镉及其化合物;毛佛石;乙烯氧化物

目前,根据流行病学研究和动物实验结果,职业性致癌物又可分为三类:

确认致癌物(proved carcinogen):生产过程、流行病学调查及动物实验都有明确证据者,表明对人有致癌性的丽华物质和生产过程,属于 I 类致癌物。

可疑致癌物(suspected carcinogen):有两种情况,一种是动物实验证据充分,但人群流行病学调查结果有限。另一种是动物致癌试验阳性,特别是与人类血缘相近的灵长类动物中致癌试验阳性,但缺少对人类致癌的流行病学证据。分别属于 IIA、IIB 类致癌物。

潜在致癌物(potential carcinogen):动物实验已经获得阳性结果,而人群中尚无流行病学调查资料表明对人有致癌性,如铅、锌等,属于 III 类致癌物。

二、职业性肿瘤的特征

(一)潜伏期长

从开始接触致癌因素到出现职业性肿瘤的间隔期,称为潜伏期。研究表明,肿瘤的发生发展受自身遗传因素和外界环境因素的双重作用。不同的致癌因素有不同的潜伏期,对人类而言,潜伏期最短 4~6 年,如放射线致白血病,但也不乏少数潜伏期非常短的,如苯所致的白血病,最短仅需 4 个月。潜伏期最长可达 40 年以上,如石棉诱发间皮瘤;但大多数职业肿瘤的潜伏期较长,为 12~25 年。由于职业性接触程度一般都较强,所以职业性肿瘤发病潜伏期比非职业性同类肿瘤短,如芳香胺引起的泌尿系统肿瘤,发病年龄以 40~50 岁多见,较非职业性的早 10~15 年。

(二)具有剂量-反应关系

大多数毒物的毒性作用存在阈值或阈剂量,即超过这个剂量时才可引起健康损害,并以此作为制定安全接触剂量的依据。但是对职业性致癌因素来说,是否存在阈值尚有争论。目前主张有阈值者获较多支持,一些国家已据此规定了"尽可能低"的职业致癌物接触的"技术参考值"。但阈值问题并没有解决。

虽然职业致癌物阈值问题有争论,但大量研究证明,大多数致癌物都明显存在剂量-反应关系,即在暴露于致癌物的人群中,接触大剂量的要比接触小剂量的肿瘤发病率和死亡率都高,与接触总剂量有关(包括非职业接触)。动物实验和流行病学调查研究都支持这一研究结果。例如,接触二甲基氨基偶氮苯(奶油黄)30 mg/d,34 天诱发肝癌,接触总量为 1 020 mg;若 1 mg/d,700 天诱发肝癌,接触总量为 700 mg。说明职业肿瘤发生存在剂量-反应关系,但也有例外,如石棉仅有小剂量的接触史就可致癌。

(三)大多有固定的靶部位

职业性肿瘤大多有固定的好发部位或范围,多在致癌因素作用最强烈、最经常接触的部位发生。由于皮肤和肺是职业致癌物进入人体的主要途径和直接接触器官,故职业性肿瘤多见于呼吸系统和皮肤。有时也可能累及同一系统的邻近器官,如致肺癌的职业致癌物,可引发气管、咽喉、鼻腔或鼻窦的肿瘤;亦可发生在远隔部位,如皮肤接触芳香胺,芳香胺经肝转化生成活性代谢物可在尿中浓缩,并长时间与膀胱黏膜接触,导致膀胱癌;同一致癌物也可引起不同部位的肿瘤,如砷可诱发肺癌和皮肤癌。此外,还有少数致癌物引起广泛范围的肿瘤,如电离辐射可引起白血病、肺癌、皮肤癌、骨肉瘤等。

(四)常有特殊的病理类型

不同致癌因素引起的职业性肿瘤各有其一定的病理类型,例如铀和二氯甲醚引起的肺癌大部分为未分化小细胞癌;铬多致鳞癌;家具木工和皮革制革工的鼻窦癌大部分为腺癌。一般认为,接触强致癌物及高浓度致癌物所致肿瘤多为未分化小细胞癌,反之则多为腺癌。但上述特点不是绝对的,如苯所致白血病的类型不一,且无一定规律,所以仅供与非职业性肿瘤作鉴别时参考。

(五)病因明确

一般肿瘤的外来病因大多不清,而职业性肿瘤病因明确,都有明确的致癌因素和接触史。如前所述,苯所致白血病;石棉、氯甲醚、砷、铬酸、焦炉逸散物盐所致肺癌;石棉所致间皮瘤;联苯胺所致膀胱癌;氯乙烯所致肝血管肉瘤。若消除或控制这些职业性致癌因素后,相应的肿瘤发病率就会明显下降或不发生。

职业性肿瘤要在一定条件下才能发病。如不溶性的铬盐及镍盐,只有经肺吸入方能引起肿瘤,而将它们涂抹在皮肤或从口进入都没有致癌作用。此外,还与个人习惯有关,如接触石棉的吸烟者,肺癌发病率可以增加 40~90 多倍。

三、我国法定职业性肿瘤及其诊断原则

随着经济发展,我国职业危害所致肿瘤呈严重态势。国家卫生部和劳动保障部于 2002 年 4 月发布了新版《职业病目录》,沿用至今。目录中共规定了 8 种职业性肿瘤:①联苯胺所致膀胱癌;②石棉所致肺癌、间皮瘤;③苯所致白血病;④氯甲醚所致肺癌;⑤砷所致肺癌、皮肤癌;⑥氯乙烯所致肝血管肉瘤;⑦焦炉逸散物所致肺癌;⑧铬酸盐制造业所致肺癌。此外,还包括职业性放射性疾病中的放射性肿瘤。2010 年我国共报告职业性肿瘤 80 例。其中苯所致白血病 49 例、焦炉工人肺癌 18 例、石棉所致肺癌和间皮瘤共 10 例、联苯胺所致膀胱癌 1 例、砷所致肺癌和皮肤癌 1 例、铬酸盐制造业工人肺癌 1 例。

我国 2002 年颁布的职业性肿瘤诊断标准(GBZ 94—2002)规定了职业性肿瘤的诊断总则以及各特定肿瘤的诊断细则。诊断总则如下:

1. 肿瘤诊断明确　①必须是原发性肿瘤。②肿瘤的发生部位与所接触致癌物的特定靶器官一致。③经细胞病理或组织病理检查,或临床影像检查,或腔内镜检查等确诊。

2. 有明确的职业性致癌物接触史　①接触致癌物的年限符合诊断细则的相关规定。②肿瘤发病潜隐期符合诊断细则的相关规定。③结合工作场所有关致癌物接触状况综合判断。

我国法定职业性肿瘤的致癌物质、高危职业和诊断细则如表 2-15 所示。

表 2 - 15 我国法定职业性肿瘤的致癌物质、存在行业和诊断细则

肿瘤类型	致癌物质	存在形式	存在行业	诊断细则
肺癌	石棉	石棉粉尘	石棉矿开采、防火织物、造船、造纸、建筑、地砖	1. 原发性肺癌诊断明确 2. 接触石棉粉尘累计工龄 7 年以上(含 7 年) 3. 潜隐期 10 年以上(含 10 年) 4. 石棉肺合并肺癌者即可诊断
	氯甲醚	氯甲醚蒸汽	纺织、造纸、塑料、橡胶、实验室	1. 原发性肺癌诊断明确 2. 生产和使用氯甲醚(二氯甲醚或工业品一氯甲醚)累计接触工龄 1 年以上(含 1 年) 3. 潜隐期 4 年以上(含 4 年) 4. 工作场所中甲醛、盐酸及水蒸气共存时产生的二氯甲醚所致肺癌可参照本标准
	砷	砷尘	矿物开采和熔炼、农药、羊毛纤维生产	1. 原发性肺癌诊断明确 2. 含砷采矿及冶炼累计接触工龄 3 年以上(含 3 年) 3. 潜隐期 6 年以上(含 6 年)
	焦炉逸散物	焦炉逸散物气体、蒸汽、粉尘	焦炉	1. 原发性肺癌诊断明确 2. 焦炉工累计接触工龄 1 年以上(含 1 年) 3. 潜隐期 10 年以上(含 10 年)
	铬酸盐	铬酸盐尘	铬酸盐制造、印染、皮革、木材防腐、化工	1. 原发性肺癌诊断明确 2. 从事铬酸盐制造累计接触工龄 1 年以上(含 1 年) 3. 潜隐期 4 年以上(含 4 年)
肝血管肉瘤	氯乙烯	氯乙烯蒸气	氯乙烯生产、化工	1. 病理组织学诊断为原发性肝血管肉瘤 2. 从事聚氯乙烯生产,有明确的氯乙烯单体接触史,累计接触工龄 1 年以上(含 1 年) 3. 潜隐期 1 年以上(含 1 年)
膀胱癌	联苯胺	联苯胺粉尘	化工、染料、橡胶、塑料、印刷、电缆	1. 原发性膀胱癌诊断明确 2. 生产或使用联苯胺人员累计接触工龄 1 年以上(含 1 年) 3. 潜隐期 3 年以上(含 3 年) 4. 联苯胺接触人员所患肾盂、输尿管移行上皮细胞癌可参照本标准
白血病	苯	苯蒸气	化工、制革、制鞋、橡胶、染料、树脂、油漆、农药、化肥、炸药	1. 经细胞病理学检查确诊 2. 苯作业累计接触工龄 1 年以上(含 1 年) 3. 潜隐期 1 年以上(含 1 年) 4. 如有慢性苯中毒史者所患白血病即可诊断

续表 2－15

肿瘤类型	致癌物质	存在形式	存在行业	诊断细则
间皮瘤	石棉	石棉粉尘	石棉矿、防火织物、造纸、建筑、地砖	1. 必须有细胞病理学诊断 2. 接触石棉粉尘累计工龄 1 年以上(含 1 年) 3. 潜隐期 15 年以上(含 15 年)
皮肤癌	砷	砷尘	矿物开采和熔炼、农药、羊毛纤维生产	1. 原发性皮肤癌诊断明确 2. 无机砷作业接触工龄 5 年以上(含 5 年) 3. 潜隐期 5 年以上(含 5 年) 4. 有慢性砷中毒病史者所患皮肤癌即可诊断
放射性肿瘤 *	电离辐射	电离辐射	采矿、医疗、航空、核工业、核试验	1. 起因于职业性照射的放射性肿瘤可以诊断为职业性放射性肿瘤 2. 职业照射复合职业性化学致癌暴露,辐射致癌在危险增加中的相对贡献大于 1/2,合计病因概率(probability of causation, PC)PC≥50％者也诊断为职业性放射性肿瘤

注：* 包括白血病、胃癌、乳腺癌、甲状腺癌、多发性骨髓癌、肺癌、结肠癌等。

四、职业性肿瘤的预防原则

职业性肿瘤的预防应按三级预防策略进行。由于其病因明确,应以一级预防为重点,采取相应的措施消除病因或将其危险度控制在最低水平。总的来说,职业肿瘤的预防应包括：

(一)加强对职业性致癌因素的控制和管理

1. 发现病因　在临床医生和预防医师的共同努力下,通过流行病学调查,临床检查,提供线索,获得证据。对化学物质加强登记管理制度,建立筛检化学物致癌性的体系,在化学物质进入生产流通领域前预测其安全性。

2. 控制病因　对已经明确的致癌因素应尽可能消除或取代。对不能立即消除,也无法取代者应从工艺改革着手,提高机械化、密闭化、管道化,杜绝跑冒滴漏。

3. 定期监测　对环境中的致癌物浓度进行经常性定期监测,使其浓度或强度控制在国家规定的阈值以下,并尽可能降到最低。加强对生产企业的监督管理,对职业病危害严重的、不具备基本防护条件的,要限期整改,经整改后仍不合格的,应坚决予以关闭。

(二)建立健全健康监护制度

职业场所健康监护包括作业环境评价和医学监护(medical surveillance)。医学监护基本内容包括健康体检、健康档案的建立和应用、健康状况分析及劳动能力鉴定。皮肤、肺和膀胱是应重点检查的部位。

(三)加强宣传教育,保持身心健康

加强健康教育,提高自我防护意识及能力。

1. 处理致癌物时,应严防污染厂外环境。

2. 工作服应集中清洗、去除污染,禁止穿回家。

3. 许多致癌物与吸烟有协同作用,应在接触人群中开展戒烟宣传。

4. 提高自我保健意识　加强职业健康促进教育,如操作规范、个人防护用品的正确使用、卫生习惯以及健康检查的重要性等。注意防止感染容易偶发肿瘤的疾病,如乙型肝炎、丙型肝炎、某些寄生虫病以及某些慢性炎症。

5. 合理膳食　低脂、高蛋白饮食。多食用富含维生素 A 和维生素 C 食物。多食用新鲜蔬菜水果,避免吃油炸、烟熏或霉烂食物。

6. 心理平衡,经常锻炼,提高自身免疫力,增强抗病能力。

（四）建立致癌危险性预测制度

致癌危险性预测,对加强预防为主、有效管理致癌因素,并为制定法规提供依据,均具有重要意义。危险性预测与流行病学调查和动物实验密切相关。

（五）搞好肿瘤化学预防

目前已选出维生素 A、维生素 C、维生素 E,硒和钼类化合物;胡萝卜素、异硫氰酸酯类、萜类化合物、酚类抗氧化剂等 54 种化合物为确切有效的肿瘤化学预防物,应积极宣传推广,将肿瘤化学预防应用于高危职业人群。

（吴冬梅　邹宝波）

第三章　食物与健康

食物(food)可为人体提供能量和营养物质。机体为了满足生长发育、活动和生产劳动的需要,必须从食物中获取营养物质以维持生命和健康,这些物质叫做营养素(nutrients);机体摄取、消化、吸收和利用营养素的整个生物学过程称为营养(nutrition)。它是人体与外界环境密切联系的重要环节。合理的营养可维持正常生理功能,促进生长发育,保障健康和智力发展,提高抵抗力,有利于防治疾病,延缓衰老。不合理的营养或摄取被污染的食物,则可引起营养缺乏病、肥胖、心脑血管疾病等,或造成食物中毒、肠道传染病、寄生虫病,甚至带来慢性中毒、致畸或致癌的风险。

第一节　营养学基础

学习要求

掌握:营养素需要量、DRIs 所包含的四项内容的含义;食物蛋白质营养价值的评价、推荐摄入量原则;必需脂肪酸的概念及功能;膳食纤维的概念与营养意义;产能营养素的产能系数、供能比例;钙、铁吸收的影响因素,维生素 A、维生素 B_1、维生素 B_2、维生素 C 的生理功能及它们的缺乏症和主要食物来源。

熟悉:营养素的种类、主要功能,蛋白质缺乏与过多对健康的影响;脂肪、碳水化合物的生理功能、营养价值;影响人体能量需要的因素;锌、硒主要功能,维生素 D、烟酸、叶酸生理功能及它们的缺乏症。

了解:各类营养素的主要食物来源。

一、营养素概述

营养素是指食物中含有的、能促进机体生长、维持人体生存和健康的物质。人体必须从食物中获得的营养素包括蛋白质、脂类、碳水化合物、维生素、矿物质(无机盐和微量元素)、水和膳食纤维七大类。蛋白质、脂类和碳水化合物的摄入量较大,称为宏量营养素(macronutrients);维生素和矿物质的需要量较小,称为微量营养素(micronutrients)。根据营养素在代谢过程中是否产生能量,又可分为两大类:一类是产能营养素,如蛋白质、脂类和碳水化合物;另一类为非产能营养素,如维生素、矿物质和水。

每日膳食中各种营养素必须齐全,数量必须充足,相互间的比例还要适当,否则,对机体的健康会产生不良影响。

(一)营养素的功能

人体所需营养素的功能可概括为三个方面:

(1) 参与构成机体组织:除维生素外,其他营养素均有此功能。

(2) 供给机体能量:蛋白质、脂类和碳水化合物均有此功能。

(3) 维持和调节正常的生理功能:蛋白质、维生素、矿物质和水均有此功能。

(二) 营养素的需要量

营养素的需要量(nutritional requirement)是指维持人体正常生长与健康所需要的营养素水平,也可以称为营养素生理需要量。这是营养学家们根据长期的膳食调查、营养生理和生化实验结果,结合机体不同生理情况和劳动条件而制定的。由于对需要的理解和试验时采取的标准不同,需要量有两个概念:一是最低生理需要量,是指仅能维持生理平衡或不致发生缺乏病的量;另一个是适宜生理需要量,是指维持健康、促进生长、保证最高劳动能力,使机体协调发展,并能最大限度地利用营养素的量。人体对营养素的需要量不仅受年龄、性别、体重、劳动强度的影响,也受一些生理应激状态的影响,故个体差异很大。此外,对某些营养素的需要量还需要与膳食中其他成分的含量相适应,如某些 B 族维生素的需要量随着蛋白质、脂类和碳水化合物摄取量的多少而变化。

二、中国居民膳食营养素参考摄入量

从 20 世纪 40 年代起,营养学家就开始根据相关知识,建议营养素的参考摄入量,以预防营养素摄入不足或过多的危险。自 1955 年开始,我国制定了"每日膳食营养素供给量(recommended dietary allowances,RDAs)",开始建议中国居民膳食营养素摄入水平,作为计划食物供应和评价膳食质量的依据。随着科学研究和社会实践的发展,特别是营养补充剂的发展,自 90 年代初期国际上开展了关于 RDAs 性质和适用范围的讨论。很多学者认为RDAs 已经不能满足当前形势的需要,并在欧、美各国先后提出了一些新的术语,在此基础上,逐步形成了膳食营养素参考摄入量(dietary reference intakes,DRIs)的概念。

1998 年,中国营养学会成立了"中国居民膳食营养素参考摄入量专家委员会",2000 年完成了中国居民膳食营养素参考摄入量(DRIs)的制定工作。

DRIs 是在 RDAs 基础上发展起来的一组每日平均膳食营养素摄入量的参考值,包括四项内容:平均需要量(EAR)、推荐摄入量(RNI)、适宜摄入量(AI)和可耐受最高摄入量(UL)。

1. 平均需要量(estimated average requirement,EAR) EAR 是指某一特定性别、年龄及生理状况群体对某营养素需要量的平均水平。摄入量达到 EAR 时,可以满足群体中半数个体的需要,而不能满足另外半数个体对该营养素的需要。EAR 是 RNI 的基础,如果个体摄入量呈常态分布,一个人群的 RNI=EAR+2SD(SD,标准差)。针对人群,EAR 可以用于评价群体中摄入不足的发生率;针对个体,可以检查其摄入不足的可能性。

2. 推荐摄入量(recommended nutrient intake,RNI) RNI 相当于传统使用的 RDA,是可以满足某一特定性别、年龄及生理状况群体中绝大多数(97%～98%)个体需要的水平。RNI 是健康个体膳食营养素摄入量的目标。如果某个体的摄入量达到或超过了 RNI,可以认为该个体没有摄入不足的危险;但是,摄入量低于 RNI 时并不一定表明该个体未达到适宜营养状态。

3. 适宜摄入量(adequate intake,AI) AI 是通过观察或实验获得的健康人群某种营养素的摄入量。AI 应能满足目标人群中几乎所有个体的需要。AI 的准确性远不如 RNI,可能显著高于 RNI。AI 主要用作个体营养素摄入目标,同时作为限制过多摄入的标准。当健康个体摄入量达到 AI 时,出现营养缺乏的危险性很小。如长期摄入超过 AI,则有可能产生毒副作用。

4. 可耐受最高摄入量(tolerable upper intake level,UL)　UL 是平均每日可以摄入该营养素的最高量。UL 的主要用途是检查个体摄入量过高的可能,避免发生中毒。当摄入量超过 UL 时,发生毒副作用的危险性会增加。在大多数情况下,UL 包括膳食、强化食物和添加剂等各种来源的营养素之和。

三、各类营养素

(一)蛋白质

蛋白质(protein)是一切生命的基础。正常人体内 16%～19% 是蛋白质。蛋白质是由氨基酸(amino acid)组成的高分子含氮化合物。体内的蛋白质虽然种类繁多,性质、功能各异,但均由碳、氢、氧、氮等元素组成。

构成人体蛋白质的氨基酸有 20 种,其中有 9 种氨基酸人体不能合成或合成速度不能满足机体需要,必须从食物中直接获得,称为必需氨基酸(essential amino acid,EAA),即亮氨酸(leucine)、异亮氨酸(isoleucine)、赖氨酸(lysine)、蛋氨酸(methionine)、苯丙氨酸(phenylalanine)、苏氨酸(threonine)、色氨酸(tryptophan)、缬氨酸(valine)和组氨酸(histidine)。传统上认为组氨酸是婴幼儿的必需氨基酸,1985 年世界粮农组织(FAO)、世界卫生组织首次列出了成人组氨酸的需要量为 8～12 mg/(kg·d),同时许多报道证实组氨酸是成人体内的必需氨基酸。非必需氨基酸(non-essential amino acid,NEAA)是除上述 9 种以外的氨基酸,人体可以利用一些前体物质来合成这些氨基酸,而并非机体不需要。

1. 生理功能　蛋白质的功能主要有以下诸方面:

(1)人体组织的构成成分:人体的任何组织和器官,都以蛋白质作为重要的组成成分。肌肉、心、肝、肾等器官含大量蛋白质;骨骼和牙齿含有大量的胶原蛋白;细胞中从细胞膜到细胞内的各种结构均含有蛋白质。

(2)构成多种生物活性物质:含蛋白质的酶催化体内一切物质的分解和合成;激素使内环境能够稳定并调节许多生理过程;抗体是抵御疾病侵袭的免疫物质;细胞膜和血液中的蛋白质担负着各类物质的运输和交换;体液内那些可溶性且可离解为阴、阳离子的蛋白质,使体液的渗透压和酸碱度得以稳定;此外,血液的凝固、视觉的形成、人体的运动等,无一不与蛋白质有关。

(3)供给能量:由于蛋白质含有碳、氢、氧元素,当机体需要时,可以被代谢分解,释放出能量。1 g 食物蛋白质在体内完全氧化约产生 16.7 kJ(4.0 kcal)的能量。

2. 食物蛋白质的营养价值评价　食物蛋白质营养价值的高低主要取决于蛋白质的含量、氨基酸的组成和机体消化、吸收、利用的程度等。常用的评价指标有如下几种:

(1)蛋白质含量:蛋白质的含量是评价食物蛋白质营养价值的基础。一般食物蛋白质含氮量为 16%,故用凯氏定氮法测出食物氮含量后,再乘以 6.25(16% 的倒数),即可求出食物蛋白质的含量。

(2)蛋白质消化率:蛋白质消化率(digestibility),是指蛋白质在机体内消化酶作用下被分解的程度。蛋白质消化率越高,则被机体吸收利用的可能性越大,其营养价值也就越高。

$$蛋白质消化率(\%) = \frac{吸收氮}{摄入氮} = \frac{摄入氮-(粪氮-粪代谢氮)}{摄入氮} \times 100 \qquad (3-1)$$

上式计算结果,是食物蛋白质的真消化率(true digestibility)。粪代谢氮指来自消化道脱落的肠黏膜细胞、死亡的肠道微生物及由肠黏膜分泌的消化液氮。当受试对象摄入完全不含蛋白质的食物时,粪中所测得的氮即为粪代谢氮。如果不计粪代谢氮,所得结果为表观消化率(apparent digestibility)。

$$蛋白质表观消化率(\%)=\frac{摄入氮-粪氮}{摄入氮}\times100 \qquad (3-2)$$

由于表观消化率比实际消化率为低,对蛋白质的消化作了较低的估计,具有较大的安全性,且测定表观消化率较为简便,因此一般多采用表观消化率。

食物蛋白质的消化率受蛋白质在食物中存在的形式、结构、食物中共存的影响吸收因素以及烹调加工方法的影响。一般动物性食物蛋白质的消化率多在90%以上;植物性食物蛋白质由于有纤维素包围,消化率多在90%以下,但纤维素经加工软化破坏或除去后,可以提高植物蛋白质的消化率,如整粒大豆蛋白质的消化率为60%,加工成豆腐或豆浆后其消化率可提高到90%以上。

(3) 蛋白质利用率:衡量蛋白质利用率的指标有很多,各指标分别从不同角度反映蛋白质被利用的程度。

①蛋白质的生物学价值:蛋白质的生物学价值(biological value,BV)是反映食物蛋白质消化吸收后,被机体利用程度的指标。生物价越高,表明其被机体利用程度越高,最大为100。

$$蛋白质生物价=\frac{氮储留量}{氮吸收量}\times100 \qquad (3-3)$$

式中:氮储留量=氮吸收量-(尿氮-尿内源氮);

氮吸收量=摄入氮-(粪氮-粪代谢氮)。

尿内源氮是指机体不摄入氮时,尿中所含有的氮,它主要来自组织蛋白的分解。

食物蛋白质的生物学价值高低,主要取决于食物中必需氨基酸的含量和比值。食物蛋白质的必需氨基酸比值与人体必需氨基酸比值越接近,则该食物蛋白质的生物学价值越高(表3-1)。由于各种食物蛋白质必需氨基酸的含量和比值不同,故可将富含某种必需氨基酸的食物与缺乏该种必需氨基酸的食物互相搭配食用,使混合食物蛋白质的必需氨基酸比值更接近人体需要,从而提高蛋白质的生物学价值,此称为蛋白质的互补作用。因此,提倡粗粮和细粮、荤食和素食搭配食用。

表3-1　几种常用食物蛋白质的生物学价值

食物	生物学价值	食物	生物学价值
精大米	63	绿叶菜	54
全麦	59	全鸡蛋	94
精面粉	51	牛奶	84
全玉米	59	牛肉	74
土豆	67	猪肉	74
大豆	73	鱼	83
花生	54	虾	85

引自:何志谦主编《人类营养学》,2000

②蛋白质净利用率:蛋白质净利用率(net protein utilization,NPU)是指蛋白质在体内被

利用的情况,即将蛋白质生物学价值与消化率结合起来评定蛋白质的营养价值。

$$蛋白质净利用率(\%)=生物学价值×消化率=\frac{氮储留量}{氮摄入量}×100 \qquad (3-4)$$

③氨基酸评分:氨基酸评分(amino acid score,AAS)又叫蛋白质化学评分(chemical score),是指食物蛋白质中的必需氨基酸和参考蛋白(或理想模式)中相应的必需氨基酸的比值。一般膳食蛋白的 AAS 越高,其营养价值也就越高。

$$氨基酸评分=\frac{被测蛋白质每克蛋白质(或氮)中某种氨基酸量(mg)}{参考蛋白质每克蛋白质(或氮)中某种氨基酸量(mg)}×100 \qquad (3-5)$$

确定某种食物蛋白质氨基酸评分,分两步:第一步计算被测蛋白质每种必需氨基酸的评分值;第二步是在上述计算结果中,找出最低的必需氨基酸(第一限制氨基酸)评分值,即为该蛋白质的氨基酸评分(表3-2)。

表3-2 几种膳食蛋白的氨基酸评分

蛋白质来源	蛋白质氨基酸含量(mg/g)				氨基酸评分
	赖氨酸	含硫氨基酸	苏氨酸	色氨酸	(限制氨基酸)
FAO/WHO 标准	55	35	40	10	100
谷类	24	38	30	11	44(赖氨酸)
豆类	72	24	42	14	69(含硫氨基酸)
奶粉	80	29	37	13	83(含硫氨基酸)
混合蛋白:					
谷 67,豆 22,奶 11	51	32	35	12	88(苏氨酸)

引自:何志谦主编《人类营养学》,2000

3. 蛋白质缺乏与过量 蛋白质缺乏在成人与儿童中都有发生,但处于生长发育期的儿童更为敏感,目前世界上大约有 500 万儿童患有蛋白质-能量营养不良(protein-energy malnutrition,PEM)。PEM 有两种:一种叫 Kwashiorkor 症,指能量摄入基本满足而蛋白质严重不足的儿童营养性疾病,主要表现为腹、腿部水肿,虚弱,表情淡漠,生长滞缓,头发变色、变脆和易脱落,易感染其他疾病等;另一种叫 Marasmus 症,指蛋白质和能量摄入均严重不足的儿童营养性疾病,患儿消瘦无力,易感染其他疾病而死亡。上述两种情况可单独存在,也可混合存在。

蛋白质,尤其是动物性蛋白质摄入过多,对人体同样有害。首先,摄入过多的动物性蛋白质常伴随摄入过多的饱和脂肪酸与胆固醇;其次,蛋白质在体内的含氮代谢物需经过肾脏排泄,摄入过多会增加肾脏负荷;再次,摄入过多的动物性蛋白质可造成含硫氨基酸摄入过多,可能会导致骨骼丢失加速,易产生骨质疏松。

4. 来源及参考摄入量 动物性食品蛋白质质量好,但同时富含饱和脂肪酸和胆固醇;植物性食物蛋白质含量低,且质量差,但大豆类及其制品不仅质量好,含量也高达 30%～40%。常见食物蛋白质含量为瘦肉 16%～20%、鱼类 10%～12%、蛋类 12%、牛奶 3.4%、谷类 7.5%～15%。

蛋白质参考摄入量见表3-3。

表3-3 能量和蛋白质的推荐摄入量（RNIs）及脂肪供能比*

年龄（岁）	能量				蛋白质		脂肪占能量百分比（%）
	男（mJ）	女（mJ）	男（kcal）	女（kcal）	男（g）	女（g）	
0～	0.4 mJ/kg		95 kcal/kg**		1.5～3g/(kg·d)		45～50
0.5～	0.4 mJ/kg		95 kcal/kg**		1.5～3g/(kg·d)		35～40
1～	4.60	4.40	1 100	1 050	35	35	
2～	5.02	4.81	1 200	1 150	40	40	30～35
3～	5.64	5.43	1 350	1 300	45	45	
4～	6.06	5.83	1 450	1 400	50	50	
5～	6.70	6.27	1 600	1 500	55	55	
6～	7.10	6.67	1 700	1 600	55	55	
7～	7.53	7.10	1 800	1 700	60	60	25～30
8～	7.94	7.53	1 900	1 800	65	65	
9～	8.36	7.94	2 000	1 900	65	65	
10～	8.80	8.36	2 100	2 000	70	65	
11～	10.04	9.20	2 400	2 200	75	75	
14～	12.00	9.62	2 900	2 400	85	80	25～30
18～							20～30
轻体力活动	10.03	8.80	2 400	2 100	75	65	
中体力活动	11.29	9.62	2 700	2 300	80	70	
重体力活动	13.38	11.30	3 200	2 700	90	80	
孕妇		+0.84		+200	+5,+15,+20		
乳母		+2.09		+500	+20		
50～							20～30
轻体力活动	9.62	8.00	2 300	1 900			
中体力活动	10.87	8.36	2 600	2 000			
重体力活动	13.00	9.20	3 100	2 200			
60～					75	65	20～30
轻体力活动	7.94	7.53	1 900	1 800			
中体力活动	9.20	8.36	2 200	2 000			
70～					75	65	20～30
轻体力活动	7.94	7.10	1 900	1 700			
中体力活动	8.80	8.00	2 100	1 900			
80～	7.74	7.10	1 900	1 700	75	65	20～30

* 中国营养学会2000年10月发布，凡表中数字缺如之处表示未制定该参考值。

** 为AI，非母乳喂养应增加20%。

（二）脂类

脂类（lipids）是脂肪（fat）和类脂（lipoid）的总称，是人体重要的组成成分（占体重的13%～19%）。它们共同特点是难溶于水而易溶于有机溶剂。脂肪是指甘油（glycerin）和脂肪酸（fatty acids）组成的三酰甘油（triglycerides），又称中性脂肪。类脂包括磷脂（phospholipids）、糖脂（glycolipids）、固醇类（sterols）、脂蛋白（lipoprotein）等。

1. 生理功能

（1）供给机体能量和储存能量：脂肪是高能量密度的营养素，每克脂肪在体内完全氧化产生能量37.7 kJ（9 kcal），是三大产能营养素中产能最高的，人类合理膳食的总能量有20%～30%应由脂肪供给。正常人体脂肪如皮下脂肪是体内过剩能量的一种储存方式，当机体需要时可以被机体代谢释放出能量。这类脂肪因受营养状况和机体活动的影响而增减，变动较大，故称为动脂（variable fat）。

（2）构成机体组织的重要物质：人的脂肪组织多分布于皮下、腹腔、肌纤维间，有调节体温、保护脏器、组织和关节的作用。类脂约占总脂肪的 5%，是组织细胞的基本成分，如细胞膜就是由磷脂、糖脂、胆固醇等组成的类脂层；脑髓及神经组织含有磷脂和糖脂；一些固醇类则是体内合成固醇类激素的必需物质。类脂在体内相当稳定，不受营养状况和机体活动的影响，故称为定脂（fixed fat）。

（3）提供必需脂肪酸：脂肪酸可分为饱和脂肪酸、单不饱和脂肪酸（含有一个不饱和双键）和多不饱和脂肪酸（含有 2 个或 2 个以上不饱和双键）。在不饱和脂肪酸中，有几种多不饱和脂肪酸是人体不可缺少而自身又不能合成，必须通过食物供给的脂肪酸，即为必需脂肪酸（essential fatty acid，EFA）。目前认为亚油酸（linoleic acid，十八碳二烯酸，$C_{18:2}$）和 α-亚麻酸（linolenic acid，十八碳三烯酸，$C_{18:3}$）是人体必需的两种脂肪酸。必需脂肪酸在体内有着重要的生理功能：是构成线粒体和细胞膜的重要成分；与胆固醇代谢有密切的关系；作为前列腺素在体内合成的原料；α-亚麻酸与视觉的形成有关；另外必需脂肪酸也与精子的形成有关。

（4）促进脂溶性维生素的吸收：食用油脂不仅含有丰富的脂溶性维生素，而且还有利于脂溶性维生素的吸收。若长期缺乏油脂或脂肪吸收不良，可造成脂溶性维生素的缺乏。

（5）促进食欲及增加饱腹感：油脂烹调食物可以改善食物的感官性状和口感，促进食欲，同时脂肪进入十二指肠，刺激产生肠抑胃素，使胃蠕动受到抑制，延长胃的排空时间，增加饱腹感。

2. 营养价值的评价

（1）必需脂肪酸的含量：脂肪中必需脂肪酸的含量越多，其营养价值越高。在日常膳食中植物油中必需脂肪酸较多，动物脂肪除鱼油外必需脂肪酸量较少。

（2）消化率：脂肪的熔点与其消化率有关，进入十二指肠的脂肪必须是液体乳糜才能吸收。一般地说，植物油的熔点较低，因此吸收率也较高。

（3）脂溶性维生素的含量：肝脏、蛋黄和鱼肝油中富含维生素 A、维生素 D；植物油中富含维生素 E。

3. 来源及参考摄入量

（1）植物性来源：各种植物油，如豆油、葵花子油、菜子油、玉米油等，豆类及豆类制品，坚果类食品。

（2）动物性来源：各种禽类、畜肉类、骨髓、猪肝，乳类及其制品，蛋黄、鱼类和软体动物类等。

参考各国不同人群脂肪的摄入量，结合我国膳食结构的实际，每日膳食脂肪推荐摄入量按其能量占总能量的百分比来计算（表 3-3）。脂肪酸中饱和脂肪酸：单不饱和脂肪酸：多不饱和脂肪酸的比例以 1:1:1 为宜。

（三）碳水化合物

碳水化合物（carbohydrates）是由碳、氢、氧三种元素组成的一大类化合物。按照 FAO/WHO 专家组（1998 年）的建议，碳水化合物的分类根据其聚合度分为单糖、寡糖和多糖。单糖（聚合度为 1）如葡萄糖、半乳糖及果糖；寡糖（聚合度为 2~9）包括双糖（如蔗糖、乳糖）、多元醇类(如山梨醇、甘露醇)、低聚糖(如麦芽糊精)等；多糖(聚合度＞9)包括淀粉(如直链淀粉、支链淀粉、改性淀粉)、非淀粉多糖(包括不溶性的如纤维素、半纤维素和可溶性的如果胶、树胶等)。

1. 生理功能

(1) 提供能量：碳水化合物在体内消化吸收完全，是人类最经济、最主要的能量来源。1 g碳水化合物在体内完全氧化可产生能量 16.7 kJ(4 kcal)。

(2) 对蛋白质的保护作用：食物中碳水化合物充足可保护蛋白质免于被作为能量而消耗，使其执行特殊的生理功能。两者一起摄入，有利于氨基酸的活化和蛋白质的合成，增加氮的潴留。

(3) 改善食物的色、香、味、型：利用碳水化合物的各种性质，可以加工出色、香、味、型各异的许多种食物，而食糖的甜味更是食物烹调加工不可缺少的原料。

(4) 提供膳食纤维 (dietary fiber)：膳食纤维是食物中不被人体消化吸收的多糖和木质素的总称，包括纤维素、半纤维素、果胶、海藻胶、木质素等。膳食纤维因其重要的生理功能，日渐受到人们的重视。纤维可增强肠道功能，通过增加粪便体积及排便次数、稀释大肠内容物以及为大肠内菌群提供发酵底物等影响大肠的功能；控制体重和减肥；可降低血糖和血胆固醇；具有预防结肠癌的作用。但过多膳食纤维能影响食物消化吸收率，影响营养素的吸收。

2. 来源及参考摄入量　淀粉的主要来源为谷类(70%～75%)、薯类(20%～25%)、某些根茎类蔬菜、绿豆、芸豆等，蔬菜和水果是膳食纤维的主要来源。

碳水化合物的摄入量取决于机体对能量的需要。为避免酮症，碳水化合物的最低需要量每日为 50 g。2000 年，中国居民膳食营养素参考摄入量专家组推荐：除不足 2 岁的婴幼儿外，碳水化合物的适宜摄入量应提供总能量的 55%～65%。膳食纤维适宜摄入量范围为：低能量膳食为每日 25 g，中等能量膳食为每日 30 g，高能量膳食为每日 35 g。

(四) 能量

能量(energy)是一个系统做功的能力。食物中的碳水化合物、脂肪、蛋白质进入体内后，可进行生物氧化，释放能量以满足机体的需要。

1. 能量单位与能量系数　人体所需的能量国际上以焦或焦耳(Joule，J)表示。1 J 是指用 1 牛顿的力使 1 kg 的物质移动 1 m 所消耗的能量。日常多用千焦(kJ)和兆焦(MJ)作为单位。营养学上还习惯用卡(calorie，cal)或千卡(kilocalorie，kcal)作为能量单位。1 kcal 是指 1 L 15 ℃纯水升高到 16 ℃时所吸收的能量。焦耳与卡之间的换算关系如下：

$$1 \text{ cal} = 4.184 \text{ J}$$

$$1 \text{ J} = 0.239 \text{ cal}$$

$$1 \text{ mJ} = 1\,000 \text{ kJ} = 10^6 \text{ J}$$

每克碳水化合物、脂肪和蛋白质在体内氧化产生的能量值称为能量系数(caloric quotient)。碳水化合物、脂肪和蛋白质的能量系数分别是 16.7 kJ(4.0 kcal)、37.7 kJ(9.0 kcal)、16.7 kJ(4.0 kcal)。

2. 人体的能量消耗　成年人的能量消耗主要用于维持基础代谢、体力活动和食物特殊动力作用，婴幼儿、儿童、青少年还应包括生长发育的能量需要。

(1) 基础代谢(basalmetabolism)：是维持人体最基本生命活动所必需的能量消耗。即在清晨、空腹、静卧处于舒适的环境下，无任何体力活动和紧张的思维活动、全身肌肉松弛、消化系统处于静止状态下,用于维持体温、心跳、呼吸、各器官组织和细胞基本功能等生命活动的能量消耗。

基础代谢的水平用基础代谢率(basalmetabolic rate,BMR)来表示,指单位时间内人体基础代谢所消耗的能量。BMR 的表示单位为:kJ/(m² · h)、kcal/(m² · h)。可根据身高、体重求出体表面积,再按体表面积与该年龄的基础代谢率计算出基础代谢消耗的能量。

在临床或现场的实际工作中,也可通过多元回归方式,用公式计算基础代谢率:

$$男\quad BMR=66+13.7×体重(kg)+5×身高(cm)=6.8×年龄(岁)$$

$$(3-6-1)$$

$$女\quad BMR=655+9.6×体重(kg)+1.8×身高(cm)-4.7×年龄(岁)$$

$$(3-6-2)$$

由于基础代谢率的测定比较困难,WHO 于 1985 年提出用静息代谢率(resting metabolic rate,RMR)代替 BMR。静息代谢是一种与基础代谢很接近的代谢状态。其代谢率的测定省略摄入食物这个条件,测定过程要求全身处于休息状态,与测定基础代谢相同,但不是空腹而是进食后的 3~4 h 后测定,此时机体仍在进行着若干正常的消化活动,该状态比较接近于人们的正常生活中处于休息的状态。

(2) 体力活动:体力活动是影响人体能量消耗的最主要因素。体力活动消耗能量的多少与劳动强度、持续时间的长短、熟练程度、环境及气候等因素有关。肌肉活动越强,能量消耗越大;肌肉活动持续时间越长,能量消耗也越大;熟练程度越高,劳动者能量消耗相对较少。

我国居民的活动强度由过去的五级调整为三级:①轻度:如办公室工作、修理电器钟表、讲课等。②中度:如学生日常活动、机动车驾驶、车床操作等。③重度:如非机器化农业劳动、体育活动、采矿等。由于体力活动强度的差异是对 BMR 产生显著影响的因素。人在不同体力活动强度的状态下,所需消耗的能量亦有很大差异,且对能量营养素的摄入量亦有不同。调整后,一般成年人能量的推荐摄入量可用 BMR 乘以不同的体力活动水平系数(physical activity level,PAL)进行计算,即能量推荐摄入量(RNI)=BMR×PAL。

(3) 食物特殊动力作用(specific dynamic action,SDA):又称食物热效应(thermic effect of food,TEF),是指人体在摄食过程中,由于对食物中营养素进行消化、吸收、代谢转化等,需要额外消耗的能量。三种产能营养素在摄取过程中所消耗的能量不同。蛋白质最高,约为它所产生能量的 30%;脂肪为 4%~5%;碳水化合物为 5%~6%。混合性食物 SDA 约占基础代谢所需能量的 10%。

出现食物特殊动力作用的机制至今尚未完全了解。消耗食物本身,是摄入食物后能量消耗额外增加的一个重要部分;葡萄糖转变为糖原,脂肪酸合成为脂肪等中间代谢过程所需要的能量是另一个主要部分;此外,可能还包括氨基酸的去氨作用,以及蛋白质用于氧化过程而形成 ATP 等。

(4) 生长发育:处于生长发育过程中的儿童,除了上述三方面的能量需求,其能量消耗还应包括生长发育所需要的能量。新生儿按千克体重与成人比较,能量消耗多 2~3 倍。3~6个月的婴儿,每天有 15%~23% 所摄入的能量被机体用于生长发育的需要而被保留在体内。体内每增加 1 g 新组织约需 20.0 kJ 的能量。

3. 食物来源与参考摄入量　膳食能量主要来源于食物中的碳水化合物、脂肪、蛋白质。我国人民长期以来的膳食结构以粮谷类为主,动物性食品为辅,三大产能营养素占总能量的比例分别应为碳水化合物 55%～65%,脂肪 20%～30%,蛋白质 10%～15%。

正常情况下,人体对能量的需要与食欲相适应。食欲得到满足,体重又维持在正常水平,即说明所摄入的能量是恰当的。对成年人来说,体质指数(body mass index,BMI)是衡量其能量摄入是否适宜的较好指标。

$$BMI = \frac{体重(kg)}{身高(m)^2}(kg/m^2) \tag{3-7}$$

我国正常健康成人的 BMI 为 18.5～23.9,<18.5 为消瘦,≥24 为超重,≥28 为肥胖。各年龄组的能量参考摄入量详见表 3-3。

(五)矿物质

构成人体的元素有 60 多种,已发现有 20 种左右的元素是构成人体组织、维持生理功能、生化代谢所必需。这些生命必需元素中除碳、氢、氧、氮主要以有机物质形式存在外,其余均为无机的矿物质。矿物质中,含量大于体重的 0.01% 者称为常量元素或宏量元素(macroelements),如钙、磷、钠、钾、氯、镁和硫等七种。机体中含量小于 0.01% 者,又为人体所必需的,称为必需微量元素(essential microelements)。目前认为的必需微量元素主要包括铜、钴、铬、铁、氟、碘、锰、钼、硒和锌等十种。

矿物质在体内的含量随年龄的增长而增加,但元素间比例变动不大。在体内的分布有其特殊性,如铁主要在红细胞,碘主要在甲状腺,钴主要在造血系统,钙、磷、镁主要在骨和牙齿中,锌主要存在于肌肉组织等。

矿物质的生理功能主要有:①构成人体组织的重要成分,如骨骼和牙齿等硬组织,大部分是由钙、磷和镁组成,而软组织含钾较多。②在细胞内外液中与蛋白质一起调节细胞膜的通透性、控制水分,维持正常的渗透压和酸碱平衡(硫、磷、氯为酸性元素,钙、钠、钾、镁为碱性元素),维持神经肌肉兴奋性。③构成酶的成分或激活酶的活性,参加物质代谢。许多金属酶均含有微量元素,如碳酸酐酶含有锌、呼吸酶含有铁和铜、谷胱甘肽氧化酶含有硒。④构成激素或参与激素的作用,如甲状腺素含有碘,铬是葡萄糖耐量因子的重要组成成分,铜参与肾上腺类固醇的生成等。⑤参与核酸代谢,核酸需要铬、锰、钴、铜、锌等维持正常功能。

1. **钙(calcium)** 是人体含量最多的无机元素,为 1 000～1 200 g,相当于体重的 1.5%～2.0%,其中 99% 集中在骨骼和牙齿中,其余的则以游离或结合形式存在于体液和软组织中(这部分钙统称混溶钙池),这两部分钙保持着动态平衡,对维持钙内环境稳定及调节生理功能有重要意义。

(1)生理功能:①形成和维持骨骼、牙齿的结构及组成混溶钙池;②维持神经肌肉兴奋性;③促进体内三磷酸腺苷酶、琥珀酸脱氢酶、脂肪酶等的活性;④参与血凝过程、激素分泌、维持体液酸碱平衡以及细胞内胶质稳定性。

(2)吸收和利用:钙在成人肠道内仅吸收 20%～30%,除年龄、性别和生理状况外,凡能降低肠道 pH 或增加钙溶解度的物质,均可促进钙的吸收;凡能与钙在肠道形成不可溶性复合物者均可干扰钙的吸收。钙与食物中的植酸、草酸和脂肪酸等阴离子形成不溶性钙盐,抑制钙的吸收;维生素 D、乳糖、某些氨基酸可促进钙的吸收。同时,钙的吸收还受机体需要量的影响。钙在体内的稳定性,主要受甲状旁腺素和降钙素与 1,25-(OH)$_2$-D$_3$ 的共同调节。钙的排泄主要通过肠道与泌尿系统。

钙缺乏是一种最常见最普遍的病症，主要表现为骨骼的病变。儿童时期如长期摄钙不足，并伴随维生素 D 缺乏，可发生佝偻病(rickets)。成年后，随着年龄增长骨质逐渐丢失，尤其是妇女绝经后，由于雌激素减少，骨质中钙丢失速度加快，易发生骨质疏松症。

（3）食物来源和参考摄入量：奶和奶制品（每 100 ml 鲜牛奶含钙 100 mg 左右）不仅含钙丰富，而且还含有能促进钙吸收的乳糖和氨基酸，是钙的最佳食物来源。可以连骨或壳吃的小鱼、小虾、豆类及豆类制品和一些硬果类含钙也较多。绿色蔬菜也是钙的较好来源，但有的品种如菠菜、竹笋等因含草酸较多对钙吸收有不利影响。

人体钙的参考摄入量见表 3-4。

表 3-4　常见矿物质每日参考摄入量[*]

年龄 （岁）	钙 Ca AI (mg)	磷 P AI (mg)	镁 Mg AI (mg)	铁 Fe AI (mg)	碘 I RNI (μg)	锌 Zn RNI (mg)	硒 Se RNI (μg)	铜 Cu AI (mg)	氟 F AI (mg)
0~	300	150	30	0.3	50	1.5	15(AI)	0.4	0.1
0.5~	400	300	70	10	50	8	20(AI)	0.6	0.4
1~	600	450	100	12	50	9	20	0.8	0.6
4~	800	500	150	12	90	12	25	1	0.8
7~	800	700	250	12	90	13.5	35	1.2	1
11~ 男 女	1 000	1 000	350	16 18	120	18 15	45	1.8	1.2
14~ 男 女	1 000	1 000	350	20 25	150	19 15.5	50	2	1.4
18~ 男 女	800	700	350	15 20	150	15.5 11.5	50	2	1.5
50~	1 000	700	350	15	150	11.5	50	2	1.5
孕妇									
早期	800	700	450	20	200	11.5	50		
中期	1 000	700	450	25	200	16.5	50		
晚期	1 200	700	450	35	200	16.5	50		
乳母	1 200	700	450	25	200	21.5	65		

[*] 中国营养学会 2000 年 10 月发布，凡表中数字缺如之处表示未制定该参考值。

2. 铁(iron)　是人体必需微量元素中含量最多的一种，正常人体随年龄、性别、营养状况和健康状况等不同，体内含铁量有较大的差异。人体总量为 4~5 g，60%~75%存在于血红蛋白，3%存在于肌红蛋白，1%为含铁酶类（如细胞色素、细胞色素氧化酶、过氧化物酶与过氧化氢酶等），这些称为功能性铁；其余 25%左右的铁为储存铁，主要以铁蛋白(ferritin)和含铁血黄素(hemosiderin)的形式存在于肝、脾和骨髓中。

（1）生理功能：铁是构成血红蛋白与肌红蛋白、细胞色素及某些呼吸酶的成分，参与体内氧和二氧化碳的转运、交换和组织呼吸过程。铁还参与体内许多重要反应，如嘌呤与胶原合成、抗体产生、药物在肝脏解毒等。此外，铁可催化促进 β-胡萝卜素转化成为维生素 A。

（2）吸收和利用：膳食中的铁以血红素铁和非血红素铁两种形式存在。血色素铁主要以卟啉铁形式存在于动物性食品中，可直接被肠黏膜上皮细胞吸收；非血红素铁以 $Fe(OH)_3$ 络合物形式存在于植物性食品中，此种铁必须在胃酸作用下还原为 2 价铁才能被吸收。铁吸收的促进因素有维生素 C、含巯基氨基酸、胃酸等；抑制因素为膳食中的植酸、草酸、磷酸和碳酸等。铁的吸收率还受体内铁储存量、需要量的影响。如在生长发育期和怀孕期铁的吸收率较高，而体内铁储备丰富时吸收率则较低。一般正常人铁的吸收率为 10％左右，女性高于男性。

膳食中铁缺乏在某些地区较为常见，尤其是儿童、青春期少女、孕妇及乳母，主要是由于摄入不足或需要量增加。铁缺乏可分为三个阶段：第一阶段为铁减少期（iron depletion，ID）；第二阶段为缺铁性红细胞生成期（iron deficent erythropoiesis，IDE）；第三阶段为缺铁性贫血期（iron defieieney anemia，IDA）。缺铁性贫血被 WHO 列为全球性预防和控制的疾病之一。

（3）食物来源和参考摄入量：动物肝、血、瘦肉含有丰富的铁，如猪肝铁含量为 22.6 mg/100 g；豆类、海带、黑木耳、芝麻酱等也含有较多的铁。动物性食物中铁吸收率高于 10％；植物性铁吸收率小于 10％。

人体铁的参考摄入量见表 3-4。

3. 碘（iodine）　人体含碘 15～20 mg，其中 20％存在于甲状腺。

（1）生理功能：碘主要参与甲状腺素的合成，缺乏时导致单纯性甲状腺肿，在甲状腺肿严重地区，可发生克汀病。

（2）吸收和利用：食物和饮水中的碘离子很容易被消化道吸收并转运至血浆。血浆正常含碘量为 4～8 μg/100 ml，其形式主要为蛋白质结合碘。被吸收的碘一部分被甲状腺摄取合成甲状腺素，从而发挥其生理功能。

（3）食物来源和参考摄入量：食物中碘的主要来源为海产品，如海鱼、海虾、海带、紫菜等，我国目前采用食盐加碘来预防碘缺乏病。

人体碘的参考摄入量见表 3-4。

4. 锌（zinc）　在人体内含有锌 1.4～2.3 g，主要存在于肌肉、骨骼、皮肤。

（1）生理功能：锌是许多金属酶的组成成分或酶的激活剂，目前已知有 200 多种含锌酶，如超氧化物歧化酶、果糖二磷酸酶、碱性磷酸酶、乳酸脱氢酶等；促进生长发育与组织再生；可维持生物膜的结构和功能；参与免疫功能，能直接影响胸腺细胞的增殖，维持细胞免疫的完整；促进食欲，通过参与构成唾液蛋白对味觉和食欲发生作用。

（2）吸收和利用：食物中的锌主要在小肠吸收，然后和血浆中白蛋白或运铁蛋白结合，随血液流入门脉循环，分布于各器官组织。吸收率受机体锌水平的影响，与锌铁比值有关，非血红素铁过多可抑制无机锌吸收，一般膳食锌吸收率在 20％～30％。食物中铜、钙、植酸、膳食纤维等因素可降低锌吸收；组氨酸、半胱氨酸有利于锌的吸收。人体长期锌缺乏表现为食欲不振、生长停滞、性成熟延迟、伤口不易愈合和免疫功能障碍等。

（3）食物来源和参考摄入量：动物性食品含锌量丰富，吸收率高。贝壳类海产品、红色肉类、动物内脏都是锌的极好来源，奶酪、燕麦、花生、大豆等也是锌的良好来源。一般蔬菜水果含锌较低。

人体锌的参考摄入量见表 3-4。

5. 硒（selenium）　在人体内总量为 14～20 mg，广泛分布于所有组织和器官中，肝、肾、胰、心、脾、牙釉质及指甲中含量较高。

（1）生理功能：硒是谷胱甘肽过氧化物酶（glutathioneperoxidase,GSH-PX）的重要组成成分,GSH-PX催化还原型谷胱甘肽成为氧化型,使有毒的过氧化物还原为无害的羟基化物,从而保护生物膜免受损害,维持细胞的正常功能;硒几乎存在于所有免疫细胞中,补充硒可以明显提高机体免疫能力;硒作为脱碘酶的成分调节甲状腺激素,影响机体代谢;硒还具有保护心血管、维护心肌健康的功能。

（2）吸收和利用：十二指肠是硒吸收的主要部位。硒的吸收与其化学结构有关。硒蛋氨酸可完全吸收,而无机形式的硒因受到肠内因素的影响吸收变化较大。硒的吸收率常在50%以上,且不受硒营养状态的影响。

硒缺乏是克山病的主要发病因素。克山病是一种以多发性灶状坏死为特征的心肌病。

（3）食物来源和参考摄入量：动物性食品肝、肾、肉类及海产品是硒的良好来源。但食物中硒含量测定值变化很大,以鲜重计:内脏和海产品为 $40\sim150$ $\mu g/100$ g;肌肉为 $10\sim40$ $\mu g/100$ g;谷物为 $10\sim80$ $\mu g/100$ g;奶制品为 $10\sim30$ $\mu g/100$ g;水果、蔬菜为 10 $\mu g/100$ g。影响植物性食物中硒含量的主要因素是其栽种土壤中硒含量和可被植物吸收和利用的量。

人体硒的参考摄入量见表 3-4。

（六）维生素

1. 概述　维生素（vitamin）是维持机体正常生理功能及细胞内特异代谢反应所必需的一类微量低分子有机化合物。

（1）特点：维生素大都以本体或可被人体利用的前体形式存在于天然食物中,人体不能合成或合成很少,不能满足需要,必须从膳食中供给;在体内以辅酶和辅酶前体的形式参与代谢;维生素不构成机体组织,在体内不供能,只需少量即可满足需要;不少维生素具有几种结构相近、生物活性相同的化合物,如维生素 D_2 和维生素 D_3 等。

（2）分类：维生素种类很多,化学结构和功能也不同,按其溶解性的不同将维生素分为脂溶性和水溶性两大类。

1）脂溶性维生素：包括维生素 A、维生素 D、维生素 E、维生素 K,它们不溶于水,可溶于油脂或有机溶剂;在食物中常与脂类共存,在酸败的脂肪中容易被破坏;主要储存于肝脏中,其吸收与肠道中脂类密切相关。因其排泄率低,如摄入过多时可在体内尤其是肝脏中蓄积,引起中毒;如摄入过少,也可缓慢地出现缺乏症状。

2）水溶性维生素：包括 B 族维生素（维生素 B_1、维生素 B_2、维生素 B_6,叶酸、B_{12}、烟酸、胆碱、泛酸、生物素等）和维生素 C。这类维生素溶于水,多数对光和热敏感,在紫外光照射或加热过度时易被破坏。摄入过多时,在满足了组织需要后,多余的将由尿排出,在体内仅有少量储存;如摄入过少,可很快出现缺乏症状。

（3）缺乏：导致维生素缺乏的主要原因有:①维生素摄入不足:可因社会的、宗教的、经济文化、自然灾害及饮食习惯等原因使食物摄入不能满足机体的需求;也可由于食物运输、加工、烹调、储存不当使维生素大量破坏或丢失。②吸收利用降低:胃肠功能降低或患有肝、胆疾病,膳食中脂肪过少或纤维素过多,使维生素吸收利用降低。③需要量相对增高:妊娠、授乳期妇女,生长发育期儿童,疾病恢复期患者对维生素的需要量增多;特殊工作环境或生活环境人群维生素丢失量增加,对维生素的需要量相对增高。

2. 维生素 A

（1）性质：维生素 A 亦称视黄醇（retinol）,包括所有具有全反式视黄醇生物活性的一组视黄醇类物质。即动物性食物来源的维生素 A_1 和维生素 A_2（脱氢视黄醇）；植物性食物来源的胡萝卜素（具有维生素 A 相似的化学结构，能在体内转化为维生素 A，又称为维生素 A 原，主要有 α、β、γ-胡萝卜素和隐黄素四种，以 β-胡萝卜素的活性最高）。维生素 A 在体内有三种活性形式：视黄醇、视黄醛、视黄酸。为了能精确反映维生素 A 或胡萝卜素的量，多用视黄醇当量（retinol equivalent，RE）表示。

膳食或食物中视黄醇当量（μg RE）＝视黄醇（μg）＋0.167×β-胡萝卜素（μg）
＋0.084×其他维生素 A 原类胡萝卜素（μg）

或简略为

$$RE(\mu g)＝视黄醇(\mu g)＋0.167\beta\text{-}胡萝卜素(\mu g) \tag{3-8}$$

过去对有维生素 A 生物活性物质的量通常用国际单位（IU）表示。1 000 IU 的维生素 A 相当于 300 μg 的视黄醇（1 μg RE＝3.33 IU 维生素 A＝6 μg β 胡萝卜素）。

维生素 A 和胡萝卜素都对碱和热稳定，一般的烹调和罐头加工不易破坏，但对酸不稳定，而且很容易被氧化或受紫外线破坏。油脂在酸败过程中，其所含的维生素 A 会受到严重破坏；当食物中含有磷脂、维生素 E、维生素 C 或其他抗氧化剂时，视黄醇和胡萝卜素较为稳定。

（2）生理功能

1）维持正常视觉：维生素 A 能促进视觉细胞内感光物质的合成与再生，以维持正常视觉。视网膜中的杆状细胞含有视紫红质，对弱光敏感。视紫红质是视黄醛与带有赖氨酸残基的视蛋白相结合的复合物。如视网膜处有足量视黄醛积存，即可与蛋白相结合，形成视紫红质，在暗处迅速恢复对光的敏感性，在一定照度下的暗处能够看见物体，称为"暗适应"。

2）维持上皮生长与分化：维生素 A 对上皮的正常形成、发育及维持十分重要。细胞膜表面蛋白主要为糖蛋白。糖蛋白的合成需要脂类、糖作为中间体，其中脂类就含有视黄醇。当维生素 A 不足时，黏膜细胞中糖蛋白合成受阻，从而使黏膜上皮的正常结构改变，上皮组织发生鳞状角化。

3）促进生长和骨骼发育：维生素 A 有助于细胞的增殖与生长，是动物生长所必需。维生素 A 对生长的作用表现在两方面：①促进上皮组织生长，维生素 A 缺乏时，幼儿可能出现生长不良；外科手术或创伤患者可能出现伤口愈合不良。②促进骨骼生长，当维生素 A 不足或缺乏时，可使骨细胞数目减少，成骨细胞的功能失控，导致骨膜骨质过度增生，骨腔变小。

4）其他：近来研究发现，维生素 A 有抗癌、抗氧化（适量 β-胡萝卜素）、改善缺铁性贫血等作用。

（3）营养状况评价：评价人群维生素 A 的营养状况一般采用膳食调查、临床体检和血液生化检查。常用的检查指标有：

1）血清维生素 A 水平：血清维生素 A 浓度的正常值为 1.05～3.15 μmol/L，0.35～0.70 μmol/L 为边缘性维生素 A 缺乏，<0.35 μmol/L 为维生素 A 缺乏。近年来的研究提示，眼结膜印迹细胞学（conjunctival impression cytology，CIC）方法结合血清维生素 A 浓度测定可作为儿童和青少年亚临床维生素 A 缺乏的检测指标。

2）视觉暗适应功能测定：适用于现场调查，用暗适应计测定。维生素 A 缺乏者，暗适应时间延长。但需注意眼部疾患或睡眠不足等也能降低暗适应能力。

3）血浆视黄醇结合蛋白：近年来研究发现，血浆中视黄醇结合蛋白含量与视黄醇水平呈良好的相关关系,可较好地反映人体的维生素 A 营养水平。

(4) 维生素 A 缺乏症的典型表现

1) 暗适应能力下降、夜盲及干眼病:维生素 A 缺乏最早期表现是暗适应能力降低,严重时可致夜盲症(night blindness)。由于角膜、结膜上皮组织、泪腺等退行性变,可致角膜干燥、发炎、软化、溃疡、角质化等一系列变化,在球结膜上出现泡状银灰色斑点(Bitot 斑),角膜损伤严重者可导致失明。

2) 黏膜、上皮改变:上皮组织分化不良,表现为皮肤粗糙、干燥、鱼鳞状等角化变化,臂、腿、肩、下腹部皮肤尤为明显。口腔、消化道、呼吸道和泌尿生殖道的黏膜失去滋润、柔软性,使细菌易于侵入。儿童易发生反复呼吸道或消化道感染。

3) 生长发育受阻:尤见于儿童,首先影响骨骼发育,齿龈增生与角化,影响牙釉质细胞发育,使牙齿停止生长。

摄入大量的维生素 A 可引起急性、慢性中毒及致畸毒性,表现为恶心、呕吐、头痛、脱发、肝大、流产、出生缺陷等。

(5) 来源与参考摄入量:动物性食物中的维生素 A 主要来源于动物肝脏、鱼肝油、蛋、奶及其制品,如鸡肝(10 414 μg RE/100 g)、猪肝(4 972 μg RE/100g);植物性食物中的 β-胡萝卜素和其他维生素 A 原类胡萝卜素,主要存在于深绿色或红黄色蔬菜和水果中,如西兰花(1 202 μg RE/100 g)、胡萝卜(487 μg RE/100 g)。

参考摄入量详见表 3-5。

表 3-5　脂溶性和水溶性维生素的推荐摄入量(RNIs)或适宜摄入量(AIs)*

年龄 (岁)	维生素 A RNI (μgRE)	维生素 D RNI (μg)	维生素 E AI (mgα-TE)**	维生素 B$_1$ RNI (mg)	维生素 B$_2$ RNI (mg)	维生素 B$_6$ AI (mg)	维生素 C RNI (mg)	叶酸 RNI (μgDFE)	烟酸 RNI (mgNE)
0～		10	3	0.2(AI)	0.4(AI)	0.1	40	65(AI)	2(AI)
0.5～	400(AI)	10	3	0.3(AI)	0.5(AI)	0.3	50	80(AI)	3(AI)
1～	400(AI)	10	4	0.6	0.6	0.5	60	150	6
4～	500	10	5	0.7	0.7	0.6	70	200	7
7～	600	10	7	0.9	1.0	0.7	80	200	9
11～	700	5	10	1.2	1.2	0.9	90	300	12
14～ 男 女	800 700	5	14	1.5 1.2	1.5 1.2	1.1	100	400	15 12
18～ 男 女	800 700	5	14	1.4 1.3	1.4 1.2	1.2	100	400	14 13
50～ 男 女	800 700	10	14	1.4 1.3	1.4 1.2	1.5	100	400	14 13
孕妇									
早期	800	5	14	1.5	1.7	1.9	100	600	15
中期	900	10	14	1.5	1.7	1.9	130	600	15
晚期	900	10	14	1.5	1.7	1.9	130	600	15
乳母	1 200	10	14	1.8	1.7	1.9	130	500	18

* 中国营养学会 2000 年 10 月发布,凡表中数字缺如之处表示未制定该参考值。
** α-TE 为 α-生育酚当量。

3. 维生素 D

(1) 性质:维生素 D 是具有钙化醇生物活性的一类化合物。以维生素 D$_2$(麦角钙化醇,

ergocalciferol)及维生素 D_3(胆钙化醇,cholecalciferol)最为常见。前者由麦角中的麦角固醇经紫外光照射后产生,后者可由人体从食物摄入或由储存于皮下的 7-脱氢胆固醇经日光或紫外光照射产生。

维生素 D 在热、碱性条件下稳定,光和酸可促使其异构化。

(2)生理功能:维生素 D 促进小肠钙吸收及骨与牙齿的钙化;与甲状旁腺激素共同作用调节血钙,当血钙水平降低时,促使钙在肾小管重吸收,将钙从骨中动员出来,维持血钙在正常范围,这对正常骨骼的矿化、肌肉收缩、神经传导等都是必需的。维生素 D 还具有免疫调节功能,可改变机体对感染的反应。维生素 D 缺乏可引发自身免疫,而高剂量的 $1,25$-$(OH)_2$-D_3 可以预防自身免疫疾病。

(3)营养状况评价:$1,25$-(OH)-D_3 是维生素 D 在血液中的主要存在形式。测定血浆 $1,25$-(OH)-D_3 水平可反映维生素 D 的营养状况。成人血浆:$1,25$-(OH)-D_3 的正常值为 $20\sim150$ nmol/L。

维生素 D 缺乏引起钙磷吸收减少,血钙降低,影响骨骼钙化,致骨质软化、变形。在婴幼儿时期发生佝偻病,表现为骨骼变软,易弯曲,畸形;在成年人时期发生骨质软化症(osteomalacia)和骨质疏松症(osteoporosis),主要表现为骨软化,易折断,严重时骨质脱钙,骨质疏松,有自发性、多发性骨折。

(4)来源与参考摄入量:维生素 D 的来源包括日光照射与食物来源两方面。鱼肝油含丰富的维生素 D(212.5 $\mu g/100$ g)。动物肝、蛋黄、海产品含量相对较高($1.25\sim2.5$ $\mu g/100$ g),一般的植物性食物和水果、干果类食物含维生素 D 极少。

参考摄入量详见表 3-5。

4. 维生素 B_1

(1)性质:维生素 B_1 又名硫胺素(thiamine),抗神经炎因子或抗脚气病因子。它由一个嘧啶、一个噻唑通过甲烯基连接而成,在光、热和碱性环境中易被破坏,铜离子加快破坏。在酸性溶液中比较稳定。维生素 B_1 在小肠中被吸收,然后在小肠黏膜和肝组织中进行磷酸化,形成硫胺素磷酸盐。成人体内有维生素 B_1 $25\sim30$ mg,主要存在于肌肉、心脏、肝脏、肾脏和脑细胞中,其中以肌肉中含量较高。

(2)生理功能:硫胺素的重要功能是以辅酶的方式参加糖代谢。维生素 B_1 在体内与两个磷酸基团化合,形成焦磷酸硫胺素(thiamine pyrophosphate,TPP),又称羧化辅酶(cocarboxylase),TPP 是羧化酶和转羟乙醛酶的辅酶,可使丙酮酸和 α-酮酸进入三羧酸循环,是体内物质代谢和能量代谢的关键酶。此外,硫胺素在维持神经、肌肉特别是心肌的正常功能以及在维持正常食欲、胃肠蠕动和消化液分泌方面起着重要作用;该功能可能与 TPP 直接激活神经细胞的氯通道,控制神经传导的启动有关。

(3)营养状况评价

1)尿中硫胺素排出量:可以反映近期膳食维生素 B_1 摄入水平。①尿负荷试验:即口服 5 mg(儿童减半)维生素 B_1 后,收集 4 小时尿,测定尿中维生素 B_1 的排出量,4 小时内排出 200 μg 以上者为正常,$100\sim200$ μg 为不足,低于 100 μg 者为缺乏。②测定一次维生素 B_1 与肌酐含量,计算出维生素 B_1(μg)/肌酐(g)比值,以此来评价维生素 B_1 的营养状况:成人以< 27 为缺乏,$27\sim65$ 为不足,$\geqslant66$ 为正常。

2)红细胞转酮醇酶活力系数或 TPP 效应:血液中维生素 B_1 大多以 TPP 存在于红细胞内,以转酮醇酶的辅酶形式存在;测定血中红细胞转酮醇酶活力,或测定加与不加 TPP 的转酮醇酶活性变化情况,可以评价体内维生素 B_1 的营养状况。TPP 效应<15% 为正常,16%～25% 为不足,>25% 为缺乏。

人类长期摄入碾磨过度的精米、精面,缺乏其他杂粮和多种副食的补充;肝损害、酗酒、长期肾透析等都可能造成维生素 B_1 缺乏而引起脚气病(beriberi)。维生素 B_1 缺乏早期可有疲倦、头昏、食欲不振、便秘和工作能力下降等症状,严重者可出现典型的脚气病症状。脚气病包括以下几种类型:①干性脚气病:主要症状是多发性周围神经炎症状为主,表现为肢端麻痹或功能障碍。②湿性脚气病:以心血管功能障碍的症状为主,主要症状是充血性心力衰竭引起的水肿。③混合型脚气病。既有神经炎,又有心力衰竭和水肿。④婴儿脚气病:多发生于 2～5 个月的婴儿,见于缺乏维生素 B_1 的乳母所喂养的婴儿,发病突然,病情急。初期食欲不振、呕吐、兴奋、心跳快、呼吸困难;晚期有发绀、水肿、心脏扩大、心力衰竭、强直性痉挛,常在症状出现 1～2 天突然死亡。

(4) 来源与参考摄入量:维生素 B_1 广泛存在于天然食物中,含量较高的有动物内脏(心、肝、肾)及瘦肉类(0.4～0.5 mg/100 g)、谷类、豆类、酵母、坚果等。谷类食物中,未精制的谷类食物含维生素 B_1 较丰富(0.3～0.4 mg/100 g),是我国居民维生素 B_1 的主要来源。蔬菜除鲜豆外含量相对较少。

中国居民膳食维生素 B_1 参考摄入量见表 3-5。

5. 维生素 B_2

(1) 性质:维生素 B_2 又名核黄素(riboflavin),由一个咯嗪环与一个核糖衍生的醇连接而成,呈黄棕色,水溶性较低,在酸性条件下稳定,碱性条件下不稳定,对光敏感,紫外光照射下易被破坏。

(2) 生理功能:维生素 B_2 是体内多种氧化酶系统不可缺少的辅基部分,主要以黄素腺嘌呤二核苷酸(FAD)和黄素单核苷酸(FMN)的形式参与氧化还原反应与能量生成;作为谷胱甘肽还原酶的辅酶,参与维持体内还原性谷胱甘肽水平,与机体的抗氧化防御体系密切相关;激活维生素 B_6,参与色氨酸转变为尼克酸;参与叶酸转化成各种辅酶,由于这些辅酶是合成脱氧核糖核酸所必需的,所以核黄素间接地对细胞增殖及人体的生长起作用。

(3) 营养状况评价

1) 尿中维生素 B_2 排出量:①尿负荷试验:给予维生素 B_2 5 mg,收集 4 h 尿测定维生素 B_2 含量,<400 μg 为缺乏,400～799 μg 为不足,800～1 300 μg 为正常。②测定一次尿中维生素 B_2 与肌酐含量,计算出维生素 B_2(μg)/肌酐(g)比值,以此来评价维生素 B_2 的营养状况。成人以<27 为缺乏,27～79 为不足,80～269 为正常。

2) 红细胞谷胱甘肽还原酶活力系数(erythrocyte glutathione reductase activation coefficient,EGRAC):维生素 B_2 在体内的水平影响着 FAD 的生成量,FAD 又与谷胱甘肽还原酶活力有关。AC 值即加 FAD 后谷胱甘肽还原酶活力与不加 FAD 时谷胱甘肽还原酶活力的比值,AC 值<1.2 判定为充裕,1.2～1.5 为正常,1.51～1.8 为不足,>1.8 为缺乏。

维生素 B_2 的缺乏症称为“口腔生殖系综合征”,常表现为口角炎(口角湿白及裂);唇炎(嘴唇干裂、肿胀、溃疡以及色素沉着);舌炎(舌疼痛、肿胀、红斑及舌乳头萎缩);脂溢性皮炎(多见于鼻翼两侧、眉间、腹股沟、阴囊等皮脂分泌旺盛部位);眼球结膜充血、睑缘炎、角膜血管增生、畏光等。维生素 B_2 缺乏还会出现胎儿骨骼畸形、生长发育迟缓、贫血等。

(4) 来源与参考摄入量:维生素 B_2 存在于动植物食品中,含量较高的有动物内脏、乳类、蛋类、鳝鱼、蘑菇等,豆类和各种绿叶蔬菜亦能提供一定量的维生素 B_2。

中国居民膳食维生素 B_2 参考摄入量见表 3-5。

6. 尼克酸

(1) 性质:尼克酸(nicotinic acid)又称维生素 B_3,烟酸(niacin),维生素 PP(pellagra-preventive)或抗癞皮病因子(anti-dermatitis factor),是吡啶-3-羧酸及其衍生物的总称,包括烟酸和烟酰胺等。其对酸、碱、光、热均稳定,溶于水和醇,一般烹调损失极小。

(2) 生理功能:尼克酸在体内主要以辅酶Ⅰ(NAD)与辅酶Ⅱ(NADP)的形式作为脱氢酶的辅酶,参与呼吸链组成,在生物氧化还原反应中起电子载体或递氢体作用;以 NAD 形式参与蛋白质核糖基化作用,与 DNA 复制、修复和细胞分化有关;作为葡萄糖耐量因子的组成成分,促进胰岛素反应;大剂量烟酸具有降低血胆固醇、三酰甘油及 β-脂蛋白浓度和扩张血管的作用。

(3) 营养状况评价:尿中 N^1-甲基尼克酰胺(N^1-MN)排出量,口服 50 mg 烟酸胺,4 h 尿中排出量<2.0 mg 为缺乏,2.0~2.9 mg 为不足,3.0~3.9 mg 为正常;也可以测定尿中 N'-MN(μg)/肌酐(g)比值,成人以<0.5 为缺乏,0.5~1.59 为不足,1.6~4.2 为正常。

尼克酸缺乏症主要见于以玉米为主食的地区。这是因为玉米中的尼克酸是结合型的,不能被人体吸收利用。尼克酸缺乏症又称癞皮病(pellagra)或"三 D"症,典型症状为皮炎(dermatitis)、腹泻(diarrhoea)和痴呆(dementia)。皮炎多呈对称性,分布于身体暴露和易受摩擦部位,表现多样化,有红肿、水泡、粗糙、脱屑、角化过度、色素沉着等。一般症状则包括失眠、抑郁、冷漠、消瘦、乏力、记忆力减退、耳鸣、眩晕等。尼克酸缺乏很可能伴有其他水溶性维生素或蛋白质和能量不足。

(4) 来源与参考摄入量:尼克酸广泛存在于动植物性食物中,含量较高的食物有动物肝、肾、瘦肉,全谷、豆类等。玉米中的结合型尼克酸经过加碱处理可转变为游离型而被人体吸收。

因色氨酸在体内可转变为尼克酸,所以膳食为人体提供的尼克酸应按当量计:

$$尼克酸当量(NE)(mg)=尼克酸(mg)+1/60 色氨酸(mg) \tag{3-9}$$

中国居民膳食尼克酸参考摄入量见表 3-5。

7. 叶酸

(1) 性质:叶酸(folic acid,FA)又称蝶酰谷氨酸,属 B 族维生素,由蝶啶、对氨基苯甲酸和谷氨酸三种成分组成。食物中的叶酸要被还原为四氢叶酸才能被小肠吸收。叶酸微溶于水,其钠盐易于溶解。叶酸对热、光、酸性溶液均不稳定,在碱性或中性溶液中对热稳定。

(2) 生理功能:叶酸的主要生理功能是作为一碳基团的供体,参与许多物质的合成代谢。参与嘌呤和胸腺嘧啶的合成,再进一步合成 DNA、RNA;参与氨基酸代谢,如通过蛋氨酸的代谢影响磷脂、肌酸、神经介质的合成;参与血红蛋白及甲基化合物如肾上腺素、胆碱等的合成。

(3) 营养状况评价

1) 血清叶酸含量反映近期膳食叶酸的摄入情况。血清叶酸<6.8 nmol/L(3 ng/ml)表明缺乏。

2) 红细胞叶酸含量反映机体内组织叶酸的储存状况。红细胞叶酸<318 nmol/L(140 ng/ml)

表明缺乏。

人体缺乏叶酸的典型症状为巨幼红细胞性贫血、舌炎和腹泻。孕妇早期缺乏叶酸可引起胎儿神经管畸形、孕妇先兆子痫、胎盘早剥等。

（4）来源与参考摄入量：叶酸广泛存在于各种动植物食品中。良好的食物来源为动物肝脏、肾脏、绿叶蔬菜、小麦胚芽、酵母、豆类、水果等。如猪肝 236 $\mu g/100$ g，黄豆 381 $\mu g/100$ g。

中国居民膳食叶酸参考摄入量详见表 3-5。

8. 维生素 C

（1）性质：维生素 C 又名抗坏血酸（ascorbic acid），为一种含 6 碳的 α-酮基内酯的弱酸。其具有很强的还原性，遇氧、光和热极易氧化，在碱性环境、加热或与痕量铜、铁等金属离子共存时极易破坏，在酸性条件下稳定。在组织中以两种形式存在，即还原型抗坏血酸和脱氢型抗坏血酸（氧化性）。这两种形式可以通过氧化还原互变，因而都具有生理活性。

（2）生理功能：维生素 C 在体内具有多种生理功能，作为还原剂，在体内可使亚铁保持还原状态，增进其吸收、转移、储存和利用；促使双硫键（—S—S—）还原为巯基（—SH），巯基在体内与其他抗氧化物质一起清除自由基；激活羟化酶，使脯氨酸和赖氨酸羟化形成胶原蛋白，维生素 C 不足将影响胶原合成，造成创伤愈合延迟，血管壁脆性增加；参与四氢叶酸的一碳单位转移和防止维生素 A、维生素 E 及不饱和脂肪酸的氧化，阻止体内的氧化损伤过程；与铅、汞、砷等重金属离子络合而减少其毒性作用；促进肝内胆固醇转变为能溶于水的胆酸盐而增加排出，降低血胆固醇含量；肾上腺皮质激素的合成与释放也需要维生素 C 的参与。

（3）营养状况评价

1）血浆维生素 C 含量：主要反映近期摄入情况，不表示体内储备水平。人体血浆维生素 C 饱和浓度为 56.8～79.5 $\mu mol/L$（10～14 mg/L），血浆维生素 C 浓度≥4 mg/L 为正常，2.0～3.9 mg/L 为不足，<2.0 mg/L 为缺乏。

2）白细胞维生素 C 含量：该指标反映了维生素 C 的储备水平，一般认为< 2 $\mu g/10^8$ 个细胞为不足。

3）负荷试验：口服维生素 C 500 mg，收集 4 h 内尿液，测定维生素 C 的排出总量，>13 mg 为充足，5～13 mg 为正常，<5 mg 为不足。

维生素 C 缺乏症称为坏血病（scurvy），主要表现为毛细血管脆性增加、牙龈肿胀、出血，四肢关节或皮下出血，伤口愈合不良等。严重者可出现贫血、心脏衰竭，甚至内出血而致突然死亡。

（4）食物来源与参考摄入量：维生素 C 主要来源于新鲜蔬菜和某些水果，其中含量较高的有柿子椒、番茄、各种深色叶菜、野菜及山楂、柑橘、青枣、猕猴桃、酸枣、刺梨等水果。蔬菜、水果保存的时间以及烹调方法等对维生素 C 有不同程度的破坏。动物性食物和牛奶等食品中维生素 C 含量很少。

我国居民维生素 C 的参考摄入量见表 3-5。

（张晓宏　邹祖全）

第二节　合理膳食

　　合理膳食（rational diet）或平衡膳食（balanced diet）是指能全面提供用膳者比例合适的能量和营养素的膳食，它是人体能获得全面而平衡营养的唯一途径。合理膳食应满足以下基本要求：

　　1. 食物本身应无毒害，不含有毒物质及致病微生物。

　　2. 能保证用膳者必需的能量和各种营养素，且营养素之间保持平衡。

　　3. 通过合理加工烹调，避免营养素损失，提高消化吸收率。

　　4. 食物要多样化，感官性状良好，并能满足饱腹感。

　　5. 合理的膳食制度和良好的饮食习惯。

一、各类食物的营养特点

　　食物按其营养价值的不同可分为粮谷类（cereals）、豆类（pulses）、蔬菜水果类（vegetables and fruits）和肉（meat）、鱼（fish）、禽（poultry）、蛋（eggs）、奶（milk）类，每一类分别提供给人体不同的营养素。要达到合理营养的目的，必须了解各类食物的营养特点，以便进行合理搭配。

（一）粮谷类

　　粮谷类包括稻米、麦子、玉米和高粱等。我国居民膳食中有 $50\%\sim70\%$ 的能量和 50% 左右的蛋白质由粮谷类供给，此外，粮谷类还是一些矿物质和 B 族维生素的来源。

　　1. 蛋白质　粮谷类含蛋白质为 $7\%\sim15\%$，其氨基酸组成不平衡，赖氨酸含量很少，为第一限制氨基酸，苏氨酸、色氨酸、苯丙氨酸及蛋氨酸也偏低。但作为我国居民（尤其农村居民）蛋白质的重要来源，有必要采用强化限制氨基酸和蛋白质互补等方法，提高谷类蛋白营养价值，如用 $0.2\%\sim0.3\%$ 赖氨酸强化大米，或将粮谷类与大豆按一定比例（大豆 33：小麦 67）混合食用，均可提高其蛋白质的生物学价值。

　　2. 脂肪　谷类脂肪含量低，一般为 $1\%\sim4\%$，其中 70% 以上为不饱和脂肪酸。从玉米和小麦胚芽中提取的胚芽油含丰富的亚油酸和维生素 E，是老年人和心血管疾病患者的良好食用油。

　　3. 碳水化物　碳水化物是粮谷类的主要成分，含量达 $70\%\sim80\%$，其中约 90% 为淀粉，另 10% 为可溶性糖（糊精、葡萄糖和果糖等），这些糖易被酵母菌发酵，在食品工业上有一定意义。淀粉分直链淀粉与支链淀粉两类，前者易溶于水、易消化，使血糖升高的幅度小，因而对胃病与糖尿病患者较为有益。另外，谷皮中膳食纤维含量丰富，但加工过精易损失，因此适量搭配一些粗粮、杂粮及全谷类食物有利于补充膳食纤维。

4. 矿物质　谷类含矿物质为 1.5%～3%，主要在谷皮和糊粉层中，其中磷占 50% 以上，并多以植酸钙镁复盐形式存在，干扰阳离子钙、铁、锌等的吸收利用。

5. 维生素　谷类是 B 族维生素如泛酸、尼克酸和维生素 B_1 的主要来源，小麦胚芽中还含有较多的维生素 E。谷类含维生素 B_2 较少，玉米和小米含少量的胡萝卜素。

谷类的维生素、矿物质和含赖氨酸较高的蛋白质主要存在于谷物的谷胚及表层，因此受碾磨精度的影响较大（表 3-6）。我国在 20 世纪 50 年代加工的标准米（九五米）和标准面（八五面）保留一部分皮层和米胚，矿物质和维生素含量亦较高。但这些概念近年来已不再延用，人们倾向于选择精白米面，因此应提倡粗细搭配、改良谷类加工和采取营养强化等措施克服其营养缺陷，同时日常生活中注意不过度淘米、少油炸烹调等减少营养素损失。

表 3-6　不同出米率大米和不同出粉率小麦的营养组成（%）

营养组成	出米率			出粉率		
	92%	94%	96%	72%	80%	85%
水分	15.5	15.5	15.5	14.5	14.5	14.5
粗蛋白	6.2	6.6	6.9	8～13	9～14	9～14
粗脂肪	0.8	1.1	1.5	0.8～1.5	1.0～1.6	1.5～2.0
糖	0.3	0.4	0.6	1.5～2.0	1.5～2.0	2.0～2.5
矿物质	0.6	0.8	1.0	0.3～0.6	0.6～0.8	0.7～0.9
纤维素	0.3	0.4	0.6	微～0.2	0.2～0.4	0.4～0.9

引自：吴坤主编《营养与食品卫生学》，2003

（二）豆类及其制品

豆类分两类：一类为大豆（包括黄豆、黑豆及青豆）；另一类包括豌豆、蚕豆、绿豆、红豆、豇豆、芸豆等。其中大豆类营养素组成齐全，含较多的生物活性物质，是人类健康不可缺少的重要食品。

1. 大豆的营养价值　大豆含蛋白质十分丰富（35%～40%），其氨基酸组成全面而平衡，接近人体需要，是唯一来自植物的优质蛋白质，而且赖氨酸含量丰富，是粮谷类的理想互补食品，但需注意生大豆所含的胰蛋白酶抑制剂（trypsin inhibitor）等对消化吸收率的影响，应充分加热使之破坏。大豆含脂肪 15%～20%，其中不饱和脂肪酸约占 85%，且以亚油酸最多，高达 50% 以上，还含有 1.6% 的磷脂和较多的维生素 E，所以大豆油也是少有的优质食用油。大豆含碳水化合物 25%～30%，其中一半为人体不能消化吸收的寡糖（如棉子糖和水苏糖），肠道细菌可将其发酵而引起腹胀，胃肠道功能不良者应选择去除了大部分寡糖的加工豆制品。大豆还含有丰富的钙、铁、维生素 B_1、维生素 B_2 等。

大豆加工成豆制品可提高蛋白质的消化率。如整粒熟大豆的消化率为 65%，加工成豆浆为 85%，制成豆腐则高达 92%～96%。用大豆做成的豆芽含有丰富的维生素 C，在新鲜蔬菜、水果缺乏时，是良好的维生素 C 来源。另外，大豆发酵制成豆豉、豆腐乳、豆瓣酱等过程中因微生物作用可合成较多维生素 B_2。

2. 其他豆类的营养价值　其他豆类主要有豌豆、蚕豆、绿豆、红豆、豇豆、芸豆等，其蛋白质、脂肪及碳水化合物含量分别为 20%、1% 及 50%～60%，并含有一定量的矿物质与维生素，也是一类营养价值较高的植物性食物。

（三）蔬菜、水果类

蔬菜、水果是我国居民膳食的重要组成部分,它所含的营养素正是其余几类食物所缺少的,因此,在维持膳食平衡上具有重要意义。人体需要的胡萝卜素、维生素 C、叶酸、维生素 B_2、膳食纤维以及无机盐钾、钠、钙、镁等主要从蔬菜水果中获得。蔬菜、水果含蛋白质、脂肪很少,但品种丰富,并含有各种有机酸、芳香物质和色素等成分,有助于增进食欲、促进消化、使食品多样化。

1. 碳水化合物　蔬菜、水果所含的碳水化合物包括糖、淀粉、纤维素、半纤维素和果胶等。其所含种类和数量因食物的种类和品种不同而有很大的差别。

蔬菜类含淀粉较高的有各种薯类、芋头、慈姑及藕等;含糖较高的有南瓜、甜薯、胡萝卜等。水果含糖较蔬菜多,其中仁果类(苹果、梨等)以果糖为主;浆果类(葡萄、草莓、猕猴桃等)以葡萄糖与果糖为主;核果类(桃、杏等)和柑橘类则含蔗糖较多。蔬菜水果富含纤维素、半纤维素和果胶,是人类膳食纤维的重要来源。而含果胶较多的水果,如草莓、苹果、山楂等,具有很强的凝胶力,加适量的糖和酸即可加工成果酱和果冻制品。

2. 矿物质　蔬菜水果富含钙、镁、钾、钠、铁、铜等,是人体矿物质的主要来源,对维持机体的酸碱平衡很重要。

3. 维生素　新鲜蔬菜水果是维生素 C、胡萝卜素、维生素 B_2 和叶酸的主要来源。一般新鲜深绿色叶菜含维生素 C 丰富,深黄、深红或深绿色蔬菜含胡萝卜素较高,一些野菜如苜蓿、枸杞菜、荠菜则富含维生素 B_2。含维生素 C 丰富的水果有鲜枣、猕猴桃、山楂、刺梨等。

对蔬菜水果进行合理加工烹调能减少维生素与矿物质的损失和破坏,如蔬菜加工应先洗后切,急火快炒,以减少维生素 C 和矿物质的损失。对一些草酸含量高的蔬菜,如菠菜、苋菜、蕹菜、竹笋等,加工前在开水中烫一下,能去除部分草酸,利于钙、铁等矿物质的吸收。

（四）肉、鱼、禽、蛋、奶类

肉、鱼、禽类主要提供优质蛋白质、脂肪、矿物质和维生素。这些营养素的分布,因动物的种类、部位及肥瘦程度不同有很大差异。一般说来,肥、瘦、肥瘦混合的肉类中,蛋白质和脂肪的变动较大,内脏中矿物质、维生素及胆固醇含量较高。动物性食品经适当加工烹调,味道鲜美,容易消化,饱腹作用强,是营养价值较高的食物。

1. 肉、禽类　肉类蛋白质含量为 10%～20%,禽类为 15%～20%,这些蛋白质大部分氨基酸组成合理,能被人体充分吸收和利用,营养价值很高;而存在于皮肤、筋腱等结缔组织中的胶原蛋白和弹性蛋白,由于色氨酸、酪氨酸及蛋氨酸含量极少,生物学价值很低。肉类脂肪含量随部位不同差异较大,一般为 10%～36%,肥肉可高达 90%,禽类脂肪含量 10%～20%,畜肉类脂肪以饱和脂肪酸为主,内脏含有较多的胆固醇;禽类以单不饱和脂肪酸为主。肉、禽类碳水化物含量很少,矿物质含 0.6%～1.2%,钙含量低,但铁、锌等含量高且吸收利用好。畜禽肉类含 B 族维生素丰富,内脏则富含维生素 A、维生素 B_2。

肉、禽类在水中煮时,溶于水中的含氮物质称为"含氮浸出物",主要包括核苷酸、嘌呤碱、肌酸、肌酐、氨基酸、肽类等,它们是肉中香气的主要成分,一般成年动物含量高于幼年动物,禽肉含量高于畜肉。

一般加工烹调对肉、禽类的营养素影响不大,但在高温制作过程中,会损失较多的 B 族维生素。

2. 鱼类　鱼类蛋白质含量一般为 15%～25%,营养价值与肉类近似,其肌纤维细短,较肉类更易消化,更适合婴幼儿食用。鱼类含脂肪少,仅为 1%～3%,其中 80% 为多不饱和脂肪酸。一些海鱼中所含的长链多不饱和脂肪酸,如二十碳五烯酸(EPA)和二十二碳六烯酸(DHA)具有降血脂、防治动脉粥样硬化的作用。鱼类矿物质含量为 1%～2%,钙含量高于肉类,虾皮中钙高达 990 mg/100g。鱼类含锌、铁也较丰富,海水鱼类含碘丰富。鱼类也是维生素 B_2 的良好来源,但一些生鱼含维生素 B_1 酶,生吃鱼时会破坏体内的维生素 B_1,加热可令这种酶失效。鱼类肝脏是维生素 A 和维生素 D 的重要来源。

3. 蛋类　蛋清和蛋黄分别占鸡蛋可食部分的 57% 和 32%,各部分的主要营养组成见表3-7。

表 3-7　蛋各部分的主要营养组成(%)

	全蛋	蛋清	蛋黄
水分	73.8～75.8	84.4～87.7	44.9～51.5
蛋白质	12.8	8.9～11.6	14.5～15.5
脂肪	11.1	0.1	26.4～33.8
糖	1.3	1.8～3.2	3.4～6.2
矿物质	1.0	0.6	1.1

引自:吴坤主编《营养与食品卫生学》2003

鸡蛋蛋白是人类食物中最理想的蛋白质之一,常被用作参考蛋白。但生蛋中含有抗胰蛋白酶因子及抗生物素蛋白,因此必须熟食。另外,蛋黄还含有一定量磷脂和较高胆固醇(1 510 mg/100 g)。蛋类矿物质钙、磷、铁等多集中在蛋黄,但蛋黄中卵黄高磷蛋白可与铁结合,使铁的生物利用率仅为 3% 左右。

4. 奶类　奶类蛋白质含量为 3.0%,消化吸收率高(87%～89%),必需氨基酸含量及构成与鸡蛋近似,属理想蛋白质。乳脂肪含量为 3.0%～3.5%,呈较小的微粒分散在乳浆中,易消化吸收。乳脂中饱和脂肪酸占 50% 以上,应注意过量摄入可能会对机体有不利影响。奶类所含碳水化合物为乳糖约 4.6%。乳糖有促进钙吸收、调节胃酸、促进胃肠蠕动、有益于维护肠道正常菌群生长的作用。有些个体随年龄增长,肠道乳糖酶减少,进食含一定乳糖量的牛奶后会出现腹痛、腹胀和腹泻等症状,此称为乳糖不耐症(lactose intolerance)。世界上完全没有乳糖不耐症的人仅占 30% 左右。为了克服这种乳糖不耐受性,可选吃经发酵的乳制品,也有厂家将奶及奶制品中乳糖经乳糖酶分解后进行销售。奶类富含钙、磷、钾,但几乎不含铁,故婴儿喂养 4 个月后,应注意补充含铁高的食物。牛奶中的维生素 A、维生素 D、维生素 C 和胡萝卜素随饲料改变而有所不同。

二、膳食摄入量的估计

膳食摄入量调查的目的在于了解一定时间内调查对象通过膳食所摄取的能量和各种营养素的数量与质量,对照膳食参考摄入量标准评定正常营养需要的满足程度;同时也可对烹调方法、膳食调配和有关卫生情况加以了解。膳食调查的结果可以作为指导调查对象进行营养改善和进行咨询等的重要依据,全国性的调查资料则是政府机构制定政策及决定项目所必需的。膳食调查方法的选择,取决于研究目的、调查对象、对测量方法精确性的要求、费用及覆盖的时间长短。常用的方法有:24 小时回顾法、3 日食物记录法、食物频率问卷法、查账法、称重法、化学分析法等。

(一)膳食调查方法

1. 24 小时回顾法　要求被调查者回顾过去 24 小时内摄入的所有食物(包括饮料)的种类和数量,据此对膳食营养进行估计评价。膳食回顾可通过面对面、电话或自动询问的方法进行。调查可以在家里、诊所或其他方便的地点进行。需时 15～40 分钟。

由于每个人的回忆、陈述以及对所吃食物定量的能力和意愿不同,调查者需接受训练来提出一些启发性的问题,以鼓励和帮助个体对饮食进行回顾。为帮助个体确定食物份额的大小,可准备一些标准体积的容器(或实物图像)来测量液体、半固体及碎块状食物的容积;固体食物可用不同形状(正方形、长方形、圆柱形等)及尺寸进行描述;定型包装食物可用食品标签上的重量或容积;各种饼或蛋糕则可记录整个食物的重量或尺寸以及所吃部分所占比例;肉类食物必须指出是生重还是熟重,带不带骨头,以及有没有皮或脂肪。

24 小时回顾法简便易行,但在食物数量上不够准确,而且被调查者也存在一天和另一天的食物有较大差异的情况。可能的话对同一个体多做几次调查,同时结合了解其饮食习惯,再加上调查者有足够的熟练与技巧,此法还是可靠的。24 小时回顾法适用于对家庭、个人、门诊或病房患者的调查。

2. 3 日食物记录法　由调查对象或代理人(例如,母亲为孩子作记录)从被调查之日起,对调查对象 3 天中进食的所有食物、饮料、食物补充剂的种类及其数量进行记录。食物的量可以通过称量法求得;也可以进行估计。为了减少估计量的误差,可以应用在 24 小时回顾法中帮助调查对象对食物进行定量的方法。

3. 食物频率问卷法　根据调查目的和当地习惯,列出经常食用食物的清单,每种食物后都有空格,让被调查者用符号打上自己的食用频率(从不吃或每月不到 1 次到每天 6 次或更多)和份额。调查期可从几天、1 周、1 个月或 3 个月到 1 年以上。在实际使用中,可分为定性、定量和半定量的食物频率问卷法。与 24 小时回顾法相比,此法可以了解长期的食物构成模式,并可用于大量的人群调查,能够找出饮食习惯与某些慢性疾病的关系;缺点是难以取得确切的食用数量,但如果调查者能根据研究目的和调查对象的特点对食物份额作出清楚说明,此法亦能算出营养素含量。

4. 查账法(或称记账法)　对建有伙食账目的集体食堂等单位,可查阅过去一定时间内各种食物的消费种类和数量,并根据同一时期的进餐人日数,粗略计算每人每日各种食物的消耗量,再按食物成分表计算这些食物所供给的能量和各种营养素的数量。此法简便、易行,节省人力,但不太准确。为了减少误差,可尽量延长查账的期限,如半个月甚至更长。

5. 称重法　称重法是将被调查单位(或个人)调查期间每日每餐所消耗的各种食物量,烹调前的生重、烹调后的熟重和吃剩的熟重都进行称重记录的方法(表 3-8),同时对各餐的用餐人数进行统计,从而计算出每人每日各种食物的消耗量。然后计算出平均每人每日能量和各种营养素的摄入量。

表 3-8　食物消耗记录

食 物 名 称	
调查前积存量	熟重
	折合生重
5 日消耗生重净量	1 日
	⋮
	5 日
调查结束后剩余量	熟重
	折合生重
实际消耗生重净量	

称重法适用于对单位、家庭和个人进行膳食调查,所得数据准确可靠,但较费时、费力。调查时间一般为 3~7 天。具体步骤如下:

(1) 各种食物的实际消耗量(生重):称量每餐所用食物的生重,烹调后称量出熟重,用餐结束后再称量出剩余食物的重量(熟重),然后计算出各种食物的实际消耗重量(熟重)。

$$实际消耗食物的熟重量=烹调后熟食重量-熟食剩余量 \qquad (3-10)$$

根据烹调后食物重量计算生熟折合率(生熟比),即食物熟重/食物生重,最后根据生熟比计算出每种食物重量相当于生食物的重量。

$$食物的实际消耗量(生重)=\frac{实际食物的熟重量}{生熟比} \qquad (3-11)$$

(2) 计算总人日数:记录每日每餐用餐人数,按(早餐总人数×1/5+午餐总人数×2/5+晚餐总人数×2/5)计算总人日数。

(3) 计算平均每人每日各种食物的消耗量(生重)。

(4) 计算平均每人每日能量和各种营养素的摄入量。

6. 化学分析法　将调查对象一日份的全部食品收集,进行实验室化学分析,测定其能量和各种营养素含量。化学分析法所得数据准确,但方法较复杂、工作量大,除非特殊需要精确测定,一般不用。

(二)膳食调查结果计算

获得膳食调查资料后,根据调查对象的平均每人每日各种食物消耗量和食物成分数据,计算出膳食中能量和各种营养素摄入量,对照我国营养素参考摄入量(DRIs)进行评价。包括平均每人每日各种食物的消耗量;平均每人每日能量和各种营养素的摄入量;能量食物的来源分布;蛋白质的来源分布;脂肪的来源分布;膳食质量、膳食构成及膳食制度等是否合理;针对其膳食情况提出综合改善意见。

1. 平均每人每日各种食物的消耗量。

2. 平均每人每日能量和各种营养素的摄入量　根据食物成分表计算出各种食物能量和各种营养素的含量,然后将各种食物能量或某种营养素含量相加即为平均每人每日能量和该种营养素的摄入量(表 3-9)。

表 3 - 9 各种营养素摄入量计算表

类别	食物名称	重量(kg)	蛋白质(g)	脂肪(g)	糖类(g)	能量(mJ)	钙(mg)	磷(mg)	铁(mg)	视黄醇当量(μg)	维生素B₁(mg)	维生素B₂(mg)	尼克酸(mg)	维生素C(mg)
平均每人每日摄入量														
参考摄入量标准														

3. 平均每人每日能量和各种营养素参考摄入量标准 可从"参考摄入量标准"表中查出各组人群的营养素参考摄入量标准,乘以该组人群的总人日数,即为该人群营养需要量的总和。将各组营养素需要量的总和相加除以总人日数,则得出平均参考摄入量标准。

4. 能量食物的来源 ①能量的食物来源:按食物类别如粮食类、豆类、动物类等分别计算各类食物能量占总能量的百分比。②三大产能营养素所占能量比例:即膳食中蛋白质、脂肪、碳水化合物所供能量占总能量的百分比。③计算早、中、晚三餐摄入能量分别占总能量的百分比。

5. 蛋白质来源分布 计算每日从粮食类、豆类、动物类等食物中蛋白质的摄入量分别占蛋白质总摄入量的百分比。

6. 脂肪来源分布 每日动物性脂肪和植物性脂肪摄入量,分别占脂肪总摄入量的百分比。

(三)膳食调查结果评价

1. 应用DRIs评价个体摄入量 摄入量低于EAR时可以认为必须提高,因为摄入不足的几率超过50%;通过很多天的观测,摄入量达到或超过RNI时,或虽系少数几天的观测但结果远高于RNI时可以认为摄入量是充足的。摄入量在EAR和RNI之间者要确定摄入量是否适宜相当困难,为了安全起见,还是应当进行改善。如果日常摄入量超过了UL就有可能对某些个体造成危害。有些营养素过量摄入的后果比较严重,有的后果甚至是不可逆的。所以摄入量一旦超过了UL一定要认真对待。

2. 应用DRIs评价群体摄入量 可以用切点法以EAR来评价群体膳食摄入情况。使用这种方法的条件是:营养素的摄入量和需要量之间没有相关;群体需要量的分布可以认为呈正态分布;摄入量的变异要大于需要量的变异。根据现有的知识,我们可以假定凡已制定了EAR和RNI的营养素都符合上述条件。具体评价方法是:首先计数在观测人群中有多少个体的日常摄入量低于EAR。根据切点法原理,人群中摄入低于EAR的个体比例就等于该人群摄入不足个体的比例。例如,某小学校调查7～10岁儿童418人,膳食锌摄入量平均为每日10.2 mg,范围为每日4.3～19.2 mg,其中139人的摄入量每日<9.7 mg(7～10岁儿童的EAR值),占33.2%;61人的每日摄入量>13.5 mg(7～10岁儿童的RNI值),占14.6%;218人的每日摄入量>9.7 mg但<13.5 mg,占52.2%。那么,对于该人群锌营养状况就可

以这样评价:该校7~10岁学生的锌摄入量偏低,有大约33%的学生摄入不足,应当积极改善;只有约14%的学生摄入量充足;其余约52%的名学生摄入量处于不足和充足之间,可能也需要加以改善。

还可以用AI来评价群体膳食。当人群的平均摄入量或中位摄入量等于或大于该人群的营养素AI时,可以认为人群中发生摄入不足的几率很低。但当平均摄入量或中位摄入量在AI以下时,则不可能判断群体摄入不足的程度。RNI不能用来对群体膳食摄入进行评估。

UL用于评估摄入营养素过量而危害健康的风险。根据日常摄入量的分布来确定摄入量超过UL者所占的比例,日常摄入量超过UL的这一部分人可能面临健康风险。

三、中国居民膳食指南与平衡膳食宝塔

(一)中国居民膳食指南

《中国居民膳食指南》(2007)是根据营养学原则,结合我国国情制定的,是教育人民群众采用平衡膳食,以达到合理营养促进健康的指导性意见。新修订的膳食指南是以科学研究的成果为依据,针对我国居民营养需要及膳食中存在的主要缺陷而制定的,由中华人民共和国卫生部2008年1号文件发布。它共有10条内容。

1. 食物多样,谷类为主,粗细搭配。
2. 多吃蔬菜、水果和薯类。
3. 常吃奶类、豆类或其制品。
4. 经常吃适量鱼、禽、蛋、瘦肉。
5. 减少烹调油用量,吃清淡少盐膳食。
6. 食不过量,天天运动,保持健康体重。
7. 三餐分配要合理,零食要适当。
8. 每天足量饮水,合理选择饮料。
9. 如饮酒应限量。
10. 吃新鲜卫生的食物。

新修订的《中国居民膳食指南》(2007)强调"常吃奶类、豆类或其制品",以弥补我国居民钙严重不足及解决贫困地区蛋白质不足的问题;提倡适度运动,保持能量平衡,可以减少慢性病的发病危险;提倡居民注重食品卫生,增加自我保护意识,可以减少日益严重的各种食品污染对健康的危害。该指南适用于健康成年人和2岁以上儿童,如能自觉遵守该指南中的各项原则,居民营养状况必将得到改善。此外,我国还针对婴儿、幼儿与学龄前儿童、学龄儿童、青少年、孕妇、乳母及老年人制定了《特定人群膳食指南》。

(二)中国居民平衡膳食宝塔

中国居民平衡膳食宝塔(图3-1)是根据《中国居民膳食指南》原则,并结合中国居民的膳食结构特点设计的。它把平衡膳食的原则转化成各类食物的重量,并以直观的宝塔形式表现出来,便于群众理解和在日常生活中实行。宝塔共分五层,具体内容如下:

1. 底层 粮谷类,每天应吃250~400 g。谷类是膳食中能量的主要来源,在农村也往往是膳食蛋白质的主要来源。多种谷类掺着吃比单吃一种好,特别是以玉米或高粱为主要食

物时,应当更重视搭配一些其他谷类或豆类食物。加工的谷类食物,如面包、烧饼、面条等应折合成相当的面粉量来计算。

2. 第二层　蔬菜和水果,按鲜重计算每天应吃 300~500 g 和 200~400 g。每天应有一半左右的叶菜,特别是深红、绿、黄色的蔬菜。尤其是儿童,注意不能只吃水果,不吃蔬菜。

3. 第三层　鱼、肉、蛋类,按鲜重计算每天应吃 125~225 g(鱼虾类 50~100g,畜、禽肉 50~75 g,蛋类 25~50 g)。鱼、虾及其他水产品含脂肪很低,有条件可以多吃一些。肉类包含畜肉、禽肉及内脏,重量是按屠宰后的重量来计算,这类食物尤其是猪肉含脂肪较高,不应过多食用。蛋类含胆固醇相当高,一般一天不超过一个为好。

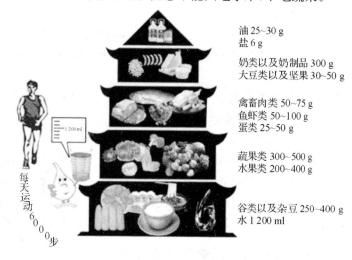

油 25~30 g
盐 6 g

奶类以及奶制品 300 g
大豆类以及坚果 30~50 g

禽畜肉类 50~75 g
鱼虾类 50~100 g
蛋类 25~50 g

蔬果类 300~500 g
水果类 200~400 g

谷类以及杂豆 250~400 g
水 1 200 ml

图 3-1　中国居民平衡膳食宝塔

4. 第四层　奶类和豆类。每天应吃相当于 300 g 鲜奶的奶类及奶制品和相当于干大豆 30~50 g 的大豆及制品。有些人饮奶后有不同程度的胃肠道不适,可以试用酸奶或低乳糖牛奶。

5. 塔尖　油脂类,每天不超过 25 g 或 30 g,食盐不超过 6 g。

平衡膳食宝塔提出了一个营养上比较理想的膳食模式。它所建议的食物量,特别是奶类和豆类食物的量可能与大多数当前的实际膳食还有一定的距离,对某些贫困地区来讲可能距离还很远,但为了改善居民的膳食营养状况,这是不可缺少的。应把它看作是一个奋斗目标,努力争取,逐步达到。

在应用平衡膳食宝塔时应注意以下几点:①确定你自己的食物需要,宝塔建议的食物摄入量适用于一般健康成人,应用时应根据个人能量需要确定适合自己的食物摄入量。另外,"宝塔"建议的食物单位是 g/d,但实际应用时,一般是指一周中的平均摄入量。②应注意同类互换,调配丰富多彩的膳食。③要合理分配三餐食量,一般早、晚各占 30%,午餐占 40%。④要因地制宜充分利用当地资源。⑤要养成习惯,长期坚持。

(徐广飞　赵健亚)

第三节 特殊人群的营养

特殊人群包括特定年龄与生理状态及特殊职业人群，如孕妇、乳母、婴幼儿、学龄前儿童、儿童青少年以及老年人，各种职业人群，如高温、低温、接触有毒有害作业（如铅、汞等）人群。不同年龄性别和生理状态的人群以及特定职业人群，其营养需要也不同，应在膳食上做必要地调整与补充，满足其营养需要，促进健康，预防营养性疾病的发生。

一、婴幼儿与儿童青少年营养

（一）婴幼儿生长发育特点与营养需要

1. 生长发育特点　婴儿期是指从出生到 12 个月，这一时期是人类出生后生长发育的第一高峰期。12 月龄时婴儿体重可达出生时的 3 倍，身长可达出生时的 1.5 倍。婴儿期的头6 个月，脑细胞数目持续增加，至 6 个月龄时脑重增加至出生时的 2 倍（600～700 g），后 6 个月脑部发育以细胞体积增大及树突增多和延长为主，神经髓鞘形成并进一步发育，至 2 岁时，脑重达 900～1 000 g，接近成人脑重的 2/3。但婴儿消化器官幼稚，功能亦不完善。

1～3 周岁为幼儿期，此期生长旺盛。体重每年增长约 2 kg，身长第二年增长 11～13 cm，第 3 年增长 8～9 cm，同时此期幼儿智力发育较快。对能量以及蛋白质、矿物质和维生素等各种营养素的需要量高于成人。

2. 能量与营养素需要

（1）能量：婴幼儿时期能量消耗包括基础代谢、食物特殊动力作用、各种活动消耗和生长发育所需。中国营养学会 2000 年推荐量：从出生至 1 岁，不分性别，为 0.4 mJ/(kg·d)。

（2）营养素：婴幼儿时期生长迅速，需要较多的蛋白质，特别是足量优质的蛋白质用以构成机体组织。在充足母乳喂养时，婴儿蛋白质需要量约为 1.6～2.2/(kg·d)，若以其他食物蛋白质供应，需要量还得适当增加。中国营养学会 2000 年建议的蛋白质 RNI，婴儿为 1.5～3.0g/(kg·d)，1～2 岁幼儿为 35 g/d，2～3 岁幼儿为 40 g/d。

脂类是婴幼儿能量和必需脂肪酸的重要来源。中国营养学会推荐 6 月龄以内能量占45%～50%，6 月龄～2 岁占 35%～40%，2 岁以上占总能量的 30%～35%。必需脂肪酸对婴儿神经系统的发育较为重要，特别是长链多不饱和脂肪酸，如二十二碳六烯酸（DHA），对早产儿和采用人工喂养的婴儿，应注意选用强化必需脂肪酸的代乳品。婴幼儿必需脂肪酸缺乏可出现生长迟缓、湿疹等。

钙、磷等无机盐也是婴幼儿生长发育的重要成分，以保证骨骼的生长、牙齿的钙化，母乳喂养儿一般不会引起明显的钙缺乏。中国营养学会 2000 年制订的钙的适宜摄入量（AI）：

0～6个月,每日300 mg;7～12个月,每日400 mg;1～4岁,每日600 mg。婴儿体内虽有一定量的铁储备,但只能满足出生后4～6个月内的需要,母乳、牛奶均为贫铁食物,故应从4个月开始,就应注意从膳食中补充铁,如肝脏、瘦肉等。

维生素缺乏会影响婴儿的生长发育,特别是维生素A、维生素D及B族维生素。如维生素A缺乏会影响体重生长,维生素D缺乏会导致佝偻病,婴幼儿可适当补充,并注意多晒太阳,但过量也会中毒。人工喂养儿与早产儿还应适当补充维生素E和维生素C。

(二)婴幼儿喂养与营养问题

1. 婴儿喂养 婴儿喂养可分为母乳喂养(breast feeding)、人工喂养(artificial feeding)和混合喂养(mixed feeding)三种方式。

(1)母乳喂养:母乳喂养是婴儿最理想的喂养方式,可满足正常婴儿4～6个月内全部营养需要。母乳喂养具有许多优点。①母乳中含有婴儿生长发育所需要的各种营养素,且比例适宜,易于消化吸收,是婴儿最理想的食品。如母乳中含有较多的优质蛋白质,且主要为乳清蛋白(lactoalbumin),遇胃酸后形成的凝块较小,易为婴儿消化吸收,母乳中牛磺酸含量为牛乳的10倍;母乳中含有丰富的必需脂肪酸,可以防止因必需脂肪酸缺乏引起的婴儿湿疹;母乳中还含有一定量的花生四烯酸和DHA,对婴儿大脑及视网膜的正常发育较为重要;母乳中含有较多的乳糖,有利于钙、铁、锌吸收、维护肠道正常菌群生长有益;母乳含钙丰富,且钙/磷比例适宜,有助于保护婴幼儿发育未完善的肾功能。②母乳中还含有丰富的非特异性免疫物质如分泌型IgA、乳铁蛋白、溶菌酶及特异性免疫物质如抗体、补体和免疫细胞等。初乳中上述免疫物质的含量则更高,因此一定要充分利用初乳。母乳中所含有的各种免疫物质可防止呼吸系统和消化系统感染的发生。有调查显示,母乳喂养的婴儿其呼吸系统和消化系统感染的发病率远低于人工喂养儿。③母乳喂养可促使母体脂肪消退,促进母体产后康复。④母乳喂养可增进母子之间的感情,有助于婴儿智力发育。⑤母乳喂养既经济又不易引起过敏。因此,应大力提倡母乳喂养,提高婴儿的母乳喂养率。有条件者母乳喂养可至12个月,至少应4个月以上。此外,对0～6个月婴儿应该按需喂奶,每天可以喂奶6～8次以上。

(2)人工喂养与混合喂养:完全人工喂养最好选择婴儿配方奶粉;混合喂养原则是采用补授法,即先喂母乳,不足的以乳品补充。

(3)辅食添加:辅食添加一般应从4个月以后开始,添加辅食的顺序为:谷类(如婴儿营养米粉)、蔬菜汁(蔬菜泥)和水果汁(水果泥)、动物性食物(如蛋羹、鱼、禽、畜肉泥/松等)。婴儿辅食添加原则为每次添加一种新食物,由少到多、由稀到稠循序渐进;逐渐增加辅食种类,由泥糊状食物逐渐过渡到固体食物。同时避免调味过重,并密切观察婴儿的反应。

2. 婴幼儿常见的营养问题

(1)营养缺乏病:婴幼儿可由于未能采用母乳喂养、母乳量不足、未能及时添加辅食、偏食、挑食以及感染等多种原因而发生营养缺乏病。婴幼儿常见的营养缺乏病有:佝偻病、蛋白质能量营养不良、缺铁性贫血、锌缺乏病以及维生素A缺乏病等。

(2)肥胖:肥胖已经成为现代社会中越来越受到人们关注的健康问题。肥胖的预防应从婴幼儿抓起,婴幼儿肥胖不仅会造成脂肪细胞体积的增大,而且会造成脂肪细胞数量的增加,易于发展为成年型肥胖,而且从婴幼儿发展来的肥胖其控制要比成年后形成的肥胖困难得多。婴幼儿肥胖的形成除与遗传因素有关外,还与妊娠时体重增加过多、出生后过度哺喂、进食量过多、喜食高能量食品、睡眠多、活动少等因素有关。

（3）偏食、挑食：偏食、挑食是一种不良的饮食行为，极易造成营养素缺乏，营养素缺乏又可加重偏食、挑食行为，形成恶性循环。一个良好饮食习惯的形成与家庭环境密不可分。家长首先应给孩子做好表率，自己不偏食、不挑食；其次，应尽可能给孩子提供种类多样，色、香、味俱佳的食物。

（三）儿童青少年膳食的要求

儿童青少年在青春期生长速度加快，充足的营养摄入可以保证其体格和智力的正常发育，为成人时期乃至一生的健康奠定良好的基础。青春期女性的营养状况会影响下一代的健康，应特别予以关注。其膳食应遵守以下要求：

1. 食物多样，谷类为主，以供给充足的能量和多种营养素。

2. 保证鱼、肉、蛋、奶、豆类等优质蛋白质的供给。为了保证儿童青少年快速生长发育的需要，首先应保证有充足数量的蛋白质摄入，同时亦应注重蛋白质的质量，使优质蛋白质占总蛋白质的 1/3 以上。

3. 坚持每日饮奶。奶类含有丰富的优质蛋白质和钙等，每日饮奶对于改善蛋白质和钙的营养状况有着重要意义。世界上许多国家对奶类的生产、消费都很重视。20 世纪 50 年代在美国曾发起"三杯奶运动"，60 年代初日本曾倡导"一杯奶强壮一个民族"。我国也在推广"学生饮用奶计划"，对于改善学生的营养状况，提高学生素质，有着重要的意义。

4. 吃好早餐。吃好早餐对于儿童青少年的身体发育、学习成绩以及认知能力均有重要影响。有研究显示，经常不吃早餐的儿童，其学习成绩及认知能力均低于正常早餐者。目前认为，良好的早餐应包括粮谷类、肉类、奶类以及蔬菜水果四类食物。

5. 养成不挑食、不偏食、少吃零食的健康饮食行为，并适当通过饮食学习食物营养知识。

（四）中国婴幼儿及学龄儿童与青少年膳食指南

1. 0～6 个月龄婴儿喂养指南　①纯母乳喂养。②产后尽早开奶，初乳营养最好。③尽早抱婴儿到户外活动或适当补充维生素 D。④给新生儿和 1～6 月龄婴儿及时补充适量的维生素 K。⑤不能用纯母乳喂养时，宜首选婴儿配方食品喂养。

2. 6～12 个月龄婴儿喂养指南　①奶类优先，继续母乳喂养。②及时合理添加辅食。③尝试多种多样的食物，膳食少糖、无盐、不加调味品。④逐渐让婴儿自己进食，培养良好的进食行为。⑤定期监测生长发育状况。⑥注意饮食卫生。

3. 1～3 岁幼儿喂养指南　①继续给予母乳喂养或其他乳制品，逐步过渡到食物多样。②选择营养丰富、易消化的食物。③采用适宜的烹调方式，单独加工制作膳食。④在良好环境下规律进餐，重视良好饮食习惯的培养。⑤鼓励幼儿多做户外游戏与活动，合理安排零食，避免过瘦与肥胖。⑥每天足量饮水，少喝含糖高的饮料。⑦定期监测生长发育状况。⑧确保饮食卫生，严格餐具消毒。

4. 学龄前儿童膳食指南　①食物多样，谷类为主。②多吃新鲜蔬菜和水果。③经常吃适量的鱼、禽、蛋、瘦肉。④每天饮奶，常吃大豆及其制品。⑤膳食清淡少盐，正确选择零食，少喝含糖高的饮料。⑥食量与体力活动要平衡，保证正常体重增长。⑦不挑食、不偏食，培养良好饮食习惯。⑧吃清洁卫生、未变质的食物。

5. 中国儿童青少年膳食指南　①三餐定时定量，保证吃好早餐，避免盲目节食。②吃富含铁和维生素 C 的食物。③每天进行充足的户外运动。④不抽烟、不饮酒。

二、孕妇与乳母营养

(一) 孕期的生理特点

妊娠是一个复杂的生理过程,孕妇在妊娠过程中发生一系列的生理变化。

1. 内分泌与代谢改变　妊娠期间,孕妇合成代谢增加,基础代谢升高。母体内分泌发生改变的目的之一,是对营养素代谢进行调节,增加营养素的吸收或利用,以支持胎儿的发育,保证妊娠的成功。如母体卵巢及胎盘激素分泌增加(母体内雌激素、孕激素及胎盘雌激素、胎盘催乳激素)、孕期甲状腺素及其他激素水平(肾上腺皮质激素释放激素、胰岛素)的改变。

2. 消化系统功能改变　消化液分泌减少,胃肠蠕动减慢,孕早期常出现恶心、呕吐等妊娠反应。

3. 肾功能改变　妊娠期间,肾小球滤过功能增强,尿中可出现尿素、尿酸、肌酐、葡萄糖等小分子物质。

4. 血容量及血流动力学改变　妊娠期间,血浆总容量增加 50%,红细胞仅增加 20%,孕妇可出现生理性贫血。

5. 体重改变　整个妊娠过程平均增重 12 kg。孕早期增重较少,中期以后明显增加,自孕中期开始,正常体重妇女每周增重以 0.4 kg 为宜,一般应在 $0.3\sim0.5$ kg 范围内。孕期体重增加过多或过少均不利,体重增加过多可使孕妇发生高血压、妊娠中毒症的机会增加,出现巨大儿的可能性也增大;而孕期体重增加过少可使胎儿宫内生长发育迟缓,并易出现早产儿。

(二) 孕期营养不良对胎儿及婴儿的影响

1. 早产儿(premature)及低出生体重儿(low birth weight,LBW)增加　早产是造成低出生体重儿的重要原因之一。除此之外,由于母体营养不良而导致的胎儿宫内发育迟缓(intrauterine growth retardation,IUGR)也是造成低出生体重儿的重要原因。

2. 围生期新生儿死亡率增加　调查资料表明,低出生体重儿的围产期死亡率明显高于正常出生体重儿。

3. 大脑发育受损　大脑的发育是在孕后期至出生后一年,最关键的时期是妊娠最后3 个月至出生后 6 个月。孕妇营养不良对胎儿脑及神经系统发育影响的程度与脑组织发育阶段有密切关系,如在脑细胞分裂、增殖阶段,营养不良可使细胞分裂减慢,表现为细胞数量减少而体积不变;如在脑组织体积增大阶段营养不良,可使脑组织细胞成熟减慢,表现为细胞体积减少而数量不变。细胞体积在营养不良纠正后可恢复,而脑细胞数量的减少则不可恢复,为永久性损害。孕妇严重营养不良时,新生儿脑细胞的数量可减少到正常的 80%。

4. 先天畸形(congenital malformation)的发生率增加　孕早期缺乏锌和叶酸,胎儿可发生神经管畸形(neural tube defects),其中尤以无脑儿和脊柱裂最为严重。研究表明,孕前 1个月至孕后 3 个月,每天补充 400 μg 的叶酸可有效地减少神经管畸形的发生。

5. 宫内发育迟缓与成年慢性病　研究发现孕中、晚期的营养不良可导致胎儿宫内发育迟缓,并与许多成年期的慢性病,如心血管疾病、血脂代谢异常及糖代谢异常有关。

(三) 孕期营养不良对母体健康的影响

孕期营养不良容易导致妊娠并发症,如流产、妊高征、骨密度改变以及营养性贫血等。

(四) 孕期的营养需要

1. 能量　妊娠期间,由于胎儿生长发育、胎儿及母体组织增长以及蛋白质、脂肪的储存等,对能量的需要量增加。孕初期增加不明显,中期以后明显增加。中国营养学会建议:自妊娠第 4 个月起,孕妇每日增加能量摄入 837 kJ(200 kcal)。

2. 蛋白质　孕期对蛋白质的需要量增加,主要用于满足胎儿、胎盘及母体组织的生长。中国营养学会建议,每日蛋白质摄入的增加量:孕初期为 5 g,孕中期为 15 g,孕后期为 25 g,其中优质蛋白质应占 1/3 以上。

3. 无机盐　孕期需增加储存钙约 30 g,用于胎儿骨骼和牙齿的发育。中国营养学会建议:钙适宜摄入量孕中期为每日 1 000 mg,孕后期为每日 1 200 mg。孕期由于胎儿和胎盘组织迅速增长以及母体血容量扩张,对铁的需要量增加,其中 80% 以上是在孕后期。中国营养学会建议,铁适宜摄入量孕中期为每日 25 mg,孕后期为每日 35 mg。孕妇碘缺乏可致胎儿甲状腺功能低下,从而引起以智力发育迟缓和生长发育迟缓为主要表现的呆小病。中国营养学会建议:孕妇碘的 RNI 为每日 200 μg。

4. 维生素　孕期对维生素 A、维生素 D、维生素 E、维生素 B_1、维生素 B_2、维生素 C 及叶酸的需要量增加。维生素 A、维生素 D 为胎儿的正常生长发育所必需;孕早期叶酸缺乏是导致胎儿神经管畸形发生的重要原因之一。

(五)乳母的营养需要

乳母由于分泌乳汁,每天损失一定数量的能量及各种营养素。乳母营养素摄入不足,一则影响乳汁分泌量,二则要动用母体的营养素储备,尽可能维持乳汁成分的恒定,以致造成乳母营养缺乏。因此,必须供给充足的能量及各种营养素。

1. 能量　乳母每天通过分泌乳汁而损失较多的能量,因此应从膳食中予以补充。以每日泌乳 750 ml,每 100 ml 含能量 280～320 kJ,母体能量转化为乳汁能量为 80% 计算,并考虑哺育婴儿操劳及乳母基础代谢增加,中国营养学会建议:乳母在产后 1～6 个月每日需增加能量 2.1 MJ(500 kcal)。

2. 蛋白质　人乳含蛋白质约为 1.2g/100 ml,每日泌乳量约为 750 ml,乳母每日损失蛋白质约为 9 g,膳食蛋白质转变为乳汁蛋白质的效率约为 70%,故由于分泌乳汁每天需消耗蛋白质 13 g。中国营养学会建议:乳母每日蛋白质的摄入量应增加 20 g。

3. 脂肪　膳食中脂肪的种类可影响乳汁中脂肪的成分,如摄入含多不饱和脂肪酸较多的食物时,乳汁中的多不饱和脂肪酸的含量也高。中国营养学会建议:乳母每日膳食脂肪的推荐摄入量以占总能量的 20%～30% 为宜。

4. 钙　人乳中钙的含量比较恒定,每日从乳汁中排出的钙约 300 mg,当膳食钙摄入不足时,乳母则动员骨骼中的钙以维持乳汁中钙含量的恒定,因此,必须保证乳母充足的钙的摄入。中国营养学会建议,乳母钙的适宜摄入量为每日 1 200 mg。

5. 维生素　人乳中维生素的含量取决于膳食中维生素的摄入量及维生素的体内储存状况。维生素 A 可少量通过乳腺进入乳汁,因此乳汁中维生素 A 的含量可随膳食中维生素 A 摄入量的增加而增加,但乳汁中维生素 A 含量的增加有一定限度,超过限度即不再增加;维生素 D 几乎不能通过乳腺分泌,乳汁中维生素 D 的含量很低;水溶性维生素均可通过乳腺分泌,乳汁中含量的高低随着膳食中摄入的多少而变化。

(六)孕妇和乳母的膳食要求

1. 妊娠期膳食应随妇女生理变化和胎儿发育情况进行合理调配,孕早期注意饮食清淡,妊娠中晚期应保证供给充足的能量,增加鱼、肉、禽、蛋、奶、海产品和蔬菜水果等的供给。

2. 乳母的营养也要注意能量充足和优质蛋白的供应,并注意多用炖、煮等烹饪方式,既增加营养,又促进乳汁分泌。

(七) 中国孕期和哺乳期妇女膳食指南

1. **孕前期妇女膳食指南**　①多摄入富含叶酸的食物或补充叶酸。②常吃含铁丰富的食物。③保证摄入加碘食盐,适当增加海产品的摄入。④戒烟、禁酒。

2. **孕早期妇女膳食指南**　①膳食清淡、适口。②少吃多餐。③保证摄入足量富含碳水化合物食物。④多摄入富含叶酸的食物并补充叶酸。⑤戒烟、禁酒。

3. **孕中、孕末期妇女膳食指南**　①适当增加鱼、禽、蛋、瘦肉、海产品的摄入量。②适当增加奶类的摄入。③常吃含铁丰富的食物。④适量身体活动,维持体重的适宜增长。⑤禁烟戒酒,少吃刺激性食物。

4. **哺乳期妇女膳食指南**　①适当增加鱼、禽、蛋、瘦肉及海产品摄入。②适当增饮奶类,多喝汤水。③产褥期食物多样,不过量。④忌烟酒,避免喝浓茶和咖啡。⑤科学活动和锻炼,保持健康体重。

三、老年人营养

2010 年我国第六次人口普查显示,60 岁以上人口已占总人口的 13.26%,平均预期寿命 74.83 岁,人口老龄化趋势日渐明显。随着年龄的增加,老年人各器官的功能减退,对营养素的消化、吸收降低,容易发生代谢紊乱,导致营养缺乏病和慢性非传染性疾病的危险性增加。合理饮食,对改善老年人的营养状况、增强抵抗力、预防疾病、延年益寿、提高生活质量具有重要作用。

(一) 老年人的生理代谢特点

1. **基础代谢降低**　老年人基础代谢较中年人低 10%～15%。

2. **器官功能下降**　老年人牙齿脱落,咀嚼能力降低,消化液分泌减少,消化功能降低,胃肠蠕动减慢,易出现便秘;肝肾功能亦不同程度的降低,糖耐量降低。

3. **体成分改变**　老年人瘦体质(lean body mass)减少;骨矿物质含量减少,骨密度降低。

4. **其他**　精神的改变,生活条件的改变也可能会影响机体的代谢。此外,老年人免疫功能下降,体内氧化损伤加重。

(二) 老年人的营养需要

1. **能量**　老年人由于基础代谢降低、体力活动减少,对能量的需要量相对减少,每日的能量摄入量应适当降低。能量的摄入量与消耗量应保持平衡,以能维持正常体重为宜,并与其生活模式相关。

2. **蛋白质、脂肪和碳水化合物**　老年人分解代谢大于合成代谢,易出现负氮平衡,故应摄入充足的蛋白质,以每天每千克体重 1.0～1.2 g 为宜,蛋白质供能比以 12%～14% 为宜。但老年人由于肝、肾功能降低,过多的蛋白质可加重肝、肾负担,因此,老年人蛋白质的摄入量应充足而质优,优质蛋白质应占 1/3 以上。老年人糖耐量降低,碳水化合物注意选择富含淀粉及膳食纤维的食物,控制富含蔗糖食品的摄入。脂肪的摄入不宜过多,脂肪供能以占总能量的 20%～30% 为宜,且应以富含多不饱和脂肪酸的植物油为主,控制富含饱和脂肪酸和胆固醇(如蛋黄、脑、肝、肾、鱼子、奶油等)食物的摄入。

3. **维生素**　维生素在调节代谢、延缓衰老方面有重要作用。维生素 C、维生素 E 及 β-胡萝卜素具有抗氧化作用;维生素 A 能促进免疫耐受性、加强淋巴器官增生及增强自身免疫活力;维生素 D 可促进正常粒细胞诱导分化、增强巨噬细胞及 T 细胞的作用,并可促进钙的吸收及骨质钙化。适当补充维生素 D 可以减慢骨质丢失速度、降低骨折发生率,因此,老年人每日膳食中应供给充足的维生素 D,亦可经常参加户外活动,多晒太阳,以促进皮肤中维生素 D 的形成;维生素 E 是一种重要的自由基清除剂,可以防止自由基对细胞膜中多不饱和脂肪酸的损伤。另外维生素 E 亦可防止低密度脂蛋白(LDL)的氧化,而 LDL 氧化是发生动脉粥样硬化的关键阶段。维生素 B 族也应充分摄入,包括维生素 B_1、维生素 B_2、维生素 B_6、维生素 B_{12} 以及叶酸等,对预防贫血、肿瘤和防止动脉硬化有益。

4. 无机盐　老年人应供给充足的钙、铁、硒、铬等。老年人钙的吸收率降低,骨质丢失增加,易引起骨质疏松,甚至出现骨折。充足的钙摄入可减少骨质丢失,对骨质疏松症及由其所引起的骨折有一定的预防作用;老年人对铁的吸收利用能力下降,造血机能减退,易出现缺铁性贫血,因此,老年人应供给充足的铁;硒是一种重要的抗氧化营养素,充足的硒摄入对于防止氧化应激对机体的损伤、延缓衰老具有一定的作用;充足的铬摄入有利于维持老年人正常糖代谢,改善葡萄糖耐量等。

(三) 老年人的膳食要求

1. 能量摄入应与消耗保持平衡,以维持正常体重　老年人能量的摄入应根据个人的活动情况而定,活动量减少者应相应降低能量摄入。有些人退休后由于有充足的时间参加体育活动,活动量大于退休前,其能量摄入则不能减少。衡量能量摄入是否适宜,最理想的方法是看是否能够维持正常体重,即体质指数(BMI)在 18.5～23.9。

2. 适当控制脂肪摄入,使脂肪产能占总能量的 20%～30%,以植物油为主,少食动物脂肪,且饱和脂肪酸、单不饱和脂肪酸与多不饱和脂肪酸的比例控制应为 1:1:1。胆固醇的摄入量每日应≤300 mg。

3. 食物多样,粗细搭配　食物多样化对于老年人亦同等重要,能提供全面而丰富的营养,应注重优质蛋白质食品的摄入,同时亦应注重膳食纤维的摄入,以防止老年人常见的便秘。

4. 食物宜清淡、少油腻,并注意水分和微量营养素的适当补充。

5. 饮食规律,定时定量,不暴饮暴食,适当运动。

(四) 中国老年人膳食指南

1. 食物要粗细搭配、松软、易于消化吸收。

2. 合理安排饮食,提高生活质量。

3. 重视预防营养不良和贫血。

4. 多做户外活动,维持健康体重。

四、特殊职业人群的营养

(一) 高温环境人群的营养

高温环境(high temperature environment)通常是指 35 ℃以上的生活环境和 32 ℃以上(或气温超过 30 ℃,相对湿度超过 80%)的作业环境或辐射热强度超过每分钟 4.18 kJ (1 kcal)/cm^2,或通风不良而存在热源散发能量超过每分钟 83 kJ/m^2。在高温条件下,机体在代谢和生理方面将发生一系列变化。

1. 高温环境下机体代谢及生理变化　人体在高温环境下工作和生活时,高温可刺激体温调节中枢,体温调节中枢通过调节使机体大量出汗,以维持正常体温。人体汗液中 99%以上为水分,0.3%为无机盐,包括钠、钾、钙、镁、铁等,其中钠占一半以上。高温环境下大量出汗时,可造成水分和无机盐的大量损失,应及时予以补充,否则,将引起水分和无机盐的大量丢失,当丢失量超过体重的 5％时可使血液浓缩、体温升高,出现少汗、口干、头晕、心悸等中暑症状,严重者可发生热射病。

高温环境下大量出汗可造成水溶性维生素丢失,尤其是维生素 C,因此,应及时补充水溶性维生素;高温环境还可使可溶性氮从汗液中丢失增加,此外,高温条件下蛋白质的分解加速,尿氮排出增加,因此,亦应适当补充蛋白质;高温也可使能量代谢增加。

高温环境下可发生某些生理变化,主要有消化功能降低,食欲减退。食欲减退的原因除与消化液分泌减少有关外,还与高温刺激抑制摄食中枢以及大量出汗、口渴引起的摄水中枢兴奋而抑制摄食中枢有关。

2. 高温环境下的膳食指导原则与营养需要　为保护高温下作业者的健康,应注意合理调配膳食,增进食欲。主要应做到:合理搭配,精心烹调;注意补充矿物质和微量元素;及时补充水分和供给充足的维生素。

(1) 水和无机盐:水分的补充以能补充出汗的水分丢失量为原则,过多补充并无益处,同时,也不要短时间内大量吃冷饮。水分的补充以少量多次为宜,以免影响食欲。无机盐的补充以食盐为主,可通过膳食补充,也可饮用含盐饮料。钾盐及其他无机盐可以通过食用含无机盐的蔬菜、水果和各种汤品来补充。

(2) 水溶性维生素:维生素 C 的推荐摄入量为每日 150～200 mg,硫胺素的每日推荐摄入量为 2.5～3 mg,核黄素的每日推荐摄入量为 2.5～3.5 mg,必要时可通过维生素制剂或强化食品以保证随汗丢失的维生素的补充。

(3) 蛋白质和能量:高温环境下蛋白质的推荐摄入量应适当增加,但不宜过多,以免增加肾脏负担,一般以占总能量的 12％～15％为宜,并应注意增加优质蛋白质的供给,使优质蛋白质占总蛋白质的 50％左右;能量亦略增加 5％。

(二) 低温环境下人群的营养

低温环境(cold environment)一般是指气温在 10 ℃以下的环境,低温环境亦可使人体生理和代谢发生变化,从而对营养有特殊的要求。

1. 能量　低温环境下,机体受到寒冷刺激使甲状腺素分泌增加,导致基础代谢升高;低温下引起的寒战及由于寒冷穿衣过多增加身体的负担均可引起能量消耗增加。一般认为,低温环境下的能量供给应增加 5％～25％。

2. 蛋白质、脂肪和碳水化合物　蛋白质的供给应适当增加,以占总能量的 13％～15％为宜,并应注意增加含蛋氨酸及支链氨基酸较多的动物蛋白质的供给,动物蛋白质以占总蛋白质的 50％为宜,因为蛋氨酸是甲基的供体,甲基可提高机体的耐寒能力;脂肪亦可增加对寒冷的耐受性,其推荐摄入量亦应适当增加,以占总能量的 35％～40％为宜;碳水化合物的比例可稍微降低,但仍应为能量的主要来源,约占总能量的 50％。

3. 无机盐与维生素　低温环境下人体对维生素的需要量亦增加,特别是维生素 C。其他与能量代谢有关的营养素如维生素 B$_1$、维生素 B$_2$ 和尼克酸的需要量亦增加。维生素 A 有助于增强机体的抗寒能力。寒冷地区易出现钙缺乏,因为除了寒冷地区膳食来源缺乏之外,阳光照射时间少亦是重要原因之一,因此,寒冷地区生活和工作的人群应增加维生素和含钙丰富的食品的摄入。

(三) 铅作业人群的营养

铅作业常见于冶金、蓄电池等行业。铅主要通过呼吸道和消化道进入人体,大多数经过肝微粒体混合功能氧化酶代谢,也可作用于神经、血液和消化系统引起急、慢性中毒。合理营养有助于减少铅的吸收、增加铅的排出和减少铅对机体的危害。铅作业人员的营养主要应注意以下几个方面:

1. 供给充足的维生素 C 对于铅作业人员来说,维生素 C 极为重要。维生素 C 主要通过以下几个方面的作用减少铅的危害。

(1) 维生素 C 可在肠道与铅结合生成难溶性的抗坏血酸铅而排出体外,减少铅在肠道的吸收。

(2) 维生素 C 的还原性可维持体内还原型谷胱甘肽水平,使其发挥对铅的解毒作用。

(3) 补充维生素 C 有助于缓解铅中毒时维生素 C 大量消耗引起的坏血病症状。一般认为,铅作业人员每天应供给 150～200 mg 的维生素 C。

2. 补充富有含硫氨基酸的优质蛋白质 含硫氨基酸的优质蛋白质是谷胱甘肽中胱氨酸的主要来源,对于维持血浆中还原型谷胱甘肽水平,发挥对铅的解毒作用有重要意义。铅作业人员蛋白质的供能比应占 14%～15%,优质蛋白质应占总蛋白质的 50% 为宜。

3. 补充叶酸及多种 B 族维生素 因为铅的主要毒作用在神经系统与造血系统,因此铅中毒的预防与治疗亦应重点保护神经系统及造血系统。维生素 B_{12}、叶酸可促进血红蛋白的合成和红细胞的生成,维生素 B_1、维生素 B_6、维生素 B_{12} 对于神经系统具有保护作用。

4. 适当限制脂肪的摄入 因膳食脂肪可增加铅的吸收。脂肪的供能比不宜超过 25%。

5. 成酸性食品与成碱性食品交替使用 成酸性食品可使骨骼中 $Pb_3(PO_4)_2$ 在血液中形成 $PbHPO_4$,从尿中排出,常用于慢性铅中毒的排铅治疗,谷类、豆类和富含蛋白质的食品均为成酸性食品;成碱性食品可促使血液中的 $PbHPO_4$ 在浓度较高时,形成 $Pb_3(PO_4)_2$ 进入骨骼,以缓解铅中毒的急性毒性;含钙、镁、钾较多的蔬菜、水果及奶类为成碱性食品。

（邵继红）

第四节 营养与疾病

学习要求

掌握:判断肥胖的标准与防治;心血管疾病、糖尿病的营养因素与膳食调控原则。

熟悉:肥胖症的发病原因;膳食、营养与癌症之间的关系;防癌膳食建议。

了解:肥胖对健康的危害;糖尿病的诊断标准、分型与危险因素。

2010 年,中国疾病预防控制中心在全国疾病监测地区抽样调查显示:18 岁及以上居民超重率 30.6%,肥胖率 12.0%;居民高胆固醇(TC)血症患病率 3.3%,60 岁及以上老年人高胆固醇血症患病率 4.9%,城市老年人患病率高达 6.4%;糖尿病患病率 9.7%,60 岁及以上老年人糖尿病患病率 19.6%。

一、营养与肥胖症

肥胖(obesity)可分为:①遗传性肥胖,较罕见;②继发性肥胖,主要是疾病、内分泌紊乱造成;③单纯性肥胖,排除上述因素,主要由于机体长期能量摄入超过能量消耗,多余的能量在体内转变成脂肪,在体内积聚,从而导致体重增加,并产生一系列病理、生理变化的状态,也常表现为家族聚集倾向,是肥胖中最常见、与营养关系最为密切的类型。肥胖是现代社会很多慢性病,如糖尿病、冠心病的重要影响因素。因此,社会各界必须给予足够的重视。

(一)肥胖的发病原因

肥胖的发生总的来说有两个方面的原因,即内因和外因。

1. 肥胖发生的内因　即遗传因素(inherited factors)。在人类肥胖的发生过程中,遗传因素表现在两个方面:第一,遗传因素起决定作用。现已证实:第 15 号染色体有缺陷,可引起一种罕见的畸形肥胖。第二,遗传因素与环境因素相互作用。这种情况较多见,现已发现与人类肥胖有关的基因有四种:神经肽 Y、黑色素皮质激素、瘦素(leptin)和解偶联蛋白(uncoupling protein,UCP)。关于遗传因素与环境因素的关系以及在肥胖发生中各自作用的大小,尚有许多争议。一般认为:遗传因素决定了人体对肥胖的易感性,而环境因素与遗传因素的共同作用才决定人体最终是否肥胖。此外,环境因素在决定身体总脂肪量方面,作用可能大于遗传因素;而遗传因素在决定体脂的分布方面,可能更为重要。

2. 肥胖发生的外因　即环境因素(environmental factors),主要包括饮食因素、体力活动少和行为心理因素等。

(1) 饮食因素:饮食因素是产生肥胖的重要环境因素,特别是生命早期,如 3 岁以内的喂养营养过剩,膳食结构不合理以及存在进食量过多、喜食高能量食物(富含脂肪食物、油炸食物)、经常大量食用甜食、经常饮酒、吃零食过多、进食速度过快或贪食等行为。

(2) 体力活动少:随着社会的发展、科技的进步,除了给人们带来了越来越丰富的食物外,还给人们创造了更加便利的交通、生活及工作条件,如汽车、电梯、电视、电脑以及工厂生产的自动化操作等,从而使人们的体力活动减少,能量消耗随之减少。

(3) 行为心理因素:有调查表明,肥胖者日常多不喜欢活动、进食量较多。此种多食少动行为有助于肥胖的形成。此外,有些人性格孤僻、内向、不善交际及参加活动;还有些人在事业、婚姻等方面受到挫折之后,对生活和前途失去信心,终日沉浸于"美酒佳肴"之中,久之亦可形成肥胖;现实生活中还存在"过劳肥",引起"过劳肥"的原因有:长时间坐着工作,缺乏运动,饮食不规律,应酬多并伴有暴饮暴食,睡眠不足,以及通过吃东西来减轻心理压力等。

(二)肥胖的判定标准

肥胖的判定方法有人体测量法、物理测量法和化学测量法三大类。此处仅介绍人体测量法。人体测量法主要是测量人体的身高、体重、胸围、腰围、臀围和皮褶厚度等。常用的评价方法有:身高标准体重法、皮褶厚度法和体质指数法。

1. 身高标准体重法　WHO 推荐以肥胖度判断:

$$肥胖度(\%)=\frac{\left[实际体重(kg)-身高标准体重(kg)\right]}{身高标准体重(kg)} \tag{3-12}$$

$$身高标准体重(kg)=身高(cm)-105 \tag{3-13}$$

判定标准:肥胖度 10%~19%为超重;20%~29%为轻度肥胖;30%~49%为中度肥胖;≥50%为重度肥胖。

2. 皮褶厚度法　用皮褶厚度测量仪测量肩胛下和上臂肱三头肌肌腹处皮褶厚度,两者之和即为皮褶厚度。皮褶厚度一般不单独用来判定肥胖,常与身高标准体重法结合起来使用。

判定标准：肥胖度≥20％，且两处皮褶厚度≥80 百分位数，或其中一处皮褶厚度≥95 百分位数为肥胖。

3. 体质指数（BMI）法　体质指数是近年来最为常用的肥胖判定指标，它能够较好地反映体脂的含量，BMI＝体重(kg)/身高(m)^2。

我国正常健康成人的 BMI 为 18.5～23.9，＜18.5 为消瘦，≥24 为超重，≥28 为肥胖。

（三）肥胖对健康的危害

肥胖对儿童和成人健康都不利，也会对肥胖者心理产生一定的不良影响，如自卑、缺乏自信心，特别是肥胖的儿童。大量研究显示：体质指数和死亡率之间存在着 U 型曲线关系，即在 BMI 过低及过高时死亡率均高，其中肥胖患者的死亡率最高。成人肥胖不仅可使致命性疾病，如 2 型糖尿病、心血管疾病、胆囊疾病、胃肠道肿瘤等的发病率和死亡率增加，而且还可使一些非致命性疾病的发病率增加，如背痛、关节炎、不育以及心理障碍等。肥胖还可对儿童心血管系统造成潜在疾病危险，如血脂、血压升高；影响呼吸系统通气量；可能使生长激素和性激素分泌异常，影响生长发育。

（四）肥胖的预防与治疗

导致肥胖的直接原因是能量的摄入和消耗的失衡，控制肥胖需要综合利用合理膳食（减少能量摄入）、有氧锻炼（增加能量消耗）和改变生活方式（建立健康行为）三条途径，使身体稳定处于能量负平衡，促进脂肪分解。

1. 预防　总体来说，肥胖的预防主要是针对不同的工作对象，包括三种预防措施，即普遍性预防（universal prevention）、选择性预防（selective prevention）和针对性预防（targeted prevention）。普遍性预防是针对总人群。选择性预防是针对肥胖高危人群，如 BMI≥24 的人群或有肥胖、2 型糖尿病、高血压等家族史的人群。针对性预防是针对已经超重或者具有肥胖生物学指标的人群，目的在于预防体重的增加以及降低体重相关疾病的患病率。三种不同的预防措施主要是工作的对象不同，但工作的内容相似，主要包括：做好健康宣传工作，让人们充分认识到肥胖的危害性；指导人们合理营养，去掉一些不良饮食习惯；鼓励人们多参加体育锻炼及增加日常生活中的活动量。

2. 治疗　肥胖的治疗原则是达到能量负平衡，促进脂肪分解。常用以下方法：

（1）饮食控制：即通过控制每天的食物摄入量及摄入食物的结构，来减少总能量的摄入，保持一定量的能量负平衡。一般来说，在控制体重之初，减少能量的摄入可能较为有效，但能量的摄入必须以保持人体能从事正常活动为原则，否则将给身体健康带来危害，以至于难以长期坚持。一般成人每天摄入能量控制在 4 180 kJ（1 000 kcal）左右，最低不能低于 3 344 kJ（800 kcal）。还应控制三大营养素的供能比，可适当降低碳水化合物、脂肪的供能比，增加蛋白质的供能比。如蛋白质占总能量的 25％，脂肪占 20％～25％，碳水化合物占 50％～55％。鼓励食用新鲜水果、蔬菜和粗粮。限制乙醇的摄入。所有控制体重的策略均需对患者进行食物和健康膳食习惯的教育。患者应避免"嗜好"饮食和"时尚"膳食。

青少年控制体重又有自身鲜明的特点，即不能以影响生长发育为代价，减肥的首要目标是遏制体重继续增长，而不是使现有体重继续下降。研究表明，7 岁至青春期是预防肥胖症的良好时机，对有肥胖症倾向的儿童，应根据发胖的原因及时采取措施。

（2）运动疗法：运动疗法常与膳食控制配合使用。采用运动疗法控制肥胖应注意以下几点：①应重视增加习惯性的日常活动，如步行或骑自行车上下班、购物、爬楼梯等。②活动强度以低、中度为宜，尤其应注重快步走、骑自行车、爬山、游泳及做健身操等，因为中等强度的运动,人体组织能够动员体内的脂肪降解,这样就真正减少了体内储存的脂肪。而且,中等强度的运动一般不会增加食欲,从而避免了通过饮食摄入更多能量加剧脂肪在体内的积蓄。一般中等强度有氧运动时间应以 20~40 min 为宜。要坚持每天运动才能有结果。一般不必选择高强度的体育活动。③应长期坚持,直至终生,否则,会出现体重反弹现象。

(3) 药物疗法:药物疗法只能作为膳食控制与运动治疗肥胖的辅助手段。可考虑在医师指导下采用药物治疗的情况有:①有饥饿感或明显的食欲亢进导致的肥胖;②存在相关的伴发疾病,如糖耐量减低、血脂异常和高血压;③存在其他有症状的并发症,如严重的关节炎、阻塞性呼吸睡眠暂停、反流性食管炎及腔隙综合征。目前用于治疗肥胖的药物主要分为作用于中枢神经系统影响食欲的药物及作用于胃肠系统减少吸收的药物两大类。由于长期使用药物治疗可能产生许多副作用,因此,应慎重使用,对于儿童、孕妇和乳母应禁止使用。

(4) 手术疗法:对于非常严重的肥胖患者,且其他疗法均效果不佳时,可考虑采用手术疗法。如胃大部切除术、空肠结肠吻合术、吸脂术等。

此外,中医的针刺疗法、推拿按摩法等也有一定作用。

二、营养与心血管疾病

(一)与心血管疾病有关的营养因素

1. 脂类　研究表明,动脉硬化与膳食脂肪酸种类、胆固醇(TC)及甘油三酯(TG)及血浆脂蛋白类型密切相关。植物油中的多不饱和脂肪酸亚油酸能降低血中胆固醇含量,但它对三酰甘油的影响很小;而鱼类脂肪中的亚麻酸则对降低血胆固醇和三酰甘油的效果比亚油酸高出 2~5 倍。此外,亚麻酸和其他 ω-3 型脂肪酸还有减少冠心病另一种风险因素的功效,即它能降低血小板凝聚和血液凝固,有预防血栓形成的作用。

(1) 脂肪酸:流行病学调查表明,膳食脂肪摄入总量,尤其是饱和脂肪酸(SFA)的摄入量与动脉粥样硬化的发病率呈正相关。一般认为,饱和脂肪酸可通过抑制低密度脂蛋白胆固醇(LDL)受体使血胆固醇水平升高,尤其是低密度脂蛋白胆固醇(LDL - C)水平升高。但饱和脂肪酸对血脂的影响也不完全相同,短链饱和脂肪酸($C_{6:0} \sim C_{10:0}$)和长链饱和脂肪酸(C原子数>18),可升高血脂。单不饱和脂肪酸(mUFA)可以降低低密度脂蛋白胆固醇,而不降低高密度脂蛋白胆固醇(HDL - C)。多不饱和脂肪酸(PUFA)可降低血胆固醇及三酰甘油,目前研究发现:n-3 系列的多不饱和脂肪酸,如 α - 亚麻酸、EPA 和 DHA 具有明显降低三酰甘油的作用,主要是阻止三酰甘油掺入到肝的极低密度脂蛋白(VLDL)颗粒中,从而引起血三酰甘油的降低。此外,PUFA 还可以降低血浆总胆固醇,增加 HDL。EPA 还具有较强的抗血小板凝集作用,能预防血栓的形成。但 PUFA 过多也容易产生氧化应激,反而增加心血管疾病风险。

反式脂肪酸(TFAs)主要是不饱和脂肪酸(自然界中多为顺式)在食品加工过程中,经氢化而形成,天然食物中,如牛奶也少量存在。最近的研究表明,反式脂肪酸可升高 LDL,同时亦可降低 HDL,因此,目前已把反式脂肪酸列为升高胆固醇(指低密度脂蛋白胆固醇)的行列。目前我国人均日摄入 TFAs 仅 0.6 g,远低于欧美国家。

(2) 胆固醇:一般认为,增加膳食胆固醇摄入可使血胆固醇浓度升高,从而使心血管疾病发病的危险性增加。但人体内的胆固醇来源于两个方面,即外源性和内源性。外源性即膳食摄入约占 20%,其余均为肝脏的内源性合成。内源性合成为人体胆固醇的主要来源,但胆固醇的内源性合成受外源性胆固醇的影响,即摄入的外源性胆固醇可反馈性地抑制肝脏胆固醇合成的限速酶——羟甲基戊二酸单酰辅酶 A 还原酶（HMG-CoA 还原酶），即机体对血浆胆固醇水平具有自身调节作用，但这种调节作用是有限的，当大量摄入胆固醇时，可使血浆胆固醇水平升高，因此，应适当限制胆固醇的膳食摄入。

（3）磷脂：磷脂可使胆固醇转化成胆固醇酯。实验证明，黄豆卵磷脂对降低血胆固醇和防止动脉粥样硬化有一定效果。

2. 能量与碳水化合物　膳食能量摄入长期超过能量消耗，可引起肥胖及血三酰甘油水平的升高，而肥胖、高三酰甘油血症均为冠心病、高血压等心血管疾病的重要危险因素；膳食中碳水化合物摄入过多，特别是蔗糖摄入过高亦可引起肥胖及高甘油三酯血症；而膳食纤维，尤其是可溶性膳食纤维在消化道中能与胆汁酸盐结合，使得更多的胆固醇转化成胆汁酸盐排出体外，可降低血浆总胆固醇水平，其中主要降低低密度脂蛋白胆固醇。

3. 蛋白质　有报告显示：植物蛋白质中的大豆蛋白有明显的降血脂作用。当以大豆蛋白替代膳食中的动物蛋白时，可降低低密度脂蛋白水平。一些氨基酸，如蛋氨酸能引起血浆同型半胱氨酸升高，是动脉硬化的独立危险因子；而牛磺酸则能减少氧自由基，提高还原型谷胱甘肽，有利于膜稳定，同时降低肝脏胆固醇合成。

4. 维生素　维生素 E 具有抗氧化作用，可防止不饱和脂肪酸过氧化引起的心血管系统损伤；维生素 E 亦可降低血浆低密度脂蛋白胆固醇，升高高密度脂蛋白胆固醇。维生素 C 也是一种重要的抗氧化剂，可捕捉自由基，防止不饱和脂肪酸的脂质过氧化反应；维生素 C 还参与胆固醇代谢形成胆酸，降低血胆固醇。此外，维生素 B_6、叶酸、维生素 B_{12} 缺乏，可使血浆同型半胱氨酸浓度增加，而高同型半胱氨酸（Hcy）血症是心血管疾病的危险因素之一。

5. 无机盐　钙、镁、铬、钾、硒等对心血管系统具有保护作用。钠摄入过多可使血压升高，促使心血管疾病的发生。

（二）心血管疾病的膳食调控原则

1. 控制总能量摄入，保持理想体重。

2. 控制饱和脂肪酸和胆固醇的摄入。减少总脂肪摄入量，使脂肪产能比在 30% 以下；降低饱和脂肪酸的摄入，适当增加单不饱和脂肪酸和多不饱和脂肪酸的摄入，使饱和脂肪酸：单不饱和脂肪酸：多不饱和脂肪酸配比等于 1：1：1。减少胆固醇的摄入，使每日胆固醇的摄入量≤300 mg。对于高血脂和调节功能差者，每日胆固醇的摄入量应≤200 mg。

3. 提高植物性蛋白，特别是大豆蛋白的摄入，少吃甜食。

4. 增加膳食纤维和多种维生素。

5. 饮食清淡、少盐限酒。

6. 适当多吃保护性食品，如大豆及其制品、山楂、大蒜、洋葱、香菇、木耳等富含植物化学物的食品。

三、营养与糖尿病

糖尿病（diabetes mellitus，DM）是由于体内胰岛素分泌绝对或相对不足而引起碳水化合物、脂肪和蛋白质等代谢紊乱的一种疾病。患者以高血糖为共同主要标志，以多饮、多食、多尿、体重减少，即"三多一少"为主要临床症状，且容易并发心、肾、脑、眼等部位的血管病变，从而引起严重的后果，甚至残疾、死亡。2010 年，中国 18 岁及以上居民糖尿病患病率 9.7%，病人已有 9 000 万以上。

（一）糖尿病的诊断标准与分型

1999 年世界卫生组织（WHO）专家委员会的诊断标准是：①典型的症状和体征＋任意一次血糖值≥11.1 mmol/L（200 mg/dl）；②空腹血糖（FPG）≥7.0 mmol/L（126 mg/dl）；③葡萄糖耐量试验（OGTT），成人空腹口服 75g 葡萄糖 2 小时后血糖值≥11.1 mmol/L，可诊断为糖尿病。单独空腹血糖值在 6.1～7.0 mmol/L 为糖耐量受损（impaired glucose tolerance，IGT），或餐后 2 小时血糖值在 7.8～11.1 mmol/L 为糖耐量降低，均是糖尿病前期表现。

糖尿病可分为 1 型糖尿病、2 型糖尿病、其他类型糖尿病及妊娠期糖尿病等。1 型糖尿病：胰岛 β 细胞破坏，胰岛素绝对缺乏。此型多发生于儿童青少年时期，多有家族史，症状多较重，占糖尿病总患者数的 5%～10%，依赖于胰岛素治疗。2 型糖尿病：胰岛素抵抗（insulin resistance，IR）为主伴胰岛素相对缺乏，或胰岛素分泌缺陷为主伴胰岛素抵抗，是最常见的一种类型，约占全世界总糖尿病患者数的 90%，在我国约占 95%。此型多发于中老年，一般 45 岁以后发病，常与遗传素质、个人体质（肥胖等）、体力活动少等因素有关。症状一般较轻，不一定依赖胰岛素治疗，如能早期发现尽早采取措施，可在相当长的时间内不出现严重的并发症。其他类型糖尿病主要有感染性、药物及化学制剂引起的糖尿病。

（二）糖尿病的危险因素

糖尿病的危险因素也是多方面的，主要包括遗传因素、环境因素和自身的生理病理因素等。

1. 遗传因素　糖尿病具有家族遗传易感性。有人认为，在食物供应不足时，机体为了生存，人体的基因产生一种适应性的变化，即产生"节约基因"，这种基因可将食物转变为脂肪储存起来，以供饥饿时维持生命。有这种基因的人，在其他危险因素的作用下，容易发生糖尿病。因此，正处于经济高速发展、生活水平迅速提高的国家和地区，糖尿病的患病率明显增加。如我国目前糖尿病的发病正呈增高和低龄化趋势。

2. 环境因素　包括饮食因素和社会环境因素。饮食因素主要与高脂肪、高热量膳食有关，而膳食纤维、维生素、矿物质摄入过少等；社会环境因素包括不良生活方式，如吸烟、过度饮酒；以及由于生活节奏加快，竞争激烈，应激增加和体力活动量减少等。

3. 生理病理因素　如年龄增大、妊娠、感染、高血压、高血脂、肥胖等均可使糖尿病的患病率增加。大多数 2 型糖尿病患者伴有肥胖，肥胖者糖尿病的发病率远远高于正常体重者。

（三）糖尿病的膳食调控原则

我国学者提出了以饮食治疗、运动治疗、教育与心理治疗、药物治疗和病情监测为内容的糖尿病"五套马车"综合治疗原则，其中饮食治疗对糖尿病的控制最为重要。

饮食调控是糖尿病最基本的治疗方法。通过合理的饮食调控，轻型糖尿病可以不需使用药物；较重者在使用药物治疗的同时，亦必须长期坚持饮食治疗。糖尿病饮食疗法的目的是：保护胰岛功能，维持基本正常的血糖、尿糖和血脂水平，减少急慢性并发症；维持或达到理想体重；强调患者个人需要，供给平衡膳食，提高生活质量。

1. 合理控制总能量　合理控制总能量摄入是糖尿病饮食调控的总原则。能量的摄入以能维持或略低于理想体重为宜，考虑患者体重和活动情况。一般情况下，每日摄入能量在 7 524～8 778 kJ（1 800～2 100 kcal），胖人宜减少到 5 016～7 524 kJ（1 200～1 800 kcal）。此外，应配合适当的体力活动以增加能量消耗。

2. 选用合适的碳水化合物　一般认为，碳水化合物以占总能量的 50%～60% 为宜，相当于主食 300～400 g,并且要求以多糖食物为主,尽量多选用吸收较慢的玉米、荞麦、燕麦、莜麦等粗杂粮,适当控制小分子糖(如蔗糖、葡萄糖等)的摄入。

3. 增加可溶性膳食纤维的摄入　可溶性膳食纤维通过延缓胃的排空,减缓碳水化合物在小肠的消化吸收,而起到降低餐后血糖生成反应的作用,对 2 型糖尿病有一定的控制作用。

4. 控制脂肪和胆固醇的摄入　脂肪供能占总能量的比例一般为 20%～25%,不应超过30%。饱和脂肪酸:单不饱和脂肪酸:多不饱和脂肪酸以 1:1:1 为宜;每天胆固醇摄入量≤300 mg。

5. 蛋白质　成年患者按 1～1.2 g/kg(理想体重)摄入,占总能量的 12%～20%,其中至少有 1/3 来自优质蛋白质,如乳、蛋、瘦肉及大豆制品。对合并肾脏病变者,增加蛋白质摄入时应慎重。

6. 充足的维生素和无机盐　可适当增加 B 族维生素及维生素 C 的摄入量,宜多吃些新鲜蔬菜;铬、锰、锌有利于脂质代谢,对改善糖尿病患者脂质代谢紊乱有益。三价铬是葡萄糖耐量因子(GTF)的重要组成成分,良好的铬营养有助于改善糖尿病患者的糖耐量,增加胰岛素的敏感性。糖尿病患者易患骨质疏松,应注意补充维生素 D、钙和磷。

四、营养与癌症

癌症是目前最为严重的威胁人类健康的一类疾病,而且许多癌症的发病率还在继续增加。癌症的发病原因复杂,老龄化、吸烟、环境污染和室内污染、食物污染与饮食结构不合理等都可能是其危险因素。癌症死亡率高,许多癌症目前仍缺乏有效的治疗方法。因此,癌症的预防显得尤为重要。据估计,至少 35% 的人类癌症与膳食因素有关。如果将生活方式因素(lifestyle factor)如抽烟、运动等考虑在内,人类 70%～80% 的癌症可能与饮食、生活方式因素有关。因此,提倡健康的饮食生活方式将对癌症的预防产生重大意义。

近 20 年来,我国经济发展很快,特别是城市地区,膳食组成也出现了明显的变化,城市恶性肿瘤死亡率也有相应改变。肺癌、肝癌死亡率上升幅度最明显,其次是结肠直肠癌、肛门癌、白血病和乳腺癌。死亡率下降最大的是宫颈癌,其次是食管癌、鼻咽癌和胃癌。

(一)食物与癌

食物是人类赖以生存的物质基础。在食物中,既存在着各种保护因素,又存在一些有害因素。食物对机体的影响取决于各种因素综合作用的结果。

1. 蔬菜、水果与癌症　蔬菜、水果对于癌症的预防性作用是研究得最多、也是最被认可的。蔬菜和水果含能量不高,却能提供丰富的膳食纤维、维生素、矿物质和多种生物活性物质。现有的资料证明,蔬菜与水果多的膳食模式能减少口腔与咽、食管、肺和胃癌危险性的证据是充分的;此外还可能预防喉、胰腺、乳腺和膀胱癌。蔬菜、水果对于癌症的预防作用主要通过以下方面:蔬菜、水果中含有抗氧化物质(antioxidants),如维生素 C、维生素 E、β-胡萝卜素与其他类胡萝卜素及生物类黄酮等,可以防止机体的氧化性损伤;维生素 C 与维生素E 还可抑制亚硝胺的合成;蔬菜、水果中含有较多的膳食纤维,可减少结肠癌的发生;蔬菜中所含的叶酸对于癌症的预防亦起一定的作用,叶酸是一碳单位的主要来源,而一碳单位可减少 DNA 甲基化和染色体断裂;此外,十字花科蔬菜(如甘蓝、菜花、圆白菜等)中所含的吲哚类化合物——异硫氰酸盐亦可抑制癌症的发生。

2. 动物性食品与癌　有调查显示,红肉(red meat)(主要指牛肉、羊肉、猪肉等)的摄入量与结肠癌的发生率有相关性。膳食中牛羊和猪肉过多时,很可能增加结肠、直肠癌的危险性,可能增加胰腺、乳腺、前列腺和肾癌的危险性。

3. 其他食物与癌　茶叶尤其是绿茶的抗癌作用已在许多动物实验中证实;饮酒可增加患某些癌症的危险性。

4. 食品加工对癌症危险性的影响

(1) 化学污染:在食物和饮料中发现的化学污染物很多:化肥中的硝酸盐,各种杀虫剂和除草剂,畜牧水产养殖业用农药及生长素等残留物,重金属铅、砷和镉,多氯联苯,二噁英等环境污染物。其中有些已经实验证实具有致突变和致癌作用,还有些已由国际癌症研究中心公布对人类可能有致癌作用。

(2) 微生物污染:粮食及其制品保存不当的情况(高温、潮湿和通风不良)下,很容易受到曲霉、青霉和镰刀菌属产生的多种毒素污染。其中,黄曲霉毒素可使原发性肝癌发病率增高。在制备和烹调食物的过程中,可能被幽门螺杆菌污染,可增加胃癌的发病率。

(3) 食盐腌制:传统食品常用腌制方法保存,腌制品中所含食盐量大,且可能含有少量致癌物亚硝胺类物质,可以增加食管癌、胃癌、鼻咽癌发病危险性。

(4) 熏鱼、熏肉制品:经过烟熏或火烤的食品,常被致癌的苯并(a)芘等多环芳烃类污染,如多吃这些食物,可增加胃癌发病的危险性。

(二)防癌膳食调控原则

通过切实可行的合理膳食措施和健康生活方式,可望使全球的癌症发病率减少 30%～40%,世界癌症研究基金会和美国癌症研究所专家小组(The World Cancer Research Fund and the American Institute for Cancer Research Institute,WCRF/AICR)在 2008 年发布的《食物、营养、身体活动和癌症预防》中,指出以食物为主的膳食指南。专家组建议预防癌症的主要措施是:

1. 选择富含各种蔬菜和水果、豆类的植物性膳食,并选用粗粮。

2. 避免体重过低或过重,整个成人期的体重增加限制在 5 kg 以内。

3. 坚持适当的体力活动,如果工作时缺少体力活动,应每天进行 1 小时快步行走或类似运动。

4. 全年每天多吃蔬菜和水果,目标为每日 400～800 g。

5. 每天摄入多种谷类、豆、根茎类食物,目标为 600～800 g,并尽量多吃粗加工的谷类。

6. 建议不饮酒,如饮酒,则每天男性限制在 2 杯以内,女性限制在 1 杯以内(1 杯酒相当于 250 ml 啤酒或 100 ml 葡萄酒或 25 ml 白酒)。

7. 控制肉的摄入量,特别是红肉,应限制每天 80 g 以内,最好选择鱼、禽肉取代红肉(牛、羊、猪肉)。

8. 限制含量高的脂肪,特别是动物性脂肪等含量高的食物,应选择植物油,特别是单不饱和脂肪酸含量高、氢化程度低的油。

9. 限制腌制食物和食盐摄入量。

10. 避免食用被霉菌毒素污染而在室温长期储藏的食物。

11. 注意易腐败食物的储藏。

12. 尽管吸烟不是膳食的一部分,但是任何预防癌症的膳食建议都应强调"不吸烟"。

(邵继红)

第五节　临床营养治疗

学习要求

掌握：临床患者综合营养评价方法；临床治疗膳食应用范围。

熟悉：临床治疗膳食的种类和组成；管饲营养与静脉营养的适应证与禁忌证；管饲营养液与静脉营养液的种类及配制要点。

了解：临床营养评价与治疗的意义；营养支持治疗的设计方案。

　　临床营养治疗是根据疾病病理生理特点，按不同的疾病制定符合其特征的饮食治疗方案和特定的饮食配方，以达到纠正营养缺乏，增强机体抵抗力，促进疾病好转和痊愈的目的。早在20世纪70年代，美国的营养工作者曾对医院的患者进行营养调查，发现其营养不良率在45%以上，这严重影响着临床疗效和疾病的转归。此后，随着对医院患者营养评价方法的研究及对危重患者营养支持治疗方法研究的开展，发达国家住院患者的营养缺乏症已降低到20%～25%，与此同时，住院患者的死亡率降低、治愈率与周转率提高，取得了很大的社会效益与经济效益。因此营养支持疗法是近代医学科学的四大成就之一，目前营养治疗已成为临床治疗不可分割的重要组成部分。

一、患者临床营养评价

　　营养状况的评定有助于了解患者的全身体质状况、判断患者的预后、指导临床治疗以及营养支持措施的制定；同时，通过对患者营养状态的定期监测，可以评价营养支持治疗的效果，调整临床治疗与营养支持方案，争取患者早日康复。全面、完整的临床营养评价应该包括病史的询问、膳食情况的调查、人体测量、营养缺乏病体格检查以及实验室生化检查，在此基础上作出营养状态的综合评定。

（一）病史

　　询问患者的病史时，应注意下列问题：①近期体重有无显著变化。②胃肠道功能是否正常。③有无影响食欲与食物消化、吸收、利用的药物服用史。④有无偏食习惯和食物过敏史。如有上述任何一种情况存在时，应注意营养状态异常发生的可能性。

（二）膳食史

　　我们在本章第二节"膳食摄入量的估计"部分已经对膳食调查的方法作了详细阐述。患者入院前的膳食情况可以用24小时回顾法进行，但在入院前食物摄入已经不正常的患者，此法会出现偏差，应以一贯的膳食史和习惯作为补充。患者入院后，可用3日记录法详细记录患者各种食物摄入量，或用24小时回顾法进行经常性的估量。

（三）人体测量

　　1. 体重、身高　这是反映人体营养状况最基础的人体测量数据。当营养状况有变化时，体重在短时间内即有相应改变；但身高的变化需较长时间才出现。

　　身高、体重常用不同区域范围内同一人群的均值作为评价参考值，参考值以年龄为组别，也称年龄别体重、年龄别身高。标准体重（standard weight）又称为理想体重（idea body weight，IBW），是指在此身高范围内死亡率最低的人的体重。我国成年人常用Broca改良公式：标准体重(kg)＝身高(cm)－105;或平田公式:标准体重(kg)＝[身高(cm)－100]×0. 9。

临床称量患者体重后可通过计算理想体重百分率(%)与近期体重改变率(%)来评定营养状况。计算公式与评价标准(表3－10)如下:

$$理想体重百分率(\%)=\frac{实际体重}{理想体重}×100 \tag{3-14}$$

理想体重百分率80%~90%为轻度营养不良;60%~80%为中度营养不良;<60%为重度营养不良。

$$近期体重改变率(\%)=\frac{通常体重-实测体重}{通常体重}×100 \tag{3-15}$$

表3－10　近期体重改变率对体重损失的评定

时间	中度体重损失(%)	重度体重损失(%)
1周	1~2	>2
1个月	5	>5
3个月	7.5	>7.5
6个月	10	>10

引自:于康主编《临床营养师速查手册》2001

除上述评定方法外,以体重与身高测量数据也可计算各种体格营养指数来辅助评价体格营养状况,常用的有 Z 评分、Kaup 指数、Queteler 指数(即体质指数 BMI)和 Rohrer 指数等。

$$Z 评分=\frac{儿童测量(身高或体重)数据-标准(身高或体重)中位数}{该年龄标准(身高或体重)的标准差} \tag{3-16}$$

适用于学龄前儿童,Z 评分法评价儿童生长发育的指标有三个:即年龄别身高(HAZ)、年龄别体重(WAZ)和按身高的体重(WHZ)。WAZ<-2 代表低体重;HAZ<-2 代表生长迟缓;WHZ<-2 代表消瘦,WHZ>2 代表肥胖。

$$Kaup 指数=\frac{实测体重(kg)}{[实测身长(cm)]^2}×10^4 \tag{3-17}$$

适用于学龄前儿童,Kaup 指数>22 为肥胖;22~19 为优良;19~15 为正常;15~13 为轻度消瘦;13~10 中度消瘦;<10 为重度消瘦。

$$Queteler 指数(或 BMI)=\frac{实测体重(kg)}{[实测身高(m)]^2} \tag{3-18}$$

适用于成年人,正常值为 18.5~23.9;<18.5 为消瘦;24.0~27.9 为超重;≥28.0 为肥胖。

$$Rohrer 指数=\frac{实测体重(kg)}{[实测身高(cm)]^3}×10^7 \tag{3-19}$$

适用于学龄以后各年龄组,正常值为 140~109;<92 为严重消瘦;92~109 为消瘦;140~156 为肥胖;>156 为严重肥胖。

临床上要注意的是:相对于慢性体重丢失,若急性体重损失达原体重的 30% 时,病人极易出现死亡。此外,在测定体重时还需注意水肿、腹水、巨大肿瘤或器官肥大、利尿剂和钠水潴留等因素对体重损失的掩盖。

2. **皮褶厚度**(skin fold thickness)　皮褶厚度包括皮肤和皮下脂肪,皮下脂肪约占全身脂肪总量的一半,并与体脂总量的消耗和贮备量呈正相关,所以测定皮褶厚度可以推算体脂的变化,间接反映能量的营养状况。常用测量部位为三头肌、肩胛下、脐旁三个部位,测量位置分别在左肩峰至尺骨鹰嘴连线中点上方1~2 cm处、左肩胛骨下角下方2 cm处及距脐左方1 cm处。成年人三头肌皮褶厚度正常参考值:男子8.4 mm(中国),女15.3 mm(日本)。相当于正常参考值的90%以上者为正常,介于80%~90%之间为轻度营养不良,介于60%~80%之间为中度营养不良,小于60%者为重度营养不良。

3. 上臂围(arm circumference,AC)　　上臂围指上臂中点的围长,包括皮下脂肪和上臂肌肉,是反映能量和蛋白质营养状况的指标之一。评价方法与皮褶厚度的评价方法类同。

4. 上臂肌围(arm muscle circumference,AMC)　　上臂肌围是反映体内蛋白质储存情况的简便指标,可以代表骨骼肌和体细胞群的营养状况。它与血清白蛋白含量密切相关(若受试者的血清白蛋白低于28 g/L时,约87%的人上臂肌围也减少),故能够反映营养状况的好转或恶化。

$$上臂肌围(cm)=上臂围(cm)-3.14×三头肌皮褶厚度(cm) \qquad (3-20)$$

成年人正常参考值:男24.8 cm,女21.0 cm。评价方法与皮褶厚度的评价方法类同。

(四)临床体格检查

临床体格检查主要是通过全面的体格检查,发现受检者因营养失调而产生的临床症状与体征。营养缺乏的发生是一个渐进过程,其严重程度与所缺乏营养素的种类、数量和持续时间有关。营养缺乏病的产生一般都要经过体内营养素储存量减少、组织含量下降及生理功能低下,最后发展为出现相应的营养缺乏病症状与体征这一系列过程。要注意的是,营养缺乏病的临床症状与体征常常是非典型性的,检查时应注意进行鉴别。检查时,应认真细致逐项进行检查,并做好记录。与营养素缺乏有关的临床体征见表3-11。

表3-11　营养素缺乏症的表现与意义

部　位	症状或体征	可　能　意　义
全身	消瘦或水肿,发育不良	能量、蛋白质、维生素 B_1、锌等缺乏
	贫血	蛋白质、铁、叶酸、维生素 B_{12} 等缺乏
头发	失去光泽,稀少	蛋白质、维生素 A 缺乏
面部	鼻唇窝脂溢性皮炎	维生素 B_2 缺乏
眼	角膜干燥,夜盲,Bitot 斑	维生素 A 缺乏
	角膜周围充血	维生素 B_2 缺乏
	睑缘炎,畏光	维生素 A 、维生素 B_2 缺乏
唇	口唇炎,口角炎,口角裂	维生素 B_2 、尼克酸缺乏
口腔	舌炎,舌猩红,舌肉红,地图舌	维生素 B_2 、尼克酸缺乏
	舌水肿(牙咬痕可见)	尼克酸缺乏
	牙龈炎,牙龈出血	维生素 C 缺乏
皮肤	毛囊角化	维生素 A 缺乏
	皮肤炎(红斑摩擦疹)	尼克酸等缺乏
	溢脂性皮炎	维生素 B_2 缺乏
	皮下出血	维生素 C、维生素 K 缺乏
骨骼	鸡胸,串珠胸,O形腿,X形腿,骨质软化	维生素 D 缺乏

续表 3‐11

部　位	症状或体征	可能意义
神经系统	多发性周围神经炎,肌肉无力,四肢末端蚁 行感,腓肠肌痛	维生素 B_1 缺乏
	精神错乱	维生素 B_1、尼克酸缺乏
循环系统	水肿,右心肥大	维生素 B_1、蛋白质缺乏
生殖系统	阴囊炎,阴唇炎	维生素 B_2 缺乏
其他	甲状腺肿	碘缺乏

(五) 临床生化检查

临床生化检查主要是通过测定人体体液(如血液)或排泄物(如尿液)中营养素的量、与营养素代谢有关的代谢产物或酶的活性的变化等,来判断人体营养水平,对营养素缺乏病的早期发现、早期诊断与预防都具有重要意义。

1. 蛋白质营养状况生化检查

(1) 血浆蛋白:血浆蛋白是反映蛋白质能量营养不良(protein-energy malnutrition, PEM)的敏感指标。由于疾病应激、肝脏合成减少、氨基酸供应不足以及体内蛋白的亏损等都可影响血浆蛋白的浓度。住院患者在应激情况下,分解代谢亢进,如不能进食,仅用 5% 葡萄糖生理盐水维持,短时间内即可出现血浆蛋白浓度降低。其中半衰期较长的血浆蛋白(如白蛋白和运铁蛋白)可反映人体内蛋白质的亏损,而半衰期短、代谢量少的前白蛋白和视黄醇结合蛋白则更敏锐地反映膳食中蛋白质的摄取情况。患者肝肾功能异常也会导致血浆蛋白含量改变,此时需对测定数值作具体分析。

(2) 肌酐-身高指数(creatinine height index,CHI):在肾功能正常时,肌酐-身高指数是测定肌蛋白消耗量的一项生化指标。正常情况下健康成人 24 小时肌酐排出量约为23 mg/ $(kg \cdot bw)$(男)和 18 mg/ $(kg \cdot bw)$(女)。

$$肌酐\text{-}身高指数 = \frac{被试者 24 小时尿中肌酐排出量(mg)}{相同身高健康人 24 小时尿中肌酐排出量(mg)} \times 100 \quad (3-21)$$

评定标准:患者的肌酐－身高指数与健康成人对比,90%～110% 为营养状况正常,80%～90% 为轻度营养不良,60%～80% 为中度营养不良,低于 60% 为重度营养不良。

(3) 尿羟脯氨酸指数:羟脯氨酸是胶原代谢产物,儿童营养不良和体内蛋白质亏损者,尿中羟脯氨酸排出量减少。因而可用尿羟脯氨酸指数作为评定儿童蛋白质营养状况的生化指标。

$$尿羟脯氨酸指数 = \frac{尿羟脯氨酸(\mu mol/ml) \times 体重(kg)}{尿肌酐(\mu mol/ml)} \quad (3-22)$$

评定标准(3 个月～10 岁儿童):尿羟脯氨酸指数大于 2.0 为正常;1.0～2.0 为不足;小于 1.0 为缺乏。

(4) 氮平衡(nitrogen balance):氮平衡＝摄入氮－排出氮。因疾病、创伤或手术的影响造成大量含氮成分流失而又未得到足够的补充,这是负氮平衡的重要原因。因医院化验室一般不进行定氮测定,临床可用下式计算氮平衡:

$$氮平衡 = \frac{24 小时蛋白质摄入量(g)}{6.25} - [24 小时尿素氮 (g) + 3.5 (g)] \quad (3-23)$$

式中:24 小时蛋白质摄入量(g)/6.25 为氮的摄入量,一般以每 100 g 蛋白质含 16 g 氮计算,但如患者输入的是氨基酸溶液,则应以产品含氮量和输液总量进行计算;[24 小时尿素氮 (g)＋3.5 (g)],相当于氮的排出量,其中 3.5g 为日必然丢失氮值,作为常数计算,包括尿中的尿酸、肌酐及少量氨基酸以及粪便和皮肤排泄的氮量。

2. 维生素与微量元素的生化检查见表 3-12。

表 3-12　维生素与微量元素的常用生化检查项目

被检营养素	基本方法	辅助方法
视黄醇	相对剂量反应	血浆视黄醇及胡萝卜素
维生素 B_1	红细胞转酮酶活性	尿及血浆维生素 B_1
维生素 B_2	红细胞(或全血)谷胱甘肽还原酶活性	尿及血浆维生素 B_2
尼克酸	尿中 N-甲基烟酸酰胺 尿中 N-甲基-2-吡啶酮-5-羧酸	全血 NADP 浓度
叶酸	血清及红细胞叶酸水平,血片观察红细胞	尿 FIGLU 排出量(组氨酸负荷)
维生素 C	白细胞维生素 C 含量	尿维生素 C
维生素 D	血中 25-(OH)-D_3 水平	血浆碱性磷酸酶活性
维生素 E	血浆维生素 E	—
铁	血红蛋白、血浆铁蛋白	红细胞游离原卟啉
硒	血清/血浆硒浓度	谷胱甘肽氧化酶活性
锌	血清/血浆锌浓度	发锌浓度、血细胞锌浓度
碘	血浆 T_3、T_4	甲状腺症状

3. 机体免疫功能检测　细胞免疫功能是近年来临床上用于评价内脏蛋白质的一个新的指标,可间接评定机体的营养状况,但属非特异性指标,需注意其他因素的影响。

(1) 淋巴细胞总数:淋巴细胞一般占细胞总数的 20%～40%。患者营养不良、应激反应使其分解代谢增高或不能进食仅靠输注葡萄糖生理盐水维持,都会使淋巴细胞的生成减少。

$$淋巴细胞总数/L=白细胞计数×淋巴细胞所占比例 \qquad (3-24)$$

评定标准:

正常　　　　　淋巴细胞>$1.7×10^9$/L

轻度营养不良　淋巴细胞$(1.2～1.7)×10^9$/L

中度营养不良　淋巴细胞$(0.8～1.2)×10^9$/L

重度营养不良　淋巴细胞<$0.8×10^9$/L

(2) 皮肤迟发型过敏(skin delayed hypersensitivity,SDH)试验:皮内注射 24～48 小时后测量红肿硬结大小,若斑块硬结直径均>5 mm 为免疫功能正常;仅一个结节直径>5mm为细胞免疫力弱,或提示可能存在中度至重度营养不良。

皮肤迟发型过敏反应:常用的致敏剂有流行性腮腺炎病毒、白色念珠菌、链激酶、链球菌DNA 酶等。细胞免疫功能与机体营养状况密切相关。营养亏损时,免疫试验常呈无反应性。细胞免疫功能正常的患者,当在其前臂内侧皮下注射 0.1 ml 本人接触过的三种抗原,皮下注射后 24～48 小时测量红肿硬结大小,若斑块硬结直径均>5 mm 为免疫功能正常;仅一个结节直径>5mm 为细胞免疫力弱,或提示可能存在中度乃至重度营养不良。

(六) 综合营养评定

上面已对评定营养状况的参数进行了全面阐述,不难看出,这些参数是从不同的侧面反映患者的营养状况的,均有一定的局限性,临床实际应用时应综合测定,全面考虑。表 3-13给出了营养不良的综合评价方法。

表 3 - 13　营养不良的综合评价

参　　数	轻度营养不良	中度营养不良	重度营养不良
体重	下降 10%～20%	下降 20%～40%	下降＞40%
上臂肌围	＞80%	60%～80%	＜60%
三头肌皮褶厚度	＞80%	60%～80%	＜60%
血清白蛋白(g/L)	30～35	21～30	＜21
血清转铁蛋白(g/L)	1.50～1.75	1.00～1.50	＜1.00
肌酐-身高指数	80%～90%	60%～80%	＜60%
淋巴细胞总数	$(1.2\sim1.7)\times10^9/L$	$(0.8\sim1.2)\times10^9/L$	$<0.8\times10^9/L$
皮肤迟发性过敏反应	硬结＜5 mm	无反应	无反应
皮肤氮平衡(g/24 小时)	-10～-5*	-15～-10*	＜-15*

* 表示轻、中、重度负氮平衡。

(七) 主观性全面评价方法

临床上在缺乏生化检测数据条件下,为了快速对病人营养状况进行评估,并了解与之相关的并发症出现几率,常采用主观的全面评价方法(subjective global assessment,SGA)。表 3-14 列出了 SGA 营养评价方法的内容和评定标准。

表 3 - 14　SGA 的主要内容和评定标准*

指　　标	A 级	B 级	C 级
近期(2 周)体重改变	无或升高	减少＜5%	减少＞5%
饮食改变	无	减少	不进食/低能量流食
胃肠道症状(持续 2 周)	无或食欲不减	轻微恶心、呕吐	严重恶心、呕吐
活动能力改变	无或减退	能下床走动	卧床
应激反应	无或低度	中度	高度
肌肉消耗	无	轻度	重度
三头肌皮褶厚度	正常	轻度减少	重度减少
踝部水肿	无	轻度	重度

* :8 项指标中,至少 5 项属于 C 级或 B 级者,可分别被定为重或中度营养不良。

引自:于康主编《临床营养师速查手册》,2001

(八) 营养风险筛查

营养风险筛查(nutritional risk screening, NRS 2002),2002 年由欧洲肠外肠内营养学会(ESPEN)制定,能够动态地评估患者有无营养风险,方法简单易行。2005 年起经中华医学会肠外肠内营养学推荐,作为住院患者营养风险筛查的工具。营养风险筛查基于疾病和创伤等应激状态对机体营养代谢的影响,和(或)在营养不良的状态下等因素所造成营养障碍的风险,能够更加全面的了解患者的营养状态和疾病的预后,并以此来判断是否进行营养支持。表 3-15 列出了 NRS 2002 评价方法的内容与标准。

表 3 - 15　NRS 2002 的主要内容和评定标准

营养状态的削弱程度		疾病的严重程度(应激代谢)	
未受损 评分(0)	营养状态正常	应激代谢 评分(0)	营养需求正常
轻度 评分(1)	3 个月内体重丢失＞5% 或前 1 周的进食为正常 需要的 50%～75%	轻度 评分(1)	髋部骨折、慢性疾病出现新的并发症、COPD、长期透析、糖尿病、肿瘤

续表 3 - 15

营养状态的削弱程度		疾病的严重程度（应激代谢）	
中度 评分（2）	2 个月内体重丢失＞5% 或 BMI 为 18.5～20.5 并 全身情况受损，或前 1 周 的 进食 为 正常 需要 的 25%～50%	中度 评分（2）	大型腹部外科手术、脑卒中、重度肺 炎、恶性血液病
重度 评分（3）	1 个月内体重丢失＞5% （或 3 个月内体重丢失＞ 15%）或 BMI 为＜18.5 并全身情况受损，或前 1 周的进食为正常需要的 0%～25%	重度 评分（3）	严重头部损伤、骨髓移植、APACHE 评分＞10 的危重患者

　　总分计算：①根据营养状态的削弱程度（选择最严重的数值作为评分的基础）和疾病的严重程度（应激代谢会增加营养需求）进行评分；②将 2 项评分相加（总分）；③若患者年龄≥70 岁，总分再加 1 分。按年龄校正后的总分≥3 分表明患者存在营养风险，需进行营养支持。

二、医院膳食

　　医院膳食包括基本膳食（basal diet）、治疗膳食（therapeutic diet）和试验膳食（pilot diet）等，根据病人疾病特点和治疗目的加以选择。

（一）基本膳食

　　根据膳食的质地、形态等，基本膳食可分为普通食、软食、半流质和流质四种，各类膳食特点及配制要点见表 3 - 16。

表 3 - 16　医院基本膳食及配制要点

种类	适用范围	配制要点	用法
普通食	病情轻，无发热，无消化道疾病和疾病恢复期及不必限制饮食者	采用易消化无刺激性的食物，避免油炸、油煎等烹调方式	每日 3 餐，总能量 6.7～10.0 MJ
软食	消化不良、低热、咀嚼不便和术后恢复期患者	与普通食基本相同，以粗纤维少的食物为主，注意补充维生素	每日 3 餐，总能量 6.7～10.0 MJ
半流质	发热、体弱、消化道疾患、咀嚼不便，手术后和消化不良等患者	采用易消化无刺激性的食物，同时限制膳食纤维及胀气食物，注意补充维生素	每日 5～6 餐，每日总能量 6.3～8.4 MJ
流质	高热、吞咽困难、大手术前后和急性消化道疾病等病情严重的患者	采用无刺激的液状食物，如乳类、豆浆、米汤、果汁等，因提供的热量及营养素不足，故不宜长期使用	每日 6～7 餐，每次 200～300 ml，每日总能量在 5.0～5.9 MJ

（二）治疗膳食

　　根据患者个体不同的生理病理状况，调整膳食的营养成分和质地而采用的治疗膳食，不但可满足其对营养素的需要，而且可以达到治疗疾病和促进健康的目的。治疗膳食的种类繁多，表 3 - 17 列出了常见的几种。

表 3‑17　几种常见的治疗膳食和饮食原则

种类	适用范围	饮食原则
高能量膳食	甲亢、高热、烧伤、产妇、需增加体重者和恢复期病人	在基本膳食的基础上加餐 2～3 次,如牛奶、鸡蛋、蛋糕等高能量食物。总能量供给视病情而定,一般患者以每日增加 1.25 MJ 为宜
高蛋白膳食	营养不良、严重贫血、烧伤、肾病综合征、大手术前后及癌症晚期等病人	在基本膳食基础上增加含蛋白质丰富的食物,如肉类、鱼类、蛋类、乳类等。蛋白质供给为 1.5～2 g/kg,但总量一般不超过 120 g
低蛋白膳食	限制蛋白质摄入者,如急性肾炎、尿毒症、肝性脑病等	应多补充蔬菜和含碳水化合物高的食物,维持正常能量,每日蛋白质摄入量限制在 40 g 以下
低脂肪膳食	肝胆疾病、高脂血症、动脉硬化、肥胖和腹泻病人	以植物油代替动物油,不用油煎及含脂高的食物。根据病情从轻到重,每日脂肪摄入可分别限制在 50 g、40 g 和 20 g 以下
限盐膳食	心脏病、肾病(急、慢性肾炎)、肝硬化(有腹水)、高血压、水肿等需限制食盐的病人	忌用各种含盐高的腌制食品。视病情从轻到重,分别采用低盐饮食(全日供钠在 2 000 mg 左右,相当于 2～4 g 食盐或酱油 10～20 ml)、无盐膳食(全日供钠在 1000 mg 左右,禁用食盐和酱油)和无盐饮食(全日供钠在 500 mg 左右,禁用含钠高的食物)
少渣膳食	腹泻、肠炎、肠道肿瘤、咽部及消化道手术后、伤寒、痢疾和痔瘘等病人	尽量减少富含膳食纤维的食物,脂肪含量也不宜过多,少量多餐,长期使用需注意维生素和矿物质的补充
要素饮食	超高代谢状态、胃肠道瘘、术前准备、术后营养不良、肠炎、腹泻患者、消化和吸收不良、肿瘤病人等	根据病情,将氨基酸、单糖、脂肪酸、多种维生素、无机盐及微量元素,按一定比例配制而成的一种平衡膳食,通过可口、经鼻饲管胃内滴注、空肠造瘘置管滴注的特殊治疗膳食。口服温度 37 ℃左右,每小时 50 ml,逐渐增至 100 ml,鼻饲及空肠造瘘温度宜 41～42 ℃,每小时由 50 ml 增加到 120 ml,使用时需注意无菌

(三)试验性膳食

试验膳食是指在临床诊断或治疗中,短暂调整患者的膳食内容,借以配合和辅助临床诊断或观察疗效的膳食,常见的如表 3‑18 所示。

表 3‑18　几种常见的试验膳食

种类	适用范围	膳食要点
胆囊造影检查膳食	协助胆囊造影术检查胆囊和胆管病变	术前一天,午餐进食高脂膳食,膳食脂肪含量不低于 50 g,食物如油煎蛋、肥肉、全脂牛乳、奶油等,晚餐进食无脂高碳水化合物的少渣膳食,避免刺激胆汁分泌。晚餐后进食造影剂(碘番酸),每分钟 0.5 g,共 3 g,后直至造影术前禁食
肌酐试验膳食	检测内生肌酐清除率、测定肌酐系数	试验期为 3 天,前 2 天为准备期,最后 1 天为试验期,每天均进食低蛋白膳食,每日蛋白总量限制在 40 g 内,可选用牛奶、鸡蛋和豆制品,主食限制在 300 g 内,若饥饿感显著可补充以蔬菜水果等低蛋白的食物,留置最后 1 天 24 小时的尿液作肌酐测定

续表 3-18

种类	适用范围	膳食要点
葡萄糖耐量试验膳食	辅助诊断糖尿病	试验前1天晚餐后禁食(8小时以上),不喝咖啡和茶。试验当日卧床休息,清晨空腹抽血,同时留尿样,随后给予葡萄糖100 g(或1.75 g/kg,成人)溶于300~400 ml水中服下,然后分别在服后30、60、120和180分钟各抽血1次,同时留尿样,作血糖和尿糖测定
潜血试验膳食	协助诊断消化道出血	试验期为3天,前2天为准备期,最后1天检查粪便潜血,3天均禁食含铁丰富的食物,如动物血、肉类、肝、蛋黄等,采用含铁低的牛奶、蛋清、豆制品、大白菜等。留取最后1天粪便作潜血试验

三、营养支持疗法

临床营养治疗是现代临床治疗的重要组成部分。所谓营养支持,一般是指对疾病过程中伴有原发性或继发性营养不良的患者,通过有效的营养治疗,以提高其抗病和耐受能力,纠正异常的代谢状态,促进疾病的好转或痊愈。

体重减轻是判定是否实行营养支持治疗的最实用指标:如果体重减轻未达到病前的5%,估计患者营养不良不到1周时间,营养的补充不是非常急迫;但体重减轻大于10%,则是营养缺乏会波及病情的一个重要信号,这种状态就需要一种明确的营养支持。

一般营养支持的选择步骤见图3-2。营养支持治疗的常用途径为口服、管饲及静脉营养。

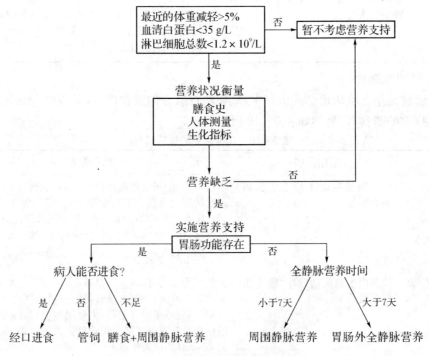

图 3-2 营养支持的选择步骤

（一）管饲营养

管饲营养（enteral feeding，tube feeding）也称完全肠内营养，它是运用特定的饲管，将液状的营养物质输送到胃肠道，为机体提供营养的方式。这是一条最好最符合生理的营养途径。它有许多优点：①营养物质经门静脉系统吸收输送至肝脏，有利于内脏蛋白质合成和代谢调节；②可改善和维持肠道黏膜结构和功能的完整性，从而有效地防止肠道细菌易位的发生；③符合生理状态，对循环干扰较少，而静脉营养使内脏血流和心排出量增加，因而对代谢营养物质所需的能量增加；④在摄入相同能量、相同氮的情况下，肠内营养治疗病人的体重及氮潴留程度均优于全静脉营养；⑤肠内营养对技术、设备要求低，应用方便，费用低廉。

1. 管饲的适应证　管饲取决于患者小肠是否具有吸收功能及肠道是否能耐受肠内营养制剂，所以当病人因原发疾病或不能或不愿经口进食足够营养物质时，可考虑采用。应用管饲的指征有：

（1）神经精神疾病：昏迷、脑血管意外、脑肿瘤、严重抑郁症、神经性厌食等。

（2）口、咽喉、食管疾病：肿瘤、外伤与骨折、头颈部放疗和姑息性化疗。

（3）胃肠道疾病：急性胰腺炎、肠道炎症性疾病、短肠综合征、肠瘘、肠道手术前准备等。

（4）烧伤：重度烧伤或食管烧伤者恢复期。

（5）放疗和化疗的辅助治疗。

（6）肝、肾衰竭。

完全性机械性肠梗阻、持续性麻痹性肠梗阻、胃肠道出血、严重腹腔感染、短肠综合征早期、急性胰腺炎急性期、严重的腹泻及吸收不良，胃肠道上部瘘或慢速滴入也会使漏出增加，明显的肺部疾患可能因饲管而引起窒息者，3个月内的婴儿等都不宜用管饲。

2. 管饲途径　主要取决于病人胃肠道解剖的连续性、功能的完整性、管饲营养实施的预计时间、有无误吸可能等因素。常用的途径有鼻胃管、鼻-十二指肠管、鼻-空肠管、胃瘘管、十二指肠瘘管和空肠瘘管等多种，临床上应用最多的是鼻胃管和空肠瘘管。鼻胃管输注的优点在于胃的容积大，对营养液的渗透压不敏感，适用于胃肠道连续性完整的病人，缺点是有反流与误吸的危险。空肠瘘管输注的优点在于可避免反流与误吸，可同时实行胃肠减压，因此尤其适用于十二指肠或胰腺疾病患者，以及需要长期营养支持的病人。

3. 管饲营养制剂　可根据组成分为非要素制剂、要素制剂、组件制剂；按治疗用途可分为营养均衡型和特殊治疗型，如婴儿应用制剂、肝衰竭制剂、肾衰竭制剂、肺疾患制剂、创伤制剂、先天性氨基酸代谢缺陷症制剂等。

（1）非要素制剂（no-elemental diet）：以已整蛋白或蛋白水解物为氮源，渗透压接近等渗（300～450 mmol/L），口感较好，适合口服和管饲，使用方便、耐受性强，适用于胃肠道功能较好的患者。主要包括：①混合奶：是一种不平衡的高营养饮食，将乳、蛋、糖、油、盐按一定比例组成的营养液，包括普通混合奶（蛋白质占总能量15%～20%；脂肪占总能量30%）和高能量高蛋白混合奶（蛋白质90～100 g、脂肪100 g、碳水化合物300 g、总能量10.46 MJ）。②匀浆制剂（homogenized diet）：是用天然食物经煮熟、磨碎、过滤和消毒后按一定比例配制成的营养液，包括商品匀浆制剂和自制匀浆制剂两类。③以整蛋白或蛋白质水解物为氮源的制剂：多以乳类、乳蛋白或大豆分离蛋白为氮源，包括含乳糖类（氮源为全乳、脱脂乳或酪蛋白）和不含乳糖类（氮源为可溶性酪蛋白盐、大豆蛋白分离物或鸡蛋清固体）。

（2）要素制剂（elemental diet）：是一种营养素齐全、不需要消化或稍加消化即可吸收的少渣营养剂。一般以氨基酸或游离氨基酸和短肽为氮源,以葡萄糖、蔗糖或糊精为能量来源,又称化学组成明确制剂(chemically defined diet,CDD),有着营养全面、容易吸收、成分明确、不含乳糖、不含残渣、刺激性小、应用途径广等优点。

(3)组件制剂(nutrient module):也称不完全营养制剂。是以某种或某类营养素为主的肠内营养制剂。在使用上可对完全制剂进行补充或强化,以弥补完全制剂在适应个体差异方面的不足;也可采用两种或多种组件制剂构成组件配方(modular formula),以适合患者的特殊要求。组件制剂包括蛋白质组件、脂肪组件、碳水化合物组件、维生素组件和矿物质组件。

4. 管饲并发症 管饲是一种安全有效的营养治疗方式,并发症相对较少,且较易处理,但若处理不当会给患者增加痛苦,影响治疗效果。管饲并发症概括起来有以下几个方面:

(1)机械并发症:喂养管放置不当,鼻咽、食管、胃损伤,吸入性肺炎,喂养管周围感染和瘘,喂养管脱出、堵塞、拔除困难,反流性食管炎、溃疡、狭窄,气胸等。

(2)胃肠道并发症:恶心、呕吐、腹泻、腹胀、便秘等。

(3)代谢并发症:高血糖症、非酮性高渗性高血糖、低血糖症、高碳酸血症、电解质紊乱、再进食综合征、药物吸收和代谢异常及肝功能异常等。

5. 管饲注意事项

(1)选用质地柔软、口径细的喂养管,严格插管的操作程序和原则,减少机械性损伤的发生。

(2)管饲溶液应于当日配制,置冰箱(0～4 ℃)冷藏,24 小时后废弃并重新配制。配制时应严格无菌操作,加入 0.036％山梨酸钾溶液,以抑制微生物的生长。

(3)每次喂饲前,先抽回胃残留量,以确定喂养管位置正确,食物的温度以 37～40 ℃为佳。

(4)每日总体积约 2 000 ml,可分 8～10 次投给,每次 200～250 ml,每次持续 30～60 分钟;也可通过重力或输液泵连续 12～16 小时输注,滴速为每小时 75～200 ml。

(5)鼻饲时,应将患者头部及颈部抬高 30°,灌注 1 小时左右后再放平,以免在吸气时将灌入的食物倒吸入肺部造成窒息;鼻饲后,以 30 ml 左右的温水冲洗管子,以防堵塞。

(二)静脉营养

当病人胃肠道存在功能障碍或无法经胃肠获取所需营养时,需通过肠外途径(静脉)补充,即肠外营养(parenteral nutrition,PN)或静脉营养。肠胃营养按治疗目的可分为完全肠外营养和部分补充肠外营养,按输注途径可分为周围静脉营养(peripheral parenteral nutrition, PPN)和中心静脉营养(total parenteral nutrition, TPN)。采用静脉营养时,营养物质不通过肠道直接进入肝脏等组织器官,使胃肠道失去反应和调节,因而静脉营养比管饲具有更复杂的技术要求。

1. 静脉营养疗效显著的强适应证

(1)胃肠道梗阻

(2)胃肠道吸收功能障碍:①短肠综合征:广泛小肠切除＞70％～80％ ;②小肠疾病:肠免疫系统疾病、肠缺血、多发肠瘘;③放射性肠炎;④严重腹泻、顽固性呕吐＞7 天。

(3)重症胰腺炎:经抢救休克或多器官功能障碍综合征(MODS),待生命体征平稳后,肠麻痹未消除、无法耐受肠内营养。

(4)高分解代谢状态:大面积烧伤、严重复合伤、严重感染。

（5）严重营养不良:蛋白质-能量缺乏型营养不良常伴有胃肠功能障碍,无法耐受肠内营养。

2. 静脉营养支持有效的适应证

（1）大手术、创伤的围手术期:严重营养不良患者需在手术前营养支持 7~10 天;预计大手术后 5~7 天胃肠功能不能恢复者,术后 48 小时内开始静脉营养支持,可减少术后并发症。

（2）肠外瘘:在控制感染、恰当引流情况下,静脉营养支持可显著促进肠外瘘自愈,此外还可以减少胃肠液分泌及瘘的流量,有利于控制感染,改善营养状况、提高治愈率。

（3）炎症性肠道疾病:Crohn 病、溃疡性结肠炎、肠结核等病人的活动期,或并发腹腔脓肿、肠瘘、肠道梗阻及出血等。

（4）严重营养不良的肿瘤病人:对于体重丢失≥10%（通常体重）的病人,在术前 7~10 天可进行静脉营养或肠内营养支持。

（5）重要脏器功能不全:①肝功能不全:肝硬化进食不足、肝硬化或肝肿瘤围手术期、肝性脑病、肝移植后 1~2 周;②肾功能不全:急性分解代谢性疾病（感染、创伤或 MODS）合并急性肾衰竭、慢性肾透析合并营养不良或无法耐受肠内营养;③心、肺功能不全:常合并蛋白质-能量营养不良,营养支持能改善 COPD 症状和胃肠道功能;④炎症性粘连性肠梗阻:围手术期静脉营养支持 4~6 周,有利于肠道功能恢复、缓解梗阻。

3. 静脉营养禁忌证

（1）胃肠道功能正常、适应肠内营养或 5 天内可恢复胃肠功能者。

（2）不可治愈、无存活希望、临终或不可逆昏迷病人。

（3）急需诊断手术、术前不可能实施营养支持者。

（4）心血管功能或严重代谢紊乱需要控制者。

4. 静脉营养液的组成　临床上对经静脉输入的液体有特殊的技术要求,如需稳定性好、无热源性等。因此,静脉营养液一般都按成分制成单体溶液,为使用方便而制成的混合营养液,必须无脂肪聚合集结、无电解质沉淀,且需在短时间内使用完毕。

（1）葡萄糖溶液:葡萄糖是人体的主要功能物质,在配方中常应用高浓度的葡萄糖作为能量来源,补充 100 g/d 可起到节省蛋白质的作用。静脉营养配方中常需用 25%~50%浓度的葡萄糖溶液。所需能量根据患者体重、消耗量、创伤及感染程度而定,一般占总能量的 60%~70%,每日提供的葡萄糖为 200~250 g,一般不宜超过 300 g,这些溶液渗透压很高,只能经中心静脉途径输注,若经周围静脉容易导致血栓性静脉炎。输注速度也不宜过快,可发生高血糖、糖尿及高渗性脱水。此外超量补充葡萄糖,多余的糖可能转化为脂肪而沉积在肝脏内,引起脂肪变性。对于血糖控制不稳或糖尿病患者,输注时还需加用外源性胰岛素,一般用量为 8~10 g 糖加 1 U 的胰岛素。

（2）脂肪乳剂:静脉营养中所应用的脂肪是以大豆油或红花油为原料,经卵磷脂乳化制成的脂肪乳剂（直径＜0.5 μm）。临床上常用的脂肪乳剂有 10%、20% 和 30%,在静脉输注时需注意调节速度,太快可能出现急性反应如发热、畏寒、心悸、呕吐等。通常 10%的脂肪乳溶液在输入最初 15~30 分钟内,输入速度不要超过 1 ml/min,半小时后可逐渐加快,成人每日用量为 1~2 g/kg,不宜超过 3 g/kg,常与葡萄糖联合使用,提供总能量 30%~50%。尽管脂肪乳剂具能量密度大、等渗、呼吸商小等优点,但对于脂肪代谢紊乱、动脉硬化、肝硬化、血小板减少等患者应慎用。

（3）氨基酸溶液:包括必需氨基酸与某些非必需氨基酸。复方氨基酸全部为 L-氨基酸,根据临床需要,以不同模式配制而成,补充氨基酸必需是氨基酸的成分与总含氮量。其需要量根据体表面积或体重计算,还需考虑患者的耐受程度,一般为 $6\sim 8$ g/m² 或 $0.2\sim0.5$ g/kg。目前国内外商品氨基酸溶液品种繁多,如肝病氨基酸、肾病氨基酸、创伤氨基酸和肿瘤氨基酸等,临床选用时应根据患者的营养状况和具体病情来合理选择。

(4) 水与电解质溶液:静脉营养的液体需要量基本上是 1 ml/1kcal,成人以每天 3 000 ml 左右为宜。电解质在无额外丢失的情况下,钠、镁、钙等按生理需要量补给即可,常用的静脉营养电解质溶液有 10%氯化钠、10%氯化钾、10%葡萄糖酸钙及 25%硫酸镁制剂等。

(5) 维生素与微量元素:静脉营养时,维生素和微量元素一般按生理需要量提供。目前国内已有相关商品化的水溶性、脂溶性维生素和微量元素静脉用制剂,可根据患者自身情况加以选择。但需注意的是,研究发现应用静脉营养患者可出现骨质软化症伴高钙血症,停止补充维生素 D 后可使症状缓解,提示长期输注含维生素 D 的静脉营养液可使代谢性骨病加重,因此建议家庭肠外营养患者不必补充维生素 D,鼓励患者多晒太阳增加内源性维生素 D。

5. 静脉营养输注途径　选择合适的输注途径取决于病人的血管穿刺史、静脉解剖条件、凝血状态、预期使用静脉营养的时间、护理环境(住院与否)以及原发疾病的性质等因素。住院病人最常选择短暂周围静脉或中心静脉穿刺插管;非住院环境的长期治疗病人,以经周围静脉或中心静脉置管,或植入皮下的输液港最为常用。

(1) 经周围静脉的肠外营养途径

适应证:①短期静脉营养(<2 周)、营养液渗透压低于 1 200 mmol/L H₂O 者;②中心静脉置管禁忌或不可行者;③导管感染或有脓毒症者。

优缺点:该方法简便易行,可避免中心置管相关并发症(机械、感染),且容易早期发现静脉炎的发生。缺点是输液系统渗透压不能过高,需反复穿刺,易发生静脉炎,不宜长期使用。

(2) 经中心静脉的肠外营养途径

适应证:短期静脉营养(≥2 周)、营养液渗透压高于 1 200 mmol/L H₂O 者。

置管途径:经颈内静脉、锁骨下静脉或上肢的外周静脉达上腔静脉。

优缺点:经锁骨下静脉置管易于活动和护理,主要并发症是气胸。经颈内静脉置管使转颈活动和贴敷料受限,局部血肿、动脉损伤及置管感染并发症稍多。经外周静脉至中心静脉置管(peripherally inserted central venous catheters, PICC):贵要静脉较头静脉宽、易置入。可避免气胸等严重并发症,但增加了血栓性静脉炎和插管错位发生率及操作难度。一般不宜采用颈外静脉及股静脉,前者置管错位率高,后者的感染并发症高。

(3) 经中心静脉置管皮下埋置导管输液:适应证:与经中心静脉相同,但需长期静脉营养治疗者。

采用商品化植入式静脉输液港,主要由注射座和静脉导管系统组成,注射座经手术埋入皮下,经导管系统连接上腔静脉,长期静脉营养患者可经此途径进行营养支持,显著减少了感染及外周静脉损伤的发生,是近年来新出现的一种输注方式,费用相对昂贵。

6. 输注方法

(1) 全营养混合液(total nutrition admixture,TNA):TNA 或全合一或"3 L 袋",是指将每天所需的所有营养物质,包括葡萄糖、氨基酸、脂肪乳剂、水、电解质、微量元素和维生素,在无菌条件下混合置入由聚合材料制成的输注袋(3 L 袋,通常成人每天体液摄入量约 3 L),然后输注,是近年来最为常用的方式,其优点在于简化输液过程、增加节氮效果、降低与静脉营养有关的并发症。在配制过程中需注意:混合顺序非常重要,在终混前氨基酸可被加到脂肪乳剂中或葡萄糖溶液中,以保证氨基酸对乳剂的保护作用,避免因 pH 改变和电解质的存在而影响其稳定性。当氨基酸与葡萄糖混合后,需确认无沉淀后再加入脂肪乳剂。钙剂和磷酸盐应分别加在不同的溶液中稀释,以免发生沉淀。电解质不应直接加入脂肪乳剂中,因为阳离子可中和脂肪微粒上磷脂的负电荷,使水油分层,一般控制一价阳离子浓度<150 mmol/L,镁离子浓度<3.4 mmol/L,钙离子浓度<1.7 mmol/L。避免将药物加入混合液,除非已有资料支持。配制过程中需严格无菌操作,尽可能现配现用,暂不输注时,可保存于4 ℃冰箱内。

(2)单瓶输注:单瓶输入的方式临床上现已很少使用,在输注时需注意:氨基酸与非蛋白质能量液体应合理间隔输注;输注高渗葡萄糖溶液后应以含葡萄糖的等渗溶液过渡,以防止低血糖。水溶性维生素加入葡萄糖或氨基酸溶液输注时,应用避光罩。

7. 静脉营养的监测　静脉营养实施过程中应对各项生化指标(表3-19)进行严密监测,以评价和判断患者每天的需要量和应用效果,并避免并发症的发生。

表 3-19　应用静脉营养时的监测项目

监测指标	病情不稳定	病情稳定
血:		
红细胞及其压积、总淋巴细胞计数、血小板	2 次/周	1 次/周
血糖	3~5 次/周	1~2 次/周
血气分析	必要时	必要时
钠、钾、氯	2~3 次/周	1~2 次/周
钙、镁、磷	1 次/周	1 次/周
尿素氮、肌酐	2 次/周	1 次/周
血清白蛋白、前白蛋白	1 次/周	1 次/周
转铁蛋白	1 次/周	1 次/周
血脂全套	1 次/周	1 次/周
肝功能	1 次/周	1 次/周
渗透压	必要时	必要时
尿:		
尿糖	每天	必要时
钠、钾、氯	1 次/周	必要时
尿素氮、肌酐	必要时	必要时
渗透压	必要时	必要时
引流物:		
电解质和含氮量	必要时	必要时

引自:葛可佑主编《中国营养科学全书》

8. 静脉营养的并发症　静脉营养实施过程中,有可能引起气胸、血胸、动脉瘤、静脉与神经的损伤等导管并发症,或并发全身感染,或出现代谢性酸中毒、电解质紊乱和糖代谢紊乱等。应熟练掌握操作技术,严格按照操作规程操作,并经常性地进行细菌培养和代谢监测,上述并发症是可以预防的。

(徐广飞　仇梁林)

第六节　常见食品安全问题

学习要求

掌握:黄曲霉毒素 B_1、N-亚硝基化合物的预防措施,食品添加剂的概念。

熟悉:食品中常见污染物质的分类;黄曲霉毒素 B_1、多环芳族化合物的毒性及其对健康的危害;N-亚硝基化合物在体内的形成及其对健康的危害。

了解:多环芳族化合物的种类及其污染食品的途径;食品添加剂的分类与管理。

食品在生产、加工、贮存、运输及销售过程中会受到多方面的污染。污染后有可能引起具有急性短期效应的食源性疾病或具有慢性长期效应的食源性危害。食品污染物按其性质可分为生物性污染,如微生物、寄生虫的污染;化学性污染,如农药、有害金属、多环芳族化合物、N-亚硝基化合物、二噁英、酒中甲醇以及放射性污染等。

本节将重点讨论黄曲霉毒素、N-亚硝基化合物及多环芳族化合物对食品的污染及其对健康的危害。

一、黄曲霉毒素

(一) 黄曲霉毒素的种类及理化性质

黄曲霉毒素(aflatoxin,AF)是一类结构相似(均为二氢呋喃氧杂萘的衍生物)的化合物的总称,分为 B 系与 G 系两大类,共二十多种,均为黄曲霉和寄生曲霉的代谢产物,具有极强的毒性和致癌性。AF 的毒性与其结构有关,凡二呋喃环末端有双键者毒性较强,并有致癌性,如 AFB_1、AFG_1 和 AFM_1。在天然污染的食品中以 AFB_1 最多见,毒性与致癌性也最强,故在食品污染监测中以 AFB_1 作为检测指标。

AF 难溶于水与乙醚,易溶于甲醇和氯仿。AF 极耐热,一般的加工烹调的温度破坏很少,加热至 280 ℃才发生裂解,毒性被破坏。在中性及酸性溶液中也很稳定,在 pH 1～3 的强酸溶液中稍有分解,但在 pH 9～10 的强碱中,AF 的内酯环被破坏,形成溶于水的香豆素钠盐而失去毒性。

除菌株种类影响产毒能力和产毒量外,环境温度(25～30 ℃)、湿度(80%～90%)和氧气(1%以上)亦是黄曲霉和寄生曲霉生长繁殖产毒所必要的条件。我国长江沿岸及以南地区 AF 污染严重,北方各省污染较轻。各类食品中,花生、花生油、玉米污染严重,大米、小麦、面粉污染较轻,豆类很少受到污染。

(二) 黄曲霉毒素的毒性

1. 急性毒性　AF 是剧毒物质,它对小鼠的急性经口毒性为氰化钾的 10 倍,对鱼、鸡、鸭、大鼠、豚鼠、兔、猫、狗、猪、牛、猴及人均有强烈毒性。急性毒性最敏感的动物是鸭雏。AF 具有较强的肝脏毒性,一次大量口服后,可出现肝细胞坏死、胆管上皮增生、肝脂肪浸润及肝出血等急性病变。国内外曾发生过多起人类 AF 急性中毒甚至死亡的事件,其中最严重的一起为 1974 年印度两个邦中有 200 个村庄暴发 AF 中毒性肝炎,397 人发病,死亡 106 人。中毒症状以黄疸为主,兼有呕吐、厌食和发烧,重者出现腹水、下肢水肿、肝脾增大,死亡很快,尸解发现肝脏有广泛肝胆管增生及胆汁淤积。

2. 慢性毒性　AF 少量持续摄入可引起肝脏纤维细胞增生甚至肝硬化等慢性损伤,实验动物亦出现体重减轻、生长发育缓慢、母畜不孕或产仔少等不良反应。

3. 致癌性　长期少量摄入 AF,在鱼类、禽类、大鼠及猴等多种动物身上均能诱发实验性肝癌,其中以大白鼠最为敏感。AF 诱发肝癌的能力比二甲基亚硝胺大 75 倍,是目前公认的最强的化学致癌物。它不仅主要致动物肝癌,亦可诱发肾癌、胃癌、结肠癌及乳腺、卵巢、小肠等部位肿瘤。

一些亚非国家及我国的肝癌流行病学调查资料均证实,人群膳食中 AF 水平与原发性肝癌的发病率呈正相关。AF 对不同种属(特别是灵长类动物)均有很强致肝癌作用的实验证据也支持这一观点。最近的研究还表明,在原发性肝癌的发病机制中,AF 的暴露水平较乙型肝炎病毒的感染和流行更为重要。

(三)防霉去毒措施

1. 防霉　霉菌的生长繁殖需要一定的气温、气湿、粮食含水量及氧气,其中湿度尤为重要。因此,防霉的主要措施是控制食品的水分。一般粮粒含水量在 13% 以下,玉米在 12.5% 以下,花生在 8% 以下,霉菌即不容易繁殖。此外,粮食保藏时除氧充氮(或二氧化碳),效果亦可。

2. 去毒　当前实际应用的有以下几种:

(1) 挑除霉粒:适用于花生仁及玉米粒,去毒效果较好。

(2) 碾轧加工:适用于受污染大米,因毒素主要存在于米糠及大米表层。

(3) 加水搓洗、加碱或用高压锅煮饭:适用家庭中大米去毒。

(4) 加碱破坏毒素:适用于食用油,去毒效果较好。碱炼本是精制食油的方法,故便于推广。

3. 加强食品卫生监督　我国食品卫生标准对相关食品中 AFB_1 有限量规定:玉米、花生油、花生及其制品不得超过 20 $\mu g/kg$,大米、其他食用油不得超过 10 $\mu g/kg$,其他粮食、豆类、发酵食品不得超过 5 $\mu g/kg$,婴儿代乳食品不得检出。

二、N-亚硝基化合物

N-亚硝基化合物(N-nitroso compounds)是一类致癌性和毒性均很强的化合物。研究发现三百多种亚硝基化合物中有 90% 具有致癌性。人类的食管癌、肝癌、鼻咽癌及膀胱癌等可能与之有关。

(一)N-亚硝基化合物的分类与理化性质

N 亚硝基化合物包括 N-亚硝胺及 N-亚硝酰胺两大类。

1. 亚硝胺类　基本结构为

$$\begin{array}{c} R_1 \\ \diagdown \\ N—N=O \\ \diagup \\ R_2 \end{array}$$

R_1、R_2 可以是烷基或芳香基。R_1 及 R_2 相同者称为对称的亚硝胺,如二甲基亚硝胺;R_1 及 R_2 不同者称为不对称的亚硝胺,如甲基苯基亚硝胺。

2. 亚硝酰胺类　基本结构为

$$R_1 \atop R_2CO \diagdown N—N=O$$

R 为烷基,R_1CO 为酰基。

低相对分子质量的亚硝胺(如二甲基亚硝胺)在常温下为黄色油状液体,高相对分子质量的亚硝胺多为固体。二甲基亚硝胺可溶于水和有机溶剂,其他亚硝胺仅能溶于有机溶剂。亚硝胺类在中性和碱性环境中较稳定;而亚硝酰胺类化学性质活泼,在酸性或碱性溶液中均不稳定。但两者在紫外线作用下均可发生分解反应。

(二) N-亚硝基化合物的化学合成

N-亚硝基化合物的最大特点是可以在体内及体外合成。合成的前体物质为胺和亚硝酸盐,最适宜条件为 pH<3,硫氰酸盐能催化 N-亚硝基化合物的合成。现已证实,在哺乳动物和人的胃、肠和膀胱中,亚硝酸盐与仲胺或叔胺都能进行 N-亚硝基化合物的合成。

硝酸盐主要存在于某些蔬菜(如菠菜、莴苣、油菜、芹菜、白菜及生菜)中,这些蔬菜在室温下存放过久或在腌制过后,硝酸盐可被大量还原为亚硝酸盐,另外硝酸盐和亚硝酸盐常作为食品添加剂用于肉类食品的加工;胺则主要存在于鱼、肉、酒及食物调料中。pH 3~3.5 的酸性环境及含有硝酸盐还原酶的细菌能增加 N-亚硝基化合物的合成。食品中 N-亚硝基化合物含量以鱼类食品最高,一般干腌鱼制品每千克可达数微克甚至数百微克。肉类制品如用硝酸盐或亚硝酸盐做发色剂,则多能检出亚硝基化合物;另外啤酒、乳制品、蔬菜、水果中都存在一定量的亚硝胺。

人体内主要合成 N-亚硝基化合物的部位是胃,胃酸分泌过少或有硫氰酸盐等催化剂存在时,可促进 N-亚硝基化合物的形成。有细菌感染的肠道、膀胱内,也可以有 N-亚硝基化合物的形成。维生素 C、维生素 E 及酚类等能抑制亚硝胺的合成。

(三) N-亚硝基化合物的致癌性

N-亚硝基化合物可诱发大鼠、小鼠、地鼠、猪、狗、猴、鸟类、鱼等动物的不同组织器官发生肿瘤,以肝癌、食管癌、胃癌、肠癌较多见。不同种类 N-亚硝基化合物的致癌机制不完全相同:亚硝胺类需经体内活化,形成重氮烷类,烷化物与 DNA 结合而导致癌变;亚硝酰胺类则不需经体内代谢活化,直接与组织中的水反应生成重氮烷类而具致癌性。由于各器官对不同 N-亚硝基化合物的活化程度不同,所以对各器官的致癌性也不同。

N-亚硝基化合物的致癌作用迅速,一次性冲击量或多次、长期少量接触均可产生肿瘤。N-亚硝基化合物可通过实验动物的胎盘、乳汁使胎儿及子代发生中毒、畸胎或肿瘤。

流行病学调查发现人类的某些癌症具有明显的地区性分布,且与饮食习惯及食物中 N-亚硝基化合物含量有关。目前认为 N-亚硝基化合物很可能是人类某些癌症(胃癌、食管癌、肝癌等)的重要病因。

(四) N-亚硝基化合物危害的预防

1. 严格执行卫生标准关于食品 N-亚硝基化合物含量限制的规定　我国《食品中污染物限量》(GB 2762—2012)规定,肉及肉制品中 N-二甲基亚硝胺≤3μg/kg,水产动物及其制品中 N-二甲基亚硝胺≤4 μg/kg。

2. 防止食物霉变以及其他微生物污染　尽量低温下贮存肉、鱼、贝、蔬菜,尽量少食用腌制和酸渍食品。

3. 控制食品加工中硝酸盐及亚硝酸盐的使用量,以减少亚硝基化合物前体的量,在加工工艺可行的情况下,尽量使用硝酸盐及亚硝酸盐的替代品。

4. 提高维生素 C、维生素 E、酚类化合物的摄入量,以阻断体内 N - 亚硝基化合物的形成。

三、多环芳族化合物

多环芳族化合物(polycyclic aromatic compounds)是一类非常重要的环境污染物和化学致癌物,包括多环芳烃(polycyclic aromatic hydrocarbons,PAH)与杂环胺(heterocyclic amines,HCA)等。目前已鉴定的多环芳族化合物有 200 余种,其致癌力不等。

(一)多环芳烃(PAH)

1. PAH 的产生及其结构 PAH 的生成与有机物在高温缺氧条件下的不完全燃烧有关。不完全燃烧产生很多的烃自由基,后者在高温下,经过一系列复杂的聚合过程,形成各种 PAH。PAH 存在于煤炭、汽油、木柴、焦油等燃料的不完全燃烧产物中。

PAH 的基本结构是两个以上苯环稠合在一起的,环的数目与致癌性有关,3 个以下或 7 个以上苯环的 PAH 尚未出现致癌性,4～7 个苯环的具有致癌性,其中最重要并常见的是含 5 个苯环的苯并(a)芘[benzo(a) pyrene,B(a)P]。

2. PAH 对食品的污染 PAH 污染食品,多与不适当的食品加工或包装等有关,主要来源有下面四种。

(1) 食品烹调过程受污染:如熏烤食品时,燃料不完全燃烧及滴于火上的食物脂肪的热聚合反应均能形成 PAH。另外,食物炭化时,脂肪发生热聚合反应,也产生 B(a)P。如烤焦的鱼皮,B(a)P 可高达 53.6～70 $\mu g/kg$。

(2) 食品加工过程受污染:如用于食品机械的机油及用于油脂提取的有机溶剂,可能因纯度不足而含 PAH,通过加工过程污染食品。另外,有些农民将粮食晒在铺有沥青的马路上,沥青中的 B(a)P 可由此污染粮食。

(3) 食品包装材料污染食品:油墨及不纯的液体石蜡均含 PAH。如用含不纯石蜡油制成的蜡纸包装食品,或用带有未干油墨的包装纸包装食品时,均可造成食品污染。

(4) 通过环境污染食品:一些粮食作物、蔬菜和水果可因大气、水和土壤含有 PAH 而受到污染。

3. B(a)P 的致突变性与致癌性 B(a)P 是间接致突变物,它在 Ames 试验及其他细菌突变试验、细菌 DNA 修复、噬菌体诱发果蝇突变、姊妹染色单体交换、染色体畸变、哺乳类细胞培养点突变及哺乳类动物精子畸变等实验中皆呈阳性反应。人组织培养中也发现其有组织毒性作用。

B(a)P 对各种动物的多种器官均能诱发肿瘤。如给予小鼠一次 0.2 mg/kg 即可诱发前胃肿瘤,并有剂量反应关系;每天经口给予大鼠 2.5 mg 可诱发食管及胃乳头状瘤。此外,B(a)P 还可致地鼠、豚鼠、兔、鸭及猴等动物肿瘤。对小鼠和兔还可经胎盘,使子代发生肿瘤。

4. 防止 PAH 危害的措施

(1) 减少 PAH 对食品的污染:改进熏烤食品工艺,可用冷熏液处理,避免用明火熏烤;用食用油代替机用润滑油、用纯净的油脂浸出剂及不在马路上晒粮食,可减少加工过程的污染;用除去 PAH 的石蜡纸包装食品,避免油墨未干时就包装食品,能减少包装过程对食品的污染;加强环境监控,可减少 PAH 对环境及食品的污染。

（2）去毒：用活性炭吸附或用日光、紫外线照射可使 PAH 含量降低。

（3）严格执行《食品中污染物限量》(GB 2762—2012)中关于 B(a)P 限量标准的规定：谷物、肉、水产动物及其制品≤5 μg/kg，油脂及其制品≤10 μg/kg。

（二）杂环胺（HCA）

1. 分类　　HCA 是从烹调食品的碱性部分提取的主要成分，为带杂环的伯胺。可分为氨基咪唑氮杂芳烃(amino-imidazoazaarenes，AIAs)和氨基咔啉两类。AIAs 类基团咪唑环的 α 位上有一氨基，在体内转化为 N-羟基化合物而具有致癌性和致突变活性。

2. HCA 的生成　　AIAs 类由肌酸、肌酐、某些氨基酸和糖形成。因肉和鱼富含肌酸，在高温烹调下可形成 HCA。烹调温度比烹调时间更重要，在 200 ℃油炸温度下，HCA 主要在前 5 分钟形成，在 5～10 分钟形成减慢，更长的烹调时间则不再增加。一般而言，炙烤、烧烤和油炸的鱼、肉产生的 HCA 较多，如从烤牛肉中检出的 HCA 为 31 μg/kg。而烤箱烘烤、煮及煨炖则产生较少。用微波炉预加热肉类可去除大部分肌酸而使生成的 HCA 减少。

3. HCA 的致突变性和致癌性　　Ames 试验表明 HCA 在 S9 代谢活化系统中有较强的致突变性，其中 TA98 比 TA100 更敏感，从而提示 HCA 是移码突变物。除诱导细菌基因突变外，还可经 S9 活化系统诱导哺乳动物细胞的 DNA 损害，包括基因突变、染色体畸变、DNA 断裂、DNA 修复合成和癌基因活化。但 HCA 在哺乳动物体系中致突变性较细菌体系弱。

长期喂饲 HCA 后对小鼠、大鼠和猴不同器官均有致癌性。一般 HCA 引起雄性大鼠结肠癌，雌性大鼠乳腺癌，而淋巴腺瘤在小鼠较多。大多数 HCA 致癌的主要靶器官为肝脏。

4. 预防 HCA 危害的措施

（1）选择合理的烹调加工方法：炸肉前将生肉用微波炉短暂预热可大大降低油炸肉的致突变活性和 HCA 的含量。一般情况下，尽量避免油炸鱼与肉类。选择用烤箱烘烤食物，避免用明火直接烧烤鱼与肉类。

（2）增加蔬菜、水果的摄入量：膳食纤维有吸附 HCA 化合物并降低其生物活性的作用；某些蔬菜、水果中的一些成分又有抑制 HCA 化合物致突变性的作用。

（3）尽快制定食品中允许含量标准。

四、食品添加剂

我国 2011 年 6 月实施的《食品安全国家标准　食品添加剂使用标准》(GB 2760—2011)中对食品添加剂(food additives)的定义是：为改善食品品质和色、香、味以及为防腐和加工工艺的需要，加入到食品中的化学合成或者天然物质。营养强化剂、食品用香料、胶基糖果中基础剂物质、食品工业用加工助剂也包括在内。营养强化剂是指"为增强营养成分而加入食品中的天然的或者人工合成的属于天然营养素范围的食品添加剂"。

（一）食品添加剂的分类

食品添加剂可按其来源、功能等来进行分类。依其来源可分为天然食品添加剂和人工化学合成食品添加剂两大类。前者主要由动、植物提取制得，也有一些来自微生物的代谢产物或矿物质；后者则是通过化学合成的方法获得，其中可分为一般化学合成与人工合成的天然等同物，如天然等同香料、天然等同色素。依功能对食品添加剂进行分类比较实用，目前我国允许使用并制定有国家标准(GB 2760—2011)的食品添加剂包括酸度调节剂、抗氧化剂、漂白剂、着色剂、护色剂、酶制剂、增味剂、防腐剂、甜味剂、营养强化剂等23类，其中包含食品用香料和食品工业用加工助剂。

（二）食品添加剂的毒性

食品添加剂不是食品，而是为食品生产加工的需要加入的食品以外的物质，其中有些物质存在一定的毒性。例如防腐剂硼酸可引起消化道障碍，恶心、呕吐、腹痛、血压下降等；β-萘胺可致肾损害和致癌；奶油黄有强致癌性；漂白剂中甲醛次硫酸钠可产生甲醛、亚硫酸等有毒物质。这些物质已严禁添加于食品中。有些化学合成添加剂，虽毒性不大，但长期摄入也可能对人体健康有损害，故必须依食品安全国家标准《食品添加剂使用标准》（GB 2760－2011）对食品添加剂的生产、经营和使用进行严格的卫生监督管理。

（三）食品添加剂的卫生管理

1. 制订和执行食品添加剂使用标准和法规　　1973 年，我国成立"食品添加剂卫生标准科研协作组"，开始有组织、有计划地对食品添加剂的使用和生产进行严格管理。1977年，卫生部制订了最早的《食品添加剂使用卫生标准》（GB n50－77），1981 年正式颁布了《食品添加剂使用卫生标准》（GB 2760－1981），其中包括了食品添加剂的种类、名称、使用范围、最大使用量以及保证标准贯彻执行的《食品添加剂卫生管理办法》。1986 年和 1996年对标准进行两次修订，采用了《食品添加剂分类和代码》及《食品用香料分类与编码》的分类及代码、编码，并增加了美国香味料和萃取物制造者协会编号，按英文字母顺序排列。2007 年和 2011 又先后进行两次修订，现行的《食品安全国家标准 食品添加剂使用标准》（GB 2760－2011），调整了部分食品添加剂的使用规定，增加了食品用香料、香精、食品工业用加工助剂的使用原则，调整了食品用香料的分类和食品工业用加工助剂名单。此外，2009 年《中华人民共和国食品安全法》颁布实施，对食品添加剂的标准化工作提出了新的更高要求。

2. 颁布和执行新食品添加剂审批程序　　未列入食品安全国家标准的、未列入卫生部公告允许使用的和扩大使用范围或者用量的食品添加剂新品种，应按《食品添加剂新品种管理办法》和《食品添加剂新品种申报与受理规定》的审批程序经批准后才能生产使用。其审批程序是：①由研制、生产、使用或者进口的单位或个人提出申请报告及提供有关资料，包括：食品添加剂通用名称、功能分类、用量和使用范围、质量规格、生产工艺、检验方法、安全性评估材料、标签、说明书和食品添加剂产品样品及国内、外有关安全性评估资料等。②由卫生部组织医学、农业、食品、营养、工艺等方面的专家对食品添加剂新品种技术上确有必要性和安全性评估资料进行技术审查。③根据专家作出的技术评审结论，卫生部对在技术上确有必要性和符合食品安全要求的食品添加剂新品种准予许可并列入允许使用的食品添加名单并予以公布。④将允许使用的食品添加剂的品种、使用范围、用量按照食品安全国家标准的程序，制定、公布为食品安全国家标准。

3. 食品添加剂生产经营和使用的管理　　为使食品添加剂生产经营及使用更具有安全性和依据性，我国于 1992 年、1993 年相继颁布了《食品添加剂生产管理办法》和《食品添加剂卫生管理办法》，并不断进行修改完善。2002 年实施了《食品添加剂卫生管理办法》，并发布《食品添加剂生产企业卫生规范》。我国于 2010 年 6 月 1 日起实施《食品添加剂生产监督管理规定》以加强对食品添加剂生产的监督管理，同年发布实施的《食品添加剂新品种管理办法》对生产和使用食品添加剂、扩大使用范围增加使用量的单位和个人，进一步明确了申请要求。另外，食品添加剂的使用必须符合《食品添加剂使用标准》（GB 2760－2011）或卫生部公布名单规定的品种及其使用范围、使用量。如要扩大使用范围或使用量，或使用进口且未列入该标准的品种时,必须按有关规定报卫生部批准。

(徐广飞)

第七节　食源性疾病

一、概述

(一)食源性疾病的概念

WHO 对食源性疾病(foodborne disease)的定义为"通过摄取食物进入人体的各种致病因子引起的、通常具有感染或中毒性质的一类疾病"。有研究认为,"食源性疾病"是由传统的"食物中毒"一词发展而来,实际上两者指的是同一类疾病,即由食物传播引起的各种疾病。近年来人们已开始逐渐使用科学的"食源性疾病"这一术语取代传统上俗称的"食物中毒"。

(二)食源性疾病的特征

1. 在食源性疾病暴发或传播流行过程中,食物是携带和传播病原物质的媒介。
2. 引起食源性疾病的病原物质是食物中所含有的各种致病因子。
3. 常见临床特征为急性中毒或急性感染。

(三)食物中毒

1. 食物中毒的概念　食物中毒(food poisoning)是指"摄入了含有生物性、化学性有毒有害物质的食品,或把有毒有害物质当做食品摄入后所出现的非传染性(不属传染病)急性、亚急性疾病"。食物中毒是食源性疾病中最常见的疾病,既不包括因暴饮暴食而引起的急性胃肠炎、食源性肠道传染病(如伤寒)和寄生虫病(如旋毛虫),也不包括因一次大量或长期少量多次摄入某些有毒、有害物质而引起的以慢性损害为主要特征(如致癌、致畸、致突变)的疾病。

2. 食物中毒的特征

(1)发病潜伏期短,来势急剧,呈爆发性:短时间内可能有多数人发病,病程急剧,很快形成发病高峰。

(2)所有中毒病人临床表现基本相似:最常见的是胃肠道症状,如恶心、呕吐、腹痛、腹泻等,病程较短。

(3)发病与食物有关:中毒病人在相近的时间内都食用过同样的中毒食品,未食用者不中毒。停止食用该食物后发病很快停止。

（4）易集体发病，但一般无人与人之间的直接传染：发病曲线在突然上升之后呈突然下降的趋势，无传染病流行时的余波。

3. 食物中毒的分类　食物中毒按病原的不同分为以下四类。

（1）细菌性食物中毒：指因摄入被致病菌或其毒素污染的食物引起的急性或亚急性疾病。细菌性食物中毒在食物中毒中最常见，发病率高但病死率低，有明显季节性。常见细菌性食物中毒包括沙门菌属、副溶血性弧菌、变形杆菌、金黄色葡萄球菌、致病性大肠埃希菌、肉毒杆菌等引起的食物中毒。

（2）真菌及其毒素食物中毒：指食用被真菌及其毒素污染的食物而引起的食物中毒。发病的季节性及地区性均较明显。如赤霉病麦食物中毒，多见于南方夏粮收获时的多雨季节；霉变甘蔗食物中毒多见于北方春季。

（3）有毒动植物食物中毒：主要是指有些动植物本身所含的天然有毒成分引起的中毒，如河豚含河豚毒素；有些贝类在摄食了有毒藻类后可含有石房蛤毒素；苦杏仁及有些果仁中含有氰苷；马铃薯存放不当后产生龙葵素；毒蕈含有毒肽类、毒蝇碱等有毒成分；甚至日常食用的四季豆、黄花菜，也含有某些天然有毒成分，如果加工处理和烹调不当，也可引起食物中毒。

（4）化学性食物中毒：指误食了被有毒有害化学物质污染的食品引起的食物中毒，误食了被误认为是食品及食品添加剂或营养强化剂的有毒有害化学物质引起的食物中毒，如砷、汞、铅等重金属，亚硝酸盐及农药等食物中毒。

我国食物中毒的统计资料表明，由微生物引起的食物中毒最常见，其次为化学性食物中毒。细菌性食物中毒多发生在第二或第三季度。肉毒梭菌食物中毒主要发生在西北的新疆、青海等地。沿海地区是副溶血性弧菌食物中毒的多发地。

二、常见细菌性食物中毒

（一）沙门菌食物中毒

1. 病原　沙门菌属（*salmonella*）为革兰阴性杆菌，目前至少有 67 种 O 抗原和 2 500 多种血清型，引起食物中毒最常见的为鼠伤寒沙门菌、猪霍乱沙门菌、肠炎沙门菌、鸭沙门菌等。该菌属不耐热，100 ℃时立即死亡，65 ℃经 15～20 分钟、60 ℃保持 30 分钟可被杀灭。在水、肉类和乳类食品中能生存数周至数月，在 20～30 ℃条件下迅速繁殖，可被氯、苯酚、升汞等杀灭。

2. 引起中毒的食品　多由动物性食品引起，特别是畜肉类及其制品，其次为禽肉、蛋类、奶类及其制品。沙门菌不分解蛋白质，故被该菌污染的食品多数没有感官的变化而容易被忽视。沙门菌属食物中毒全年皆可发生，但主要发生在夏、秋季。

畜、禽肉类的沙门菌主要来自生前感染。通常畜、禽类动物的肠内大量带菌，当动物疲劳、衰弱时，肠道所带细菌可进入血液而致全身感染，使尸肉和内脏大量带菌。用被污染的蛋类或奶类制成的食品常含有沙门菌。带菌的畜、禽从宰杀到烹调加工的各个环节，可污染水、容器、炊具或其他食物，造成生食与熟食的交叉污染，称为宰后污染，这是引起这类细菌性食物中毒的主要原因。

3. 中毒机制　大多数沙门菌食物中毒是沙门菌活菌对肠黏膜的侵袭导致的感染型中毒。目前，至少可以肯定某些沙门菌如鼠伤寒沙门菌、肠炎沙门菌除引起感染中毒外，其所产生的肠毒素在导致食物中毒中亦起重要作用。大量沙门菌进入机体后，可在肠道内繁殖，并通过淋巴系统进入血液,引起全身感染。同时,沙门菌也可在肠系膜淋巴结和网状内皮系统中被破坏而放出内毒素,内毒素是一种脂多糖类。此外,沙门菌亦可产生外毒素,称沙门菌肠毒素。大量沙门菌作用于胃肠道,可使胃肠道黏膜发炎、水肿、充血和出血,体温升高,而内毒素及外毒素可使 Na^+、Cl^-、H_2O 在消化道潴留而致腹泻。

4. 临床表现　潜伏期数小时至 2 天,一般为 12~36 小时。主要症状为恶心、呕吐、腹痛、腹泻。大便为黄绿色水样便,可带脓血和黏液。多数患者体温可达 38~39 ℃。重者出现寒战、惊厥、抽搐、昏迷等。病程 3~5 天,大多数患者预后良好。

除上述肠胃炎型外,还可以表现为类霍乱型、类伤寒型、类感冒型等。

(二)大肠埃希菌食物中毒

1. 病原　埃希菌属(*Escherichia*)俗称大肠杆菌属,是一组革兰染色阴性杆菌。埃希菌属中大肠埃希菌(*E. coli*)最为重要,如大肠杆菌 O_{157} ： H_7、O_{111} ： B_4、O_{55} ： B_5、O_{26} ： B_6、O_{87} ： B_7、O_{124} ： B_{17} 等。其中大肠杆菌 O_{157} ： H_7 已被证实可通过其释放的定居因子黏附人类肠壁细胞,并释放志贺样毒素、不耐热或耐热肠毒素以及肠溶血素,引起人类肠出血性腹泻及肠外感染、溶血性尿毒综合征等。

大肠埃希菌为人类和动物的正常菌群,多不致病。加热 60 ℃、15~20 分钟可杀灭大多数菌株。不耐热性肠毒素 60 ℃、1 分钟即破坏,耐热性肠毒素加热 100 ℃、30 分钟尚不被破坏。目前已知的致病性大肠埃希菌包括肠产毒性大肠埃希菌、肠侵袭性大肠埃希菌、致病性大肠埃希菌、肠出血性大肠埃希菌及肠集聚性黏附大肠杆菌等 5 种。

2. 引起中毒的食品　引起大肠埃希菌食物中毒的食品与沙门菌相同,即多由动物性食品引起,特别是畜肉类及其制品,其次为禽肉、蛋类、奶类及其制品。该菌属食物中毒全年皆可发生,但主要发生在夏、秋季。

3. 中毒机制与临床表现　不同的致病性埃希菌有不同的致病机制,也导致不同的临床表现。

(1)肠产毒性大肠埃希菌:与霍乱弧菌相似,能产生引起强烈腹泻的肠毒素,出现霍乱样的急性胃肠炎症状(米汤样便),肠毒素有不耐热(60 ℃、30 分钟破坏)及耐热(100 ℃、30 分钟破坏)两类。潜伏期 6~72 小时,一般 10~15 小时。临床症状为水样或米汤样腹泻、腹痛、恶心,发热 38~40 ℃。易患人群主要为婴幼儿和旅游者。

(2)肠出血性大肠埃希菌:为毒素型中毒,主要有志贺样肠毒素,部分菌如 O_{157} ： H_7 还可产生肠溶血毒素。主要表现为突发性剧烈腹痛、腹泻,先水便后血便,甚至全为血水。亦可有低热或不发热、呕吐。严重者可出现溶血性尿毒综合征、血小板减少性紫癜等。该菌主要感染 5 岁以下儿童及老人。病程 10 天左右,病死率 3%~5%。

(3)肠侵袭性大肠埃希菌:为活菌及其内毒素感染型中毒。病变酷似志贺菌感染,临床上出现痢疾样症状。该菌主要侵犯较大儿童和成人。

(4)致病性大肠埃希菌:为活菌感染型中毒。临床上表现为水样腹泻、腹痛,易患人群为幼儿和儿童。

(三)副溶血性弧菌食物中毒

1. 病原　副溶血性弧菌(*V. parahaemolyticus*)是一种嗜盐性细菌,存在于近岸海水、海底沉积物和鱼、贝类等海产品中。该菌革兰染色阴性,在含盐 3%~3.5% 的培养基或食物中生长良好,最适温度范围为 30~37 ℃,最适 pH 为 7.5~8.5。该菌不耐热,56 ℃加热 5 分钟或 90 ℃加热 1 分钟,或 1%食醋处理 5 分钟、稀释一倍的食醋处理 1 分钟均可将其杀灭。副溶血性弧菌在淡水中生存不超过 2 天,但海水中能生存近 50 天。对常用消毒剂抵抗力很弱。

2. 引起中毒的食品　主要是海产食品和盐渍食品,如海产鱼、虾、蟹、贝以及咸菜或凉拌菜等。在夏、秋季时,沿海一带的海产品带菌率可高达 90%。生食或盐腌海产品是引起这类食物中毒的主要原因。

3. 中毒机制　主要为大量副溶血性弧菌的活菌侵入肠道所致。副溶血性弧菌在胃肠道繁殖,侵入肠上皮细胞,引起上皮细胞及黏膜下组织病变。另外,副溶血性弧菌可产生肠毒素及耐热性溶血素。肠毒素是一种蛋白质,相对分子质量 45 000;溶血毒素具有心脏毒性,对其他组织亦有毒,并可引起黏血便样腹泻和肝功能障碍。从该菌培养液中可分离出一种非耐热因子,可引起水样便。

4. 临床表现　潜伏期 2~32 小时,多为 11~18 小时。主要症状为上腹部阵发性绞痛,继而腹泻,每日 5~10 次。粪便一般为水样或糊状,少数有黏液或黏血样便,约 15% 的患者出现洗肉水样血水便。但很少有里急后重。部分患者发冷、发烧。重症者出现脱水,少数有意识不清、血压下降、循环障碍等。病程 1~3 天,一般预后良好。

(四) 葡萄球菌食物中毒

1. 病原　葡萄球菌食物中毒是因摄入被葡萄球菌肠毒素污染的食物所引起。能产生肠毒素的葡萄球菌主要是金黄色葡萄球菌(*S. aureus*)。葡萄球菌为革兰阳性兼性厌氧菌,在 31~37 ℃、pH 7.4,水分较多,基质中蛋白质及淀粉含量丰富时最易繁殖,并产生大量肠毒素。肠毒素是一组耐热的单链蛋白质,已知有 A、B、C_1、C_2、C_3、D、E、F 等八个血清型。A 型毒力最强,引起的食物中毒较多。肠毒素耐热性强,100 ℃加热 30 分钟仍能保持部分活性。破坏食品中的肠毒素需 100 ℃加热食物 2 小时。

2. 引起中毒的食品　主要为奶与奶制品、剩米饭、油煎荷包蛋、糯米凉糕、肉制品等。葡萄球菌广泛分布于空气、土壤、水、健康人的皮肤及鼻咽部。患有葡萄球菌化脓性皮炎或上呼吸道感染者带菌率更高。通过患者的接触可使食品污染。被污染的食品在 37 ℃存放时最易产生肠毒素。

3. 中毒机制　肠毒素刺激迷走神经和交感神经,经腹腔丛到达呕吐中枢,引起呕吐。

4. 临床表现　潜伏期 1~6 小时,多为 2~4 小时。主要症状为恶心,剧烈而频繁呕吐,呕吐物中常有胆汁、黏液和血,同时伴有上腹部剧烈疼痛。腹泻为水样便,体温一般正常。病程短,预后一般良好。

(五) 肉毒梭菌食物中毒

1. 病原　肉毒梭状芽胞杆菌(*C. botulinum*)为厌氧性革兰阳性杆菌,其芽胞对热的抵抗力很强,须经高压蒸汽 121 ℃、30 分钟,或干热 180 ℃、5~15 分钟,或湿热 100 ℃、5 小时,方能杀灭芽胞。该菌存于土壤、淤泥、尘土和动物粪便中,鱼贝类中亦有检出。18~30 ℃能生长并产生肉毒毒素。现已发现有 A、B、C_α、C_β、D、E、F、G 共八型毒素,其中 A、B、E 及 F 型对人有致病力。我国发生的肉毒毒素中毒大部分为 A 型所致,少数为 B 型和 E 型。肉毒毒素不耐热,各型毒素在 75~85 ℃加热 30 分钟或 100 ℃加热 1 分钟均可完全破坏。

2. 引起中毒的食品　引起肉毒梭菌中毒的食品,因饮食习惯和膳食组成的不同而有差别。我国多为家庭自制的豆、谷类发酵制品,如豆酱、豆豉、臭豆腐、面酱等;美国多为家庭自制的蔬菜、水果罐头;欧洲各国多为火腿、腊肠及其他肉类制品;日本多为鱼、鱼子制品。

3. 中毒机制　肉毒梭菌食物中毒由其产生的神经毒素所引起。肉毒毒素主要作用于颅脑神经核、神经肌肉接点和自主神经末梢,抑制神经末梢乙酰胆碱的释放,使神经冲动的传递受阻,导致肌肉麻痹和瘫痪。重症病例可见脑神经核及脊髓前角产生退行性变,脑及脑膜充血、水肿及血栓形成。

4. 临床表现　潜伏期 6 小时至半个月,一般 12～48 小时。早期全身疲倦无力、头晕、头痛、食欲不振、走路不稳等,少数有胃肠炎症状。典型症状为视力模糊、眼睑下垂、复视、斜视、眼球震颤,继之咽部肌肉麻痹,造成咀嚼与吞咽困难,并可有声音嘶哑、语言障碍、颈肌无力、头下垂等。因呼吸肌麻痹可出现呼吸困难或呼吸衰竭而死亡。在得不到抗毒素治疗的情况下,病死率为 30%～70%。近年来,国内广泛采用多价抗肉毒毒素血清治疗,病死率已降至 10% 以下。患者经治疗可于 4～10 天后恢复,一般无后遗症。

(六) 其他细菌、真菌毒素及霉变食物中毒

其他常见细菌、真菌毒素及霉变食物中毒的特征和防治要点见表 3-20。

表 3-20　其他常见细菌、真菌毒素及霉变食物中毒

病名	有毒成分	潜伏期	临床特点	治疗	预防要点
变形杆菌	活菌	12～16 小时	恶心、呕吐、发热、头晕、头痛,脐周边阵发性剧烈腹痛(绞痛)、腹泻水样便、常伴有黏液、恶臭,一日数次至 10 余次。体温多在 39 ℃ 以下,预后良好	对症处理	动物性食品引起,控制污染,低温存放,彻底灭菌(55 ℃,1 小时)
蜡样芽胞杆菌食物中毒	肠毒素,包括腹泻毒素与呕吐毒素	呕吐型 0.5～6 小时 腹泻型 8～16 小时	恶心、呕吐、头晕、腹痛,呕吐型少数有腹泻,但腹泻型次数多,体温不高,预后良好	对症处理,重症可用抗生素	含淀粉多的食品易引起中毒,对剩饭、灌肠等应防止污染,食前加热 100 ℃,20～60 分钟
产气夹膜梭菌食物中毒	活菌及肠毒素	8～24 小时	腹痛、水样腹泻并有大量气体产生。少有呕吐和发热,预后好	对症处理	动物性食品引起,控制污染,低温存放,彻底灭菌(100 ℃,4 小时)
小肠结肠炎耶尔森菌食物中毒	活菌及耐热肠毒素	3～7 天	腹痛、腹泻、发热(38～39.5 ℃),可引起结肠炎、阑尾炎及败血症	对症处理。重症可用抗生素	该菌为低温菌(4 ℃时可生长繁殖并产生毒素),除防止污染外,对冷藏食品应注意
椰毒假单胞菌酵米面亚种食物中毒	外毒素:米酵菌酸和毒黄素	5～9 小时	初为胃肠道症状,恶心、呕吐,伴腹胀、腹痛及腹泻。随后出现脑、肝、肾等多脏器的损伤。病死率 30%～50%	催吐、洗胃、灌肠等对症治疗。无特效抗毒素	劝告有制作、食用酵米面的人改变饮食习惯,不制作食用酵米面或现做现吃,不储存,更不能带湿存放

续表 3－20

病名	有毒成分	潜伏期	临床特点	治疗	预防要点
赤霉病麦食物中毒	雪腐镰刀菌烯醇、镰刀菌烯酮－X、T_2毒素	10 分钟至 5 小时	轻者仅头昏、腹胀，重者眩晕、头痛、恶心、呕吐、全身乏力，少数伴有腹痛、腹泻、流涎、颜面潮红。个别重症有呼吸、血压波动、四肢酸软、步态不稳，形似醉酒	对症治疗	防霉（控制粮食水分在 11％～13％）减少病麦粒（比重分离、稀释、碾磨去皮）去除毒素（发酵制醋或酱油）
霉变甘蔗中毒	3-硝基丙酸	10 分钟至 48 小时	初为胃肠道症状，恶心、呕吐、腹痛、腹泻。随后出现神经系统症状，如头晕、头痛、复视，轻者恢复。重者眼球侧向凝视、四肢强直、手呈鸡爪状、口唇面部发绀、口吐白沫、昏迷。出现后遗症及病死率 50％	对症及支持治疗	禁止出售、食用霉变甘蔗

（七）细菌性食物中毒的诊断原则

1. 有明显的发病季节，多见于夏秋季。

2. 食用污染食物相同的用餐者中存在群体发病现象。

3. 能够找到明确的引起中毒的食品，并查明引起中毒的具体原因。

4. 符合相应的食物中毒的临床特征。

5. 有细菌及毒素检测结果证明　对可疑食物、患者的呕吐物及粪便进行细菌培养、分离并鉴定菌型，且作出血清凝集试验。沙门菌属可用酶标记抗体法（ELAT）检测，免疫荧光法可直接检出肉毒梭状芽胞杆菌。毒素可用血清检测法或生物检测法鉴定，或用酶标免疫吸附法（ELISA）检测。肉毒毒素可用小鼠毒素中和试验或酶标免疫吸附法检测。

6. 进行动物毒性试验　如疑为葡萄球菌肠毒素中毒时，可取细菌培养液或肠毒素提取液喂养猫，观察有无呕吐反应；疑为肉毒毒素中毒时，可将毒素提取液注入小白鼠腹腔，观察其有无症状出现。

（八）细菌性食物中毒治疗原则

1. 迅速排除毒物　对潜伏期较短的患者可催吐、洗胃以促使毒物排出；对肉毒毒素中毒的早期病例可用清水或用 1∶4 000 高锰酸钾洗胃。

2. 对症治疗　治疗腹痛、腹泻，纠正酸中毒及补液，抢救循环及呼吸衰竭。

3. 特殊治疗　一般细菌性食物中毒者可用抗生素，但葡萄球菌中毒时慎用。肉毒毒素中毒患者应尽早使用多价（A、B 与 E 型）或单价抗毒血清，并可试用盐酸胍，以促进神经末梢释放乙酰胆碱。

（九）细菌性食物中毒预防原则

1. 防止细菌污染　加强食品卫生监督。应重点做好防止动物性食品受到细菌污染的工作,包括防止动物生前与宰后污染;在食品存放时要生、熟分开,加工食品的用具及容器也应生、熟分开;另外,应定期对食品从业人员进行健康检查,肠道传染病患者及带菌者应及时调换工作。

2. 控制细菌繁殖及产毒 低温储存食品是控制细菌繁殖及产毒的重要措施。因此,在食品加工、运输及储藏时应配置冷藏设备,并注意对熟食应尽可能缩短储存时间。

3. 食品在食用前彻底加热以杀灭病原菌 对沙门菌属、副溶血性弧菌属、大肠埃希菌属及变形杆菌属食物中毒来说,加热杀死病原菌是防止食物中毒的重要措施。为彻底杀灭食品中的这些细菌与毒素,应使食品深部达到一定温度,并持续一定时间。

三、常见非细菌性食物中毒

由致病菌以外的有害因素引起的食物中毒统称为非细菌性食物中毒。非细菌性食物中毒按其病原分为有毒动物、有毒植物、有毒化学物质等引起的食物中毒。与细菌性食物中毒相比,非细菌性食物中毒一般潜伏期较短,消化道症状不如细菌性食物中毒明显,但神经系统症状较明显,病死率较高,预后较差。

(一) 河豚中毒

河豚(puffer fish)又名鲀,是一种无鳞鱼,味道鲜美但含有剧毒物质,品种有百种以上,我国产河豚 40 多种,引起中毒的主要有条纹东方鲀、豹纹东方鲀、弓斑东方鲀、星点东方鲀等。河豚主要生活在海水中,但在清明节前后多由海中逆游至入海口河中产卵。因此,我国沿海及长江下游为其主要产区。

1. 毒性 河豚体内的有毒成分为河豚毒素(tetrodotoxin,TTX)。其所含毒素的量因性别、鱼体部位和季节不同而异,毒素含量以肝脏、卵巢最多,其次为肾脏、血液、眼、鳃和皮,新鲜洗净鱼肉一般不含毒素,但如鱼死后较久,毒素可从内脏渗入肌肉中。有的品种,如豹纹东方鲀、星点东方鲀、虫纹东方鲀、月腹刺鲀的鱼肉亦有毒素。每年春季 2～5 月为河豚鱼的生殖产卵期,此时含毒素最多,因此春季易发生中毒。

河豚毒素是一种毒性极强的、低相对分子质量、非蛋白类神经毒素,微溶于水,易溶于稀醋酸,在 pH 3～6 的酸性环境中较稳定,在 pH>7 的碱性环境中易破坏。对光和热等极为稳定,煮沸、盐腌、日晒均不被破坏,100 ℃加热 7 小时,200 ℃以上加热 10 分钟才被破坏。它对小鼠的急性经口毒性比氰化钠强 500 倍以上。

2. 中毒机制 河豚毒素能抑制神经细胞对钠离子的通透性,从而阻断神经冲动的传导,使神经呈麻痹状态。初为感觉神经麻痹,继而运动神经麻痹,同时,引起外周血管扩张,使血压急剧下降,其呼吸抑制作用是对延髓的直接作用。河豚毒素极易从胃肠道吸收,亦可从口腔黏膜吸收。因此,重症患者可于发病后 30 分钟内死亡。

3. 临床表现 河豚中毒的特点为发病急速而剧烈,潜伏期短,一般为 10 分钟至 3 小时,发病初期有颜面潮红、头痛,继而出现剧烈恶心、呕吐、腹痛、腹泻等胃肠道症状,然后感觉神经麻痹,口唇、舌、指端麻木及刺痛,感觉减退,继而运动神经麻痹,手、臂肌肉无力,抬手困难,腿部肌肉无力致运动失调,步态蹒跚,身体摇摆,舌头发硬,语言不清,甚至全身麻痹瘫痪。严重者呼吸困难、血压下降、昏迷,最后可死于呼吸循环衰竭。可于 5 小时内死亡,病死率 50% 左右。

4. 治疗 一旦发生河豚中毒,必须迅速进行抢救,以催吐、洗胃和泻下为主,配合对症治疗。目前尚无特效解毒剂。肌肉麻痹可用番木鳖碱,每次 2～3 mg,肌内或皮下注射,亦可试用亚硫酸钠或 L-半胱氨酸盐酸盐解毒。

5. 预防　我国《水产品卫生管理办法》规定:"河豚有剧毒,不得流入市场,应剔出集中妥善处理。"因此,应加强食品卫生监督,严防某些饭店加工供应新鲜河豚;同时,应大力开展宣传教育,使群众了解河豚有剧毒,并能识别其形状,以防误食中毒。河豚鱼的鱼体为长椭圆形或纺锤形,头扁而口小,眼睛内陷半露眼球,上下唇各有两个牙齿形状似人牙,腹部呈白色,背面呈黑黄色有花纹(花纹因种类而异),皮肤表面光滑无鳞。

(二) 毒蕈中毒

蕈类亦称蘑菇(mushroom),属真菌植物。我国可食蕈有 300 多种,毒蕈有 100 余种,其中含剧毒可致人死亡的有 10 多种,分别为褐鳞环柄菇、肉褐鳞环柄菇、毒伞、白毒伞、鳞柄白毒伞、秋生盔孢伞、鹿花菌、包脚黑褶菇、毒粉褶菌、残托斑毒伞等。毒蕈中毒多发生于气温高、雨量多的夏、秋季节,多为个人采摘误食引起。

1. 有毒成分及中毒类型　由于生长条件不同,不同地区发现的毒蕈种类也不同,且大小形状不一,所含毒素亦不一样。毒蕈的有毒成分十分复杂,一种毒蕈可以含有多种毒素,有时多种毒蕈同含一种毒素。因此,毒蕈中毒程度与毒蕈种类、进食量、加工方法及个体差异等有关。根据所含的毒素及中毒的临床表现,可将毒蕈中毒分为下面四种类型。

(1) 胃肠炎型:引起此型中毒的为黑伞蕈属和乳菇属的某些菌种。有毒成分可能为刺激胃肠道的类树脂物质。中毒的潜伏期为 0.5～6 小时,主要为胃肠炎症状,开始多为恶心,继而剧烈呕吐、腹泻(多为水样便),腹痛多为上腹部中心阵发性或绞痛。病程短,一般预后良好。

(2) 神经精神型:导致此型中毒的毒蕈含有引起神经精神症状的毒素,这种毒素主要包括毒蝇碱、蜡子树酸、光盖伞素及幻觉原等。中毒潜伏期为 10 分钟至 2 小时,主要表现为副交感神经兴奋症状,如大量出汗、流涎、流泪、瞳孔缩小、脉缓等,尚有部分胃肠道症状。重患者出现谵妄、精神错乱、幻视、幻听、狂笑、动作不稳等。此型中毒用阿托品类药物及时治疗,可迅速缓解症状。病程 1～2 天,死亡率低。

(3) 溶血型:此型中毒由鹿花蕈引起,有毒成分为鹿花蕈素,属甲基联胺化合物,有强烈的溶血作用。此毒素具有挥发性,对碱不稳定,可溶于热水,烹调时如弃去汤汁可去除大部分毒素。中毒潜伏期 6～12 小时,发病开始以恶心、呕吐、腹泻等胃肠道症状为主,3～4 天后出现黄胆、肝脾肿大,少数人出现血尿,严重时可引起死亡。给予肾上腺皮质激素治疗可很快控制病情。病程 2～6 天,一般死亡率不高。

(4) 脏器损害型:此型中毒最严重,病死率可高达 50%～60%,甚至 90%。有毒成分主要为毒肽类及毒伞肽类,存在于毒伞属蕈(如毒伞、白毒伞、鳞柄白毒伞)、褐鳞小伞蕈及秋生盔孢伞蕈中。此类毒素为剧毒,对人致死量约为 0.1 mg/kg,可使体内大部分器官发生细胞变性,属原浆毒。含有此毒素的鲜蘑菇 50 g(相当干蘑 5 g)即可使成人致死。此型中毒潜伏期为 10～24 小时,临床表现十分复杂,一般分五期:①肠胃炎期:患者出现恶心、呕吐、脐周痛、腹泻等,多在 1～2 天后缓解。②假愈期:肠胃炎症状缓解后,患者暂无症状,或仅有乏力、食欲减退等。而实际上毒肽已进入内脏,肝损害已开始。轻病例肝损害不严重,由此进入恢复期。③脏器损害期:严重病例在发病后 2～3 天出现肝、肾、脑、心等实质性脏器损害,以肝损害最严重,肝肿大、黄疸,严重者肝坏死,甚至肝昏迷,侵犯肾脏可发生少尿、无尿或血尿,出现尿毒症、肾衰竭。④精神症状期:患者可出现烦躁不安、表情淡漠、嗜睡,继而惊厥、昏迷,甚至死亡。有些患者在胃肠炎期后立即出现烦躁、惊厥、昏迷,无肝肿大、黄疸,属于中毒性脑病。⑤恢复期:经及时治疗后的患者在2～3周后进入恢复期,各项症状好转并痊愈。

2. 治疗　应及时采取催吐、洗胃、导泻、灌肠等措施,以清除肠内毒素;并大量输液以排除毒素;另外对各型毒蕈中毒,还应根据不同症状和毒素进行特殊治疗,如毒伞型引起的神经精神型可用阿托品,溶血型用肾上腺皮质激素,脏器损害型用巯基解毒药(二巯基丁二酸钠或二巯基丙磺酸钠)解毒,并用保肝疗法及其他对症措施。

3. 预防措施　通过分类学和动物试验,可观察和鉴别有毒蕈类,也可借鉴一些传统经验,如色泽鲜艳,菌盖上长疣子,不生蛆,不被虫咬,有腥、辣、苦、酸、臭味,碰坏后容易变色或流乳状汁液的是毒蕈;煮时能使银器或大蒜变黑的也是毒蕈。但预防毒蕈中毒最根本的办法是切勿采摘不认识的蘑菇食用,无识别毒蕈经验者,不自采蘑菇。

(三)亚硝酸盐食物中毒

亚硝酸盐食物中毒近年来时有发生,主要是由于误将亚硝酸盐当做食盐而引起。另外,摄入含大量硝酸盐、亚硝酸盐的蔬菜亦可致食物中毒。

1. 中毒机制与临床表现　亚硝酸盐经消化道被迅速吸收入血,作用于血中低铁血红蛋白,使其氧化成高铁血红蛋白而失去输送氧的功能,造成组织缺氧,产生一系列相应的中毒症状。亚硝酸盐的中毒剂量为0.3～0.5 g,致死量为1～3 g。亚硝酸盐中毒发病急速,潜伏期为1～3小时。轻者表现为头晕、头痛、乏力、胸闷、恶心、呕吐,口唇、耳郭、指(趾)甲轻度发绀,血中高铁血红蛋白含量在10%～30%。重者眼结膜、面部及全身皮肤发绀,心律快,嗜睡或烦躁不安,呼吸困难,血中高铁血红蛋白含量往往超过50%。严重者昏迷、惊厥、大小便失禁,可因呼吸衰竭导致死亡。

2. 治疗　迅速催吐、洗胃和导泻,以促使毒物尽快排出。轻度中毒可口服维生素C 500 mg,一日3次,或静脉注射维生素C 0.5～1.0 g,每日2次,症状可迅速消除;重度中毒者应及时应用特效解毒剂亚甲蓝(美蓝)。亚甲蓝用量为1～2 mg/kg,以25%～50%葡萄糖液20 ml稀释后,静脉缓慢注射,1小时后如症状不见好转可重复注射1次。大剂量维生素C可直接将高铁血红蛋白还原,故亚甲蓝、维生素C、葡萄糖三者合用效果较好。

3. 预防

(1)勿食存放过久的变质蔬菜;吃剩的熟蔬菜也不可在高温下存放较长时间再食用;腌制的蔬菜需至少15天以上再食用。

(2)肉制品中硝酸盐、亚硝酸盐的用量严格执行国家卫生标准的限量规定。

(3)苦井水勿用于煮粥,尤其勿存放过夜。

(4)防止错把亚硝酸盐当成食盐或碱面误食。

(四)甲醇中毒

1. 中毒机制与临床表现　甲醇(methyl alcohol)又名木醇或木酒精,为无色、易挥发、易燃液体。略有乙醇气味。人类常因误服含甲醇的酒或饮料而引起急性中毒。

甲醇在体内经醇脱氢酶作用氧化成甲醛,并再氧化成甲酸。甲醇在体内能抑制某些氧化酶系统,抑制糖的需氧分解,造成乳酸和其他有机酸积聚,再加上甲酸的蓄积,引起人体代谢性酸中毒。甲醇主要作用于神经系统,具有明显的麻醉作用,可引起脑水肿。对视神经和视网膜有特殊的选择作用,易引起视神经萎缩,导致双目失明。以前认为毒性作用主要为甲醛所致,甲醛能抑制视网膜的氧化磷酸化过程,使膜内不能合成ATP,细胞发生变性,最后引起视神经萎缩。近年研究表明,甲醛很快代谢成甲酸,急性中毒引起的代谢性酸中毒和眼部损害,主要与甲酸含量相关。

甲醇中毒潜伏期多为 8～36 小时,轻者表现为头痛、恶心、呕吐和视力模糊;严重者出现呼吸困难、嗜睡、意识丧失、瞳孔散大、昏迷,最后可因呼吸衰竭而死亡,经抢救康复者几乎无例外地遗留不同程度的视力障碍。

一次摄入 5 ml 甲醇即可引起急性中毒,40% 甲醇 10 ml 可致失明,40% 甲醇 30 ml 是人的最小致死量。

2. 治疗　迅速催吐、洗胃和导泻,以促使毒物尽快排出。中毒严重者应及早进行血液透析或腹膜透析,以减轻中毒症状,挽救患者生命,减少后遗症。血液透析疗法的指征为:①血液甲醇>15.6 mmol/L 或甲酸>4.34 mmol/L;②严重代谢性酸中毒;③视力严重障碍或视乳头视网膜水肿。

国外有报道,可用乙醇或乙醇脱氢酶抑制剂 4-甲基吡唑作为甲醇中毒的解毒剂。解毒剂可阻止甲醇氧化,促进甲醇排出。

另外,应注意纠正患者的酸中毒,积极防治脑水肿,并进行其他对症治疗。

3. 预防　酒中甲醇来自原料中的果胶,用过熟或腐烂的水果、甘薯、甘薯皮、土豆等制作的酒,其甲醇含量往往较高。预防甲醇中毒的最好措施是加强酒类卫生管理,严格执行酒中甲醇含量的卫生标准。我国规定以谷物为原料的白酒甲醇含量应≤0.04 g/100 ml,以薯干及代用品为原料的应≤0.12 g/100 ml。这个标准是以乙醇含量为 60 g/100 ml 制定的,乙醇度不足 60°者应按 60°进行折算。

（五）其他常见非细菌性食物中毒

其他常见非细菌性食物中毒的特征和防治要点见表 3-21。

表 3-21　其他常见非细菌性食物中毒的特征和防治要点

病名	有毒成分	潜伏期	临床特点	治疗	预防要点
麻痹性贝类中毒	石房蛤毒素,来自膝沟藻类	数分钟～20 分钟	唇、舌、手指麻木,四肢末梢、颈部麻痹,共济失调,呼吸肌麻痹。病死率5%～18%	对症治疗	防止海洋污染及赤潮形成,禁食毒贝
鱼类所致组胺中毒	鱼体中组氨酸在变形杆菌作用下形成组胺	数分钟～3 小时	皮肤潮红、头晕、头痛、心悸、胸闷、血压下降、荨麻疹或哮喘等	给予抗组胺药物如苯海拉明、氯苯那敏等	产组胺较多之鱼如鲐巴鱼、鲭鱼等有青皮红肉的特点,应防止它们变质,吃时加醋或去汤可减少组胺摄入
动物肝脏（狗、海豹、鲨鱼)中毒	大量维生素 A	0.5～12 小时	恶心、呕吐、腹痛、腹部不适,皮肤潮红,继之可脱皮	对症治疗	不过量摄入可能含有大量维生素 A 的动物肝脏
甲状腺组织中毒	猪、牛、羊甲状腺素	2～24 小时	头昏、头痛、乏力、心悸、多汗,四肢肌肉痛,重者狂躁、幻觉、昏迷、抽搐等	对症治疗	屠宰时要认真剔净甲状腺组织

续表 3-21

病名	有毒成分	潜伏期	临床特点	治疗	预防要点
木薯、含氰苷果仁中毒	苦杏仁苷分解产生氢氰酸	0.5～5 小时	食量少者表现为一般胃肠道症状,大量进食出现口中苦涩、流涎、呕吐、心悸、呼吸困难、青紫,可窒息死亡	立即洗胃,有呼吸障碍者进行人工呼吸,并给予特效解毒剂	苦杏仁、桃仁、枇杷仁均含有氰苷,应教育儿童勿食。食用时必须充分加热、浸泡
鲜黄花菜中毒	秋水仙碱	0.5～4 小时	恶心、呕吐、腹痛、腹泻、头昏、头痛、口渴、喉干	洗胃及对症治疗	吃干制的黄花菜无毒。新鲜的要水泡去汁,并煮熟、煮透
四季豆中毒	皂素、植物凝血素	1～13 小时	恶心、呕吐、腹泻、头晕,四肢麻木,伴有中性白细胞增多,预后良好	对症治疗	充分煮熟后才能食用
发芽马铃薯中毒	龙葵素	0.5～4 小时	喉咙瘙痒及烧灼感,胃肠炎,重症有溶血性黄疸,可因呼吸、循环麻痹死亡	对症治疗	吃发芽马铃薯要挖去芽及芽眼,去皮水浸,炒时加醋,发芽很多或内部变绿者禁食
白果中毒	银杏酸、银杏酚	1～12 小时	除胃肠炎外,常出现头痛、恐惧感、抽搐、惊厥,重者意识丧失,1～2 日内死亡	洗胃、灌肠及对症治疗	不吃生白果或变质白果,好白果应加水煮熟或炒熟食用,且不易多吃,儿童尤应注意
有毒蜂蜜中毒	各种有毒花粉	1～5 天	头晕、疲倦、肢体麻木、发烧、心悸、肝大、腰痛、血尿,可因呼吸循环衰竭死亡	对症治疗,重点保护心、肾	蜂蜜应经检验合格方能售卖,不吃有异味的蜂蜜

复习思考题

1. 试述钙、铁的吸收影响因素、缺乏病表现及主要食物来源。
2. 试述大豆类食品在人群营养中的意义。
3. 试述孕期营养需要的特点及营养不良对自身及胎儿的影响。
4. 试述心血管疾病的膳食调控原则。
5. 试述临床患者综合营养评价方法。
6. 试述黄曲霉毒素对食品的污染、对机体健康的危害及防霉去毒措施。
7. 试述食物中毒的概念、流行病学特征及细菌性食物中毒的预防原则。

(徐广飞)

第四章　社会心理因素与健康

　　随着人类社会生产和科学技术的发展，人们认识到人类的健康水平不仅与各种自然因素如生物因素、物理因素、化学因素有关，而且还会受到社会因素、心理因素、行为因素的影响，并且各种自然因素与社会心理因素间存在相互作用和制约，这是现代医学模式即生物-心理-社会医学模式的主要体现。WHO 提出了健康的新概念：所谓健康就是在身体上、精神上、社会适应上完全处于良好的状态，而不是单纯地指没有疾病或病弱。也就是说，它不仅涉及人的心理，而且涉及社会道德方面的问题，生理健康、心理健康、道德健康，三方面构成健康的整体概念。

　　社会心理因素与健康的关系十分密切，不仅社会心理因素影响人群和个体的健康水平，而且人群和个体的健康水平反过来对社会因素也具有作用。具有良好健康水平的人群和个体，才能创建适宜的社会环境，营造出优越的社会文化背景并保持良好的心理状态。社会心理因素对健康的影响主要体现在两个方面：一是有害的社会心理因素对健康的损害作用，刺激人体引起一系列不良的心理活动和生理改变导致精神性或躯体性疾病的产生；二是良好的社会心理因素对疾病的治疗、预防及健康起到促进作用。

　　虽然疾病本身是生物学现象，但是却受社会因素的影响，各种社会因素可以促进疾病的发生与流行，如战争等社会动荡会加速一些传染性疾病的扩散与传播。

　　研究社会因素与健康之间的关系，对于人们树立正确的健康观，促进人类的健康具有重要意义。

第一节　社会因素与健康

　　社会因素（social factor）通常是指人类生存的社会的各项构成要素，包括自然和社会环境、人口的生物属性和社会属性、物质文明和精神文明。其中自然环境包括生物生态、物理化学和地理气候，社会环境包括家庭关系、社会关系和人际关系；人口的生物属性包括免疫和遗传,而人口的社会属性是指人的社会阶层、婚姻、家庭、交际和情感;物质文明包括所在社会的生产水平、国民收入和国民营养;精神文明包括社会政治制度、文化教育、卫生服务、法律法规、道德、宗教信仰、风俗习惯和生活方式。社会因素对健康的影响具有广泛性、持久性和累积性,社会因素与健康之间也存在双向性,重视和加强危害健康的社会因素的研究,并采取相应的预防措施,积极防治社会因素相关疾病及社会疾病对于保护和增进居民健康具有重要意义。

一、经济发展水平与人群健康

社会经济是人类健康最根本的物质基础。衡量社会经济的指标有国民生产总值(gross national product, GNP)、人均 GNP、人均卫生费用等。社会经济是社会物质生活条件的重要保证,也是决定健康水平的基础因素。健康与经济发展相互依存、互相促进。社会经济因素包括以生产力发展为基础的经济发展状况、营养状况、人口状况、科学技术等,和以生产关系为基础的政治、思想文化、社会关系等。

(一)经济发展对健康的促进作用

随着世界经济的发展,人们的工作、生活条件明显改善,居民营养水平提高,用于教育和医疗保健的投资增加,人类健康状况有很大提高,平均期望寿命显著延长。

许多资料表明,发展中国家的疾病类型和死因谱与发达国家有明显的差异,其主要原因是经济发展水平不同。发展中国家主要表现为"贫困型"疾病谱,居民主要死亡原因是传染病和呼吸系统疾病。而发达国家则表现为"富裕型"疾病谱,居民主要死亡原因则是癌症和心血管疾病。经济发达国家生产力水平高,生活物资丰富,卫生经费投入比例明显高于发展中国家,居民收入和生活质量也就比较高。如美国的卫生经费占国民生产总值(GNP)的14%,而发展中国家则较低,有的国家还不到国民生产总值的1%。社会经济水平低下影响人们的收入和开支、营养状况、居住条件、接受科学知识和受教育的机会,形成特定的社会不良环境,在此条件下,居民健康水平与发达国家居民相比存在较大差异。从全世界范围来看,不同的经济水平是造成不同国家和地区居民健康水平差别的重要原因之一。表4-1的资料可以有力地说明经济发展与居民健康的关系。必须指出的是经济发展对居民健康的促进作用并不是无限制的,尤其当社会经济发展水平达到能满足居民的基本要求后,经济水平与居民健康水平的关系将更加复杂,经济发展所带来的一些变化并不一定全部对人体健康有益。

表4-1 经济状况与人群健康的关系

国家类别	国家数	人均 GNP/美元	婴儿死亡率/%	低出生体重/%	均期望寿命/年
发达国家	37	6 230	19	7	72
发展中国家	90	520	94	17	61
不发达国家	29	170	160	30	45

资料来源:世界卫生组织《2000年人人健康全球策略》,日内瓦

(二)经济发展对健康的负面影响

人群健康水平随着社会经济发展而提高,这是积极的总趋势。但事物总是存在着两重性,经济发展在解决以往健康问题的同时,也会带来一些新的健康问题,产生消极影响。如果在经济发展的同时,人们不注意保护人类生存的空间,对经济发展带来的有害健康的因素缺乏认识或虽然认识到了却不注意控制,其结果必将危害人体健康,这也是当前人类可持续

发展战略所研究的主要问题。

1. 环境污染对人体健康的危害 环境污染指自然地或人为地向环境中添加某种物质而超过环境的自净能力而产生危害的行为。具体包括:水污染、大气污染、噪声污染、放射性污染等。现代工业促使社会经济迅速发展,同时也给人类健康带来不利的影响如,工业"三废"污染大气、水和食物;各种新型化工建材和装饰品美化了室内环境,但这些物质多数有毒或含致畸、致癌、致突变的物质。大量环境污染物进入环境破坏了人类赖以生存的空间(包括大气、水体、土壤),具有对人群影响范围广、作用时间长、致病种类多等特点,并且在目前的科学技术条件下,根除已产生的污染非常困难。因此,保护环境就是保护人类生命和健康,经济发展不能以牺牲人自身生存的环境为代价,不能走"先污染后治理"的老路。

2. 现代社会病对人群健康构成新的威胁 随着现代科技的高速发展,人们的生活方式发生了变化,由新的社会生活方式所带来的一系列疾病和社会现象称为现代社会病。现代社会病包括:现代富裕病、现代文明病、现代生活方式病等,如长期食用精制食品产生某些营养素缺乏;高蛋白、高脂肪、高热量的食物是冠心病、高血压的潜在致病因素。据报道,发达国家和不发达国家除一般疾病谱不一致外,癌症的发生谱也不一致,一般说来,非洲、拉丁美洲和亚洲的一些经济发展中国家的上呼吸道(口腔、咽部、喉部和食管)以及胃、肝和子宫颈癌的发生率比较高。相反,在欧洲、北美、澳大利亚等发达国家结肠、直肠癌、与性激素有关的癌症(如乳腺癌、子宫内膜癌、前列腺癌)等发病率较高,这种模式在发展中国家的大城市也在渐现,这些差别与食物结构和生活方式有关。另外,车祸、性病、艾滋病、吸毒等疾病和社会现象的快速增加,给人群健康构成了新的威胁。

3. 心理压力增加 经济发展促进了社会生产方式的改变和高技术的应用,生活节奏越来越快,对求职者的素质要求越来越高,竞争日渐激烈,使人们心理压力加大,工作紧张、人际关系复杂,心理压力和应激事件增加,造成现代社会的身心疾病和精神疾病,对人们的心理健康造成了不良影响,使得自杀和报复性他杀行为可能增加。

4. 生活方式改变 经济的发展带来了生活方式的革命性变化,暴饮暴食、酗酒、吸烟、体力活动缺乏等行为成为影响健康的主要因素。人们的主要健康问题已不再是营养不良等疾病,相反却是不良的生活和行为方式,如酗酒、不良饮食习惯、性淫乱、吸毒、缺乏运动等引起的疾病,如高脂肪、高蛋白、高热量食物摄入量的增加,以及体力活动的减少,导致"富裕病"的增加,如肥胖、冠心病、糖尿病等。

5. 人口流动的增加 人口流动成为目前我国经济、社会、人口转型过程中的突出特征。人口流动一方面可以促进经济的发展及社会的繁荣,但是另一方面也会带来一些特殊的卫生问题,如计划生育工作、传染病的流行与控制等,给当前的医疗卫生工作提出了新挑战。

(三)保证人类健康是经济发展的必要条件

现代化工业时代,具有一定体力和脑力劳动技能的健康人对经济的发展起着决定性的作用。健康的劳动人群意味着出勤增加、伤病减少和劳动效率的提高,可以为社会创造更多的财富。人群健康水平提高,平均寿命延长又可使社会总劳动时间延长。从宏观意义上讲,这也为经济发展赢得了时间。有人做过研究,从 1950 年到 1982 年我国因居民平均期望寿命延长所创造的经济价值约为 773 亿元,相当于国民生产总值的 1/5。另一方面,只有保证人类健康,才能保证人类学习和工作,是提高人群智力和科技知识水平的必要条件,因为现代社会经济发展和世界性竞争已经不是简单体力劳动的竞争,而是科技人才和技术的竞争。没有良好的国民健康水平就没有足够的科技人才涌现;没有科技人才的涌现就意味着经济落后。身体健康状况欠佳的劳动者群体不可能给社会经济带来高速的发展，健康水平低下和疾病流行都会耗费大量的经济资源，必然阻碍经济的发展。

从根本上来说，经济发展是生产力发展的结果，人是生产力中最活跃、最重要的因素。

二、社会文化因素与健康

文化是一种社会现象，它是指一个社会或其亚群成员所共有的物质与精神文明的总和。社会文化因素包括思想意识、文学艺术、科学技术、宗教信仰、风俗习惯、教育、法律、道德规范等。社会文化因素对健康也有着重要的作用。社会文化因素渗透到人类生活的各个方面，影响着人的思想意识、观念，在某种程度上决定着人群对健康和疾病的认识，另外，就医行为和对健康维护的态度，也影响人群的生活习惯、行为方式和自我保健能力。因此，文化对人群生理和心理健康有重要的影响。文化主要分为智能文化、规范文化和思想文化三种类型(图4-1)。

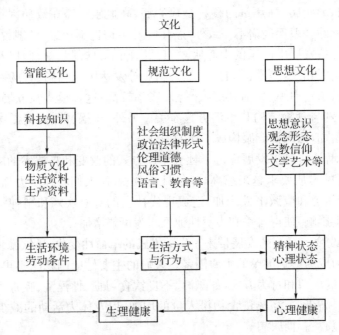

图4-1　文化影响健康的模式

(一) 思想意识、道德对人类健康的影响

思想意识的核心是世界观，它决定着人们的其他观念，如人生观、道德观、价值观等。一个人思想意识形成后，也就决定了他的道德观。正确的积极向上的思想观念和道德观念有利于身心健康，而颓废消极的思想观念和道德观会对健康产生极大的危害。目前，在一些国家和地区由于不良社会道德观念带来的吸毒、性淫乱和自杀等社会病态现象不仅给社会带来动荡不安，也严重威胁着人类的健康。

(二) 教育对人类健康的影响

文化可以通过影响人们的行为和生活方式从而影响人们的生理健康，也可以通过人们的心理过程和精神生活影响人们的生理健康。广义的教育，泛指一切增进人们的知识、技能，发展人们的智力、能力，对人们思想意识施加影响的种种活动。狭义的教育则指学校教育。教育是人们社会化的过程和手段,属于一种规范文化。教育具有两种职能,一是按社会需要传授知识,即给予人适应社会生存和生活的智力和技能规范;二是传播社会准则,即对人行为的规范。一个社会其教育事业的发展程度和水平决定了该社会人群和个人的文化素质水平,造就了该社会所特有的文化背景、道德风尚、行为生活方式及风俗习惯等。教育对人类健康的影响是明显的和多方面的,教育可培养人的良好生活方式。由于卫生知识教育是教育中的一个重要组成部分,受过良好教育的人,能较深刻地认识卫生保健的意义,提高自我保健意识,增强与不卫生习惯和疾病斗争的能力。首先表现在消费结构对人群健康的影响,在收入一定的条件下,文化程度不同的人其消费结构也不同,从而产生不同的健康效果。其次表现为人们如何安排闲暇时间。闲暇时间是指人们维持工作和基本生活活动(如进食、睡觉等)以外的时间。不同文化层次的人其闲暇时间的消磨方式也不同:知识型人群喜爱把闲暇时间作为增长知识的机会;事业型的人群在闲暇时间继续工作而不考虑报酬问题;享乐型的人在闲暇时间则用来吃喝玩乐。因而不同教育水平的人接触致病因素的机会不同,最终带来的健康效应也必然不同。据印度的调查,营养不良与家庭主妇的教育程度有关,主妇为文盲的家庭中营养不良者占 94%,而中学文化水平的主妇家庭中营养不良者仅为 9%。

　　教育还可以提高人对社会的心理承受能力,教育水平高的人由于自身具备较合理的知识结构和较宽厚的知识技能,往往能够保持健康心态适应社会环境的变化,较少受到冲击;相反,文化层次较低的人,其知识技能多单一,在受到社会变化冲击时往往表现出脆弱性,由于文化低又难以改变自身水平,适应能力低而表现出烦躁、焦虑、悲伤、易怒等,容易引发身心疾病。当然,在文化程度高的人中,也有因对自己期望过高,当理想与现实发生冲突时而产生悲观失望、情绪低落等不利于健康的表现。

　　(三) 科技发展对人类健康的影响

　　科学技术水平作为一种文化因素对健康即有有利的影响,也有不利的影响。科学技术的发展推动了医学理论与技术的发展,并使许多先进仪器在医学领域中使用,医疗保健业也得到迅速发展,这些使疾病的预防、诊断、治疗和康复水平得到提高,许多疾病因能够做到早期诊断和治疗而使治愈率或缓解率大大提高。但是人们已经认识到科学技术的发展及利用也会给人类健康带来一系列问题。例如人们对自然的片面干预会造成人群生活环境改变,产生新的危害健康的因素;工业的发展会带来环境污染;农药的广泛应用在保护农作物提高产量的同时,其在环境和农作物中的残留损害着人体健康;农业或畜牧养殖业中某些激素的利用增加了动物或植物的生长速度,但也影响了青少年的生长发育;人们利用核能来解决能源匮乏问题,同时也带来了威胁人类健康的核污染。随着科学技术的进步,生产过程自动化,人们从繁重的劳动中解放出来,避免了一些职业危害,减少了职业病,但高度的自动化要求生产者付出更为集中的注意力,这使生产者长期处于精神紧张状态,又成为新的职业危害因素,如当今电脑的广泛应用,出现了一批长期坐在电脑前进行工作的职业,产生了一些新的职业病,如颈背部肌肉疼痛、头晕等为主的"电脑病"。

　　(四) 宗教对人类健康的影响

　　宗教是以神的崇拜和神的旨意为核心的信仰与行为准则的总和,是支配人们日常生活的自然力量和社会力量在人们头脑中虚幻的反映。佛教、伊斯兰教和基督教是世界三大宗教。宗教主要通过教义、教规、仪式等形式对人类健康产生影响。宗教对健康的影响有积极的一面,也有消极的一面。

　　1. 宗教教义对人类健康的影响　　宗教宣扬的是一种宿命论,如人的命运顺利与曲折、人的归宿取决于天命、上帝等,不同宗教所宣扬的人生观虽有所不同,但都对信教者的人生态度产生强烈的影响,有的教义对信教者的健康可能有促进作用。如佛教认为,人生如渡苦海"苦海无边,回头是岸",对陷于错误泥潭、精神极度消沉的人来说,可以帮助摆脱痛苦;基督教认为,世人皆有罪,人生来世是为了悔罪赎罪,自杀是对肃清罪过的叛逆,为"主"所不容,因而有助于避免自杀意念的产生。但有的教义则是愚昧并可能损害健康的,尤其是邪教,披着宗教的外衣,以种种歪理邪说迷惑人,他们反对科学,反对真理,反对文明,推崇迷信,崇拜鬼神,有病不治,而是依靠所谓神灵保佑,从而延误诊治时机,造成众多信教病人病情加重以致残疾或死亡,给人类健康带来极大危害。由于信教病人相信上帝旨意远胜过相信医嘱,往往影响和贻误治疗。这在人类历史上曾有过沉痛的教训。

2. 宗教仪式和戒律对人类健康的影响 有些宗教仪式本身不具有医学目的,但其客观效果对健康有保护作用。如犹太教在新生儿洗礼时,要行阴茎包皮环切术,这使得犹太人中极少发生阴茎癌。再如我国的佛教有不杀生、不奸淫、不饮酒戒条;基督教也劝教徒养身修行、弃恶从善,这些对人的健康起着积极作用。另一方面,教徒的盲目信仰有时会给健康带来消极影响。例如,世界上多次霍乱大流行均起源于印度,有人分析认为其原因是印度教徒视恒河为"圣河",认为若生前能饮恒河水,死后能用恒河水浴身,便可除去一切罪孽。于是教徒常云集恒河饮水,并将死人送至恒河洗浴,造成恒河水终年污染严重,成为一些烈性传染病疫源地。

(五) 风俗习惯对人类健康的影响

风俗习惯是人们在长期共同生活中约定成俗的,为某一地区或民族人群遵循的行为规范。风俗习惯有地方风俗、民族风俗;有优良风俗和消极风俗。风俗习惯对健康的影响,贯穿于人们的衣、食、住、行、娱乐、体育、卫生等各个环节。不良的风俗习惯可导致不良的生活行为,直接危害人群健康。如衣着习惯可直接影响人体的健康,如缅甸巴东族以长颈为美,在颈上戴上铜环,有时长达 30 cm、重达 10 多公斤,结果造成颈部肌肉萎缩、声带变形、锁骨和胸骨下压,影响呼吸;再如我国封建时代妇女因崇尚"三寸金莲"而裹脚,就是以牺牲健康和承受痛苦为代价的。不良的风俗习惯亦表现在饮食方面,如在一些地区有食生鱼造成历史上该地区华支睾吸虫病的流行;又如我国太行山区居民食管癌死亡率较高,可能与长年摄入含亚硝胺的酸菜有关。日本人有食河豚的不良习惯,导致每年有成百上千的人死于河豚中毒。总之,风俗习惯是一种复杂的社会现象,精华与糟粕共存,对人类健康有利的应该发扬,对人类健康不利的应改变或摒弃。

三、社会关系与健康

(一) 社会制度与健康

社会制度是指在一定历史条件下形成的社会关系和社会活动的规范体系。社会制度的性质和特征决定了诸如社会经济、社会阶层、文化等其他社会因素的性质和特征。社会制度对人体健康有着直接的和深远的影响。它对健康的影响主要表现在国家所制订实施的各种方针、政策、法律、法令等对确立人民的社会地位、经济水平和医疗卫生保障机制方面的作用。

我国作为世界人口大国,资源并不丰富,但社会主义社会制度的优越性在保护和增进人民健康方面得到了充分体现。新中国成立后,我国政府正确处理了卫生事业发展与社会经济发展的相互关系,确定发展生产力,提高和改善人民群众物质文化生活水平是我国根本的奋斗目标。在大力发展社会经济的同时,党和政府也非常重视卫生事业的发展,并充分认识到社会经济发展对卫生事业发展具有制约作用,卫生事业的发展反过来也会影响社会经济的发展,卫生事业与社会经济应当共同发展,相互促进。正是基于这种正确的认识,我国的卫生事业才得以保持高速持续发展,取得了一系列世界瞩目的成就。党和国家根据我国实际情况,制定了正确的人民卫生工作指导方针,在世界上第一个提出了"预防为主"的卫生工作方针,开展轰轰烈烈的群众性爱国卫生运动,并把群众性爱国卫生运动作为社会主义精神文明建设的重要组成部分;建立了城乡三级医疗预防保健网,并以此为依托,大力开展群防群治工作。根据我国实际提出了"中西医并重"的卫生工作方针,使中西医相互结合,相互促进,共同为人民健康服务,使人民群众的健康水平得到很大提高。

国家采取行政及立法等手段,有效地控制或消灭了一部分社会病和地方病。如新中国成立后,党和政府制订了坚决取缔娼妓政策,不但净化了社会风气,还消除了导致性病传播的传染源和传播途径,使梅毒等性病的流行得到了控制;在地方性甲状腺肿和克汀病病区,地方政府和地方病防治部门紧密配合,在病区推广食用加碘盐,及配合其他的防治措施,使病区319个县、市的地方性甲状腺肿和克汀病基本得到了控制。

(二)社会支持与健康

社会支持(social support)是指人从社会网络所获得的精神与物质帮助。这种支持是人的基本社会需要与功能,是相互的,即人应该获得某种支持,也应该主动关心和在力所能及的情况下给予别人帮助。如妇女妊娠、分娩和产褥期间获得家庭、朋友温馨的照顾和陪伴,可减少并发症;人在疾病期间获得及时的救助,可减少死亡的发生,并有利于康复。影响社会支持的因素主要包括人际关系、社会网络。和谐、融洽的人际关系是人们获得社会支持的情感条件。人际关系包括血缘关系、工作关系、居住关系、朋友关系等。人际关系一方面本身构成社会健康的重要内容,另一方面也是躯体和心理健康的重要标志。据报道,人际关系强度与死亡率呈负相关。

社会网络结构的健全及布局的合理性是人们获得社会支持的组织保证。它包括个人网络和服务网络。个人网络即个人交际圈,是指一个人的社交活动网络,一般涉及个人家庭、亲朋、同事、交往阶层和宗教信仰等。服务网络是指满足公众社会需求的各种服务系统,其中与人的生命与健康密切相关的,如医疗卫生系统、公交系统、商业服务系统等。

随着目前城市化的发展,人们更趋向于独立性,邻里之间、同事之间的交往越来越少,出现所谓城市孤独症的现象,不利于人体健康,应提倡正常健康的人际关系的建立。正常和广泛的人际关系和社会网络是获得足够社会支持的保障,对维护人体健康起积极作用。尤其在我国目前实行的是"一对夫妇只生一个孩子"的计划生育政策,怎样扩大独生子女的个人网络,对独生子女的正常生长发育和心理健康极其重要,已成为一个值得研究的社会问题。

(三)家庭与健康

家庭是以婚姻和血缘关系为基础的一种社会生活的群体方式,是构成社会的基本单位。处于完好状态的家庭结构、功能和关系可以促进家庭成员的身体健康。目前常见的家庭类型有五种:①核心家庭,即由一对夫妇及其未婚子女组成的家庭;②联合家庭,即由两个或更多的住在一起的核心家庭组成;③主干家庭,指家庭中包含两代或两代以上成员,但每代只有一对夫妇的家庭;④异常家庭,指鳏、寡、独居家庭或未婚同居家庭或群居家庭或同性恋家庭;⑤其他家庭,指以上四类包括不了的家庭,如兄弟或姊妹、兄妹一起生活的家庭等。家庭的功能主要有:①抚养和教育子女;②生产和消费;③赡养老人;④提供休息、娱乐的特殊环境。美好、健康的家庭是社会安定的必要条件,也是家庭成员身心健康的重要因素。

家庭对健康的影响可有如下几种情况:

1. 不良的家庭关系　家庭成员不能从家庭中得到互相帮助和支持,这时家庭反而成为烦恼的来源,则必然对家庭中的每个成员的健康产生不利的影响。国内外研究结果均证实,父母的高应激状态对子女的智力和行为都有影响。近年来,家庭暴力对躯体和精神健康的严重影响越来越得到重视。家庭暴力会给家庭成员留下难以平复的心理创伤和痛苦的躯体损伤,并发生恶性循环,过度紧张使精神活动表现异常,严重者甚至出现精神疾病。儿童的非特异性腹痛可能是夫妻关系不和的一种表现,因此儿童往往是家庭关系的"晴雨表",这时,如果不解决家庭的问题,就无法从根本上解决孩子的健康问题。

2. 家庭功能失调　可影响物质生活,也可影响精神生活。最为明显的家庭对子女的教育功能失调,则对儿童的身心健康均不利,甚至会导致青少年犯罪。家庭照顾包括心理支持和生活照料。如果存在持久的家庭不和,或因家庭成员忽略了家庭的作用,使得家庭不能发挥照顾的功能,家庭成员间不能相互理解、体谅、关心和照顾,如果再有来自工作、社会等外界的压力,结果使心理紧张加重,发展严重就会产生疾病。

3. 家庭结构的破坏　主要是指家庭的人口构成。家庭结构不完整会影响健康。丧偶、离婚是家庭结构的严重破坏,对健康损害最大。婚姻冲突与离婚常严重影响当事人及子女的身心健康。研究表明,离婚和分居者机体的免疫功能下降,而且精神活动也受到严重影响,最常见的精神症状为抑郁和焦虑,其次有自尊心下降、愤怒、敌意和睡眠障碍等。现已公认,离婚对子女的影响大于对离婚者本人。父母离异后,单亲家庭的子女大多都会体验到丧失感、被遗弃感、不安全感和悲哀等。家庭破裂造成的严重精神创伤可导致子女出现行为问题或精神疾病。国内外报道学业成绩差、多动、说谎、偷窃、逃学、攻击和反社会行为、滥用酒和药物、离家出走、过早的随意性行为、青少年犯罪、自杀行为等在破裂家庭中的孩子显著多于完整家庭中的孩子。

总之,家庭是一个完整的系统,当它有严重的功能障碍或处于一种危机状态时,就像一个病人一样。家庭问题是所有成员的共同问题,每个成员对家庭都应有一定的责任感。家庭是解决个人健康问题的重要场所和有效资源。家庭中出现患病成员后,往往提示家庭角色、生活习惯、空间分配、感情交流方式等需要进行一定的调整。家庭的支持可以增加病人对医嘱的顺从性,家庭还可以提供有关疾患的重要线索,特别是婴幼儿患病时主要由家人提供线索。

（四）社会阶层与健康

人类社会中的人可按照其所处的社会经济地位不同而分为若干不同的群体,这些群体称之为社会阶层。由于不同社会阶层的人所处社会环境、劳动分工、经济收入、受教育水平、价值观念、对疾病的态度、生活习惯等有所不同而导致不同社会阶层的健康状况存在差异。不同社会阶层人群的死亡率存在差异,如英国的许多研究资料表明,不同社会阶层的儿童肺炎、胃肠炎等疾病的发病率及婴儿死亡率均不同。另外许多国家的研究资料表明,较低社会阶层的人群其传染病和各种慢性病的死亡率均较高,而社会阶层较高的人群则较低。20世纪 30 年代美国的调查表明,黑人结核死亡率比白人高 3.2 倍,至 50 年代这种差别仍然存在并在不断扩大,黑人的死亡率比白人高 5.7 倍。同一时代,在种族歧视最为严重的南非,这种差别更为悬殊,黑人的结核病死亡率是 53.3/10 万,白人是 2.6/10 万。不同社会阶层的肿瘤死亡率与患病情况都表现不同,英国这方面研究很深入,社会阶层越高,癌症的死亡率就越低。研究社会阶层与健康的主要意义在于发现高危人群。

（五）社区与健康

人们的社会生活不是在抽象的环境中,而是在具体的特定的环境中实现的,这个环境就是社区。社区是以家庭为基本单位而构成的,是血缘群体和地缘群体的有效统一。在长期的社会实践中,同一个社区中的人们形成了共同的文化习俗和生活方式,人们通过一系列的相互作用而使自己的许多需要在社区中得到满足,由此获得一种归属感和认同感。

构成社区的基本要素有:

1. 一定素质、数量和密度的人口,构成社区的主体。

2. 适宜的生态体系包括地势、资源、气候、动植物等。

3. 满足社区生活需要的社区设施如学校、政府、道路、医疗机构、商业机构等。社区的规模可大可小,一个小村庄、一个大城市,都可以成为一个社区。一般把社区分为城市社区和农村社区两大类。

社区对于人的身心健康有着明显的作用和影响。人们在生活的社区中成长、学习、相互了解、互相帮助、满足各种需要,既可从社区中得到满足,又需为社区做出一定贡献,是适应大社会的演练。对老年人来说,随着年龄的增长,流动性减少,对社区的依附性增加,特别是退休后失去了一生中大部分时间里扮演的职业角色,很容易产生失落感而不利于身心健康;于是,老人们开始在社区中寻找新的角色,如参加老人会、在社区机构担任义务性或顾问式的工作等,这些活动对老人的身心健康将起积极作用。社区中的健康问题也常常涉及到社区人群的方方面面。社区常见健康问题,在不同的社区由于不同的经济发展水平和生活条件以及社区人群的不同健康观念和对医疗服务条件利用的差异,其范围和内容不尽相同。社区健康问题的处理方式和方法,也有其许多特殊性和复杂性。在维护社区人群健康时,我们应立足于社区,根据社区特点(人口、经济条件、生态环境、组织结构等),利用社区资源,实施以预防为主、以社区为定向的基层医疗(community oriented primary care,COPC),为社区居民提供连续性、综合性、协调性的卫生服务。

四、卫生服务因素与健康

卫生服务是社会因素中直接与健康有关的一个重要方面,包括预防、医疗、护理和康复等服务,以满足人民的保健需求。卫生服务的任务是既要治病救人,又要维护及促进人群的健康。卫生服务主要包括公共卫生服务和医疗卫生服务,卫生服务好,将促进居民健康水平,但如果医疗技术水平低、医疗机构管理不善、过多地误诊漏诊、卫生技术人员不足、初级保健不健全、卫生经费过少、卫生资源分配不合理、重治轻防的错误观点等等因素都不利于健康,甚至有损健康,如造成医源性疾病。

医疗卫生服务主要是通过预防保健、治疗、康复及健康教育等措施,通过生理、心理及社会全方位措施,降低人群的发病率和死亡率,促进人类健康,提高生命质量。公共卫生服务主要是消除病人对疾病焦虑和恐慌,维护人类健康,以利于社会安定。

医源性疾病(iatrogenic disease)是由于医疗卫生工作者的诊断、治疗或预防措施不当而引起的影响人体身心健康的一类特殊疾病。这类疾病既影响到接受卫生服务的人(病人或健康人),也反过来影响到医疗卫生工作者本身。如医院获得性感染、药源性疾病、医疗因素所致营养不良、医务人员的职业病患等等。

造成医源性疾病的因素很多,包括诊断因素、药物因素、治疗因素、器械因素、预防因素、防护因素、服务行为因素等。

医源性疾病的发生取决于以下三方面因素:

1. 医护人员的技术水平和医德修养。

2. 诊疗防保的技术安全性和使用的合理性。

3. 接受卫生服务者(病人或健康人)的身心健康状态及原有的疾病。

社会因素影响健康的机制：社会因素通过人的感知系统被人体感知，引起人体的免疫、神经、内分泌系统等发生复杂的变化，从而对人体健康状况产生适应或负面影响。

第二节　心理因素与健康

一、心理对健康的作用

(一) 心理因素影响健康的机制

社会心理因素对健康影响的研究始于 20 世纪 20 年代前后的"心身医学"，它强调了心理因素在疾病发生中的作用。

所谓心理因素是用以概括个体在日常生活中所处的环境及所遭遇到的各种事件与人体本身相互作用的变量，是个体的内在特征与个体所处的人际环境之间的相互影响，是各种社会、文化的外在信息作用于具有个性特征的人体，人体对刺激源做出的具有内在特点的反应。按照世界卫生组织对健康的定义认为"健康不仅仅是机体没有疾病和缺陷，而且是身体上、心理上和社会上的完好状态"；疾病则是有机体在与自然环境和社会环境相互作用中不能应付刺激或者不能适应的结果。

心理因素较为复杂，人是生活在社会环境中的有各种心理活动的高级动物，社会环境中的各种因素必然要影响人的一切心理活动，导致情绪变化，对健康产生影响。社会心理因素致病机制目前认为是社会心理因素通过刺激中枢神经、内分泌和免疫系统对机体产生作用，引起生理的改变，从而影响健康。社会心理因素刺激引起人的情绪反应，作用于大脑皮层、边缘系统、下丘脑等中枢神经，引起自主神经系统调节紊乱，导致神经递质(去甲肾上腺素、5-羟色胺)释放，这些神经递质可直接作用于器官、内分泌腺体等，导致内分泌紊乱，免疫功能下降。

(二) 生活事件与健康

生活事件指在童年期生长过程中家庭教养和境遇、青年期学校教育和社会活动、成年期社会环境和生活环境中遇到的各种事件。重大创伤性的生活事件造成人的心情紧张，或精神压力增大，成为应激源，如果应激状态强烈而持久，超过机体的调节能力就会影响健康，甚至导致精神和躯体疾病。不良生活事件对人体健康的影响是多方面的，对于学生来说，面临着激烈的学习竞争，来自家庭和社会的压力给学生带来较大的精神紧张。如果学习成绩不理想或考试失败则加重这种精神紧张的进展，可造成应激状态，严重者可出现精神和躯体疾病；对成年人而言，恋爱和婚姻是人生中的重大生活事件，若恋爱成功，婚姻美满，则由良性生活事件引起心理活动张力增高，产生愉快的体验。相反，在恋爱婚姻过程遇到的各种挫折都是不良生活事件，若不能维持精神活动的平衡，就会产生各种精神和躯体疾病；另外，本人、家庭成员或亲戚好友患重病或遭受意外事故、子女管教困难、夫妻分居或感情不和、婆媳不和、工作与经济问题(如失业、与领导或同事关系紧张、人际关系复杂)等均属于不良生活事件，这些刺激因素发生的频率虽不高，但一旦发生后引起的心理刺激强度很高，若不能及时进行心理支持和心理调整，加之心理和性格上的缺陷，很容易造成大脑精神活动的紊乱，发展为认知功能和情感活动的异常，最终罹患精神和躯体疾病。

关于生活事件发生对健康影响的评估，目前有许多生活事件量表可供选择应用，研究者可根据研究目的进行选择。

（三）应激与健康

心理应激过程是个体对社会心理因素应激源经过认知评价，察觉到威胁的存在，从而引起心理应激反应。人们在应激时往往焦虑、恐惧等的体验较多，常见的心理应激反应包括情绪反应和行为反应。

1. 情绪反应　心理应激必将产生不同程度的情绪反应。强烈的情绪变化可反映个体正体验着强烈的应激，反映个体特有的认知水平和评价方式。心理应激的情绪反应主要有焦虑、恐惧、抑郁和愤怒。

焦虑：是应激下最常见的情绪反应。是人们对即将来临的、预期会出现不良后果的事件而表现出的复杂情绪状态，忧虑和害怕共存。例如，人们在考试前、找工作面试前或参加一场重大比赛前，往往会出现这种焦虑状态。研究认为，适度焦虑能提高人的警觉水平，促使人采用行为努力而避开引起焦虑的不利情况，从而适应环境。但过度焦虑则是有害的，过度焦虑会妨碍人准确地认识分析和考察自己所面临的挑战与环境状况，而难以做出符合理性的判断和决定，在所要进行的事情失败后，心情则转变为抑郁或沮丧，时间长久的话，则对人体健康产生不良影响。

恐惧：是一种对预期将要受到伤害或威胁生命的情绪反应。恐惧多发生于身体安全和个人价值与信念受到严重威胁时，对人体的危害最大。人在恐惧时，交感神经兴奋，肾上腺髓质激素分泌增加。强烈的恐惧会威胁人的生命。

抑郁是指情绪低落，悲观失望、缺乏兴趣、自卑，多伴有睡眠和饮食障碍，是一种痛苦的复杂情绪。常由亲人死亡、失恋、失学、失业、遭受重大挫折性生活事件和长期病痛等原因引起。

愤怒：则是当人们的强烈愿望受到限制或阻止时，或受到侮辱和欺骗时，或被强迫自己做不愿做的事时所表现出来的一种情绪反应。许多个体愤怒可伴有攻击行为。

2. 行为反应　应激会引起不适的心身症状，人们总会采取一些行为来减轻或消除其影响，这就是适应和应对行为反应。不同的个体应对应激所产生的行为反应多种多样，可将这些行为反应分成针对自身的行为反应即通过改变自身以顺应环境的要求，包括远离应激源、改变自身条件、自己的行为方式和生活习惯等和针对应激源的行为反应即通过改变环境而不是改变自身的方式来处理应激源，包括消除或减弱应激源的各种活动。例如，一对关系紧张的夫妻，一方尽可能减少在家逗留的时间，这是针对自身的行为反应，而有的人则以夫妻分居作为解除痛苦的方式或采取不利对方的手段。

（四）心理防御

人们为了避免或减轻因挫折而产生的痛苦，保持内心的平衡，常常有意无意地采取一系列心理防御机制。从个人遭受挫折时解决问题的效率与维护个人心理健康的观点来看，应用心理防御机制有两种作用。一种是积极的作用，能暂时减轻和消除痛苦和不安，对情绪起缓冲作用，尽管不能根本解决问题，但可使个体有更多的时机去寻找应对挫折的更为有效的方法。另一种是消极的作用，因为现实存在的问题并没有真正解决，个体依赖于心理防卫，逃避现实，而不能学会有效地去解决问题。心理防御机制在性质上带有掩耳盗铃式的自我欺骗性，多半是逃避现实的，有时还会使现实问题复杂化，使人陷于更大的挫折或冲突的情境之中，而起到一种消极作用。

积极的心理防御：可产生升华、补偿、幽默和再试。所谓升华是指将不为社会所允许和接纳的动机和行为导向比较崇高的方向，使之符合社会规范和时代要求，具有建设性，有利于社会和个人发展,能被社会所接纳。如追求异性的爱情,由于种种原因而不能实现时,则用写诗作赋、书画音乐来抒发其情感。如歌德因绿蒂另有所爱而初恋失败,于是写下了著名的《少年维特之烦恼》,历史上这类例子还很多,人们经常说的"化悲痛为力量"也是升华的一种表现。补偿是指个人追求的目标、理想受挫,或因自己生理缺陷、行为过失而遭失败时,选择其他能获得成功的活动来代替,借以弥补因失败而丧失的自尊与自信。如张海迪身残志不残,成为一名作家受到社会的赞扬。又如一些身边无子女的人,热爱少儿教育。补偿的心理防御一来为自己遭受挫折后争气,做出成绩,赢得社会尊重,弥补心理创伤;二来努力工作学习,可以占用大部分时间,使自己无暇思虑不快事件和玩味细节,或过分自我关注而形成自我中心。幽默则可以化解挫折困境和尴尬场面,并赋予生活以情趣和活力。具有幽默感的人非常乐观,幽默一笑解千愁。幽默是一种良性刺激,当被认知后可导致欣快感,给人以启迪和韵味。所以幽默是一种比较高级的心理防御手段。再试是指根据客观情况,重新解释目标,或延期、或修订、或转化,以解决因目标难以达到的挫折情景,或做出加倍努力去满足需要。人们常说的不要眼高手低,任何人都要找到适合自己的目标,循序渐进,这样才有成功的快乐,不至于遭受挫折。

消极的心理防御:可以在某种程度上暂时维持心理平衡,不致使人精神崩溃。但长期运用则可能形成心理病态,主要表现有攻击、固着、倒退、逆反、厌世。攻击可分为直接攻击和转向攻击两类。直接攻击是把愤怒的情绪和行为直接指向造成其挫折的人或物。如向对方反唇相讥,直至咒骂、拳脚相加而出现暴力行为。转向攻击可表现为遭受挫折后开始变得缺乏自信心而自卑、悲观,把攻击目标转向自己,产生自责。有时当事人觉察到直接攻击会引起严重后果,会把攻击对象转向次要的人或物上去。固着则是一种病态性的固执,指重复某种无效的动作。尽管反复多次毫无效果,但仍继续重复无效的行为,而不能以其他更适当的行为所取代。常见的强迫观念和强迫行为是最典型的病态固执。倒退指个体在受到挫折时会表现出与自己年龄不相称的幼稚行为,即表现出童年时期的一些习惯与行为方式,以幼稚而简单的方式来应付挫折情景。逆反是根据自己的情绪对正确的方面盲目的持反抗、抵制与排斥态度,并一意孤行。厌世为遭到严重挫折后,容忍力极小,当没有得到周围人帮助时,产生厌世轻生的念头,有的人甚至会付诸行动而导致自杀的发生。

另一类心理防御机制既不具积极意义,也不具消极意义,是一种折中的心理防御形式,称之为妥协的心理防御,主要有文饰、自我整饰和投射。文饰是指当一个人为减轻因动机冲突或失败挫折所产生的紧张和焦虑,并为维护个人自尊,常要对自己所作所为以"合理"的辩解来开脱,以自圆其说。但这些用来为自己掩饰或辩解的理由往往经不起推敲,不是真正的理由,只在某种程度上能被社会接受。如日常生活中有人认为自己得不到的或没有的东西就是不好的,而凡是自己所有的东西都是好的,这种心态某种程度上可缓解由于失败而得不到预期目的时的心理痛苦,但长期可产生不求上进的状态。自我整饰是指遭到挫折后,往往表面不动声色,内心却烦恼、焦虑、苦闷,在表面上努力掩饰自己的真实情绪,显示自己的长处,以提高他人对自己的评价,从而减轻心理压力。投射指当遭到挫折后,不从自身的缺点、弱点方面加以分析,而全把责任推给他人,一味埋怨他人,以减轻自己的焦虑与不安。

二、心身医学与心身疾患

(一) 心身疾病的研究基础

心身疾患或身心疾病(psychosomatic disorder,psychosomatic disease),又称心理生理疾

病,是一组由心理因素引起的躯体疾病或综合征,患者既有心理活动异常,又有生理活动改变,心理活动异常导致生理活动改变而生理活动改变又加重心理活动异常,它们之间相互影响,相互作用使健康遭受损伤。心身医学则从社会、心理和生理等方面来研究这类疾病的倾向、易患性及疾病的起因和预防等,进而可针对有关因素,采取适当措施来培养人们的健全性格,提高对环境的适应能力,消除不良影响,预防躯体和心理方面各种疾病和问题的发生,达到保护和促进人们身心健康的目的。

心身疾患主要由心理因素引起的躯体疾病。当环境、社会、心理和躯体的不良刺激因素作用于人体,首先引起调控系统功能的改变,继而导致物质代谢的紊乱,机体处于心理—生理应激时,体内内分泌系统活动异常,情绪和情感的刺激还引起脑内神经—体液系统功能的改变,引起一系列精神症状。脑是心理的器官,心理是脑的功能,因而脑及其心理活动是心身医学的生物学基础。目前研究表明,心理状态对免疫系统的功能和结构有重要的影响,而且精神因素又通过神经内分泌系统发挥作用,因而连接心理、神经系统(尤其是自主神经系统)、内分泌系统和免疫系统相互制约调节的心理免疫学又是心身医学的物质基础。

据统计,在大城市综合性医院就诊的初诊病人中约1/3是心身疾病。心身疾病的流行特点,女性高于男性,城市高于农村,更年期妇女最高,老人和儿童较低,经济发达地区高于不发达地区,脑力劳动者高于体力劳动者。

(二)心身疾病的范围

由于心身疾病的概念和理论认识尚未完全统一,故这类疾病的范围和分类目前意见不一。一般认为主要包括受下丘脑影响,及与自主神经紊乱相关的各器官、系统的疾病。公认的有百余种,现将主要的列举如下(表4-2):

表4-2 常见的心身疾病

系统	心身疾病
消化系统	消化性溃疡、局限性结肠炎、黏液性结肠炎、溃疡性结肠炎、功能性大便失禁、习惯性便秘、神经性呕吐、神经性厌食、贲门或幽门痉挛、突发性脐周绞痛
呼吸系统	支气管哮喘、血管舒缩性鼻炎、过度换气综合征、心因性呼吸困难、慢性呃逆
心血管系统	原发性高血压、冠心病、心肌梗死、心律失常、雷诺病、昏厥、神经性循环衰竭
内分泌系统	甲状腺功能亢进、糖尿病、肥胖症、自发性低血糖症、心因性多饮、更年期综合征、垂体功能减退
泌尿生殖系统	阳痿、早泄、性欲减退、功能性阴道痉挛、心因性排尿困难、遗尿症、神经性多尿症、月经失调、痛经、功能性子宫出血、经前期紧张症、不孕症、妊娠高血压综合征
神经肌肉系统	口吃、抽动症、职业性痉挛、腰背疼痛、痉挛性斜颈、紧张性头痛、痛觉过敏、夜惊
皮肤	神经性皮炎、全身瘙痒、局部瘙痒(如肛门、外阴)、慢性荨麻疹、斑秃、慢性湿疹、痤疮、皮脂溢出、酒糟鼻、牛皮癣症
其他	原发性青光眼、弱视、类风湿关节炎、红斑狼疮、硬皮病、皮肌炎、结节性动脉炎、恶性肿瘤

(三)心身疾病的诊断与治疗原则

1. 心身疾病的诊断　心身疾病的诊断遵循疾病诊断的一般原则,进行病史收集、体格检查、实验室检查等。此外要排除纯器质性病变,还要有心理疾病的阳性证据:①确定有社会心理紧张刺激的因素存在;②社会心理刺激与起病有密切的时间关系;③病情的波动与社会心理因素刺激有关;④有一定的性格特征或心理缺陷;⑤可能有儿童早期的特殊的创伤性心理体验。

2. 治疗原则　坚持心身兼顾的治疗原则。传统的躯体治疗仍然适用,必要时可给予某些精神药物。同时要帮助病人消除致病的社会心理因素的紧张刺激,改善病人的认知评价能力,增强适应与应对水平。帮助病人学习和掌握自我训练、自我放松、自我调节的方法。有针对性地选择不同的心理治疗和预防措施,促进疾病康复。

第三节　行为因素与健康

行为是个体赖以适应环境的一切活动,是心理活动的表现形式。行为医学(behavior medicine)是一门把与健康和疾病有关的行为科学技术和生物医学技术整合起来,并将这些技术应用于疾病的诊断、治疗和康复的边缘性学科。

健康相关行为(health-related behavior)是指人所表现出来的与健康和疾病有关的行为。健康相关行为可以分为两类:促进健康行为(health-promoted behavior)和危害健康行为(health-risky behavior)。促进健康行为是指客观上有利于自身和他人健康的行为,主要有合理营养、适度睡眠、积极锻炼、缓解心理压力和保持心态平稳、定期体检、不吸烟、不酗酒、不滥用药物、积极应对突发事件、正确看待疾病和死亡等。危害健康行为是指偏离自身、他人和社会期望的行为,危害健康的行为是在后天的生活过程中逐渐形成的。目前研究较多、危害较大的有吸烟、酗酒、药物滥用、不良性行为等行为。被认为是"现代瘟疫"的艾滋病则与行为的关系更为密切。

一、吸烟与健康

WHO 估计,目前世界每年有 50 万人死于与吸烟有关的疾病,预计到 2030 年将增加到 1 000万;据世界吸烟与健康研究权威皮托教授预测,以中国目前吸烟现况,进入 2025 年后,中国每年将有 200 万人死于吸烟;目前世界各国普遍存在着女性寿命高于男性,吸烟可能是导致男女寿命差别的根源所在。全球现有 12 亿吸烟者,亚洲的吸烟者最多,中国吸烟者达3 亿多,对此,吸烟带来的危害应引起足够的重视。

吸烟的危害引起了世界各国的重视,并进行了大量的研究。其中对于吸烟与癌症关系研究最为广泛和深入。吸烟增加人群患多种肿瘤特别是肺癌的危险性。德国、荷兰、英国和美国的研究表明,重度吸烟者患肺癌的危险性比非吸烟者大 3～30 倍。Doll 等人对一组美国医生进行的回顾前瞻性病例对照研究表明,吸烟与肺癌发生率存在着剂量一反应关系,每天吸烟在 10 支以下者,其肺癌死亡率为非吸烟者的 4.4～5.8 倍;而每天吸烟 21～39 支者其肺癌死亡率则增至 15.9～43.7 倍。此外,吸烟还有可能增加卵巢癌、膀胱癌、口腔癌等的发病率。吸烟还与慢性支气管炎、肺气肿、支气管扩张、肺功能损害、心血管病等的发生和死亡有关。吸烟不仅危害吸烟者本人的健康,而且还可通过污染环境造成不吸烟者的被动吸烟而危害其健康。孕妇吸烟还可能影响胎儿的发育,形成新生儿低出生体重、胎儿烟草综合征、智力迟钝及儿童期癌症发生率增高等。

就吸烟危害健康的机制而言,烟雾本身及其中的有害物质可能对机体的局部产生强烈刺激作用,烟草中的有害成分,如烟碱、苯并(a)芘、亚硝胺、砷、钋、一氧化碳等可能干扰人的正常生理、生化反应和代谢功能,从而对人体的心血管、胃肠道、神经系统和肝、肾等器官造成不同程度的损害,并造成激素分泌紊乱,免疫功能受损,巨噬细胞功能受限等,并有致突变和致癌作用。

吸烟对人体的危害已经为越来越多的人所了解,甚至一些烟草公司的包装等上面都标有"吸烟有害健康"的字样,然而吸烟人群数量却未能减少,相反有增加趋势。资料表明,吸烟者主要集中在男性人群、中青年人群及文化水平较低的人群。我国人群吸烟状况有如下特点:一是吸烟率高,以男性为主;二是吸烟量大;三是吸烟年龄早及吸烟年限长。吸烟人群根据各自的特征具有不同的动机。青少年吸烟的主要动机是觉得吸烟神气,有男子汉的阳刚风采,或者没事做、烦闷,吸烟解心烦。而有的人则把吸烟作为结识朋友、交际联络的手段等。中年人吸烟动机主要有:吸烟提神,提高工作效率,心情沉闷时借烟解愁,或以烟作为社会交际的一种方式。而文化水平较低的人群,吸烟动机除了上述数种外,不能充分正确地认识吸烟的危害性也是一个原因。所以,控制吸烟应采取综合性措施,其中包括对群众的健康教育、立法和"治疗性"戒烟。

二、酒滥用与健康

酒滥用、酒依赖和酒中毒是遍及世界各国的重要社会问题之一,早已引起普遍的重视。过度饮酒所致的躯体、心理、社会等多方面的危害,以内脏和神经系统损害最为明显。乙醇是中枢神经系统的抑制剂,乙醇中毒所致的神经系统损害有末梢神经炎、癫痫、小脑病变、痴呆等;过度饮酒所致的躯体疾病有肝硬化、胃炎、肾硬化、心肌炎、胆囊炎、营养不良、急慢性感染等。如果人们在工作、家庭或其他社会生活中遇到挫折或不快,就容易大量饮酒;饮酒还与社会的风俗习惯有关,一般说来我国的北方地区饮酒的人数和饮酒量要高于南方地区。

酗酒对健康的危害可分为急性和慢性两类。急性危害主要有急性乙醇中毒、车祸、犯罪、打架、家庭不和等;慢性危害主要有酒瘾综合征、脂肪肝、肝硬化、乙醇性脑病、心血管疾病、神经精神疾病等。据 WHO 调查,饮酒者的死亡率比一般居民的死亡率高 1~3 倍,酗酒男性的总发病率比全体男性居民高 20%,严重酗酒者要高出 50%,在引起死亡的交通事故中 30%~50% 与司机饮酒有关。长期酗酒还能引起脑血管疾病、多种癌症。在我国,每逢节假日,急性乙醇中毒者大量增加,因酗酒导致猝死的情况也常见。由于近年来酒类消费尤其白酒消费在我国有增长的趋势,应加强酗酒有害的健康教育,为此中国营养学会制定的《中国居民膳食指南》中还特别强调了"饮酒应限量"的原则。

三、药物滥用与健康

药物滥用是指反复使用某些可以显著影响精神活动的物质从而导致躯体和心理健康的损害和危险。这类物质主要作用于神经系统,影响神经活动,故又称精神活性物质,包括鸦片类物质、镇静安眠药、麻醉剂、兴奋剂、致幻剂等。由于非医疗需要而非法使用这些成瘾药物称之为吸毒。从行为医学角度来看,吸毒成瘾主要是人们对精神应激所采取的一种应付方式,是一种社会适应不良行为。

毒品对人体健康危害极大。海洛因、可卡因、大麻是世界上三大毒品。这些毒品对中枢神经系统尤其是大脑皮层产生强烈刺激损害作用,并引起生理依赖性(成瘾)。大多毒品吸食一次即可成瘾。长期吸食可导致食欲不振、幻想、幻听、幻视、兴奋或嗜睡、恶心、呕吐、震颤、痉挛等表现。继而可出现消瘦、感染、偏执型精神病、深睡或昏迷,以及呼吸系统抑制引起死亡。而长期使用则可能引起大脑器质性病变,形成器质性精神障碍,包括人格障碍,遗忘综合征和痴呆。中枢神经的受损也会殃及机体的各器官和系统,使患者极度衰弱,丧失工作能力和生活自理能力,成为家庭和社会的负担。并且吸毒可能感染艾滋病等经血液传播的疾病。吸毒行为不仅损害自己的身心健康,同时也对家庭带来危害。首先是经济问题,有害物质的非法交易需花费大量钱财,并且成瘾造成的疾病和职业功能降低都会造成经济损失。其次是成瘾后人格改变,不顾家庭及其成员的生活需要,放弃抚养义务,性功能减退,虐待妻儿,给家庭带来极大危害。吸毒对社会的危害是吸毒者因经济问题、人格改变等原因而发生抢劫、强奸、卖淫等犯罪行为而危害社会治安、败坏社会风尚。

强制性的法律和行政手段,是控制吸毒的关键。我国 20 世纪 50 年代扫除鸦片烟害有很成功的经验,达到过全社会根除烟祸的效果。由于药物成瘾的特征之一就是对成瘾药物的精神和躯体依赖,并且有一种不可抗拒的力量强制性的驱使人们使用该药。因此,单靠法律手段并不能完全解决问题,还应该对吸毒者进行治疗,包括药物治疗和心理治疗,使吸毒者从躯体到精神都解除对药物的依赖。

四、不良性行为与健康

不良性行为是一些有可能导致健康危害的异常性行为。性行为是人和动物都具有的一种本能行为,正常的、适当的性行为是人的生活中所必需的,并通过婚姻缔约得到保证和保护,能够维持人类的繁衍,并且有利于人的身心健康。但异常的、过度的性行为为社会道德规范所不容,并且可能导致健康危害。

不良性行为最主要的危害,也是为人们认识最多的是性传播疾病的发生。不良性行为是导致性传播疾病发生的主要途径,并且也是近年来严重危害人类健康的 AIDS 病的重要传播途径。性传播疾病(sexually transmitted diseases,STDs)系指主要通过性交或类似性行为而传播的疾病,即一般习惯上所说的性病。随着医学的发展和性观念、性态度和性行为的变化,除梅毒、淋病、软性下疳和性病性淋巴肉芽肿四种所谓经典性病外,又将生殖器疱疹、尖锐湿疣、非淋菌性尿道炎、传染性软疣、阴道滴虫病、阴虱、疥疮和乙型肝炎、AIDS 病等均纳入广义的 STDs 中。美国的调查发现,男性 AIDS 病毒携带者,78% 是由同性或异性的性接触所引起。1998 年国内发现的 AIDS 病毒携带者及 AIDS 病人中也有 5.9% 是由性接触传播。由于性传播疾病可通过母婴传播,可祸及胎儿,使孩子一出生就染上性病或 AIDS 病。

不良性行为的产生与社会制度、文化背景和道德观念、教育水平等有密切的关系。在西方国家,性解放观念、享乐主义及允许娼妓制度的合法存在,是不良性行为产生的温床。性教育则在树立良好性道德、性观念上,起着重要作用,同时也影响个人的自我性保健意识。

对不良性行为的控制措施应该是综合性的,包括社会措施、道德教育、健康教育及必要的自我保护宣传。加强法律意识教育和法制建设,严厉打击卖淫嫖娼等现象和违法犯罪行为,从社会生活中铲除滋生不良性行为的温床,是控制不良性行为发生不可缺少并且行之有效的社会措施。在儿童青少年中进行恋爱、婚姻及性、性道德等正确观念的教育,使其树立起正确的恋爱婚姻观;开展不良性行为危害的健康教育,提高人群自我保护的意识,自觉抵制和摒弃婚前性行为、婚外性行为、同性恋、卖淫嫖娼等不良的性行为。从预防和控制性病、AIDS 病危害的角度出发,近年来西方国家进行了对娼妓机构的卫生监督管理,加强检测,对患者采取积极治疗措施,并鼓励患者与其性伴侣一起接受检测,指导安全性行为。

(韩丽媛)

第二篇　医学统计学方法

第五章　医学统计学概论

学习要求
　　掌握：同质和变异、总体和样本、参数与统计量的概念；三种资料类型。
　　熟悉：频率与概率以及小概率事件的定义；统计工作的步骤。
　　了解：医学统计学的意义。

第一节　医学统计学的意义及基本概念

一、医学统计学的意义

医学实践活动中有许多现象表现为数量特征，如某药治疗某病患者后的痊愈人数，某年某地 20 岁正常男子的身高测得值，某地正常成年男子的红细胞数等，这些数量结果大小不确定但确是有规律可循的。如某病患者接受某药治疗后其结果可表现为痊愈或未愈，尽管治疗前不能准确预知其疗效，但可以通过许许多多同病患者的不完全相同的治疗结果求出该药的治愈率大小。又譬如 20 岁正常男子身高测得值可高可低，但大多数身高值在172～175 cm 附近，身高值特别小或特别大的很少，这种从不确定的数量现象中找出其内在的规律性，需要借助于一种手段，这一手段就是统计学(statistics)。

统计学是研究数据的收集、整理、分析的一门科学。它的原理几乎应用到自然科学和社会科学的各个领域，也相应地产生了许多应用性分支，医学统计学(medical statistics，statistics in medicine)就是其中之一。它是以医学理论为指导，借助于统计学的原理和方法，研究医学现象中数据的收集、整理、分析的一门应用性学科。

合理的统计分析能够帮助我们揭示事物或现象发生和发展的规律，阐明我们所关心的问题，如哪些因素对人群健康状况影响较大，某种疾病的可疑病因是什么，哪些指标可以用来筛选高危人群或早期诊断疾病，哪种治疗方法的有效率高，哪些是保护和促进人群健康的因素等等。医学统计学中分析资料的统计方法有很多，本篇着重讨论常用的医学统计方法。

医学统计方法在医学统计工作过程中有着广泛的应用。医学统计工作一般分为四个步骤，即研究设计、收集资料、整理资料和分析资料。这四个步骤是相互联系、不可分割的。

1. 研究设计(research design)　是对实验或调查全过程进行计划和安排。由于医学实践及其科研活动的对象往往是患者或生物,受影响因素较多,比较复杂,因此事先必须对所研究问题全过程有一个周密的计划和安排,使工作做到事半功倍。设计质量直接关系到研究结果的优劣。按内容划分,研究设计可分为两部分:专业设计与统计设计。专业设计是确定研究方向和研究内容,使研究具有先进性和实用性;而统计设计是使研究具有科学性,创造一致的对比条件,控制误差,减少偏倚,节省人力物力与财力,保证研究的可重复性和研究结果的可靠性。这两部分内容在计划书中不是割裂开来的,而是有机地结合在一起。研究设计主要包括:实验设计、临床试验设计和调查设计。本章只介绍实验设计。

2. 收集资料(collection of data)　是通过试验或其他途径获取数据的过程。一般有下面几个途径。

(1) 实验或专题调查:按照研究目的安排实验或调查,所收集的一般是既往不存在的第一手资料。

(2) 经常性工作记录:如门诊和住院病历、体格检查记录、卫生监测记录等,这些记录获取容易,能够弥补目前无法获得的信息。

(3) 统计报表:如法定传染病报表、职业病报表、医院工作报表等,可从各级卫生行政部门处获取。

无论何种途径获得的数据均要求完整、准确、及时。

3. 整理资料(sorting data)　是纯化数据,使其系统化、条理化,便于进一步计算和分析。资料整理时首先应对资料进行核对和检查,这个过程比较繁杂,但却十分重要。试想一下如果数据有较多的错误,那么统计出来的结果必定是歪曲事实的。审查无误后确定分组的指标,以便整理后的资料能反映数据客观规律和内在联系,并能提供将采用的统计分析方法所要求的形式。分组有质量分组和数量分组两种。前者是将观察单位按其属性或类别(如性别、职业、病种等)分组;后者是将观察单位按数量大小(如年龄大小、血压高低等)分组。实际工作中两种分组经常结合使用,如先按性别分组,再进行不同性别下的年龄分组。根据分组要求设计整理表,用手工或计算机汇总资料。

4. 分析资料(analysis of data)　是计算一些指标来描述或揭示事物内部的联系和规律性。常用的分析资料方法有:统计描述(statistical description)与统计推断(inferential statistics)。统计描述是指用统计表、统计图和统计指标等方法对资料的数量特征与分布规律进行描述;统计推断主要是指如何由部分数据(样本)信息来推断全体数据(总体)信息,常用的有参数估计和假设检验。

二、医学统计学中的几个基本概念

1. 同质与变异(homogeneity and variation)　同质就是指研究对象具有相同的特征。如研究某地正常成年男性身高平均水平,要求研究对象为未患有影响生长发育疾病的成年男性,这些对象为同质个体。因此,同质是一个范畴,是纳入和排除对象的标准。对不同质个体的分析是没有意义的。

变异就是具有相同特征的个体之间的差异,换句话说具备相同特征的个体对同一影响因素的反应也是不完全相同的,同为某地正常成年男子,其身高测得值彼此也是不完全相同的。由于医学研究对象多为生物体,因此变异是客观存在的。统计学就是立足于同质研究变异,变异是统计学的生命线,没有变异就没有统计学。

2. 总体与样本(population and sample)　总体就是根据研究目的确定的同质观察对象某种观察值的集合。如欲研究某地正常 20 岁男子身高的平均水平,该研究总体为该地所有正常 20 岁男子身高测得值。总体内包含的个体若能数得清,则称这样的总体为有限总体(finite population);反之若总体中的个体不可数,如某药治疗高血压患者,假想的总体应为所有服该药的高血压患者,而实际上高血压患者究竟有多少是说不清的,因而这样的总体称为无限总体(infinite population)。医学上研究的总体大多数为无限总体。

由于总体往往比较大甚至为无限总体,因此对总体中的个体逐一研究是不现实的,常常要从总体中随机抽取部分观察单位进行研究,这部分具有代表性的观察单位就组成了样本。

对样本进行研究的目的是由样本信息推断总体信息,因此样本的代表性十分重要。

3. 参数与统计量(parameter and statistics)　描述总体数量特征的统计指标叫参数,统计学中参数常用希腊字母表示,如 μ 为总体均数,σ 为总体标准差,π 表示总体率等;统计量则是描述样本数量特征的统计指标,常用拉丁字母表示,如为样本均数,s 为样本标准差,p 表示样本率等。这样前面介绍的统计推断就是用样本统计量来推断总体参数。

4. 频率与概率(frequency and probability)　医学研究的现象大多为随机现象,如某药治疗某病患者其可能的结果是痊愈、好转、无效和死亡,现有一名该病患者,在治疗前是无法预知其疗效的,这种不确定的结果称为随机事件。随机事件并非无规律可循,若我们治疗 200 例同类型患者,痊愈 150 例,则治愈率为 150/200＝0.75,称为样本频率。若继续增加治疗例数,则会发现频率逐渐趋于一个稳定值,概率论中将这一理论值称为概率,它是描述随机事件发生可能性大小的度量,常用 P 值表示。实际工作中常用观察单位较多时的频率作为概率的估计值。

概率的取值在 0～1 之间,当其取值为 1 时,该事件肯定发生,称为必然事件;当其取值为 0 时,该事件肯定不发生,称为不可能事件。医学统计学中常将 $P \leqslant 0.05$ 或 $P \leqslant 0.01$ 定义为小概率事件。小概率事件虽然也可能发生,但在一次试验或抽样中可认为不会发生,并根据这一原理进行统计推断。

第二节　统计资料的类型

在医学研究中,常常将研究指标称为变量,并将指标的取值称为变量值,如高血压患者治疗前后血压的改变量、X 线检查结果的正常/异常、某药治疗某病的疗效分级等。统计资料类型(type of statistical data)就是根据变量的取值类型进行划分的,一般分为数值变量资料(numerical variable data)和分类变量资料(categorical variable data)两类。

一、数值变量资料

每个观察单位某项指标的结果是以数值形式表示,该数值大小大多可通过仪器等测量手段测得,一般有计量单位,这种变量称为数值变量,这类资料称为数值变量资料、定量资料(quantitative data)或计量资料(measurement data)。医学上这类资料较多见,如血压、身高、体重、红细胞计数和生育孩子数目等。

二、分类变量资料

统计上常将研究对象按某个属性或类别分组并求得各属性或类别下的单位数,这种互不相容的类别或属性称为分类变量。如性别、X线检查结果的正常/异常、疗效的等级及血型的分类等。这些变量的取值称为分类变量资料或分类资料(categorical data)。

根据分类变量取值是否有顺序又将分类变量分为下列两类：

1. 无序分类变量　有二分类和多分类之分。二分类是指观察结果只有两类且互相对立，如性别男女、阳性与阴性、生存与死亡。多分类是观察结果为多个且为互不相容的类别，如血型A、B、O、AB等。由上述二分类或多分类变量测得值组成的资料又称为计数资料。

2. 有序分类变量　医学上常有这样一些检测结果如疗效的痊愈、好转、无效、恶化，大便潜血试验－、＋、2＋、3＋等，这些结果表现为属性类别，但各类又有程度上的差别，给人以"半定量"的概念，因此，又将这类资料称为半定量资料或等级资料。

根据研究目的和资料的特点，上述资料在一定条件下可以相互转化，如血压的测得值原为数值变量资料，若分为高血压与非高血压，则资料就为计数资料；若分为正常、可疑和高血压，则该资料又为等级资料；有时又可将分类资料数量化，如受教育程度可用1、2、3、4、5…表示，这时可按数值变量资料处理。

复习思考题

1. 医学研究中常用的统计资料类型有哪些?

2. 现有100份调查数据，指标有性别、年龄(岁)、身高(cm)、体重(kg)、血型和肝大程度，请问它们分别是属何种类型的资料?

（黄水平）

第六章　数值变量资料的统计分析

第一节　数值变量资料的统计描述

一、集中趋势指标

资料的分布类型不同，统计描述的指标也不同，因此在对资料描述之前首先要弄清资料的分布类型，可通过对原始资料制作频数分布表（table of frequency distribution）或分布图来了解。

（一）数值变量资料的频数分布

1. 频数分布表的制作步骤　下面以例 6-1 的数据说明频数分布表的制作步骤：

例 6-1　某地某年 140 名 20 岁正常男子的身高资料如表 6-1，试编制频数分布表。

表 6-1　某地某年 140 名 20 岁正常男子的身高值（cm）

176.8	175.0	173.5	172.2	171.3	169.1	168.2	162.9	178.0	180.9
176.7	174.8	173.4	172.1	171.2	169.1	168.1	160.8	178.1	181.0
176.7	174.7	173.4	172.1	171.1	169.1	168.1	176.8	178.2	181.3
176.6	174.6	173.4	172.1	170.8	169.0	168.0	177.0	178.6	181.4
176.4	174.7	173.2	172.0	170.7	169.0	167.9	177.1	178.7	181.9
175.8	174.5	173.0	172.0	170.7	168.8	167.6	177.1	178.7	182.0
176.3	174.3	173.0	172.0	170.6	168.9	167.5	177.2	179.2	183.0
175.8	173.9	172.9	172.0	170.4	168.8	166.3	177.3	179.2	183.5
175.8	173.8	172.5	171.9	170.2	168.7	166.7	177.4	179.2	182.4
175.8	173.8	172.5	171.9	170.0	168.7	165.5	177.4	179.5	184.9
175.8	173.8	172.3	171.8	170.0	168.6	165.1	177.8	179.8	186.0
175.4	173.8	172.4	171.6	169.6	168.5	165.1	177.8	180.5	187.0
175.3	173.7	172.3	171.5	169.5	168.4	163.6	177.9	180.8	185.4
175.2	173.6	172.2	171.4	169.2	168.3	163.2	178.0	180.8	188.5

（1）计算极差或全距：找出观察值中的最大值和最小值，二者之差为极差或全距（range），常用 R 表示。本例中最大值为 188.5 cm，最小值为 160.8 cm，故本例全距 $R=188.5-160.8=27.7$（cm）。

（2）决定组数、组距和组段：根据观察值例数决定组数，一般取 8～15 组。观察值例数较多时，组数也取多一点，反之亦然。尽量保证所取的组数能反映资料的分布特征，避免出现频数空白的组段。组距常用 i 表示，$i=\dfrac{R}{\text{组数}}$。本例组数取 10，则组距 $i=\dfrac{27.7}{10}=2.77$（cm），为了制表的简便，组距常取整数或一位小数，故 $i\approx3$（cm）。组段的确定首先要了解组段的含义，对于连续性资料，一个组段的含义是包括组段的下限而不含组段的上限。因此，第一个组段的下限可以略小于或等于最小值，最后一个组段的上限要略大于最大值。本例第一组段的下限取 160 cm，以下组段依次加上组距 3 cm，见表 6-2 的第（1）栏。

（3）列表划记并写出频数（f）：划分组段后，将原始数据用划记法得各个组段的频数（f），见表 6-2 的第（2）、（3）栏。

表 6-2　某地某年 140 名 20 岁正常男子身高值的频数分布表

身高（cm）(1)	划记 (2)	频数（f）(3)
160～	丁	2
163～	正	5
166～	正 正 正 下	18
169～	正 正 正 正 正	25
172～	正 正 正 正 正 正 正	35
175～	正 正 正 正 正 一	26
178～	正 正 正 一	16
181～	正 下	8
184～	上	3
187～190	丁	2
合计		140

2. 频数分布图　将身高值的组段作为横轴，以相应的频数作为纵轴，画出如图 6-1 的频数分布图即直方图，以每个直条的面积代表各组段的频数。通过对频数分布表 6-2 或频数分布图 6-1 的观察，可以直观地看出资料的分布有两个重要的特征：其一为集中趋势（central tendency），身高的测量值虽然高低不等，但向中间集中，中等身材（172～175 cm）的人数最多；其二为离散趋势（tendency dispersion），即随着身高测量值逐渐变大或变小，人数越来越少，向两端分散。但要精确地描述这两个特征，需用下面介绍的集中趋势和离散趋势指标。

3. 频数分布的类型　从图 6-1 可以看出，图形中间的直条最高（高峰在中央），两边对称（或基本对称）地逐渐减少，统计学上称之为正态分布（normal distribution）或近似正态分布。若高峰位于左侧，被称为正偏态分布（skewed positively distribution），如某种疾病的潜伏期的分布；若高峰位于右侧，被称为负偏态分布（skewed negatively distribution），如某种慢性病的年龄分布。分布的类型不同，统计描述时所选择的统计指标也不同。

（二）集中趋势指标

集中趋势指标也叫平均数（average），是一组用于描述数值变量资料平均水平（或集中趋势)的指标。根据资料的分布类型不同统计上常用算术均数、几何均数及中位数这三种平均数。

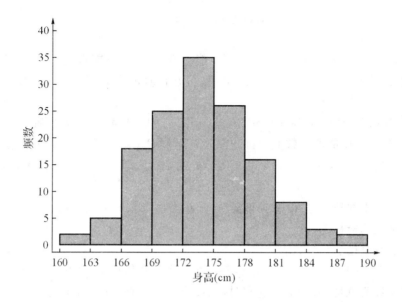

图 6 - 1　某地某年 140 名 20 岁正常男子身高值的直方图

1. 算术均数(arithmetic mean)　算术均数也简称为均数。总体均数用希腊字母 μ(读作 mu)表示,样本均数用 $\bar{x}$(读作 $x \cdot$ bar)表示。适用条件是资料呈正态分布或近似正态分布。计算公式为

$$\bar{x} = \frac{\sum x_i}{n} = \frac{x_1 + x_2 + \cdots + x_n}{n} \tag{6-1}$$

公式中 $\sum$ 为求和的符号(读作 sigma),x_i 为各观察值,n 为例数。

例 6 - 2　某地 10 名 19 岁正常女大学生的体重(kg)为 48 ,50,52,53,53,55,58,58,59,62 ,求平均体重。

$$\bar{x} = \frac{48 + 50 + 52 + 53 + 53 + 55 + 58 + 58 + 59 + 62}{10} = 54.8(\text{kg})$$

例 6 - 3　对例 6 - 1 的资料计算其平均身高值。

$$\bar{x} = \frac{24\ 340.2}{140} = 173.86(\text{cm})$$

2. 几何均数(geometric mean)　几何均数用 G 表示,适用条件是资料呈倍数关系或对数正态分布。计算公式为

$$G = \sqrt[n]{x_1 x_2 \cdots x_n} = \lg^{-1}\left(\frac{\sum \lg x_i}{n}\right) \tag{6-2}$$

例 6 - 4　有 8 人的血清滴度为 1 : 2 ,1 : 4,1 : 8,1 : 16,1 : 32,1 : 64,1 : 128,1 : 256,求其平均滴度。

将各滴度的倒数代入公式(6 - 2)得:

$$G = \sqrt[8]{2 \times 4 \times 8 \times 16 \times 32 \times 64 \times 128 \times 256}$$

$$= \lg^{-1}\left(\frac{\lg 2 + \lg 4 + \lg 8 + \lg 16 + \cdots + \lg 256}{8}\right)$$

$$= \lg^{-1}(1.354\ 634) = 22.62$$

血清的平均滴度为 1 : 23。

计算几何均数时应注意：①变量值中不能有 0，因为 0 不能取对数。②同一组变量值不能同时有正、负值。③若变量值全为负值，可在计算时将负号除去，算出结果后再冠以负号。

3. 中位数和百分位数(median and percentile)　中位数简记为 m，是把一组观察值按大小顺序排列，位置居中的那个数值。百分位数简记为 P_x，读作第 x 百分位数，是将一组观察值从小到大排列后，分成 100 等份，第 x 等份处的变量值即为 P_x，理论上有 $x\%$ 的观察值比 P_x 小，有 $(100-x)\%$ 观察值比 P_x 大。显见中位数即第 50 百分位数，用 P_{50} 表示。

百分位数适用的条件是：偏态分布资料，分布类型未知的资料，有极端值的资料，一端或两端无确定数值的资料。

计算方法有直接法和频数表法。

(1) 直接法：适用于例数不太多的资料。将 n 个变量值从小到大排列，当 n 为奇数时，位置居中的那个数值就是 m；当 n 为偶数时，位置居中的两个数值的平均数就是 m，公式为

$$m = \begin{cases} x_{(\frac{n+1}{2})} & \text{当 } n \text{ 为奇数时} \\ \dfrac{x_{\frac{n}{2}} + x_{(\frac{n}{2}+1)}}{2} & \text{当 } n \text{ 为偶数时} \end{cases} \tag{6-3}$$

例 6 - 5　某地 7 人伤寒患者的潜伏期(天)为 2，3，5，8，9，10，16，求其平均潜伏期。

本例数据已从小到大排列，$n = 7$ 为奇数，则中位数为

$$m = x_{(\frac{7+1}{2})} = x_4 = 8(\text{天})$$

例 6 - 6　某地 10 名杆菌痢疾治愈者的住院天数如下：9，5，4，7，7，12，20，24，21，>50，求其平均住院天数。

先将观察值从小到大排列为 4，5，7，7，9，12，20，21，24，>50，$n = 10$ 为偶数，则中位数为

$$m = \frac{x_{\frac{n}{2}} + x_{(\frac{n}{2}+1)}}{2} = \frac{x_5 + x_6}{2} = \frac{9 + 12}{2} = 10.5(\text{天})$$

(2) 频数表法：当变量值个数较多时，先编制频数表，然后按公式(6 - 4)计算中位数，按公式(6 - 5)计算百分位数，其中公式(6 - 4)是公式(6 - 5)的特例。

$$m = L + \frac{i}{f_m}\left(\frac{n}{2} - \sum f_L\right) \tag{6-4}$$

$$P_x = L + \frac{i}{f_x}(nx\% - \sum f_L) \tag{6-5}$$

式中：L 为中位数或百分位数所在组段的下限；

$\quad$ i 为中位数或百分位数所在组段的组距；

$\quad$ f_m，f_x 分别为中位数和百分位数所在组段的频数；

$\quad$ $\sum f_L$ 为中位数或百分位数前一组段的累积频数。

因此，计算中位数或百分位数时关键是找出中位数或百分位数所在的组段，可由频数表计算累计频数或累计频率，累计频数略大于 $n/2$ 或累计频率略大于 50% 的组段即中位数所

在组段；累计频数略大于 $nx\%$ 或累计频率略大于 $x\%$ 的组段即为百分位数 P_x 所在的组段。具体步骤见例 6-7。

例 6-7　某地 205 名伤寒患者的潜伏期资料如表 6-3，试求平均潜伏期和潜伏期的 P_{25}，P_{75} 百分位数。

表 6-3　某地 205 名伤寒患者的潜伏期

潜伏期(天)	人数	累计频数	累计频率(%)	
(1)	(2)	(3)	(4)	
2～	26	26	12.7	
4～	29	55	26.7	P_{25}
6～	42	97	43.3	
8～	50	147	71.7	M
10～	48	195	95.1	P_{75}
12～	4	199	97.1	
14～	2	201	98.0	
16～	2	203	99.0	
18～	1	204	99.5	
20～22	1	205	100.0	

先计算累计频数或累计频率，见表 6-3 的第(3)栏与第(4)栏，从而找到中位数、p_{25} 及 p_{75} 的组段为 8～10、4～6 及 10～12，将相应的数值代入式(6-4)与式(6-5)得

$$M = 8 + \frac{2}{50} \times \left(\frac{205}{2} - 97\right) = 8.22 \text{（天）}$$

$$P_{25} = 4 + \frac{2}{29} \times (205 \times 25\% - 26) = 5.74 \text{（天）}$$

$$P_{75} = 10 + \frac{2}{48} \times (205 \times 75\% - 147) = 10.28 \text{（天）}$$

本例平均潜伏期为 8.22 天，有 25% 的患者潜伏期在 5.74 天以下，有 75% 的患者潜伏期在 10.28 天以下。

应用中位数和百分位数注意事项：①中位数和百位数的计算对资料没有特殊要求，所有资料均可计算中位数和百分位数。一般情况下，在例数较多时，分布在中间的百分位数较稳定，靠近两端的百分位数，仅在样本含量足够大时才趋于稳定，所以当样本含量较少时不宜用靠近两端的百分位数来估计频数分布范围。②中位数只受位置居中的变量值影响，与两端的极端值无关，因此在对极端值的影响方面，中位数比均数具有较好的稳定性，但不如均数精确。③百分位数常用于描述偏态分布资料的离散趋势，如 $P_{75} - P_{25}$ 称为四分位数间距［见本节"二"中内容］，还可用于确定偏态分布资料的正常值范围（见本节"四"中内容）。

二、离散趋势指标

对数值变量资料的特征描述仅用集中趋势指标还不够，还需用另一个描述变量间变异的离散趋势指标，这一点可从例 6-8 中看出。

例 6-8　有三组同性别、同年龄儿童的体重(kg)：

甲组　　26　　28　　30　　32　　34　　$\bar{x} = 30 \text{ kg}$

乙组　　24　　27　　30　　33　　36　　$\bar{x} = 30 \text{ kg}$

丙组　　26　　29　　30　　31　　34　　$\bar{x} = 30 \text{ kg}$

从集中趋势来分析，因三组均数相同，故三组儿童的体重没有差别，然而这三组数据的

分布特征却各不相同，就是说各组的 5 个数据参差不齐的程度（即变异）是不一样的。因而仅用均数来描述这组资料显然不够全面，而必须考虑变量之间的离散程度。常用的离散程度指标有：极差、四分位数间距、方差、标准差及变异系数。

（一）极差

极差（range）亦称全距，简记为 R，是一组变量值中最大值与最小值之差。反映变量分布的范围，极差越大，说明变量间的变异大；反之，说明变异小。如例 6-8 中：

$$R_{甲} = 34 - 26 = 8(kg)$$

$$R_{乙} = 36 - 24 = 12(kg)$$

$$R_{丙} = 34 - 26 = 8(kg)$$

甲组、丙组的极差小，乙组的极差大，说明甲组、丙组的体重比乙组集中。但甲组与丙组的极差相同，而变量的分布却不同，这反映了用极差表示变异的缺点，如：①不灵敏：仅反映最大值与最小值之间的差异，当组内其他数据变动时，极差仍然不变。②不稳定：当样本例数增加时，获得过大或过小变量值的可能性增大，因而极差可能变大。故极差虽然简单明了，但不是一个描述变异的理想指标。

（二）四分位数间距

四分位数（quartile）是两个特定的百分位数，即 P_{25}、P_{75}，P_{25} 称为下四分位数，记为 Q_L，P_{75} 称为上四分位数，记为 Q_u。四分位数间距（inter-quartile range）简记为 Q。

$$Q = Q_u - Q_L = P_{75} - P_{25} \tag{6-6}$$

四分位数间距是一组变量中中间 50% 变量间的极差，因此比极差 R 要稳定，但仍未考虑到每个观察值的变异度。它常用于描述偏态分布资料的离散程度。

例 6-9 仍以例 6-7 的资料为例，计算潜伏期的四分位数间距。

用例 6-7 的 P_{25}，P_{75} 代入式（6-6），得

$$Q = 10.28 - 5.74 = 4.54(天)$$

（三）方差和标准差（variance and standard deviation）

极差和四分位数间距只利用了个别百分位数，因而出现了极差或四分位数间距相同，但变量值的分布不同的缺点，我们必须考虑全部变量值的离散程度。就总体而言，应考虑每个变量值 x 与总体均数 μ 之差，称为离均差。由于 $(x-\mu)$ 有正有负，显然，$\sum(x-\mu) = 0$ 即离均差总和为 0，这样不能反映变异程度，故将离均差平方后再相加，即 $\sum(x-\mu)^2$，称为离均差平方和（sum of square，简记为 SS），但 $\sum(x-\mu)^2$ 的大小，除与变异程度有关外，还与变量值的个数 N 有关，因此可取离均差平方和的均数，这就是总体方差（也叫均方），用 σ^2 表示，即

$$\sigma^2 = \frac{\sum(x-\mu)^2}{N} \tag{6-7}$$

因方差单位是原度量单位（如 cm，kg 等）的平方，为了恢复成原单位，所以又将方差开平方，这就是总体标准差。

$$\sigma = \sqrt{\frac{\sum(x-\mu)^2}{N}} \tag{6-8}$$

然而在实际工作中常常得到的是样本资料，总体均数 μ 往往未知，只能用样本均数 $\bar{x}$ 作

为 μ 的估计值,因此可用 $(x-\bar{x})^2$ 代替 $(x-\mu)^2$,用样本例数 n 代替 N。但直接代入式(6-8)算得的结果总比总体标准差低(有偏估计),英国统计学家 W. S. Gosset 提出用 $n-1$ 代替 n 代入式(6-8)即得样本标准差 s 的计算公式(6-9),式中 $n-1$ 为自由度(degree of freedom)记为 ν。s^2 即样本方差。

$$s=\sqrt{\frac{\sum(x-\bar{x})^2}{n-1}} \text{ 或 } s=\sqrt{\frac{\sum x^2-\frac{(\sum x)^2}{n}}{n-1}} \tag{6-9}$$

例 6-10　仍以例 6-8 为资料,计算三组资料的标准差。

$$s_{甲}=\sqrt{\frac{4\,540-\frac{(150)^2}{5}}{5-1}}=3.162\,3(\text{kg}),\text{同理得}$$

$$s_{乙}=4.743\,4(\text{kg})$$

$$s_{丙}=2.915\,5(\text{kg})$$

$s_{甲}>s_{丙}$,即甲组的变异大于丙组,从而克服了极差的缺点,精确地区分出三组变异的大小。

例 6-11　仍以例 6-1 资料计算身高值的标准差。

$$s=\sqrt{\frac{4\,235\,477.4-\frac{(24\,340.2)^2}{140}}{140-1}}=5.18(\text{cm})$$

方差和标准差的意义都可以说明正态分布或近似正态分布资料的变异程度。算出的数值越大,说明变异程度越大,反之亦然。因此标准差有以下用途:①表示变量的离散程度:在均数相近和度量单位相同的条件下,标准差大表示变量值的离散程度大。均数对这组变量的代表性越差;反之标准差小,表示变量值的离散程度小,均数的代表性也好。②结合均数可以描述服从正态或近似正态分布资料的分布特征,计算参考值范围(见本节"四"的内容)。③用于计算变异系数(见下面的内容)和标准误(见第二节"一"的内容)。

(四) 变异系数

变异系数(coefficient of variation)简记为 CV,它是一个相对变异指标,可适用于比较度量衡单位不同或均数相差悬殊的多组资料的变异程度。其公式为

$$CV=\frac{s}{\bar{x}}\times100\% \tag{6-10}$$

例 6-12　某地 20 名 19 岁女大学生,其身高均数为 158.9 cm,标准差为 5.3 cm;体重均数为 55.2 kg,标准差为 6 kg。试比较身高和体重的变异何者为大。

$$CV_{身高}=\frac{5.3}{158.9}\times100\%=3.3\%$$

$$CV_{体重}=\frac{6}{55.2}\times100\%=10.9\%$$

由此可见,该地 19 岁女大学生体重的变异大于身高的变异。

例 6-13　有某地两个不同年龄儿童组段的身高均数与标准差,1~2 个月儿童组的身高均值为56.3 cm,标准差为2.1 cm,5~5.5 岁儿童组的身高均值为107.8 cm,标准差为3.3 cm,试比较这两个年龄组段的变异大小。

$$CV_{1\sim 2月} = \frac{2.1}{56.3} \times 100\% = 3.7\%$$

$$CV_{5\sim 5.5岁} = \frac{3.3}{107.8} \times 100\% = 3.1\%$$

由此可见，1～2个月儿童组的身高变异大于5～5.5岁儿童组的身高变异。

三、正态分布

正态分布(normal distribution)是统计学中最重要的连续型分布之一，也是医学研究中常见的资料分布，是统计学原理的基础，许多统计方法都依赖于正态分布。

（一）正态分布的概念

正态分布是以均数为中心，呈现中间高，两侧逐渐减少，并完全对称的连续型频数分布。从前面图6-1可以设想，若将变量值的数目不断增加，分组数不断变多，组距不断分细，图中直条将逐渐变窄，就会越来越呈现出中间高，两边逐渐降低，并完全对称的特点(图6-2 a、b、c)，若将直条的顶点连在一起就组成了一条光滑的曲线(图6-2 d)称作正态分布曲线，用 $N(\mu, \sigma^2)$ 表示。图中横轴为变量 x 值，纵轴为变量 x 值的频率 $f(x)$。

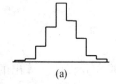 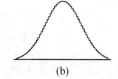 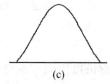 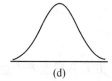

(a)　　　　　　　(b)　　　　　　　(c)　　　　　　　(d)

图6-2　直方图逐渐接近一光滑曲线

（二）正态分布的特征

1. 正态分布只有一个高峰，高峰位置在 $x = \mu$ 处。

2. 正态分布由两个参数决定，μ 决定正态分布的位置，故叫位置参数(图6-3)。σ 决定正态分布的形状，故叫形状参数。σ 越大，表示数据越分散，曲线越"矮胖"；σ 越小，表示数据越集中，曲线越"瘦高"(图6-4)。

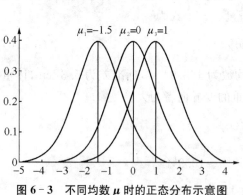 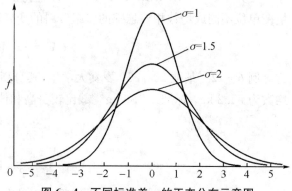

图6-3　不同均数 μ 时的正态分布示意图　　　图6-4　不同标准差 σ 的正态分布示意图

3. 任何正态分布 $N(\mu, \sigma^2)$ 经过 $u = \frac{x - \mu}{\sigma}$ 变换后成为标准正态分布(standard normal distribution)，用 $N(0, 1)$ 表示(图6-5)。

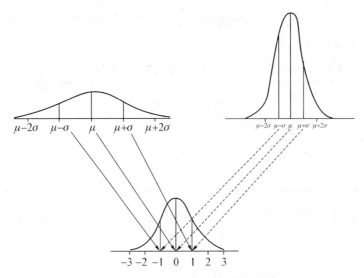

图6-5 一般正态分布变成标准正态分布示意图

（三）正态分布曲线下面积的分布规律

将正态分布曲线下与横轴之间的整个面积定义为1或100%,则以 μ 为中心,以 σ 为单位,在横轴均数 μ 左右两侧分别截取不同倍数的标准差,得到正态曲线与横轴上一定区间所夹的面积占总面积的比例,用以估计该区间的变量值例数占总例数的百分数,或变量值落在此区间内的概率。根据正态分布的原理得到不同的面积分布规律,常见的有以下三个面积规律(图6-6)。

$\mu \pm 1\sigma$ 范围内的面积占正态曲线下总面积的68.27%,即有68.27%的变量值分布在此范围内,或变量值 x 落在该范围内的概率为68.27%。

$\mu \pm 1.96\sigma$ 范围内的面积占正态曲线下总面积的95%,即有95%的变量值分布在此范围内,或变量值 x 落在此范围内的概率为95%。

$\mu \pm 2.58\sigma$ 范围内的面积占正态曲线下总面积的99%,即有99%的变量值分布在此范围内,或变量值 x 落在此范围内的概率为99%。

在实际工作中,总体均数 μ 和总体标准差 σ 往往不易知道,而只能由样本进行估计。如果资料呈正态分布或近似正态分布,并且样本例数足够大(至少100例以上),则可以用样本均数 $\bar{x}$ 作为总体均数 μ 的估计值,用

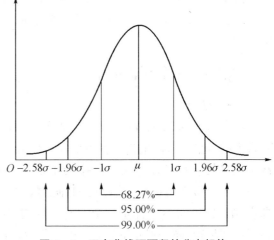

图6-6 正态曲线下面积的分布规律

样本标准差 s 作为总体标准差 σ 的估计值,并有同样的分布规律。

例6-14 仍以例6-1"140名20岁正常男子的身高值"资料为例。试分别求 $\bar{x} \pm 1.00\ s,\bar{x} \pm 1.96\ s,\bar{x} \pm 2.58\ s$ 范围内实际频数与实际频率,说明与理论百分数是否相近。

表6-4中,实际分布的人数是由表6-1"140名20岁正常男子身高实测值"统计的,如140名男子的实测身高值在168.68～179.04 cm范围者98人,占总人数的98/140×100%=

70％,余仿此。由表6-4可见,本资料的实际分布与理论分布是很接近的,即20岁正常成年男子身高值的分布是正态分布。

表6-4　140名20岁正常男子身高的实际分布与理论分布比较

$\bar{x}\pm s$		身高范围(cm)	实际分布		理论分布(%)
			人数	百分数(%)	
$\bar{x}\pm1.00\ s$	$173.86\pm1.00\times5.18$	$168.68\sim179.04$	98	70.00	68.27
$\bar{x}\pm1.96\ s$	$173.86\pm1.96\times5.18$	$163.71\sim184.01$	131	93.57	95.00
$\bar{x}\pm2.58\ s$	$173.86\pm2.58\times5.18$	$160.50\sim187.22$	138	98.57	99.00

要想知道正态分布曲线下任意范围内的面积分布规律,只需查本书后"附表6-1标准正态分布曲线下的面积",若定义标准正态分布曲线下两个尾部面积的合计为α(常为小概率值)所对应横轴上的 u 值为 u_α,常称作 u_α 界值且定为正值(图6-7)。

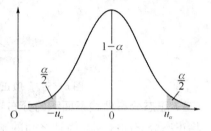

图6-7　标准正态曲线的 u_α 界值示意图

则 $-u_\alpha\sim u_\alpha$ 范围内的面积占标准正态曲线下总面积的 $1-\alpha$,对应于一般的正态分布曲线有 $\mu-u_\alpha\sigma\sim\mu+u_\alpha\sigma$ 范围内的面积占正态曲线下总面积的 $1-\alpha$,对于样本资料同样有 $\bar{x}\pm u_\alpha s$ 范围。因此,若想了解任意范围内的面积分布规律只需查附表6-1的 u_α 值,注意附表6-1只给出一侧尾部的面积,要求双侧尾部面积只需将查得值乘以2,则 $-u\sim u$ 范围内的面积为1-双侧尾部的面积。

例6-15　求标准正态分布下 $-2\sim2$ 范围内的面积规律。

由附表6-1,查得 $u=-2$ 时的左侧尾部面积为0.022 8,则 $-2\sim2$ 范围内的面积为 $1-0.022\ 8\times2=0.954\ 4$,即 $-2\sim2$ 范围内所夹的面积占标准正态曲线下总面积的95.44％。

四、参考值范围的估计

(一)概念

参考值范围(reference ranges)又称正常值范围(normal ranges),是指大多数或绝大多数正常人的解剖、生理、生化等各项指标观察值的波动范围。由于这些观察值因人、因时而异,故不能将某个人某时的观察值作为正常值,而必须确定一个波动范围。如一般以 $(4.5\sim5.5)\times10^{12}/L$ 作为正常成年男子红细胞数的正常值范围。这里所谓"正常人"并不是指任何器官、组织的形态与功能都健全的人,而是指不具有影响所测指标的因素或疾病的人。例如在制定同年龄、同性别儿童身高值的正常值范围时,色盲儿童也应看作"正常人"。参考值范围在临床诊断方面可用于划分正常或异常。

(二)基本步骤

1. 选定足够数量的正常人为研究对象　正常值范围的计算一般是由样本数据决定的,当样本数据过少时,其计算结果的代表性较差,因此计算正常值范围一般需要抽取足够大的样本含量。

2. 控制检测误差　正常值的变异是正常生理变异与检测误差的总和。若检测误差过大,将使正常值范围过宽,影响临床诊断的准确度。因此在检测过程中,测量的方法、仪器、试剂、精密度、操作熟练程度都要统一,将检测误差控制在一定的范围内。

3. 判断是否分组　当要确定参考值范围的变量在性别、年龄等因素间的差别明显并有临床意义时,应分组计算参考值范围,否则不应分组。如肺活量这一变量在男女性别间差别较大,因此应该分男女两组分别计算参考值范围。而白细胞总数在男女间差别不大,则不分男女计算参考值范围。考察组间是否有差别,最简单的方法是从各组变量值的频数分布表或分布图直接比较各组分布范围、高峰位置等是否基本一致,也可以通过后述的假设检验来考察。

4. 确定取单侧还是双侧范围　确定参考值范围是单侧还是双侧,由专业知识来决定。若该变量值在临床上过大或过小都属异常则取双侧参考值范围;若该变量值在临床上仅过大或仅过小为异常时,则取单侧参考值范围。如血红蛋白、血压值等过大或过小都可能是某种疾病的表现,应确定双侧参考值范围,而肺活量、尿铅等仅过小或仅过大为异常,应确定单侧参考值范围。

5. 选择百分界限　参考值范围指绝大多数正常人的测定值所在的范围,这里的“绝大多数”习惯上指 80%、90%、95%或 99%。确定正常值时,最常用的是 95%。制定某些医学参考值范围时,选择合适的百分界值,应根据研究目的、指标的性质、正常人与患者的分布特征等结合起来考虑。一般情况下一个变量值的正常人与患者的分布或多或少交叉重叠(图 6-8)。因此,无论选择什么样的百分界值,都有把正常人误判为患者即误诊,把患者误判为正常人即漏诊,而且误诊率减少了,漏诊率就增多,反之亦然。一般说来,应当使误诊率与漏诊率都尽可能地降低。若主要目的是降低误诊率,可以提高百分界限,常取 95%或 99%;反之,若主要目的是降低漏诊率,则取较低的百分界限,常取 80%或 90%。

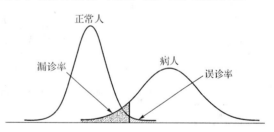

图 6-8　正常人与患者的数据分布重叠示意图

（三）计算方法

根据资料的分布不同,使用不同的计算方法。若资料服从正态分布、近似正态分布或经变量变换能转换为正态分布,最常用的是正态分布法;若资料不符合正态分布法的条件,则用百分位数法。

1. 正态分布法　本法利用正态分布曲线下的面积规律,用下列公式计算 $1-\alpha$ 参考值范围:

$$双侧:\bar{x}\pm u_\alpha s \tag{6-11}$$

$$单侧:<\bar{x}+u_\alpha s \tag{6-12}$$

$$>\bar{x}-u_\alpha s \tag{6-13}$$

式中:u_α 为标准正态分布的 u 界值,可通过查附表 6-1 获得。

为了方便起见把上面常用的几个百分界值的 u_α 列成表 6-5。

表 6-5　标准正态分布的 u 界值表

百分比(%)	单侧	双侧
80	0.842 4	1.281 6
90	1.281 6	1.644 9
95	1.644 9	1.960 0
99	2.326 3	2.575 8

例 6-16　仍以例 6-1"140 名 20 岁正常男子的身高值"资料为例,试估计该地 20 岁正常男子身高的 95%参考值范围。

由前面算得 $\bar{x}=173.86$ cm，$s=5.18$ cm,本例应算双侧参考值范围。

由公式(6-11)得

下限：$\bar{x}-1.96\ s=173.86-1.96\times5.18=163.71(\ cm)$

上限：$\bar{x}+1.96\ s=173.86+1.96\times5.18=184.01(\ cm)$

故该地 20 岁正常男子身高的 95%参考值范围为 163.71～184.01 cm。

若资料服从对数正态分布,则只需将原变量 x 作对数变换即 $y=\lg x$,用正态分布法算出 y 的参考值范围,再对 y 的参考值范围的上、下限作反对数变换,即得 x 的参考值范围。

2. 百分位数法　利用百分位数来计算参考值范围。常用的 95%参考值范围的公式为

$$双侧：P_{2.5}\sim P_{97.5} \tag{6-14}$$
$$单侧：>P_5\ 或<P_{95} \tag{6-15}$$

例 6-17　测得某地 200 名正常成人血铅含量如表 6-6,试估计该地正常成人血铅的 95%正常值范围。

表 6-6　200 名正常成人血铅含量的分布

血铅含量($\mu g/100g$)	人数	累计频数	累计频率(%)
0～	6	6	3.0
5～	48	54	27.0
10～	43	97	48.5
15～	36	133	66.5
20～	28	161	80.5
25～	13	174	87.0
30～	14	188	94.0
35～	4	192	96.0
40～	4	196	98.0
45～	1	197	98.5
50～	2	199	99.5
55～	0	199	99.5
60～65	1	200	100.0

从分布表可以看出本例是正偏态分布,不宜用正态分布法,应用百分位数法,同时从指标的性质可知血铅含量过高属异常,故按公式(6-15)计算单侧参考值范围。

$$P_{95}=35+\frac{5}{4}\times(95\%\times200-188)=37.5(\mu g/100\ g)$$

即该地正常成人血铅含量不应超过 37.5 $\mu g/100\ g$。

第二节　数值变量资料的统计推断

在医疗卫生实践和医学研究中,往往难以对所要研究的总体进行全部观察,通常从总体中随机抽取样本进行观察,然后由样本的信息去推断总体,这种研究方法叫做抽样研究方法。由样本的信息去推断总体的信息,叫做统计推断。统计推断包括两个内容:一是对总体参数进行推断,所用的方法为区间估计;二是由两个或多个样本的信息对它们的总体参数是否有差别进行推断,所用的方法为假设检验。下面分别介绍这两种推断。在介绍推断之前首先要了解两个预备概念:均数的抽样误差和 t 分布的概念。

一、均数的抽样误差

(一)概念

若我们想对某地 20 岁正常男子的身高均数进行了解,在该地抽了 140 名男子,测得其平均身高为 173.86 cm,如果再从该地抽取 140 名男子,其平均身高未必仍等于 173.86 cm,也不一定恰好等于该地 20 岁正常男子身高的总体均数。这种由于总体中个体差异的存在,在抽样过程中产生的样本均数与总体均数之间的差异或样本均数之间的差异,称为均数的抽样误差(sampling error of mean)。

(二)大小

在同一总体中相同样本含量的样本,其样本均数与总体均数(μ)的差别有大有小,有正有负,有的甚至为 0。因此,我们不能用某一样本均数与总体均数的差值作为衡量抽样误差的大小,而是将所有相同样本含量的样本均数与总体均数之间的平均差(平均变异)作为抽样误差大小的指标。由下面两个数理统计的定理可知,这种平均变异正好是样本均数的标准差,为了区别于变量值的标准差,我们把样本均数的标准差称为均数的标准误(standard error)。

数理统计的两个定理:

(1) 从正态总体中随机抽取含量为 n 的样本,样本均数也服从正态分布(例 6 - 18);即使是从偏态分布总体中抽样,当 n 足够大时,样本均数也近似服从正态分布。

(2) 从均数为 μ,标准差为 σ 的正态总体中抽取例数为 n 的样本,样本均数的总体均数仍为原总体均数 μ,其标准差为 sigmma,即均数的标准差。可按式(6 - 16)计算:

$$\sigma_x = \frac{\sigma}{\sqrt{n}} \qquad (6-16)$$

例 6 - 18　若我们将例 6 - 1 中的"140 名 20 岁正常男子的身高值"看成总体,由前可知 $\mu = 173.86$ cm,$\sigma = 5.18$ cm。现从该总体中抽取 $n = 10$ 的 100 个样本,可得 100 个样本均数,其频数分布见表 6 - 7。

表 6 - 7　100 个样本均数的频数分布

组段(cm)	169~	170~	171~	172~	173~	174~	175~	176~	177~178
频数	2	4	9	21	23	20	14	4	3

由上表可计算样本均数的均数为 173.63 cm,样本均数的标准差为 1.69 cm。而由式(6 - 16)计算样本均数的标准差为

$$\sigma_{\bar{x}}=\frac{5.18}{\sqrt{10}}=1.64(\text{cm})$$

由此可见,由表 6-7 计算所得的结果与 μ,$\sigma_{\bar{x}}$ 很接近。但在实际的抽样研究中,σ 常未知,而通常用一个样本的标准差作为 σ 的估计值。因此实际研究中常用 $s_{\bar{x}}$ 作为 $\sigma_{\bar{x}}$ 的估计值,计算公式见(6-17)。

$$s_{\bar{x}}=\frac{s}{\sqrt{n}} \tag{6-17}$$

(三) 性质

抽样误差产生的原因是总体中存在个体差异,产生的条件是抽样,而总体中的个体差异是无法避免的,因此,只要作抽样研究就必定存在抽样误差,即抽样误差有不可避免的性质。但由公式(6-17)可见,可以通过保证总体的同质性及增大样本例数来缩小抽样误差。

(四) 用途

①可用来衡量样本均数的可靠性。抽样误差越小,样本均数与总体均数的差异程度越小。因此,用样本均数估计(推断)总体均数越可靠,反之亦然。②可用来估计总体均数的置信区间(见本节"三"中内容)。③可用于均数的假设检验(见本节"四"中内容)。

二、t 分布

(一) t 分布的概念

若变量 x 服从 $N(\mu,\sigma^2)$ 的正态分布,则对 x 作 $u=\dfrac{x-\mu}{\sigma}$ 变量变换后 u 服从 $N(0,1)$ 的标准正态分布。若从正态分布 $N(\mu,\sigma^2)$ 总体中随机抽取含量 n 的样本,由数理统计定理可知,其样本均数 $\bar{x}$ 将服从 $N(\mu,\sigma_{\bar{x}}^2)$ 的正态分布,若对其作 $u=\dfrac{\bar{x}-\mu}{\sigma_{\bar{x}}}$ 的变量变换后,u 仍服从 $N(0,1)$ 的标准正态分布。但在实际工作中 $\sigma_{\bar{x}}$ 往往未知,是用 $s_{\bar{x}}$ 来估计,这时对正态变量 $\bar{x}$ 采用不是 u 变换,而是 t 变换,即

$$t=\frac{\bar{x}-\mu}{s_{\bar{x}}}=\frac{\bar{x}-\mu}{\dfrac{s}{\sqrt{n}}} \tag{6-18}$$

其结果不再是 u 分布,而将它称为自由度为 $n-1$ 的 t 分布(t-distribution)(图 6-9)。

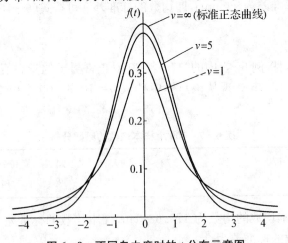

图 6-9　不同自由度时的 t 分布示意图

（二）t 分布的特征

1. t 分布是一簇对称于 0 的单峰分布曲线（图 6－10）。

2. t 分布是由自由度（$\nu=n-1$）决定其形状，ν 越小，曲线越"扁平"；ν 越大，曲线越"瘦高"。当 $\nu\rightarrow\infty$ 时，t 分布曲线与标准正态曲线完全吻合。

3. t 分布曲线下的面积规律 与正态分布类似，同样将某条 t 分布曲线与横轴所包含的面积定义为 1。在横轴上 0 的左右截取一个范围，同样可以得到范围内所夹的面积与总面积的比值以及范围外所夹的面积与总面积的比值，也即 t 值落在范围内与范围外的概率。我们将范围外的面积称为尾部面积，并定义为 α，则范围内为 $1-\alpha$。由于自由度的不同，t 分布曲线不同，在讲 t 分布曲线下的面积规律时，先规定自由度 ν。因此，将自由度为 ν，尾部面积为 α 所对应横轴上的 t 值记为 $t_{\alpha,\nu}$。由于 t 分布是对称的，可将 $t_{\alpha,\nu}$ 规定为正值，并称为 t 界值，由本书后"附表 6－2 t 界面表"查得。当 $t_{\alpha,\nu}$ 确定后可知 t 分布曲线下的面积规律为（图 6－10）：

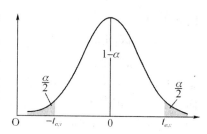

图 6－10 t 分布曲线下的面积分布

双侧：$P(t\leqslant-t_{\alpha,\nu})+P(t\geqslant t_{\alpha,\nu})=\alpha$

则 $P(-t_{\alpha,\nu}<t<t_{\alpha,\nu})=1-\alpha$

单侧：$P(t\leqslant-t_{\alpha,\nu})=\alpha$ 或 $P(t\geqslant t_{\alpha,\nu})=\alpha$

例 6－19 若 $\nu=19$，$\alpha=0.05$，则查附表 6－2 得双侧 $t_{0.05,19}=2.093$，单侧 $t_{0.05,19}=1.729$ 双侧的面积规律为

$P(t\leqslant-2.093)+P(t\geqslant2.093)=0.05$，即

$P(-2.093<t<2.093)=95\%$

单侧的面积规律为

$P(t\leqslant-1.729)=0.05$ 或 $P(t\geqslant1.729)=0.05$

三、总体均数的估计

区间估计是统计推断的重要内容，目的是对总体均数进行估计。因为抽样研究方法一般只知道样本均数。由样本均数（样本统计量）估计总体均数（总体参数）的方法，称为参数估计。其估计方法有点估计（point estimation）和区间估计（interval estimation）两种：

1. 点估计 如用样本均数 $\bar{x}$ 估计总体均数 μ，用样本标准差 s 估计总体标准差 σ，也就是用样本统计量直接作为总体参数的估计值。这种方法简单易行，但未考虑抽样误差，而抽样误差是不可避免的，因此样本抽的不同，可以对总体参数作出不同的点估计。

2. 区间估计 考虑了抽样误差的存在，以预先给定的概率（可信度）估计总体参数在哪个范围内的估计方法称为区间估计。其概率（可信度）用 $1-\alpha$ 表示，由此估计的区间称为 $1-\alpha$ 可信区间。由 t 分布曲线下面积规律可得总体均数 μ 的 $1-\alpha$ 可信区间为

$$\bar{x}\pm t_{\alpha,\nu}s_{\bar{x}} \tag{6－19}$$

α 常取小概率 0.05 或 0.01，故 $1-\alpha$ 可信区间常为 95％或 99％可信区间。

例 6－20 随机抽取某地 10 名 20 岁正常女大学生的体重均数 $\bar{x}$ 为 54.80 kg，标准差 s 为 4.39 kg，试估计该地所有 20 岁正常女大学生平均体重的 95％及 99％可信区间。

本例自由度 $\nu=10-1=9$，查附表 6－2 得 $t_{0.05,9}=2.262$，$t_{0.01,9}=3.25$。代入公式（6－19）

得

$$95\%可信区间为(54.80-2.262\times\frac{4.39}{\sqrt{10}}, 54.80+2.262\times\frac{4.39}{\sqrt{10}})=(51.66,57.94)kg$$

$$99\%可信区间为(54.80-3.250\times\frac{4.39}{\sqrt{10}}, 54.80+3.250\times\frac{4.39}{\sqrt{10}})=(50.29,59.31)kg$$

该地所有 20 岁正常女大学生平均体重的 95% 可信区间为 51.66～57.94 kg，99% 可信区间为 50.29～59.31 kg。

对可信区间理解应注意下列三个方面：

(1) 可信区间的含义：如 95% 可信区间是指理论上从总体中抽取 100 个同样含量的样本，可算得 100 个可信区间，平均有 95 个可信区间包括总体均数，只有 5 个不包括总体均数。而 5% 是个小概率事件，一次抽样或实验可以认为不发生。因此，在实际应用中就认为总体均数在算得的可信区间内。

(2) 置信区间的两个要素：一是准确度即可信度 $1-\alpha$，$1-\alpha$ 越大可信度就越大，因此 99% 可信度比 95% 大；二是精密度即区间的长度（$2t_{\alpha,\nu}s_{\bar{x}}$），区间的长度越小越精密，因此，95% 的精密度高于 99%（例 6-20）。在样本例数确定的情况下，二者是矛盾的，需要兼顾准确度和精密度，一般情况下常取 95% 可信区间。在可信度确定的情况下，提高精密度的方法是扩大样本例数（会同时减少 $t_{\alpha,\nu}$ 和 $s_{\bar{x}}$）。

(3) 正确区分可信区间与参考值范围的涵义：当样本含量较大时，95% 与 99% 可信区间为 $\bar{x}\pm1.96 s_{\bar{x}}$，$\bar{x}\pm2.58 s_{\bar{x}}$，这与前面介绍的 95% 与 99% 参考值范围：$\bar{x}\pm1.96s$，$\bar{x}\pm2.58s$ 只有一字之差，但在意义与方法上完全不同。

四、假设检验的基本思想与步骤

假设检验（hypothesis testing）是统计推断的又一重要内容。下面以例 6-21 介绍假设检验的基本思想与步骤。

例 6-21 测得某地 10 名男性矽肺患者的血红蛋白均数为 125.6 g/L，标准差为 16.6 g/L。已知健康成年男性的血红蛋白均数为 140.2 g/L，试问该地男性矽肺患者的血红蛋白含量与健康成年男性是否不同？

(一) 基本思想

这里该地 10 名男性矽肺患者的血红蛋白的样本均数（$\bar{x}$）与已知健康成年男性的血红蛋白的总体均数（μ_0）不同，这个差异（$\bar{x}-\mu_0$）应考虑由下述两种可能引起：一是仅仅由于抽样误差引起，即该样本来自于已知健康成年男性的总体；二是该样本所来自的总体确实与已知健康成年男性的总体均数不同。设该地所有男性矽肺患者的血红蛋白均数为 μ，则上述两种可能可描述为

$$\bar{x}-\mu_0\Rightarrow\begin{cases}\mu=\mu_0\\\mu\neq\mu_0\end{cases}$$

注：仅由抽样误差引起；由本质差别引起（矽肺疾病）

如何判断到底是哪种可能引起的呢？可通过假设检验来完成。假设检验的基本思想与步骤类似于数学上的反证法。反证法的思路和步骤是：对证明的目的进行假设→根据已知条件进行推导→若与某个已知条件有矛盾，则拒绝假设，否则接受假设。而假设检验是推断，因此，假设检验的思想与步骤是：对推断的目的进行假设→由样本信息进行推断→若理

论与实际出现矛盾时拒绝假设,反之接受假设。

（二）基本步骤

1. 建立假设,确定水准及单、双侧

建立无效假设 H_0 与备择假设 H_1。

$H_0: \mu = \mu_0 = 14.02$

$H_1: \mu \neq \mu_0$　双侧检验(two-sided test)

$(H_1: \mu > \mu_0$ 或 $\mu < \mu_0)$ 单侧检验(one-sided test)

是双侧检验还是单侧检验,根据专业知识来定。如果 μ 除了等于 μ_0 外,还可能大于 μ_0 也可能小于 μ_0,则取双侧检验;如果 μ 除了等于 μ_0 外,只可能大于 μ_0,而不可能小于 μ_0(或相反)时,取单侧检验。本例取双侧检验。

确定检验水准 ,常取小概率值,$\alpha = 0.05$ 或 0.01。

2. 选定检验方法和计算检验统计量　不同的资料,不同的推断目的,选用不同的检验方法,用不同的公式计算检验统计量。本例是计量资料,在 H_0 成立的前提下,$t = \dfrac{|\bar{x} - \mu_0|}{s_{\bar{x}}}$ 满足 t 分布,故用 t 检验。其检验统计量计算公式为

$$t = \frac{|\bar{x} - \mu_0|}{s_{\bar{x}}} = \frac{|125.6 - 140.2|}{\dfrac{16.6}{\sqrt{10}}} = 2.77 \tag{6-20}$$

3. 确定 P 值,作出推断结论　P 值是指理论上若从 H_0 所规定的总体中进行多次重复随机抽样,获得等于或大于现有样本检验统计量的概率。对本例就是若理论上在假设 H_0 成立的条件下,继续随机抽取 $n = 10$ 例的样本,由公式(6-20)计算检验统计量 t 值,我们要确定的 P 值指(所有绝对值大于等于 2.77 的 t 值)的概率,它正好是自由度为 9 的 t 分布的两个尾部面积和(图 6-11)。

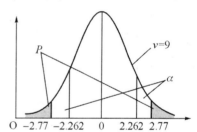

图 6-11　由 t 分布确定 P 值的示意图

P 的值可通过查附表 6-2 的 $t_{\alpha,\nu}$ 界值来确定,如 $t \geq t_{\alpha,\nu}$,则 $P \leq \alpha$,结论按 α 水准,拒绝 H_0,接受 H_1;相反如 $t < t_{\alpha,\nu}$,$P > \alpha$,结论按 α 水准,不拒绝 H_0。本例 $t_{0.05,9} = 2.262$,$t > t_{0.05,9}$,$P < 0.05$。其含义是若 H_0 成立,理论上从中抽取 $n = 10$ 的样本所计算的 t 值大于或等于 2.77 的可能性小于 0.05,即为小概率事件,实际一次抽样可认为不发生,而实际恰恰抽到了一个 $t = 2.77$ 的样本。因此理论与实际出现了矛盾,所以拒绝 H_0 假设。故按 $\alpha = 0.05$ 的水准,拒绝 H_0,接受 H_1,差异有统计学意义,可认为该地矽肺患者的血红蛋白含量与健康成人不同。

五、t 检验

t 检验(t test)用于两组数值变量资料之间的假设检验,其应用条件是:样本来自正态分布总体,在作两个样本均数比较时,要求两样本相应的总体方差相等。其种类有:单样本资料 t 检验,配对资料 t 检验及成组资料 t 检验。下面分别以实例介绍。

（一）单样本资料 t 检验

单样本资料 t 检验即样本均数与总体均数比较的 t 检验,其目的是推断该样本是否来自

某已知总体,或该样本代表的总体均数(μ)与已知总体的均数(μ_0)是否相等。这里的已知总体均数(μ_0)一般为理论值、标准值或经过大量观察所得并为人们所接受的公认值。其检验统计量公式为(6-20),具体步骤见例6-21。

(二)配对资料 t 检验

配对设计有两种情况。①自身配对:同一受试对象处理前后的比较,或同一标本用两种方法检验的结果。②异体配对:将条件相近的受试对象配成对,并分别给予两种处理。其目的是推断某种处理因素有无作用或两种处理有无差别。在作 t 检验时,先求出各对差值 d 的均数 $\bar{d}$,若某种处理因素无作用或两种处理无差别时,d 的总体均数 μ_d 应为0。故检验的目的是推断 $\bar{d}$ 是否来自于 $\mu_d=0$ 的总体。由公式(6-20)得配对资料 t 检验的统计量公式:

$$t=\frac{\bar{d}-\mu_d}{s_{\bar{d}}}=\frac{\bar{d}-0}{\frac{s_d}{\sqrt{n}}}=\frac{\bar{d}}{\frac{s_d}{\sqrt{n}}} \tag{6-21}$$

例6-22　12例肺癌患者手术前后的血清CYFRA21-1的变化情况见表6-8,试问手术前后的血清CYFRA21-1有无变化?

表6-8　肺癌患者手术前后的血清CYFRA21-1的变化情况

患者编号 (1)	术前 (2)	术后 (3)	差值 d (4)=(2)-(3)	d^2 (5)
1	6.27	2.69	3.58	12.816 4
2	4.46	2.52	1.94	3.763 6
3	3.19	2.23	0.96	0.921 6
4	9.94	1.45	8.49	72.080 1
5	4.74	2.54	2.20	4.840 0
6	8.26	1.41	6.85	46.922 5
7	4.64	1.72	2.92	8.526 4
8	7.84	2.37	5.47	29.920 9
9	10.10	3.02	7.08	50.126 4
10	10.71	2.57	8.14	66.259 6
11	9.31	2.43	6.88	47.334 4
12	8.82	1.92	6.90	47.610 0
合计			61.41	391.121 9

1. 建立检验假设,确定检验水准及单、双侧

$H_0:\mu_d=0$;

$H_1:\mu_d\neq0$;

$\alpha=0.05$,双侧检验。

2. 计算检验统计量 t 值

由表6-8合计行及公式(6-21)得

$$\bar{d}=\frac{61.41}{12}=5.117\ 5$$

$$s_d=\sqrt{\frac{\sum d^2-\frac{(\sum d)^2}{n}}{n-1}}=\sqrt{\frac{391.121\ 9-\frac{(61.41)^2}{12}}{12-1}}=2.643\ 3$$

$$t=\frac{\overline{d}}{\frac{s_d}{\sqrt{n}}}=\frac{5.117\ 5}{\frac{2.643\ 3}{\sqrt{12}}}=6.706\ 6$$

3. 确定 P 值，作出推断结论　自由度 $\nu=n-1=12-1=11$，查本书后"附表 6-2 t 界值表"，双侧时 $t_{0.05,11}=2.201$，$t_{0.01,11}=3.106$，现 $t>t_{0.01,11}$，$P<0.01$，故按 $\alpha=0.01$ 水准，拒绝 H_0，接受 H_1，差别有统计学意义。可认为肺癌患者手术前后的血清 CYFRA21-1 有变化，术后的血清 CYFRA21-1 有所降低。

（三）成组资料 t 检验

成组资料 t 检验即两样本比较的 t 检验，目的是推断两个样本所代表的两总体均数 μ_1 和 μ_2 是否相等。其检验统计量的公式为

$$t=\frac{|\overline{x}_1-\overline{x}_2|}{s_{\overline{x}_1-\overline{x}_2}} \tag{6-22}$$

式中：$s_{\overline{x}_1-\overline{x}_2}$ 为两样本均数之差的标准误，可按公式(6-23)计算：

$$s_{\overline{x}_1-\overline{x}_2}=\sqrt{s_c^2(\frac{1}{n_1}+\frac{1}{n_2})} \tag{6-23}$$

式中：s_c^2 为两样本合并方差，可按公式(6-24)计算：

$$s_c^2=\frac{(n_1-1)s_1^2+(n_2-1)s_2^2}{n_1+n_2-2} \tag{6-24}$$

式中：s_1^2，s_2^2 分别为两个样本的方差。

例 6-23　分别测得 15 名健康人和 13 名Ⅲ期肺气肿患者痰中 α_1 抗胰蛋白酶含量如表 6-9 所示，问健康人和Ⅲ期肺气肿患者 α_1 抗胰蛋白酶含量是否不同？

表 6-9　健康人和Ⅲ期肺气肿患者 α_1 抗胰蛋白酶含量

健康人	2.7　2.2　4.1　4.3　2.6　1.9　1.7　0.6　1.9　1.3　1.5　1.7　1.3　1.3　1.9
Ⅲ期肺气肿患者	3.6　3.4　3.7　5.4　3.6　6.8　4.7　2.9　4.8　5.6　4.1　3.3　4.3

1. 建立检验假设，确定检验水准及单、双侧

H_0：$\mu_1=\mu_2$，健康人和Ⅲ期肺气肿患者 α_1 抗胰蛋白酶含量相同；

H_1：$\mu_1\neq\mu_2$，健康人和Ⅲ期肺气肿患者 α_1 抗胰蛋白酶含量不同；

$\alpha=0.05$，双侧检验。

2. 计算检验统计量 t 值

$$n_1=15，\overline{x}_1=\frac{\sum x_1}{n_1}=\frac{31}{15}=2.066\ 7，s_1^2=1.029\ 5$$

$$n_2=13，\overline{x}_2=\frac{\sum x_2}{n_2}=\frac{56.2}{13}=4.323\ 1，s_2^2=1.225\ 3$$

按式(6-24)得：$s_c^2=\dfrac{(15-1)\times1.029\ 5+(13-1)\times1.225\ 3}{15+13-2}=1.119\ 9$

按式(6-23)得：$s_{\overline{x}_1-\overline{x}_2}=\sqrt{1.119\ 9\times(\dfrac{1}{15}+\dfrac{1}{13})}=0.401\ 0$

按式(6-22)得：$t=\dfrac{|2.066\ 7-4.323\ 1|}{0.401\ 0}=5.626\ 9$

3. 确定 P 值,作出推断结论 自由度 $\nu = n_1 + n_2 - 2 = 15 + 13 - 2 = 26$,查本书后"附表 6-2 t 界值表"得 $t_{0.05,26} = 2.056$,现 $t > t_{0.05,26}$,$P < 0.05$,故按 $\alpha = 0.05$ 水准,拒绝 H_0,接受 H_1,差别有统计学意义。可认为健康人和Ⅲ期肺气肿患者 α_1 抗胰蛋白酶含量不同。Ⅲ期肺气肿患者 α_1 抗胰蛋白酶含量高于健康人。

六、方差分析

t 检验只限于两组均数的比较,而实际工作中常常要比较两组以上的均数,这时 t 检验就不能适用,需用下面介绍的方差分析(analysis of variance,ANOVA)。由前可知方差是离均差平方和被自由度平均,又称均方(MS),反映变量变异度大小的指标,故方差分析又称变异数分析,是 1928 年由英国统计学家 $R.A\ Fisher$ 首先提出的一种统计方法,因此,方差分析亦称 F 检验。

(一) 方差分析的基本思想

方差分析的基本思想是把全部观察值之间的变异(总变异),按设计和需要分解成两个或多个部分,通过对这些变异的比较作出相应的统计学判断。下面用例 6-24 来说明。

例 6-24 某职业病防治所对 28 名石棉矿工中的石棉肺患者、可疑患者和非患者进行了用力肺活量(L)测定,数据见表 6-10,问三组石棉矿工的用力肺活量有无差别?

表 6-10 三组石棉矿工的用力肺活量值(L)

	石棉肺患者	可疑患者	非患者	
	1.8	2.3	2.9	
	1.4	2.1	3.2	
	1.5	2.6	2.7	
	2.1	2.5	2.8	
	1.7	2.3	3.0	
	1.9	2.1	3.4	
	1.8	2.4	3.3	
	2.0	2.4	3.2	
	2.1		3.5	
	1.9		3.4	$\sum x$
$\sum x_i$	18.20	18.70	31.40	68.3
$\sum x_i^2$	33.62	43.93	99.28	176.8
n_i	10	8	10	28
$\bar{x}_i$	1.82	2.34	3.14	2.44
s_i	0.23	0.18	0.28	

对于表 6-10 的三组数据,可将变异分为下面三种。

1. 总变异($SS_\text{总}$） 表 6-10 中的 28 个数据大小不一,它的差异为总变异。其大小可用每个变量值 x 与其总均数 $\bar{x}$ 的离均差平方和来表示,即 $SS_\text{总} = \sum (x - \bar{x})^2$,显然 $SS_\text{总}$ 的大小与总的自由度 $\nu = N - 1$ 有关。

2. 组间变异($SS_\text{组间}$） 三组石棉矿工的用力肺活量的平均水平 $\bar{x}_i$ 也不等,这种变异称为组间变异。产生这种差异的原因可能是处理因素(是否患石棉肺)对实验效应的影响，当然也包括随机误差。其大小可用各组均数 $\bar{x}_i$ 与总均数 $\bar{x}$ 的离均差平方和表示，即 $SS_{组间} = \sum n_i(\bar{x}_i - \bar{x})^2$，同样组间变异还与组间自由度 $\nu = k-1$（k 为组数）有关。因此，组间均方 $MS_{组间} = \dfrac{SS_{组间}}{k-1}$。

3. 组内变异（$SS_{组内}$）　同一组内石棉矿工的用力肺活量也并不一致，这种变异称为组内变异，产生这种变异的原因是随机误差（包括矿工的个体差异和其他随机因素的干扰），其大小可用每一组内的各个变量值 x_i 与该组均数 $\bar{x}_i$ 的离均差平方和表示，即 $SS_{组内} = \sum\limits_i \sum\limits_j (x_i - \bar{x}_j)^2$，$S_{组内} = \sum \sum (x_i - \bar{x}_j)^2$。它的大小也与组内自由度 $\nu_{组内} = N-k$（其中 $N = \sum n_i$）有关。因此，组内均方为 $MS_{组内} = \dfrac{SS_{组内}}{N-k}$。

上例是完全随机设计的资料，根据其设计的特点，将总变异分为组间变异（处理）与组内变异（误差）两部分。根据方差的可加性的特点，三种变异之间有如下的关系：

$$SS_{总} = SS_{组间} + SS_{组内}, \nu_{总} = \nu_{组间} + \nu_{组内}$$

若矿工是否患石棉肺不影响用力肺活量，则造成 $MS_{组间}$ 的原因只有随机误差，同 $MS_{组内}$ 一样，理论上组间变异与组内变异应该相等，这时若计算组间均方与组内均方的比值：

$$F = \frac{MS_{组间}}{MS_{组内}} \tag{6-25}$$

理论上 F 值应等于 1，但由于抽样误差的存在，F 值通常接近于 1，不会正好等于 1；相反，若矿工是否患石棉肺影响用力肺活量，则 $MS_{组间}$ 将明显大于 $MS_{组内}$，F 值明显大于 1，要大到多少才有统计意义呢？可通过查本书后附表 6-3 F 界值表得 $F_{\alpha(\nu_1, \nu_2)}$ 界值，其中 ν_1、ν_2 分别为 F 值中分子与分母所对应的自由度，若 $F \geqslant F_{\alpha(\nu_1, \nu_2)}$，则 $P \leqslant \alpha$，反之亦然。按 P 值大小作出统计结论。

（二）完全随机设计资料的方差分析

完全随机设计资料的方差分析也称单因素方差分析（one-way analysis of variance）。研究的处理因素只有一个，如例 6-24 只研究石棉矿工是否患石棉肺。因此，它是完全随机设计三样本均数的资料。现以该例说明此类方差分析的步骤。

1. 建立假设，确定水准

　　$H_0: \mu_1 = \mu_2 = \mu_3$；

　　$H_1: \mu_1 、 \mu_2 、 \mu_3$ 不等或不全相等；

　　$\alpha = 0.05$。

2. 计算检验统计量 F 值　为了便于计算，将完全随机设计资料的方差分析计算公式列成表 6-11：

表 6-11　完全随机设计资料的方差分析计算公式

变异来源	离均差平方和 SS	自由度 ν	均方 MS	F
总变异	$\sum x^2 - C$	$N-1$		
组间（处理组间）	$\sum \dfrac{(\sum x_i)^2}{n_i} - C$	$k-1$	$\dfrac{SS_{组间}}{\nu_{组间}}$	$\dfrac{MS_{组间}}{MS_{组内}}$
组内（误差）	$SS_{总} - SS_{组间}$	$N-k$	$\dfrac{SS_{组内}}{\nu_{组内}}$	

其中：$C = \dfrac{(\sum x)^2}{N}$。

由表 6 - 10 下半部的初步计算及表 6 - 11 中的公式得：

$$C = \frac{(\sum x)^2}{N} = \frac{(68.3)^2}{28} = 166.603\ 2$$

$$SS_{总} = \sum x^2 - C = 176.8 - 166.603\ 2 = 10.196\ 8$$

$$SS_{组间} = \sum \frac{(\sum x_i)^2}{n_i} - C = \frac{18.20^2}{10} + \frac{18.70^2}{8} + \frac{31.40^2}{10} - 166.603\ 2 = 8.828\ 1$$

$$SS_{组内} = SS_{总} - SS_{组间} = 10.196\ 8 - 8.828\ 1 = 1.368\ 7$$

$$\nu_{总} = N - 1 = 28 - 1 = 27$$

$$\nu_{组间} = k - 1 = 3 - 1 = 2$$

$$\nu_{组内} = \nu_{总} - \nu_{组间} = 27 - 2 = 25$$

$$MS_{组间} = \frac{SS_{组间}}{\nu_{组间}} = \frac{8.828\ 1}{2} = 4.414\ 1$$

$$MS_{组内} = \frac{SS_{组内}}{\nu_{组内}} = \frac{1.368\ 7}{25} = 0.054\ 7$$

$$F = \frac{MS_{组间}}{MS_{组内}} = \frac{4.414\ 1}{0.054\ 7} = 80.696\ 5$$

将上述结果列成表 6 - 12：

表 6 - 12　例 6 - 24 的方差分析表

变异来源	SS	ν	MS	F	P
总变异	10.196 8	27			
组间	8.828 1	2	4.414 1	80.696 5	<0.01
组内（误差）	1.368 7	25	0.054 7		

3. 确定 P 值，作出推断结论　以 $\nu_1(\nu_{组间}) = 2, \nu_2(\nu_{组内}) = 25$，查本书后"附表 6 - 3 F 界值表"得 $F_{0.05,(2,25)} = 3.39, F_{0.01,(2,25)} = 5.57$，现 $F > F_{0.01,(2,25)}$，$P < 0.01$，故按 $\alpha = 0.05$ 水准，拒绝 H_0，接受 H_1，差别有统计学意义。故可认为三组石棉矿工用力肺活量的总体均数不等或不全等。

以上结论只能得出三组对应的总体均数总的来说是有差别的（至少有两个均数之间是有差别的），若要了解到底哪些组间有差别，需要进一步作两两比较。详见下面（四）中介绍的"多个样本间两两比较"。

（三）配伍组设计资料的方差分析

配伍组设计也称随机区组设计，是配对试验的推广，可同时研究两个处理因素，故亦称两因素方差分析（two-way analysis of variance）。下面以例 6 - 25 具体介绍该方法。

例 6 - 25　某医生为评价四种方法对男性患者在牙科手术后疼痛减轻的效果，将 32 例受试者被分配到 8 个区组中，区组根据疼痛的程度定义，每个区组中的 4 个受试者随机地接受其中一种止疼方法。疼痛得分越小意味着减轻的程度越大，数据如表 6 - 13 所示，试问四种方法止痛效果是否相同？

表 6 - 13　四种方法止疼后疼痛得分

疼痛水平	A	B	C	D	$\sum x_{ij}$	$\bar{x}_j$
1	0.0	0.5	0.6	1.2	2.3	0.58
2	0.3	0.6	0.7	1.3	2.9	0.73
3	0.4	0.8	0.8	1.6	3.6	0.90
4	0.4	0.7	0.9	1.5	3.5	0.88
5	0.6	1.0	1.5	1.9	5.0	1.25
6	0.9	1.4	1.6	2.3	6.2	1.55
7	1.0	1.8	1.7	2.1	6.6	1.65
8	1.2	1.7	1.6	2.4	6.9	1.73
$\sum x_{ij}$	4.80	8.50	9.40	14.30	37.00$(\sum x)$	
$\sum x_{ij}^2$	4.02	10.83	12.56	27.01	54.42$(\sum x^2)$	
$\bar{x}_i$	0.6	1.06	1.18	1.79		

本例主要研究四种方法对男性患者在牙科手术后疼痛减轻的效果,因此四种止痛方法是研究的处理因素,把四种止痛方法的 $\bar{x}_j$ 之间的变异称为处理组间变异($SS_{处理}$),把不同疼痛水平患者(配伍组间)经不同止痛方法止痛后的得分均数($\bar{x}_j$)间存在的变异称为配伍组间变异($SS_{配伍}$),这种差异影响了处理因素的分析,是个干扰因素,在分析时要排除它。这样在配伍组设计的方差分析中,按设计和需要可将总变异分为三个部分,并有以下等式:

$$SS_总 = SS_{处理} + SS_{配伍} + SS_{误差}, \nu_总 = \nu_{处理} + \nu_{配伍} + \nu_{误差}$$

由于从总变异中分离出了配伍组间变异,排除了干扰因素的影响,使误差减少,从而提高了检验效率,其分析步骤如下:

1. 建立假设,确定水准

处理因素　H_0:四种止痛方法处理后的疼痛得分总体均数相等($\mu_1 = \mu_2 = \mu_3 = \mu_4$);

H_1:四种止痛方法处理后的疼痛得分总体均数不等或不全相等。

配伍组因素　H_0:8 个疼痛水平患者经不同止痛方法处理后的得分相等;

H_1:8 个疼痛水平患者经不同止痛方法处理后的得分不等或不全等;

$\alpha = 0.05$。

2. 计算检验统计量 F 值　类似于表 6 - 11,配伍组设计资料的方差分析计算公式如表6 - 14。

表 6 - 14　配伍组设计资料的方差分析计算公式

变异来源	离均差平方和 SS	自由度 ν	均方 MS	F
总变异	$\sum x^2 - C$	$N-1$		
处理间	$\sum_i \dfrac{(\sum_j x_{ij})^2}{b} - C$	$k-1$	$\dfrac{SS_{处理}}{\nu_{处理}}$	$\dfrac{MS_{处理}}{MS_{误差}}$
配伍间	$\sum_j \dfrac{(\sum_i x_{ij})^2}{k} - C$	$b-1$	$\dfrac{SS_{配伍}}{\nu_{配伍}}$	$\dfrac{MS_{配伍}}{MS_{误差}}$
误差	$SS_总 - SS_{处理} - SS_{配伍}$	$\nu_总 - \nu_{处理} - \nu_{配伍}$	$\dfrac{SS_{误差}}{\nu_{误差}}$	

表中 b 为配伍组数,其余符号意义同表 6 - 11。

可将表 6 - 13 的数据分别代入表 6 - 14 的计算公式得:

$$C = \frac{(\sum x)^2}{N} = \frac{(37)^2}{32} = 42.781\ 3$$

$$SS_{总} = \sum x^2 - C = 54.42 - 42.781\ 3 = 11.638\ 7$$

$$SS_{处理} = \sum_i \frac{\left(\sum_j x_{ij}\right)^2}{b} - C = \frac{4.8^2 + 8.5^2 + 9.4^2 + 14.3^2}{8} - 42.781\ 3 = 5.736\ 2$$

$$SS_{配伍} = \sum_j \frac{\left(\sum_i x_{ij}\right)^2}{k} - C = \frac{2.3^2 + 2.9^2 + 3.6^2 + 3.5^2 + 5.0^2 + 6.2^2 + 6.6^2 + 6.9^2}{4} -$$

$42.781\ 3 = 5.598\ 7$

$$SS_{误差} = SS_{总} - SS_{处理} - SS_{配伍} = 11.638\ 7 - 5.736\ 2 - 5.598\ 7 = 0.303\ 8$$

$$\nu_{总} = N - 1 = 32 - 1 = 31$$

$$\nu_{处理} = k - 1 = 4 - 1 = 3$$

$$\nu_{配伍} = b - 1 = 8 - 1 = 7$$

$$\nu_{误差} = \nu_{总} - \nu_{处理} - \nu_{配伍} = 31 - 3 - 7 = 21$$

$$MS_{处理} = \frac{SS_{处理}}{\nu_{处理}} = \frac{5.736\ 2}{3} = 1.912\ 1$$

$$MS_{配伍} = \frac{SS_{配伍}}{\nu_{配伍}} = \frac{5.598\ 7}{7} = 0.799\ 8$$

$$MS_{误差} = \frac{SS_{误差}}{\nu_{误差}} = \frac{0.303\ 8}{21} = 0.014\ 5$$

$$F_{处理} = \frac{MS_{处理}}{MS_{误差}} = \frac{1.912\ 1}{0.014\ 5} = 131.869\ 0$$

$$F_{配伍} = \frac{MS_{配伍}}{MS_{误差}} = \frac{0.799\ 8}{0.014\ 5} = 55.158\ 6$$

将上述结果列成表 6-15。

表 6-15　例 6-25 的方差分析表

变异来源	SS	ν	MS	F	P
总变异	11.638 7	31			
处理	5.736 2	3	1.912 1	131.869 0	<0.01
配伍	5.598 7	7	0.799 8	55.158 6	>0.05
误差	0.303 8	21	0.014 5		

3. 确定 P 值，作出推断结论　查"附表 6-3 F 界值表"得 $F_{0.01,(3,21)} = 4.87$，$F_{0.01(7,21)} = 3.64$，$F_{处理} > F_{0.01,(3,21)}$，$P < 0.01$，而 $F_{配伍} > F_{0.01(8,21)}$，$P < 0.01$，故按 $\alpha = 0.05$ 水准，对于处理组间，拒绝 H_0，接受 H_1，差别有统计学意义，可认为在四种止痛方法处理后的疼痛得分总体均数不等或不全等；对于配伍组间，也拒绝 H_0，接受 H_1，差别有统计学意义，可认为 8 个疼痛水平患者经不同止痛方法处理后的得分总体均数不等或不全等。

同前，若想要知道到底哪两个止痛方法处理后的疼痛得分有差别，需作两两比较的假设检验。

（四）多个样本间两两比较

当方差分析得出多个均数间总的有差别时，若需进一步了解到底哪两个均数间有差别，可用多个样本均数间的两两比较，又称多重比较（multiple comparison）。多重比较的方法很多，这里介绍常用的 q 检验（又称 student-newman-keuls 法，简记为 SNK 法）。下面以例 6-26 介绍其检验步骤：

例 6-26 对例 6-24 资料作两两比较。

1. 建立假设，确定检验水准

$H_0:\mu_A=\mu_B$ 每次比较时两个总体均数相等；

$H_1:\mu_A\neq\mu_B$ 每次比较时两个总体均数不等；

$\alpha=0.05$。

2. 计算检验统计量 q 值

$$q=\frac{\bar{x}_A-\bar{x}_B}{\sqrt{\dfrac{MS_{误差}}{2}\left(\dfrac{1}{n_A}+\dfrac{1}{n_B}\right)}} \qquad (6-26)$$

式中：$\bar{x}_A$，$\bar{x}_B$ 为要比较组的均数，$MS_{误差}$ 为方差分析表中的误差项，n_A，n_B 为要对比组的例数。为了确定查表时所用的 a 值，在计算 q 值之前先将样本均数从大到小重新排列，并编上组次：

组次	1	2	3
均数	3.14	2.34	1.82
组别	非患者	可疑患者	石棉肺患者

列出两两比较计算表 6-16。

表 6-16 三个样本均数两两比较的 q 检验

对比组	两均数之差	组数	q 值	q 界值		P
A 与 B	$\bar{x}_A-\bar{x}_B$	a		$\alpha=0.05$	$\alpha=0.01$	
(1)	(2)	(3)	(4)	(5)		(6)
1 与 3	1.32	3	17.85	3.49	4.45	<0.01
1 与 2	0.80	2	10.20	2.89	3.89	<0.01
2 与 3	0.52	2	6.63	2.89	3.89	<0.01

表中第(1)栏为对比组，本例比较的次数为 3。

第(3)栏 a 为 A，B 两对比组所包含的组数，如 1 与 3 比，包含了 1，2，3 三组，故 $a=3$，余类推。

第(4)栏为按式(6-26)计算的 q 值，如 1 与 3 比时，由表 6-12 知 $MS_{误差}=0.0547$，则：

$$q=\frac{\bar{x}_1-\bar{x}_3}{\sqrt{\dfrac{MS_{误差}}{2}\left(\dfrac{1}{n_1}+\dfrac{1}{n_3}\right)}}=\frac{3.14-1.82}{\sqrt{\dfrac{0.0547}{2}\left(\dfrac{1}{10}+\dfrac{1}{10}\right)}}=17.85，余类推。$$

3. 确定 P 值，得出结论 上表第(5)栏由本书后"附表 6-4 q 界值表"查出 $q_{a(\nu_{误差},a)}$，本例 $\nu_{误差}=25$，a 由表第(3)栏可知。如要查 $q_{0.05(25,3)}$ 值，因附表 6-4 中 $\nu=25$ 没有，故查其相近值 $\nu=30$，则 $q_{0.05(30,3)}=3.49$，余类推。比较第(4)栏与第(5)栏得第(6)栏。按 $\alpha=0.05$ 水准，1 与 3，1 与 2，2 与 3 的分析结果都拒绝 H_0，接受 H_1，差别有统计学意义。可认为三组石棉矿工的用力肺活量均有差别。

七、假设检验时应注意的问题

1. 假设检验的结论不能绝对化 由于假设检验所作的结论都是推断而不是证明，因此不能百分之百正确，有可能犯错误。如当 $P\leqslant\alpha$ 时，结论为拒绝 H_0，有可能拒绝了事实上成立的 H_0，我们把这种错误称为Ⅰ型错误（type Ⅰ error），其最大的概率为 α；当 $P>\alpha$ 时，结

论为接受 H_0，有可能接受了事实上不成立的 H_0，我们把这种错误称为Ⅱ型错误（type Ⅱ error），其最大的概率为 β，β 的大小很难确切估计。当样本例数固定时，α 与 β 成反比。因此在实际工作中应权衡两类错误中哪一个重要以选择检验水准 α 的大小。

2. 注意各种检验的适用条件　前面介绍的 t 检验、F 检验及 q 检验都有其适用条件，都要求样本来自正态总体，且各样本所来自的总体方差相等。这两个条件是否满足可用正态性检验和方差齐性检验进行推断，请参看有关统计学书籍。t 检验只适用于两样本均数的比较，而 F 检验可适用于两样本及多样本均数的比较。在两样本均数比较时，它们之间的关系是：$t=\sqrt{F}$。对于多个样本均数的两两比较只能用 q 检验，若用了 t 检验会人为地增加Ⅰ型错误概率。如有 4 个样本均数，可以比较 $C=\dfrac{4!}{2!\ (4-2)!}=6$ 次，若每次比较的Ⅰ型错误为 $\alpha=0.05$，则每次不犯Ⅰ型错误的概率为 $(1-0.05)$，那么 6 次不犯Ⅰ型错误的概率为 $(1-0.05)^6$，这时至少犯一次Ⅰ型错误的概率为 $1-(1-0.05)^6=0.264\ 9$，比 q 检验的Ⅰ型错误概率 0.05 大多了。

3. 正确选择单、双侧检验　选择单侧还是双侧检验，应事先根据专业知识和问题的要求在设计时就确定，不能在计算出检验统计量后才确定。对同一资料检验时，有可能双侧检验得出无差别而单侧检验得出有差别的结论。这是因为单侧检验比双侧检验更易得到有差别的结论。因此，在报告结论时，应列出检验统计量、单侧还是双侧检验、检验水准及 P 值的确切范围，然后结合专业作出结论。

知识拓展

1. 方差分析的应用条件与 t 检验一样，其中最重要的条件是方差齐性，可以用来实现。两样本的齐性检验用 Levene 法，多样本的用 Bartlett 法，在 SPSS 软件中选择 Homogeneity of variance test 选项即可。如果方差不齐，可用变量变换使其达到齐性或用第八章的秩和检验。

2. 在 SPSS 软件中多重比较方法常见两种：一种适用于探索性研究的两两都比较，常选用 SNK 法；另一种适用于证实性研究的多个处理组与对照组的比较，选用 Dunnett 法。

复习思考题

1. 某地随机抽取 110 名正常成年男子的红细胞计数值如表 6-17。

表 6-17　某地 110 名正常成年男子的红细胞计数值（$10^{12}/L$）

5.12	4.87	4.31	5.13	5.12	5.28	4.89	5.04	4.66	4.97	4.68
4.91	4.28	4.89	5.03	4.33	4.17	4.68	4.45	4.94	5.22	4.52
4.21	4.13	5.79	4.78	5.09	4.56	5.45	3.95	6.10	4.53	5.19
4.68	4.58	4.91	5.86	4.85	5.27	5.46	4.40	4.86	4.83	3.70
4.92	5.25	4.46	4.41	3.84	3.86	4.32	4.31	4.13	4.11	5.51
4.44	5.17	5.33	4.90	5.25	4.24	3.52	3.77	5.31	3.29	4.64
5.13	4.68	4.02	4.49	5.39	5.14	4.58	4.16	4.84	4.18	4.92
5.14	4.28	4.09	5.26	5.36	4.78	6.18	4.58	4.20	4.13	4.93
3.73	4.37	4.79	5.69	4.58	4.56	5.48	5.35	5.21	4.06	4.90
5.09	4.43	5.46	4.75	4.64	5.53	4.32	5.27	4.05	3.42	3.92

（1）编制频数分布表和直方图；

（2）计算均数 $\bar{x}$，标准差 s 及变异系数 CV；

（3）计算 95% 及 99% 参考值范围和可信区间；

（4）已知一般正常成年男子的红细胞均数为 $4.84 \times 10^{12}/L$，问该地正常成年男子的红细胞均数与一般正常成年男子的红细胞均数有无差别？

2. 现得一批迁延性及慢性肝炎患者相关抗原（HAA）滴度为 1：1 的 3 例，1：2 的 4 例，1：4 的 2 例，1：8 的 1 例，1：16 的 3 例，1：32 的 3 例，试计算其平均滴度。

3. 随机抽取某地 240 名正常居民的发汞值如表 6-18 所示。试求其平均指标、变异指标及 95% 参考值范围？

表 6-18　某地 240 名正常居民的发汞值（$\mu mol/kg$）

组段	频数
1～	22
3～	65
5～	60
7～	48
9～	18
11～	16
13～	6
15～	2
17～	1
19～21	2

4. 将 26 名受试者随机平均分成两组，接受降胆固醇试验。甲组系特殊饮食组，乙组系药物处理组。受试者在试验前后各测量一次血清胆固醇（mmol/L），数据如表 6-19。

表 6-19　两组受试者在试验前后的血清胆固醇（mmol/L）

甲　组			乙　组		
受试者	试验前	试验后	受试者	试验前	试验后
1	6.11	6.00	1	6.90	6.93
2	6.81	6.83	2	6.40	6.35
3	6.48	6.49	3	6.48	6.41
4	7.59	7.28	4	7.00	7.10
5	6.42	6.30	5	6.53	6.41
6	9.17	8.42	6	6.70	6.68
7	7.33	7.00	7	9.10	9.05
8	6.94	6.58	8	7.31	6.83
9	7.67	7.22	9	6.96	6.91
10	8.15	6.57	10	6.81	6.73
11	6.60	6.17	11	8.16	7.65
12	6.94	6.64	12	6.98	6.52
13	7.32	7.22	13	8.14	7.67

（1）试分别判断两组是否有效？

（2）试判断两种降胆固醇措施是否有差别？

5. 用二氧化硅 50 mg 对 18 只大鼠染尘后随机平均分成三组，观察其不同时期全肺湿重的变化，数据如表 6-20 所示。试比较染尘后 1,3,6 个月的全肺湿重有无变化？

表 6－20　二氧化硅 50 mg 染尘后 3 个时期大鼠全肺湿重（g）

1 个月	3 个月	6 个月
3.6	4.2	5.1
3.3	3.4	4.4
4.3	4.4	3.6
4.1	4.4	5.0
4.2	4.7	5.1
3.3	4.2	4.7

6. 将 40 只小白鼠按窝别、性别、体重量相同的条件配成 10 个区组，分别用 4 种不同的饲料喂养 2 个月后，测量小白鼠的体重增加量（g）如表 6－21 所示，试比较不同饲料对小白鼠体重增加量的影响？

表 6－21　四种饲料喂养小白鼠的体重增加量（g）

区组	饲料			
	A	B	C	D
1	33	48	71	65
2	30	34	77	68
3	41	62	76	63
4	40	44	68	59
5	41	52	81	60
6	36	44	84	62
7	48	41	78	67
8	45	55	73	64
9	37	53	74	61
10	33	49	75	69

7. 描述一组偏态分布资料的变异程度，以什么指标较好　　　　　　　　　（　　）

　　A. 极差（R）　　　　　　　　　　　　B. 标准差（s）

　　C. 变异系数（CV）　　　　　　　　　D. 四分位数间距（Q）

　　E. 方差

8. 均数与标准差的关系是　　　　　　　　　　　　　　　　　　　　　　（　　）

　　A. $\bar{x}$ 越大，s 越小　　　　　　　　　B. $\bar{x}$ 越大，s 越大

　　C. s 越大，$\bar{x}$ 的代表性越好　　　　　D. s 越小，$\bar{x}$ 的代表性越好

　　E. $\bar{x}$ 与 s 无关系

9. 比较血压与红细胞数两组数据的变异度大小宜采用　　　　　　　　　　（　　）

　　A. 极差（R）　　　　　　　　　　　　B. 标准差（s）

　　C. 变异系数（CV）　　　　　　　　　D. 方差（s^2）

　　E. 四分位数间距

10. 正态分布曲线下，横轴上从 $-\infty \sim \mu - 1.96\sigma$ 的面积为　　　　　　　　（　　）

　　A. 95%　　　　　　　　　　　　　　　B. 97.5%

　　C. 2.5%　　　　　　　　　　　　　　　D. 5%

　　E. 1%

11. 如要计算正常成人血铅含量的 95% 参考值范围可用什么公式计算　　　（　　）

　　A. $\bar{x} \pm 1.96\,s$　　　　　　　　　　B. $\bar{x} + 1.64\,s$

　　C. $< P_{95}$　　　　　　　　　　　　　D. $> P_5$

　　E. $P_{2.5} \sim P_{97.5}$

12. 产生抽样误差的根本原因是　　　　　　　　　　　　　　　　　　　　（　　）

    A. 抽样　　　　　　　　　　　　　　B. 总体中存在个体差异

    C. 总体均数不等于 0　　　　　　　　D. 样本中存在个体差异

    E. 例数太少

13. 在同一总体中随机抽取多个样本,用样本均数估计总体均数的 95% 可信区间,则估计精密度高的样本是　　　　　　　　　　　　　　　　　　　　　　　　　　　　　　　　（　　）

    A. 均数大的样本　　　　　　　　　　B. 均数小的样本

    C. 样本例数小的样本　　　　　　　　D. 样本例数大的样本

    E. 均数和样本例数均小的样本

14. 在作两样本比较的 t 检验时,P 值越小,说明　　　　　　　　　　　（　　）

    A. 两总体均数差别越大

    B. 两样本均数差别越大

    C. 越有理由认为两总体均数不同

    D. 越有理由认为两样本均数不同

    E. Ⅱ 型误差越小

15. 在完全随机设计的方差分析中,必然有　　　　　　　　　　　　　　　（　　）

    A. $SS_{组间} < SS_{组内}$　　　　　　　　　B. $MS_{组内} < MS_{组间}$

    C. $MS_{总} = MS_{组间} + MS_{组内}$　　　D. $\nu_{总} = \nu_{组间} + \nu_{组内}$

    E. 以上都不对

16. 多组均数间的两两比较,若用 t 检验会　　　　　　　　　　　　　　（　　）

    A. 扩大 Ⅰ 型错误　　　　　　　　　　B. 扩大 Ⅱ 型错误

    C. 缩小 Ⅰ 型错误　　　　　　　　　　D. 缩小 Ⅱ 型错误

    E. 两者都缩小

17. 描述数值变量资料集中趋势的指标有哪些? 其适用范围是什么?

18. 描述数值变量资料离散趋势的指标有哪些? 其适用范围是什么?

19. 试述方差分析的基本思想及种类?

20. 假设检验时应注意哪些问题?

（黄水平）

第七章　分类变量资料的统计分析

第一节　分类变量资料的统计描述

一、常用的相对数指标

在医学研究中，除了上一章考虑的如血红蛋白含量、肺活量等数值变量资料外，还有性别、血型和大便潜血试验等分类变量资料，对它们的统计描述不能采用均数和标准差等指标，而要使用相对数（relative number）来表示。例如，甲地区人口 10 000 人，流感发病 300 人，乙地区人口 20 000 人，流感发病 400 人。两地区的流感发病数是绝对数，反映两地区流感发病的绝对水平，如果直接进行比较，会得出错误结论：乙地区的流感疫情较甲地区严重。而 300/10 000 和 400/20 000 就是相对数，比绝对数更准确地说明流感疫情的严重程度。常用的相对数指标有率、构成比和相对比。

（一）率

率（rate）又称频率指标，表示在一定条件下某事物或现象发生的频率或强度。总体率用希腊字母 π 表示，样本率用拉丁字母 p 表示。计算公式为

$$率 = \frac{实际发生某现象的例数}{可能发生该现象的总数} \times K \tag{7-1}$$

式中：K 为比例基数，常取 100%，$1000‰$，$10\ 000/万$，$100\ 000/10\ 万$等。

原则上要求计算结果至少保留 $1\sim2$ 位小数或根据习惯用法而定。

例 7-1　某年某城市 6 个街道结核病的发病情况如表 7-1。

表 7-1　某年某城市 6 个街道结核病的发病情况

街道	人口数	发病数	发病率(/10 万)	构成比(%)
A	81 454	38	46.65	19.79
B	103 000	55	53.40	28.65
C	65 254	25	38.31	13.02
D	95 487	46	48.17	23.96
E	31 900	14	43.89	7.29
F	41 405	14	33.81	7.29
合计	418 500	192	45.88	100.00

$$A\ 街道结核病发病率 = \frac{38}{81\ 454} \times 100\ 000/10\ 万 = 46.65/10\ 万$$

$$B\ 街道结核病发病率 = \frac{55}{103\ 000} \times 100\ 000/10\ 万 = 53.40/10\ 万$$

（二）构成比

构成比（constituent ratio）又称构成指标，表示事物内部各组成部分所占的比重或分布。计算公式为

$$构成比 = \frac{事物内部某一构成部分的个体数}{事物内部各构成部分的个体数之和} \times 100\% \qquad (7-2)$$

如例 7-1，A 街道结核病发病数占该城市总发病数的构成比 $= \frac{38}{192} \times 100\% = 19.79\%$，同理可计算出其他几个街道结核病发病数占该城市总发病数的构成比分别为 28.65%、13.02%、23.96%、7.29% 和 7.29%。

由此可见构成比有两个特点：①各部分的构成比之和等于 100%；②事物内部某一部分的构成比发生变化时，其他部分的构成比也相应地发生改变。

（三）相对比

相对比（relative ratio）是甲、乙两个有关联指标之比，说明两者的对比水平。计算公式为

$$相对比 = \frac{甲指标}{乙指标}（或 \times 100\%） \qquad (7-3)$$

甲、乙两个指标的性质可以相同也可以不同，可以是绝对数也可以是相对数或平均数。习惯上，当两个指标性质相同时，如果分子大于分母，计算结果用倍数表示；如果分子小于分母，计算结果用百分数表示。

例如，某年某地城市新生儿死亡率为 4.68‰，农村新生儿死亡率为 15.34‰，计算相对比为 $\frac{4.68‰}{15.34‰} \times 100\% = 30.51\%$，表示城市新生儿死亡率为农村的 30.51%。反之，农村新生儿死亡率为城市的 3.28 倍（$\frac{15.34‰}{4.68‰} = 3.28$）。

二、应用相对数时应注意的问题

（一）计算相对数时，分母不宜太小

例数过少，计算所得的相对数稳定性差，受偶然性影响易产生较大的误差。一般来说，例数较少时，用绝对数来报告为好。

（二）资料分析时不能混淆构成比和率

构成比和率是两个完全不同的概念。构成比用以说明事物内部各组成部分所占的比重或分布，率说明某现象发生的频率或强度。实践中常见的错误就是以构成比代替率来说明问题。表 7-2 是某年某市居民病伤死亡前十位疾病构成和死亡率，各种死因的死亡率计算时所使用的分母都是总人口，因此，死亡人数越多的死因，死亡率越高，其构成比也会越大。但表 7-1 计算各个街道结核病的发病率所使用的分母人口数是不同的，因此发病率和构成比之间并没有对应关系，例如，E 和 F 街道的发病数占总发病数的构成比均为 7.29%，但它们的发病率分别为 43.89/10 万和 33.81/10 万。所以资料分析时应注意区别构成比和率的

使用,尤其是避免以构成比代替率。

表 7 - 2　某年某市居民病伤死亡前十位疾病构成和死亡率

死因	死亡人数	构成比(%)	死亡率(/10 万)
恶性肿瘤	11 923	33.80	207.66
脑血管病	6 267	17.76	109.15
呼吸系病	5 663	16.05	98.63
损伤和中毒	3 192	9.05	55.59
心脏病	3 048	8.64	53.09
内分泌等疾病	855	2.42	14.89
消化系统疾病	774	2.19	13.48
传染病	437	1.24	7.61
神经系统疾病	413	1.17	7.19
精神障碍	410	1.16	7.14
十种死因合计	32 982	93.48	574.43

（三）正确计算总率

总率指合计率或平均率。观察单位数不等的几个率的平均率不等于这几个率的算术平均值,应该分别将分子和分母合计,求平均率。如表 7 - 1 中 6 个街道的总率应是

$$\frac{192}{418\ 500} \times 100\ 000/10\ 万 = 45.88/10\ 万$$

（四）相对数的比较应注意资料的可比性

所谓可比性,是指除了要对比的因素不同以外,其他可能影响对比结果的因素要尽可能的相同或相近。比如,不同级别的医院病死率不能比较,原因就是不同级别的医院其患者病情轻重的构成是不同的。通常要注意以下两点:

1. 观察对象同质、研究方法相同、观察时间相等及地区、周围环境、风俗习惯等相同或相近。

2. 观察对象内部构成是否相同。当两个或多个总率进行比较时,要注意其内部构成是否相同,若内部构成(如年龄、性别)有明显差别,则不能直接比较总率,只能按年龄别、性别分别比较或计算出标准化率再进行比较。

（五）样本率或构成比的比较应做假设检验

样本率或构成比与均数一样也存在着抽样误差,不能仅凭表面数值大小下结论,进行比较时应作假设检验。

三、率的标准化法

（一）率的标准化法的基本思想

率的标准化法是在一个指定的标准构成条件下,对两总率比较的方法。当比较两总率时,如果内部构成不相同,则不能直接比较两个总率,可用率的标准化法进行调整,采用统一标准调整后的率称为标准化率(standardized rate)或调整率(adjusted rate)。

例 7 - 2　甲、乙两医院某病手术后的 5 年生存率的比较如表 7 - 3 所示。

表7-3　甲、乙两医院某病手术后的5年生存率

淋巴结转移	甲 医 院			乙 医 院		
	病例数	生存数	生存率(%)	病例数	生存数	生存率(%)
有	800	480	60.00	200	110	55.00
无	250	200	80.00	800	600	75.00
合计	1 050	680	64.76	1 000	710	71.00

从资料中可以看出,无论是否有淋巴结转移,甲医院的术后5年生存率都比乙医院的高,但总率比较,反而是甲医院的低于乙医院的,这显然是不正确的。什么原因导致出现这种情况呢?从专业知识知道,术后5年生存率与有无淋巴结转移有关,有转移的生存率低,无转移的生存率高。甲医院主要是有淋巴结转移的病例数多,导致其总率下降。两医院有无淋巴结转移的病例构成不同,所以不能直接比较两个总率,要用率的标准化法求出标准化率再进行比较。标准化法的基本思想,就是采用统一的标准构成,以消除混杂因素的影响,使算得的标准化率有可比性。对于发病率、患病率、治愈率、死亡率的比较,混杂因素常常是性别、年龄、病情的严重程度、病程的长短等等。率的标准化思想也适用于均数的标准化,如比较两组患者的平均治愈天数,也应该考虑到年龄、病型、病情、病程的影响,对这些内部构成调整后再做比较。

(二)标准化率的计算

1. 选定标准　进行标准化率计算时,首先是选定一个"标准",如标准人口数或标准人口构成比等。选定标准的原则是选择有代表性的、较稳定的、数量较大的人群作共同标准。因此,可有以下几种选择:

(1)以全世界的、全国的、全省的、本地区的或本单位历年累计的数据作标准。

(2)以两组资料的内部构成之和作标准。

(3)以两组资料中例数较大组资料的内部构成作标准。

2. 选择方法　常用的计算标准化率的方法有直接法和间接法。当已知各组的生存率(或患病率、死亡率、发病率)时,可选用直接法。例7-2甲、乙两医院有无淋巴结转移的生存率都知道,就可选用直接法。若不知道各组的生存率,仅知道各组的观察单位数和总的生存率,则选择间接法。本书只介绍直接法。

3. 计算标准化率　标准化率的计算公式为

已知标准组人口数时　$p' = \dfrac{\sum (N_i p_i)}{N}$　　　　　　　(7-4)

已知标准组人口构成比时　$p' = \sum \left(\dfrac{N_i}{N}\right) p_i$　　　　　(7-5)

式中:N表示标准组总人口数;N_i表示标准组中各年龄组人口数;p_i表示各年龄组的率。

如要求例7-2的标准化率,可以甲、乙两医院有无淋巴结转移的病例数之和作为标准人口数,再根据原生存率,计算预期生存人数,预期生存人数之和除以总标准人口数,就是标准化率。经标准化后,甲医院某病手术后的5年生存率高于乙医院。

表7-4　甲、乙两医院某病标准化5年生存率计算表

淋巴结转移	标准人口数	甲医院		乙医院	
		原生存率(%)	预期生存人数	原生存率(%)	预期生存人数
有	1 000	60	600	55	550
无	1 050	80	840	75	788
合计	2 050		1 440		1 338

甲医院标准化5年生存率 $= \dfrac{1\ 440}{2\ 050} \times 100\% = 70.24\%$

乙医院标准化5年生存率 $= \dfrac{1\ 338}{2\ 050} \times 100\% = 65.27\%$

甲医院某病手术后的5年生存率大于乙医院的5年生存率。

如以标准人口构成比为标准的话,计算如表7-5所示。

表7-5　甲、乙两医院某病标准化5年生存率计算表

淋巴结转移	标准人口构成比	甲医院		乙医院	
		原生存率(%)	分配生存率(%)	原生存率(%)	分配生存率(%)
有	0.487 8	60	29.268	55	26.829
无	0.512 2	80	40.976	75	38.415
合计	1		70.244		65.244

分配生存率之和就是标准化率。

甲医院标准化5年生存率=70.244%

乙医院标准化5年生存率=65.244%

甲医院某病手术后的5年生存率大于乙医院的5年生存率。

(三)应用标准化率应注意的事项

1. 同一资料用不同方法或不同标准进行标准化,所得数据不同,但对比分析的结论一致。

2. 标准化率只表明相互比较资料之间的相对水平,不反映某时某地的实际水平。

3. 样本标准化率同样存在着抽样误差,若要进行比较,应假设检验后再下结论。

第二节　分类变量资料的统计推断

一、率的抽样误差与标准误

与均数一样,率也存在着抽样误差。由抽样造成的样本率和总体率之间或样本率与样本率之间的差别叫率的抽样误差(sampling error of rate)。率的标准误(standard error of rate)是衡量率的抽样误差大小的指标。其计算公式为

$$\sigma_p = \sqrt{\frac{\pi(1-\pi)}{n}} \qquad\qquad (7-6)$$

式中：σ_p 为率的标准误，π 为总体率，n 为样本含量。实际工作中由于总体率 π 常常未知，通常用样本率 p 来估计，可计算率的标准误的估计值 s_p，其公式为

$$s_p = \sqrt{\frac{p(1-p)}{n}} \tag{7-7}$$

例 7-3　某医师用某中草药治疗慢性肝炎，治疗 300 例，治愈 100 例，计算其标准误。

$$n = 300 \qquad p = \frac{100}{300} \times 100\% = 33.33\%$$

$$s_p = \sqrt{\frac{p(1-p)}{n}} = \sqrt{\frac{0.333\,3(1-0.333\,3)}{300}} = 0.027\,2 = 2.72\%$$

率的标准误越小，表示率的抽样误差越小，用样本率估计总体率的可靠性越大；反之亦然。

二、总体率的可信区间估计

与总体均数的估计相同，总体率的估计也有点值估计和区间估计，点值估计就是直接把样本率看作总体率。区间估计则是按一定的概率来估计总体率所在的范围。根据样本例数 n 和样本率 p 的大小不同，可选用以下两种方法。

（一）正态近似法

当样本含量 n 足够大，样本率 p 和 $1-p$ 均不太小，如 $np \geqslant 5$ 和 $n(1-p) \geqslant 5$ 时，样本率的分布近似正态分布，可根据正态分布的规律估计总体率的可信区间，公式为

$$总体率(\pi)95\%的可信区间：p \pm 1.96\,s_p \tag{7-8}$$
$$总体率(\pi)99\%的可信区间：p \pm 2.58\,s_p \tag{7-9}$$

例 7-4　求例 7-3 中草药治疗慢性肝炎治愈率 95% 的可信区间。

95% 可信区间：$0.333\,3 \pm 1.96 \times 0.027\,2 = 0.280\,0 \sim 0.386\,6$（即 $28.00\% \sim 38.66\%$）

（二）查表法

当 n 较小，如 $n \leqslant 50$，特别 p 是接近于 0 或 1 时，按二项分布原理估计总体率的可信区间。因其计算较复杂，统计学家已经编制了总体率可信区间估计用表（见本书后附表 7-1），读者可根据样本含量 n 和 X 值查出总体率的可信区间。

例 7-5　某医院医生用某种方法治疗 20 名牛皮癣患者，8 人有效，求该方法治疗有效率的 95% 可信区间。

百分率的可信区间，在 $n = 20$ 和 $X = 8$ 的交叉点处上下界值分别为 19 和 64，即该方法治疗有效率的 95% 的可信区间为 $19\% \sim 64\%$。

三、单样本的 u 检验

当样本含量 n 足够大、样本率 p 和 $1-p$ 均不接近于零，且 np 与 $n(1-p) \geqslant 5$ 的前提下，样本率的分布近似于正态分布。因此，样本率和总体率之间的假设检验可用 u 检验。样本率与总体率比较的目的是推断样本所属的总体率 p 与已知总体率 p_0（一般为理论值、标准值，或经大量观察得到的稳定值）是否相同。公式为

$$u = \frac{|p - p_0|}{s_p} = \frac{|p - p_0|}{\sqrt{\dfrac{p_0(1-p_0)}{n}}} \tag{7-10}$$

例 7-6　已知我国成人乙肝病毒表面抗原平均阳性率为 10%，现随机抽查某地区 120 名成人的血清，其中 36 人为阳性。问该地区成人乙肝病毒表面抗原阳性率是否高于全国平均水平？

检验步骤如下：

1. 建立检验假设，确定检验水准

$H_0: p = p_0 = 0.1$，即该地区成人乙肝病毒表面抗原阳性率与全国平均水平相等；

$H_1: p \neq p_0$，即该地区成人乙肝病毒表面抗原阳性率与全国平均水平不相等；

$\alpha = 0.01$。

2. 计算统计量 u 值

$n = 120$　$p = \dfrac{36}{120} = 0.3$　$\pi_0 = 0.1$　代入公式(7-10)：

$$u = \frac{|p - p_0|}{s_p} = \frac{|p - p_0|}{\sqrt{\dfrac{p_0(1 - p_0)}{n}}} = \frac{|0.3 - 0.1|}{\sqrt{\dfrac{0.1 \times (1 - 0.1)}{120}}} = 7.3$$

3. 确定概率 P 值，作出推断结论

单侧 $u_{0.05} = 1.64$，单侧 $u_{0.01} = 2.58$，$7.3 > 2.58$。

故 $P < 0.01$，按 $\alpha = 0.01$ 的水准，拒绝 H_0，接受 H_1，差别有统计学意义。可以认为该地区成人乙肝病毒表面抗原阳性率高于全国平均水平。

四、χ^2 检验

χ^2 检验(chi-square test 或称卡方检验)是用途非常广泛的一种假设检验方法。可用于两个或多个率(或构成比)之间的比较。

(一)四格表资料的 χ^2 检验

以例 7-7 来说明 χ^2 检验的基本思想和四格表资料的 χ^2 检验。

例 7-7　某医院用两种方法治疗某种疾病，治疗效果见表 7-6，问两种方法治疗该病的疗效有无不同？

表 7-6　两种方法治疗某病的疗效比较

组别	有效人数	无效人数	合计	有效率(%)
甲法	48(40)	52(60)	100	48.0
乙法	40(48)	80(72)	120	33.3
合计	88	132	220	40.0

表 7-6 内只有 4 个数据 $\begin{array}{|c|c|}\hline 48 & 52 \\ \hline 40 & 80 \\ \hline\end{array}$ 是这个表的基本数据，其他数据都是从这 4 个数据推算出来的，这种资料称为四格表(fourfold table)资料。

1. χ^2 检验的基本思想　χ^2 检验的基本思想可通过 χ^2 检验的基本公式(7-11)来理解。

$$\chi^2 = \sum \frac{(A - T)^2}{T} \tag{7-11}$$

式中：A 为实际频数(actual frequency)，即四格表的四个基本数据；

T 为理论频数(theoretical frequency),它是根据无效假设 H_0 推算出来的。

例 7 - 8　要作两个率的比较,我们先假设两种方法治疗的有效率相同,即 $H_0:p_1=p_2$ 都约等于合计的有效率 40.0%(即 88/220)。按照这样一个有效率,甲方法治疗 100 人理论上的有效人数是 $100×40.0\%=40$,乙方法治疗 120 人理论上的有效人数是 $120×40.0\%=48$;同理,合计的无效率是 132/220=60.0%,仿此可以计算出两种方法理论上治疗无效的人数分别是 60 和 72。理论频数的计算公式为

$$T_{RC}=\frac{n_R n_C}{n} \tag{7-12}$$

式中:T_{RC} 表示第 R 行(row)第 C 列(column)的理论频数;n_R 为第 R 行的合计数;n_C 为第 C 列的合计数;n 为总例数。

如表 7-6 所示,第一行第一列的理论频数为

$$T_{11}=\frac{100×88}{220}=40$$

仿此可求得

$$T_{12}=60,T_{21}=48,T_{22}=72$$

在四格表中,各行各列的理论频数之和等于合计数,所以用公式(7-12)求得任一格的理论频数之后,其余三个格子的理论频数均可用减法求得。如前已算得 $T_{11}=40$,则 $T_{12}=100-40=60$,$T_{21}=88-40=48$,$T_{22}=120-48=72$。

从式(7-11)可看出,χ^2 值反映了实际频数和理论频数的吻合程度。如无效假设 H_0 成立,两样本率的差别仅由抽样误差所致,实际频数与理论频数相差不应该很大,那么 χ^2 值也不会很大;反之,如果 H_0 不成立,两样本率的差别不仅是由抽样误差所致,而且是由于两样本来自不同的总体所致,此时,实际频数与理论频数相差大,χ^2 值也大。但是 χ^2 值的大小除与 A 和 T 的差值大小有关外,还和格子数(严格地说是自由度)的多少有关。因为各格的 $\sum\frac{(A-T)^2}{T}$ 都是正值,故格子数愈多,χ^2 值也愈大。只有考虑了自由度的影响,χ^2 值才能正确反映实际频数 A 和理论频数的吻合程度。吻合程度好,χ^2 值小,两样本率不同仅由抽样误差造成的可能性就大;反之,吻合程度差,χ^2 值大,两样本率不同由本质不同所造成的可能性就大。χ^2 检验的自由度为

$$\nu=(行数-1)(列数-1) \tag{7-13}$$

四格表由 2 行 2 列组成,故 $\nu=(2-1)(2-1)=1$。

χ^2 检验时要根据自由度查 χ^2 界值表(附表 7-2),确定概率 P 值,作出推断结论。若 $\chi^2≥\chi^2_{\alpha,\nu}$,则 $P≤\alpha$,拒绝 H_0,接受 H_1,差别有统计学意义;若 $\chi^2<\chi^2_{\alpha,\nu}$,则 $P>\alpha$,不拒绝 H_0,差别无统计学意义。

2. χ^2 检验的步骤　以例 7-7 为例,步骤如下:

(1)建立检验假设,确定检验水准

$H_0:p_1=p_2$,即两种方法治疗的有效率相同;

$H_1:p_1≠p_2$,即两种方法治疗的有效率不相同;

$\alpha=0.05$。

(2)计算统计量 χ^2 值

按式(7-12)$T_{11}=\dfrac{100\times88}{220}=40$,则 $T_{12}=60,T_{21}=48,T_{22}=72$。

按式(7-11)

$$\chi^2=\sum\frac{(A-T)^2}{T}=\frac{(48-40)^2}{40}+\frac{(52-60)^2}{60}+\frac{(40-48)^2}{48}+\frac{(80-72)^2}{72}=4.89$$

(3) 确定概率 P 值,作出推断结论

$$\nu=(2-1)(2-1)=1$$

查 χ^2 界值表,$\chi^2_{0.05,1}=3.84$,本例 $\chi^2=4.89>3.84$,故 $P<0.05$。

按 $\alpha=0.05$ 的水准,拒绝 H_0,接受 H_1,差别有统计学意义。可认为甲、乙两种方法治疗该病的疗效是不同的,甲法治疗效果优于乙法。

3. 四格表资料 χ^2 检验的专用公式　为方便起见,将四格表的四个实际频数命名为

a	b
c	d

此时,行合计记作 $(a+b)$ 和 $(c+d)$,列合计记作 $(a+c)$ 和 $(b+d)$,总例数 $n=a+b+c+d$,计算 χ^2 值的公式为

$$\chi^2=\frac{(ad-bc)^2n}{(a+b)(c+d)(a+c)(b+d)}\tag{7-14}$$

公式(7-14)省去了计算理论频数的步骤,简化了计算。仍以例7-7为例:

$$\chi^2=\frac{(48\times80-52\times40)^2\times220}{100\times120\times88\times132}=4.89$$

计算结果与公式(7-11)计算结果相同。

4. 四格表资料 χ^2 检验的校正公式　统计量 χ^2 值的计算公式是基于连续性分布的理论推导出来的,χ^2 界值表也是根据这种连续性分布理论计算出来的。但分类变量资料是非连续性的,由此计算出的 χ^2 值仅是 χ^2 分布的一种近似。在样本例数较大且所有格子的理论频数都大于 5 时,这种近似效果很好。但在样本例数较小或出现理论频数小于 5 时,算出的 χ^2 值可能偏大,求出的概率 P 值可能偏小,此时应对 χ^2 值做连续性校正(correction for continuity)。χ^2 检验的基本公式(7-11)和四格表资料的专用公式的校正公式分别为

$$\chi^2=\sum\frac{(|A-T|-0.5)^2}{T}\tag{7-15}$$

$$\chi^2=\frac{(|ad-bc|-\frac{n}{2})^2n}{(a+b)(c+d)(a+c)(b+d)}\tag{7-16}$$

连续性校正主要针对四格表资料,一般认为:

(1) $n\geq40$ 且所有格子 $T\geq5$,不需要校正。

(2) $n\geq40$ 但出现 $1\leq T<5$,用校正公式(7-15)或公式(7-16),或用确切概率法直接计算概率。

(3) $n<40$ 或有 $T<1$,用确切概率法直接计算概率。

例7-9　某外科医师用甲、乙手术缝合方式来缝合创伤性伤口,资料见表7-7,试问两种手术缝合方式缝合后的效果(优良率)有无差别?

表 7-7　甲、乙两种手术缝合方式缝合后的效果(优良率)比较

缝合方式	优良人数	较差人数	合计	优良率(%)
甲法	40	3	43	93.02
乙法	23	7	30	76.67
合计	63	10	73	86.30

(1) 建立检验假设,确定检验水准

$H_0: p_1 = p_2$,即两种手术缝合方式处理后的优良率相等;

$H_1: p_1 \neq p_2$,即两种手术缝合方式处理后的优良率不相等;

$\alpha = 0.05$。

(2) 计算统计量 χ^2 值

$$T_{22} = \frac{30 \times 10}{73} = 4.1 < 5$$

$$n = 73 > 40$$

用校正公式计算 χ^2 值:

$$\chi^2 = \frac{\left(|40 \times 7 - 3 \times 23| - \frac{73}{2} \right)^2 \times 73}{43 \times 30 \times 63 \times 10} = 2.735$$

(3) 确定概率 P 值,作出推断结论

$\nu = 1$,查 χ^2 界值表,$\chi^2_{0.05,1} = 3.84$,本例 $\chi^2 = 2.735 < 3.84$,故 $P > 0.05$。

按 $\alpha = 0.05$ 的检验水准,不拒绝 H_0,差别无统计学意义。尚不能认为两种手术缝合方式处理后的优良率不相等。

本题如不进行连续性校正,采用 χ^2 检验基本公式算得 χ^2 等于 3.999,将得到相反的结论。

(二) 行×列表资料的 χ^2 检验

上面述及的四格表资料的 χ^2 检验,行数及列数都为 2,亦称 2×2 表。当行数或列数大于 2 时,统称行×列表或 $R \times C$ 表。行×列表资料的 χ^2 检验用于多个率的比较或构成比的比较。

1. 行×列表资料 χ^2 检验的专用公式　行×列表资料 χ^2 检验的基本思想仍可用 χ^2 检验的基本公式(7-11)说明。为计算简便,常用行×列表资料 χ^2 检验的专用公式(7-17)计算 χ^2 值,公式(7-11)与公式(7-17)完全等价。行×列表资料 χ^2 检验的专用公式为

$$\chi^2 = n \left(\sum \frac{A^2}{n_R n_C} - 1 \right) \tag{7-17}$$

$$\nu = (行数 - 1)(列数 - 1)$$

式中:n 为总例数;A 为每个格子的实际频数,n_R 和 n_C 分别为与 A 对应的行的合计数和列的合计数。

(1) 多个样本率比较的 χ^2 检验

例 7-10　某医生用三种方法治疗儿童支气管哮喘共 240 例,观察结果如表 7-8 所示,问三种方法的有效率有无差别?

表7-8　三种方法治疗儿童支气管哮喘疗效比较

疗法	有效人数	无效人数	合计	有效率(%)
西药	66	14	80	82.5
中药	70	10	80	87.5
中西药结合	76	4	80	95.0
合计	212	28	240	88.3

检验步骤如下：

1) 建立检验假设，确定检验水准

$H_0：p_1=p_2=p_3$，即三种方法治疗的疗效相同；

$H_1：p_1$、p_2、p_3 不等或不全相等，即三种方法治疗的疗效不同或不全相同；

$\alpha=0.05$。

2) 计算统计量 χ^2 值

代入公式(7-17)：

$$\chi^2=n(\sum \frac{A^2}{n_R n_C}-1)$$

$$=240\times(\frac{66^2}{80\times212}+\frac{14^2}{80\times28}+\frac{70^2}{80\times212}+\frac{10^2}{80\times28}+\frac{76^2}{80\times212}+\frac{4^2}{80\times28}-1)=$$

6.15

3) 确定概率 P 值，作出推断结论

$\nu=$（行数-1）（列数-1）$=(3-1)(2-1)=2$

查 χ^2 界值表，$\chi^2_{0.05,2}=5.99$，本例 $\chi^2=6.15>5.99$，故 $P<0.05$。

按 $\alpha=0.05$ 的检验水准，拒绝 H_0，差别有统计学意义。可以认为三种方法治疗儿童支气管哮喘的疗效不同或不全相同。

(2) 样本构成比比较的 χ^2 检验

例7-11　某医院分析该院近10年子宫切除手术方式的构成情况，数据资料如表7-9所示，问该院前5年和后5年子宫切除手术方式的总体构成比是否相同？

表7-9　该院前5年、后5年子宫切除手术方式构成情况

时间段	开放手术	腹腔镜手术	阴式手术	合计
前5年	2 360	24	183	2 567
后5年	2 535	327	561	3 423
合计	4 895	351	744	5 990

检验步骤如下：

1) 建立检验假设，确定检验水准

H_0：该院前5年和后5年子宫切除手术方式的总体构成比相同；

H_1：该院前5年和后5年子宫切除手术方式的总体构成比不相同；

$\alpha=0.05$。

2) 计算统计量 χ^2 值

代入公式(7-17)：

$$\chi^2=n(\sum \frac{A^2}{n_R n_C}-1)=5\,990\times(\frac{2\,360^2}{2\,567\times4\,895}+\frac{24^2}{2\,567\times351}+\cdots+\frac{561^2}{3\,426\times744}-1)$$

＝344.58

3）确定概率 P 值，作出推断结论

$\nu＝$（行数－1）（列数－1）＝（2－1）（3－1）＝2

查 χ^2 界值表，$\chi^2_{0.05,2}＝5.99$，本例 $\chi^2＝344.58＞5.99$，故 $P＜0.05$。

按 $\alpha＝0.05$ 的水准，拒绝 H_0，接受 H_1，差别有统计学意义。可以认为该院前 5 年和后 5 年子宫切除手术方式的总体构成比不相同。

2. 行×列表资料 χ^2 检验的注意事项

（1）行×列表资料的 χ^2 检验，要求不宜有 1/5 以上格子的理论频数小于 5，或有一个格子的理论频数小于 1，否则将导致分析的偏性。如果出现上述情况，一般有以下处理方法：

1）最好是增加样本含量，使得理论频数增大，符合 χ^2 检验的条件。

2）将太小理论频数所在行（或列）的实际频数与性质相近的邻行（或邻列）合并，使重新计算的理论频数增大。

3）删去理论频数太小的行和列。2）、3）两种方法可能损失信息并带来一些偏性，不宜作常规方法使用。

4）采用确切概率法（可由 SPSS、SAS 统计软件实现）。

（2）对多个样本率（或构成比）的比较，经 χ^2 检验后，结论为拒绝无效假设，只能认为各总体率（或总体构成比）之间总的来说有差别，但不能说明它们彼此之间或某两者之间有差别。若要分析它们彼此之间或某两者之间是否有差别，可以采用 χ^2 分割法或 Bonferroni 法。这里简介相对简单的 Bonferroni 法。要对 k 组样本率进行两两比较，可以转化成 $\dfrac{k(k-1)}{2}$ 组四格表进行 χ^2 检验，但这样做会人为地增加 I 型错误，因此需要对检验水准进行校正，校正后的检验水准为 $\alpha'＝\dfrac{\alpha}{\dfrac{k(k-1)}{2}}＝\dfrac{2\alpha}{k(k-1)}$。

（三）配对四格表资料的 χ^2 检验

配对分类变量资料和前面讲过的配对数值变量资料，从配对设计上来说是一样的，都是把两种处理分别施于条件相似的两个受试对象，或先后施于同一受试对象，逐对记录试验的结果，若结果为数值变量数据，就是配对数值变量资料；若结果为分类变量数据，就是配对分类变量资料。

例 7-12　分别用血 HP 抗原检测和呼气试验两种方法检查胃病患者 120 名，幽门螺杆菌检测结果的原始记录如表 7-10 所示，问两种方法对幽门螺杆菌的检测结果是否有差别？

表 7-10　血 HP 抗原检测和呼气试验两种方法的检测结果

患者序号	血 HP 抗原	呼气试验
1	＋	－
2	＋	＋
3	－	－
4	－	＋
…	…	…
120	＋	＋

显然，我们可以将上述记录结果归结为四种形式的检测结果，而后统计各种形式的人

数,结果见表7-11。

表7-11　配对分类资料的归类

血 HP 抗原	呼气试验	人数
+	+	18
+	−	6
−	+	2
−		94

可进一步转化成表7-12的形式:

表7-12　两种方法检测幽门螺杆菌的结果比较

血 HP 抗原	呼气试验		合计
	+	−	
+	18(a)	6(b)	24
−	2(c)	94(d)	96
合计	20	100	120

表7-12中的检测结果有四种情况:两种方法检测结果都阳性的例数 a,两种方法检测结果都阴性的例数 d,这是两种方法检测结果相同的部分,即血 HP 抗原+、呼气试验+和血 HP 抗原−、呼气试验−。血 HP 抗原+、呼气试验−和血 HP 抗原−、呼气试验+是两种方法检测不同的部分,分别为 b 和 c。血 HP 抗原检测和呼气试验检测的阳性率分别为 $(a+b)/(a+b+c+d)$ 和 $(a+c)/(a+b+c+d)$,显然,比较两种方法的检测结果有无不同,我们只需考虑结果不同部分的差异,即只需要考虑 b 和 c 两个格子的数值。若两种方法的检测结果一致,则总体中 B 和 C 两个格子的数值应相等,即总体的 $B=C$(B 和 C 表示总体中与 b、c 对应的数据),但是由于抽样误差的影响可能使样本中的 $b \neq c$,因此应进行差别的假设检验,看样本中 b、c 的差别仅由抽样误差所致的可能性有多大,可按配对四格表资料专用 χ^2 检验公式(7-18)或公式(7-19)计算 χ^2 值。

$$\chi^2 = \frac{(b-c)^2}{b+c} \qquad (7-18)$$
$$\nu = 1$$

公式(7-18)的应用条件是 $b+c \geqslant 40$。

若 $b+c < 40$,需按公式(7-19)计算校正的 χ^2 值。

$$\chi^2 = \frac{(|b-c|-1)^2}{b+c} \qquad (7-19)$$
$$\nu = 1$$

例7-13　配对四格表资料的 χ^2 检验步骤如下:

(1)建立检验假设,确定检验水准

H_0:两种方法检测的阳性率相等;

H_1:两种方法检测的阳性率不相等;

$\alpha = 0.05$。

(2)计算统计量 χ^2 值

本例 $b=6$,$c=2$,$b+c=8 < 40$,故按公式(7-19)计算。

$$\chi^2 = \frac{(|b-c|-1)^2}{b+c} = \frac{(|6-2|-1)^2}{6+2} = 1.125$$

（3）确定概率 P 值，作出推断结论

$\chi^2_{0.05,1} = 3.84$，$\chi^2 = 1.125 < 3.84$，$P > 0.05$。

在 $\alpha = 0.05$ 检验水准上，不拒绝 H_0，差别无统计学意义。尚不能认为两种方法检测的阳性率不相等。

需要注意的是，当样本量 n 较大且 a 和 d 的数值较大时，从直观上来看，两种方法检测结果的一致率 $(a+d)/n$ 较高。但采用本节的配对四格表资料专用 χ^2 检验公式，可能会得到不一致的检验结论，因为该公式只考虑四格表中两种方法检测结果不一致的部分即 b 和 c，只要 b 和 c 的差异达到一定程度，就可能会得到不一致的检验结论，与直观的判断相矛盾，这时可以采用 Kappa 统计量进行一致性检验。

知识拓展

确切概率法，又称作 Fisher 确切概率法（Fisher's exact test），它是由英国统计学家 Fisher 提出的直接计算概率的假设检验方法，无论是否是小样本，都可用于四格表资料和列联表资料的假设检验。确切概率法计算繁琐，因此手工计算主要用于小样本资料无法使用 χ^2 检验时；目前 SPSS 和 SAS 等统计软件均能快速地获取确切概率法的计算结果。

复习思考题

1. 某药厂新近研制治疗高血压的新型药物，经 352 例高血压患者临床验证，显效率达 65%，试估计总体率的 95% 与 99% 置信区间。

2. 某地甲、乙两医院某病治愈率（%）情况比较如表 7-13 所示，请得出正确结论。

表 7-13　某地甲、乙两医院某病的治愈情况比较

类型	甲 医 院			乙 医 院		
	患者数	治愈例数	治愈率(%)	患者数	治愈例数	治愈率(%)
普通型	300	180	60	100	65	65
重型	100	40	40	300	135	45
暴发型	100	20	20	100	25	25
合计	500	240	48	500	225	45

3. 为了解某地寄生虫感染情况，随机抽查男性 200 人，感染 40 人；随机抽查女性 150 人，感染 20 人，问该地男性感染率是否高于女性？

4. 某医师用两种方法治疗脑血管栓塞，结果见表 7-14。问两种方法的疗效是否相同？

表 7-14　两种方法治疗脑血管栓塞效果比较

疗法	有效	无效	合计	有效率(%)
甲疗法	25	6	31	80.65
乙疗法	29	3	32	90.63
合计	54	9	63	85.71

5. 某研究人员调查三种甲肝疫苗的接种效果，测定了三组疫苗接种后的血清抗 HAV-IgG 抗体的阳转率，结果见表 7-15。问三种甲肝疫苗接种后的抗体阳转率是否不同？

表7-15   三种甲肝疫苗接种后的抗体阳转率比较

疫苗	例数	阳转数	阳转率(%)
A	42	39	92.9
B	71	48	67.6
C	49	30	61.2
合计	162	117	72.2

6. 为研究基因 CDKN2A 附近的某多态性位点的基因型(AA/AG/GG)与冠心病之间是否存在关联,分别检测了 500 例冠心病患者和 500 例正常对照的基因型,资料见表 7-16,问病例组和对照组该位点的基因型分布有无不同?

表7-16   病例组和对照组该位点的基因型分布

组别	AA	AG	GG	合计
病例	336	129	35	500
对照	277	158	65	500
合计	613	287	100	1 000

7. 某医生分别用实时荧光 RT-PCR 法与胶体金免疫层析法检测 50 份轮状病毒标本,结果如表 7-17,试分析两种方法的检测结果有无不同?

表7-17   实时荧光 RT-PCR 法与胶体金免疫层析法的检测效果比较

胶体金法	实时荧光 RT-PCR 法		合计
	+	-	
+	29(a)	1(b)	30
-	3(c)	17(d)	20
合计	32	18	50

8. 反映某一事件发生强度的指标应选用 （   ）

　　A. 构成比

　　C. 率

　　E. 标化率

　　B. 相对比

　　D. 绝对数

9. 某医院分析住院病人资料,计算了各种疾病所占的比例,该指标为 （   ）

　　A. 构成比

　　C. 相对比

　　E. 以上都不是

　　B. 发病率

　　D. 标准化发病率

10. 计算某地某年流感发病率,其分母应为 （   ）

　　A. 该地体检人数

　　C. 该地平均患者人数

　　E. 以上都不是

　　B. 该地年平均人口数

　　D. 该地年平均就诊人数

11. 率的标准化法的主要目的是 （   ）

　　A. 消除内部构成的差异,使率具有更好的可比性

　　B. 使率能够在任意两组资料间对比

　　C. 把率变成实际水平

　　D. 使大的率变小,小的率变大

　　E. 以上都不是

12. 经调查得知,甲、乙两地的冠心病死亡率为 40/10 万,按年龄构成标化后,甲地冠心病标化死亡率为 45/10 万,乙地为 38/10 万,因此可以认为 （   ）

A. 甲地年龄别人口构成比乙地年轻　　　　B. 乙地年龄别人口构成比甲地年轻

C. 甲地冠心病的诊断较甲地准确　　　　　D. 乙地冠心病的诊断较乙地准确

E. 甲地年轻人患冠心病较乙地多

13. 某医生用甲、乙两种药物治疗两组相同疾病患者,其中甲组收治的患者是乙组的 10 倍,若两组治愈率相同,比较两总体治愈率的置信区间,则　　　　　　　　　　　　　　　　(　　)

A. 甲组较乙组的准确　　　　　　　　　B. 甲组较乙组的精密

C. 乙组较甲组的准确　　　　　　　　　D. 乙组较甲组的精密

E. 甲、乙两组的置信区间无可比性

14. 两样本率比较的 χ^2 检验,以下错误的一项是　　　　　　　　　　　　　　　　　(　　)

A. 若 $1<T<5$ 而 $n>40$ 需计算校正的 χ^2 值

B. 若 $n<40$ 需计算确切概率值

C. χ^2 值的自由度为 1

D. $n\geq40$ 且所有 $T\geq5$ 不需要校正

E. 校正 χ^2 值使否定 H_0 的可能增大

15. 用两种方法治疗某种疾病,甲种方法治疗 18 人,15 人治愈;乙种方法治疗 14 人,10 人治愈,比较两种方法的治疗效果应该用　　　　　　　　　　　　　　　　　　　(　　)

A. $\sum\dfrac{(A-T)^2}{T}$　　　　　　　　　　　B. $\sum\dfrac{(|A-T|-0.5)^2}{T}$

C. $\sum\dfrac{(|A-T|-1)^2}{T}$　　　　　　　　D. $\dfrac{(|b-c|-1)^2}{b+c}$

E. 确切概率法

16. 四个样本率作比较,其中一个格子的理论频数大于 1 小于 5,其余的都大于 5,则　(　　)

A. 可以作校正的 χ^2 检验　　　　　　B. 不能作 χ^2 检验

C. 必须先进行适当的合并　　　　　　　D. 只能用确切概率法

E. 可以直接作 χ^2 检验

17. 四个样本率比较的 χ^2 检验,若 $\chi^2>\chi^2_{0.05,3}$,则结论为　　　　　　　　　　　(　　)

A. 各总体率均不相同　　　　　　　　　B. 各样本率均不相同

C. 各总体率不同或不全相同　　　　　　D. 各样本率不同或不全相同

E. 以上都不是

18. 常用的相对数指标有哪些? 各有什么用途?

19. 简述应用相对数的注意事项。

20. 什么是标准化率? 什么情况下要进行率的标准化?

21. χ^2 检验的基本思想是什么?

22. 四格表资料 χ^2 检验各公式的应用条件是什么?

23. 行×列表资料 χ^2 检验的注意事项是什么?

(董长征)

第八章　秩和检验

第一节　秩和检验的概念

　　在前面所讨论的方法中，如总体均数的区间估计、两个或多个均数的比较等，常有一个关于变量总体分布的前提。如 t 检验和方差分析都要求变量服从正态分布，即假设样本所来自的总体分布具有某个已知的函数形式，而其中参数是未知的，统计分析的目的就是对这些未知参数进行估计或检验。这类方法称为参数统计（parametric statistics），所用的假设检验称为参数检验（parametric test）。但在许多实际问题中总体分布的函数形式往往不知道，或者知道得很少，例如只知道总体分布是连续型的或离散型的。这时参数统计方法就不大适用了，而需要借助于另一种不依赖总体分布的具体形式，也不对参数进行估计或检验的统计方法，称为非参数统计（nonparametric statistics），其检验方法就是非参数检验（nonparametric test），它检验的是样本所属总体的分布或分布位置，而不是参数。本章介绍的秩和检验就是非参数检验方法的一种。

　　所谓秩和检验（rank sum test）就是通过秩次的排列求出秩和，从而对总体的分布或分布位置进行假设检验的方法。这里的秩次是指将观察值按某种顺序排列后所作 $1,2,3,4\cdots$ 的一种编码。而秩和就是按一定的要求，所求的各组秩次之和（详见下面实例）。

　　秩和检验的主要优点是：

　　1. 适用范围广　因为秩和检验不受总体分布的限制，可用于任意分布的资料，尤其适用于有序分类资料；分布明显偏态、分布不明、不规则或方差不齐的数值变量资料。

　　2. 搜集资料方便　由于秩和检验在搜集资料时可用"等级"或"符号"来评定观察结果，因而搜集资料十分方便。

　　秩和检验的主要缺点是：对适宜用参数方法的资料，若用秩和检验处理，因没有充分利用资料提供的信息，而效率降低。如对于适用于 t 检验及方差分析的资料，若用秩和检验，导致检验功能下降，即当检验假设 H_0 不成立时，秩和检验不如 t 检验及方差分析能较灵敏地拒绝 H_1，即犯第Ⅱ类错误的概率要比 t 检验及方差分析大。本章介绍的一些秩和检验，其效率是相应参数检验的 95%。

第二节 配对资料符号秩和检验

配对资料符号秩和检验也称两个相关样本资料的符号秩和检验(Wilcoxon 配对法),主要用于配对数值变量资料的比较。

一、方法与步骤

例 8-1 用过硫酸铵分光光度法和示波极谱法测定水中锰的含量(mg/L),见表 8-1 第(2)、(3)栏,问两法所得结果有无差别?

表 8-1 两种方法测得水中锰含量(mg/L)

样本号 (1)	极谱法 (2)	分光光度法 (3)	差值 (4)=(2)−(3)	秩次 (5)
1	0.47	0.49	−0.02	−5.5
2	0.33	0.32	0.01	1.0
3	0.34	0.32	0.02	5.5
4	0.32	0.32	0.00	—
5	0.16	0.14	0.02	5.5
6	0.16	0.15	0.01	2.0
7	0.09	0.07	0.02	5.5
8	0.24	0.37	−0.13	−8.0
9	0.67	0.66	0.01	3.0

(1) 建立检验假设

H_0:两种方法所测值的总体分布位置相同(差值的总体中位数 $M_d = 0$);

H_1:两种方法所测值的总体分布位置不同($M_d \neq 0$);

$\alpha = 0.05$。

(2) 求检验统计量 T 值 先求出各对数据的差值见表 8-1 第(4)栏,依差值的绝对值从小到大编秩,再根据差值的正、负给秩次冠以正负号,如表 8-1 第(5)栏。编秩时如遇差值等于 0,舍去不计,用以检验的有效对子数 n 相应减少,本例有效对子数 $n=8$。遇有差值的绝对值相等,符号不同,则取其平均秩次。如表 8-1 第(4)栏中差值绝对值等于 0.02 的有 4 个,它们位次是 4、5、6、7,其平均秩次为(4+5+6+7)/4=5.5。

分别求出正、负秩次之和,正秩和以 T_+ 表示,负秩和的绝对值以 T_- 表示。$T_+ = 22.5$,$T_- = 13.5$,其和为 36。T_+ 及 T_- 的和等于 $n(n+1)/2 = 8 \times (8+1)/2 = 36$。可见 T_+、T_- 计算无误。任取 T_+(或 T_-)做检验统计量 T,本例取 $T = 13.5$。

(3) 确定 P 值和作出推断结论 当 $n \leqslant 50$ 时,查本书后"附表 8-1 T 界值表"。查表时,若 T 在 T_α 上、下界值范围外,则 $P < \alpha$;若 T 在 T_α 上、下界值范围内,则 $P > \alpha$。注意:当统计量 T 值恰等于附表 8-1 中的界值时,其确切概率值常小于表中的概率值,即 $P < \alpha$。本例 $n = 8$,$T = 13.5$;查附表 8-1,得 T 在双侧界值范围内,$P > 0.05$。按双侧 $\alpha = 0.05$ 水准,不拒绝 H_0,差别无统计学意义,故尚不能认为两法测定水中锰含量有差别。

当 $n > 50$,超出附表 8-1 的范围,可用正态近似法即 u 检验,按式(8-1)计算 u 值:

$$u = \frac{|T - n(n+1)/4| - 0.5}{\sqrt{n(n+1)(2n+1)/24 - \sum(t_j^3 - t_j)/48}} \tag{8-1}$$

分子中 0.5 是连续性校正数,因为 T 值是不连续的而 u 分布是连续的,这种校正一般影响甚微,常可省去;分母中的 $\sum(t_j^3-t_j)/48$ 是由相同绝对值的差值(不包括 0)所造成的相同秩次的校正数(如无相同秩次,本项可省去不作计算),t_j 为第 $j(j=1,2\cdots)$ 个相同秩次的个数,如有相同秩次 3.5,3.5,6,6,6,6,10,10,10,则 $\sum(t_j^3-t_j)/48=[(2^3-2)+(4^3-4)+(3^3-3)]/48=1.875$。

二、本法的基本思想

若两组处理的效应相同,则每对变量的差值之总体分布是以 0 为对称的,这时差值总体中位数为 0。说明若 H_0 成立,则样本的正、负秩和应相近,同时 T 值也不能太大或太小。即不能超出附表 8-1 中按 α 水准所列的界值范围。否则,拒绝 H_0。

第三节 两组比较的秩和检验

两组比较秩和检验亦称两个独立样本资料的秩和检验(Wilcoxon 两样本比较法),适用于两组数值变量资料和两组有序分类变量资料的比较。下面结合实例加以介绍。

一、方法与步骤

例 8-2 测得铅作业工人与非铅作业工人的血铅值(μmol/L),见表 8-2,问两组工人的血铅值有无差别?

表 8-2 两组工人的血铅值(μmol/L)

铅作业组 (1)	秩次 (2)	非铅作业组 (3)	秩次 (4)
0.82	9.0	0.24	1.0
0.87	10.5	0.24	2.0
0.97	12	0.29	3.0
1.21	14	0.33	4.0
1.64	15	0.44	5.0
2.08	16	0.58	6.0
2.13	17	0.63	7.0
		0.72	8.0
		0.87	10.5
		1.01	13
$n_1=7$	$T_1=93.5$	$n_2=10$	$T_2=59.5$

(1)建立检验假设

H_0:铅作业工人和非铅作业工人血铅值总体分布的位置相同;

H_1:铅作业工人和非铅作业工人血铅值总体分布的位置不同;

$\alpha=0.05$。

(2)求检验统计量 T 值:将两组数据分别由小到大排队,然后统一编秩。编秩时如遇有原始数据相同时,可分两种情况处理:①相同数据在同一组,如非铅作业组第 1、2 两个数据皆是 0.24,其秩次按位置的顺序记为 1、2。②相同数据分在两组,如铅作业和非铅作业组各有一个 0.87,应编秩次 10、11,均取其平均秩次$(10+11)/2=10.5$。

分别求两组秩和,以样本含量较小者为 n_1,其秩和为统计量 T。若 $n_1=n_2$,可取任一组

的秩和为 T。本例 $n_1=7, n_2=10$，则 $T=93.5$。

（3）确定 P 值和作出推断结论：由 n_1, n_2-n_1 查本书后"附表8-2 T 界值表"，若 T 值在界值 T_α 范围内，则 $P>\alpha$；若 T 值在界值 T_α 外，或恰好等于下界值（或上界值），则 $P\leqslant\alpha$。本例 $n_1=7, n_2-n_1=3, T=93.5$，查附表8-2得双侧 $P<0.05$，按 $\alpha=0.05$ 水准，拒绝 H_0，接受 H_1，差别有统计学意义。故可以认为铅作业工人与非铅作业工人的血铅值不同。由于编秩次采用由小到大，因此，平均秩次大的其血铅值高，平均秩次小的其血铅值低。铅作业组的平均秩次为 $93.5/7=13.36$，非铅作业组的平均秩次为 $59.5/10=5.95$，所以，可以认为铅作业工人比非铅作业工人的血铅值高。

如果 n_1 或 n_2-n_1 超出附表8-2的范围，可用正态近似法即 u 检验，按式（8-2）计算 u 值。

$$u=\frac{|T-n_1(N+1)/2|-0.5}{\sqrt{n_1 n_2(N+1)/12}} \tag{8-2}$$

式中：$N=n_1+n_2$；0.5 为连续性校正数。

式（8-2）是在无相同秩次（tie），即无相同观察值的情况下使用，在相同秩次不多时可得近似值。

当相同秩次较多时，尤其在有序分类资料中，常采用频数表作秩和检验，以各组段的平均秩次代表该组段的所有观察值。故按式（8-2）计算的 u 偏小，须按式（8-3）校正。

$$u_c=\frac{u}{\sqrt{c}} \tag{8-3}$$

式中：$C=1-\dfrac{\sum(t_j^3-t_j)}{(N^3-N)}$；$t_j$ 为第 j 个相同秩次的个数。

例8-3　用甲、乙两种方法治疗小儿多动症，疗效见表8-3第（1）、（2）两栏，问甲、乙两方法的疗效是否相同？

表8-3　两种方法治疗小儿多动症的疗效

疗效 (1)	甲法 (2)	乙法 (3)	合计 (4)=(2)+(3)	秩次范围 (5)	平均秩次 (6)	秩和 甲法 (7)=(2)·(6)	秩和 乙法 (8)=(3)·(6)
控制	120	200	320	1～320	160.5	19 260	32 100
显效	25	50	75	321～395	358	8 950	17 900
好转	40	40	80	396～475	435.5	17 420	17 420
无效	15	10	25	476～500	488	7 320	4 880
合计	200	300	500	—	—	52 950	72 300

（1）建立检验假设

H_0：两种方法的总体疗效分布相同；

H_1：两种方法的总体疗效分布不同。

$\alpha=0.05$。

（2）求检验统计量 u 值：由于本例为有序分类资料，为对两组数值进行编秩，需先计算各等级的合计人数，见第（4）栏，再确定各等级的合计例数在两组所有数值中所处的秩次，即秩次范围。如疗效为"近控"者共 320 人，其秩次范围 1～320，这 320 人属同一等级，不能分高低，故一律以其平均秩次 $(1+320)/2=160.5$ 代表，仿此得（5）、（6）栏。

再求秩和，分别将第（6）栏乘以（2）、（3）栏人数，相加即得两组各自的秩和，见第（7）、（8）栏，因 $n_1=200, T=52\,950$。此例 $n_1=200, n_2=300, n_2-n_1=100$，已超过"附表8-2 T 界值表"所列范围，

可由公式(8-2)求 u 值。又由于此资料的相同秩次很多,须按(8-3)式作校正。

$$u=\frac{|52\,950-1/2\times200\times(500+1)|-0.5}{\sqrt{200\times300\times(500+1)/12}}=1.800\,4$$

$$C=1-\frac{\sum(t_j^3-t_j)}{N^3-N}=1-\frac{(320^3-320)+(75^3-75)+(80^3-80)+(25^3-25)}{500^3-500}=0.730\,3$$

$$u_c=\frac{1.800\,4}{\sqrt{0.730\,3}}=2.106\,8$$

(3) 确定 P 值和作出推断结论:$u_c>1.96$,$P<0.05$,按 $\alpha=0.05$ 水准,拒绝 H_0,接受 H_1,差别有统计学意义。故可以认为两种方法的疗效不同。由于编秩次由好到差,平均秩次低的疗效好,平均秩次高的疗效差,甲法疗效的平均秩次为 $52\,950/200=264.75$,乙法疗效的平均秩次为 $723\,000/300=2\,410$,所以,可以认为乙法的疗效优于甲法。

本例也可用第七章中 $R\times C$ 表 χ^2 检验,但在 χ^2 检验中,各级的秩序任意排列所得 χ^2 值相同,因而判断结果相同。但各级别有强弱之分,不能任意排列,只能从强到弱或从弱到强排列。因此,χ^2 检验没有考虑等级的强弱信息,而秩和检验考虑了这点,说明秩和检验更适合于单向有序分类资料。

二、本法的基本思想

如果 H_0 成立,则当 n_1 与 n_2 确定后,样本含量为 n_1 的样本的秩和 T 值与其平均秩和 $n_1(N+1)/2$ 应相差不大;若相差悬殊,超出了附表 8-2 中按 α 水准所列的范围,说明随机抽得现有样本统计量 T 值的概率 P 小于 α,因而在 α 水准上拒绝 H_0。

第四节　多组比较的秩和检验

在第六章里我们介绍过"完全随机设计资料的方差分析法",这里介绍一种与之对应的非参数统计方法——H 检验(Kruskal-Wallis 法),此法也称多个独立样本资料的秩和检验。适用于有序分类资料及不宜用参数检验(F 检验)的数值变量资料。方法步骤见例 8-4。

例 8-4　表 8-4 为三期矽肺患者的血清黏蛋白含量(mg/100 ml),试比较三期矽肺患者的血清黏蛋白含量间有无差别?

表 8-4　三期矽肺患者的血清黏蛋白含量(mg/100 ml)

Ⅰ期 (1)	秩次 (2)	Ⅱ期 (3)	秩次 (4)	Ⅲ期 (5)	秩次 (6)
80.44	7.5	101.14	19	77.11	6
60.63	1	100.67	18	178.42	24
65.45	2	113.52	22	83.53	9
69.73	3	88.06	10	92.58	12
80.44	7.5	93.47	13	107.10	21
95.20	15	95.10	14	103.91	20
74.97	4.5	74.97	4.5	89.01	11
96.39	16	118.98	23	97.58	17
R_i	56.5		123.5		120.0
n_i	8		8		8

（1）建立检验假设

H_0：三期矽肺患者的血清黏蛋白含量的总体分布位置相同；

H_1：三期矽肺患者的血清黏蛋白含量的总体分布位置不同或不全同。

$\alpha = 0.05$。

（2）计算检验统计量 H 值：先将三组观察值分别由小到大排队，统一编秩，见表 8-4 第 (2)、(4)、(6) 栏；遇有相同观察值时，取其平均秩次。如第 (1) 栏有两个 80.44，均取原秩次 7 及 8 的平均秩次 7.5。再求出各组秩和，记为 R_i，下标 i 表示组序（$i = 1、2、3$）。

按式 (8-4) 计算统计量 H 值：

$$H = \frac{12}{N(N+1)} \sum \frac{R_i^2}{n_i} - 3(N+1) \tag{8-4}$$

式中：n_i 为各组例数；$N = \sum n_i$ 为总例数。

本例：$H = \frac{12}{24 \times (24+1)} \left[\frac{56.5^2}{8} + \frac{123.5^2}{8} + \frac{120.0^2}{8} \right] - 3 \times (24+1) = 7.1113$

（3）确定 P 值和作出推断结论：若组数 $k = 3$，每组例数 $n_i \leqslant 5$，可查本书后"附表 8-3 H 界值表"得出 P 值。若 $k > 3$，最小样本例数不小于 5，则 H 近似服从 $\nu = k-1$ 的 χ^2 分布。本例 $k = 3$，$n_i > 5$，$\nu = k-1 = 3-1 = 2$，查附表 7-2 χ^2 界值表，得 $P < 0.05$。按 $\alpha = 0.05$ 水准，拒绝 H_0，接受 H_1，差别有统计学意义。可认为三期矽肺患者的血清黏蛋白含量的总体分布位置不同或不全同。

当各样本相同秩次较多时，由式 (8-4) 计算所得的 H 值偏小，此时应按式 (8-5) 作 H 值的校正。

$$H_c = \frac{H}{C} \tag{8-5}$$

式中：$C = 1 - \frac{\sum (t_j^3 - t_j)}{N^3 - N}$

例 8-5 某医生用三种方剂治疗某妇科病，疗效如表 8-5，问三种方剂的疗效有无差别？

表 8-5 三种方剂的疗效比较

疗效	糖衣片	黄酮片	复方组	合计	秩次范围	平均秩次
(1)	(2)	(3)	(4)	(5)	(6)	(7)
无效	48	5	13	66	1~66	33.5
好转	184	16	36	236	67~302	184.5
显效	77	18	11	106	303~408	355.5
控制	52	19	17	88	409~496	452.5
R_i	86 459.5	18 116	18 680.5			
n_i	361	58	77			

（1）建立检验假设

H_0：三种方剂疗效分级的总体分布相同；

H_1：三种方剂疗效分级的总体分布不同或不全同；

$\alpha = 0.05$。

（2）求检验统计量 H_c：为了对三组有序分类资料进行统一编秩，需计算各等级的合计数，见表 8-5 第 (5) 栏，再决定各等级的合计例数在所有数值中所处的秩次范围如 (6) 栏所示。由于同一等级的数据为相同的数值,故应计算平均秩次如(7)栏。

再求秩和 R_i。如(2)栏下部的 R_i 是用(2)栏各等级的频数与(7)栏平均秩次相乘再求和,即 $R_i = 48 \times 33.5 + 184 \times 184.5 + 77 \times 355.5 + 52 \times 452.5 = 86\ 459.5$,仿此得表 8-5 下部 R_i 行。按式(8-4)计算 H 值:

$$H = \frac{12}{496(496+1)} \times \left[\frac{86\ 459.5^2}{361} + \frac{18\ 116^2}{58} + \frac{18\ 680.5^2}{77} \right] - 3 \times (496+1) = 13.062\ 3$$

按式(8-5)计算 H_c 值:

$$1 - \frac{\sum (t_j^3 - t_j)}{N^3 - N} = 1 - \frac{(66^3 - 66) + (236^3 - 236) + (106^3 - 106) + (88^3 - 88)}{496^3 - 496} = 0.874\ 6$$

$$H_c = \frac{H}{1 - \frac{\sum (t_j^3 - t_j)}{N^3 - N}} = \frac{13.062\ 3}{0.874\ 6} = 14.935\ 4$$

(3) 确定 P 值和作出推断结论:本例处理组数 $k = 3$, n_i 均大于 5,已超出附表 8-3 的范围,故按 $\nu = k - 1 = 3 - 1 = 2$,查附表 7-2 χ^2 界值表,得 $P < 0.005$。按 $\alpha = 0.05$ 水准,拒绝 H_0,接受 H_1,差别有统计学意义。故可认为三种方剂的疗效有差别。

第五节　多组间两两比较的秩和检验

对于完全随机设计多个样本比较用 Kruskal-Wallis 秩和检验结论为拒绝 H_0,接受时,只能认为各总体分布位置全不同或不全相同,不能作出任两个总体分布位置不同的结论。如需了解每两个总体分布位置是否相同,需进一步作两两比较,也称之为多重比较(multiple comparison)。如上节例 8-5,可进一步推断三种方剂疗效的总体分布是否两两都不同,为此需进行组间的多重比较。多重比较的方法较多,这里介绍扩展 t 检验,该法由 Conover WJ 提出,因此又称 Conover 检验(Conover's test),其统计量 t 的计算公式为:

$$t = \frac{|\bar{R}_A - \bar{R}_B|}{\sqrt{\frac{N(N+1)(N-1-H)}{12(N-k)}\left(\frac{1}{n_A} + \frac{1}{n_B}\right)}} \tag{8-6}$$

上式中 $\bar{R}_A$ 及 $\bar{R}_B$ 为两对比组 A 与 B 的平均秩次;n_A 与 n_B 为样本含量;k 为处理组数;N 为总例数;H 为 Kruskal-Wallis 秩和检验中的统计量 H 值或 H_c。

例 8-6　对例 8-5 资料作三个样本间的两两比较。

(1) 建立检验假设

H_0:任两种方剂疗效分级的总体分布相同;

H_1:任两种方剂疗效分级的总体分布不同;

$\alpha = 0.05$。

(2) 求检验统计量 t 值

本例有 3 组,令糖衣片为 1 组,黄酮片为 2 组,复发片为 3 组,按表 8-5 下部资料求得各样本的平均秩次为:$\bar{R}_1 = \frac{86\ 459.5}{361} = 239.5$,$\bar{R}_2 = \frac{18\ 116}{58} = 312.3$,$\bar{R}_3 = \frac{18\ 680.5}{77} = 242.6$。

列出两两比较的计算表,求得 t 值。见表 8-6。

表 8-6 三个样本间两两比较的秩和检验

对比组 A 与 B (1)	平均秩次之差 $|\bar{R}_A-\bar{R}_B|$ (4)	样本含量		t (5)	P (6)
		n_A (2)	n_B (4)		
1组与2组	72.84	361	58	3.64	<0.05
1组与3组	3.10	361	77	0.17	>0.05
2组与3组	69.74	58	77	2.84	<0.05

表中第(5)栏 t 值按式(8-6)计算,本例 $n=496$,故1组与2组比较时,

$$t = \frac{72.84}{\sqrt{\frac{496\times(496+1)(496-1-14.9354)}{12(496-3)}\left(\frac{1}{361}+\frac{1}{58}\right)}} = 3.64$$

1组与3组比较及2组与3组比较计算类似。

(3) 计算 P 值、判断结果:根据表 8-6 中第(5)栏的 t 值,按 $\nu=N-k=496-3=493$ 查 t 界值表,界定 P 值,见表 8-6 中第(6)栏。按 $\alpha=0.05$ 水准,除第1组与第3组间比较不拒绝 H_0 外,其余均拒绝 H_0,接受 H_1,差别有统计学意义。说明黄酮片的疗效分布不同于糖衣片及复方组,由于黄酮片组的平均秩次较其他两组高,故可认为用黄酮片治疗某妇科病疗效较好。

知识拓展:双向有序 $R\times C$ 表的分析方法

对于整理成 $R\times C$ 表的等级资料,如果行和列均反应同一事物相同属性的水平,一般采用 Kappa 一致性检验;如果行和列反应同一事物不同属性的水平,一般根据研究目的选择进行等级相关或按照单向有序资料进行分析。

复习思考题

1. 用火焰原子吸收法与消化测磷法测定 15 种样品中植酸的含量,结果见表 8-7。问两种方法的效果是否一样?

表 8-7 两种方法测定 15 种样品中植酸的含量

样品号	火焰原子吸收法	消化测磷法
1	3.22	3.14
2	2.12	2.12
3	8.24	8.29
4	9.19	9.21
5	8.11	8.03
6	14.98	14.94
7	58.16	58.29
8	19.04	18.87
9	14.98	14.58
10	36.35	36.21
11	1.13	1.14
12	4.38	4.52
13	8.20	8.09
14	10.26	10.16
15	7.76	7.98

2. 某实验室观察局部温热治疗小鼠移植性肿瘤的疗效,以生存日数作为观察指标,实验结果见表 8-8,问局部温热有无疗效?

表 8-8　两组小鼠发癌后生存日数

实验组	对照组
10	2
12	3
15	4
15	5
16	6
17	7
18	8
20	9
23	10
90 以上	11
	12
	13

3. 在婴儿及孕妇家庭吸烟行为干预研究中,调查了两社区对"吸烟有害健康"的了解情况,数据见表 8-9。问两组对"吸烟有害健康"的了解程度是否一样?

表 8-9　两社区对"吸烟有害健康"的了解情况

组别	不知道	无害	轻度有害	中度有害	重度有害
对照组	3	7	27	18	48
干预组	1	4	17	22	58

4. 40 只小鼠随机平均分成四组,观察摘除垂体后分别给予不同剂量的肾上腺皮质激素时小鼠的生存时间(天),资料如表 8-10 所示。试检验不同激素水平对摘除垂体小鼠的生存时间有无影响?

表 8-10　给予不同剂量的肾上腺皮质激素时小鼠的生存时间(天)

1(不给激素)	2	3	4
1	3	4	7
2	1	3	13
2	5	4	6
2	15	3	5
2	3	5	2
3	2	4	12
3	7	6	8
3	4	5	12
4	8	4	20
5	14	5	19

5. 用苦参、赛庚啶和二组联治疗慢性麻疹患者,结果如表 8-11 所示。问三种药物治疗慢性麻疹患者的疗效有无差别?

表 8-11　三组慢性麻疹患者疗效的观察结果

组别	治愈	显效	有效	无效	合计
苦参	21	38	16	25	100
赛庚啶	25	38	17	20	100
二组联	36	39	18	7	100

6. 以下检验方法除____外,其余均属非参数法。 ( )

    A. t 检验   B. H 检验

    C. T 检验   D. χ^2 检验

    E. 符合秩和检验

7. 两组样本(计量资料)比较,用秩和检验的条件为 ( )

    A. 两组样本必须是接近正态分布

    B. 两组样本必须方差齐性

    C. 两组样本不接近正态分布才能作秩和检验

    D. 无上述各种条件

    E. 两组样本含量必须相等

8. 应用克矽平治疗矽肺患者 10 人,测得治疗前后的血红蛋白含量(差值都不等于 0),现用符号秩和检验法,正负秩次和计算____不正确 ( )

    A. 负秩和 12.5,正秩和 42.5   B. 负秩和 18.5,正秩和 36.5

    C. 负秩和 14.5,正秩和 40.5   D. 负秩和 40.0,正秩和 15.0

    E. 负秩和 23.0,正秩和 20.0

9. 符合 t 检验条件的数值变量资料如果采用秩和检验,则 ( )

    A. 第一类错误增大   B. 第二类错误增大

    C. 第一类错误减小   D. 第二类错误减小

    E. 检验效率不变

10. 下列各项中不是非参数统计的优点是 ( )

    A. 不受总体分布的限定

    B. 适用于有序分类资料

    C. 在已知总体分布时检验效能高于参数检验

    D. 适用于未知分布型资料

    E. 适用于一端或两端无确定数值的资料

11. 当样本含量较小的资料要比较多组均数差异是否有统计意义时,但又不了解其是否来自正态总体,可用 ( )

    A. t 检验   B. F 检验

    C. 秩和检验   D. χ^2 检验

    E. 不能分析

12. 配对计量资料,差值分布不接近正态分布,最宜用 ( )

    A. 配对资料 t 检验   B. t 检验

    C. χ^2 检验   D. 配对符号秩和检验

    E. 方差分析

13. 参数检验与非参数检验的区别何在?

14. 秩和检验适用于哪些情况?

15. 两样本比较的秩和检验,当 $n_1 > 20, n_2 - n_1 > 10$ 时采用 u 检验,这时检验是属于参数检验还是非参数检验? 为什么?

16. 有序分类资料可做哪些检验? 有何区别?

17. 某实验室分别用两种方法对 36 件水源水样品测定大肠菌指数,得表 8-12 资料,作 t 检验($t = 1.546, P > 0.05$),认为两种方法效能一致,你对此有何意见?

表 8 - 12 用两种方法测定 36 件水源水样品的结果

大肠菌指数	DY—2 法 （样品数）	发酵法 （样品数）
950	0	1
2 300	6	3
9 400	3	0
23 000	24	5
23 800	3	27
合计	36	36
均数	18 483.33	21 262.5

（赵华硕）

第九章　直线相关与直线回归

前面几章节我们讨论了连续性变量的一些统计分析方法,它们研究的是对一个观察指标的分析。但在医学研究中,常常也要研究两个或两个以上变量的关系。如人的身高与体重、体温与脉搏、年龄和血压、药物剂量与疗效等。相关回归就是研究这种定量关系的统计方法,属于两个或两个以上变量的分析范畴。

变量与变量之间的关系,可以分成两种类型,一种是确定性关系,一种是非确定性关系。在确定性关系中已知一个变量的值可以精确求得另一变量的值。如:圆的面积与半径的关系:$S = \pi r^2$,已知半径就能准确计算圆的面积,这种关系在数学中称为函数关系。

但是,在医学和生物学现象中,不少变量间虽然存在一定关系,但这种关系是非确定性的。如成年人的体重随身高的增长而增加,一般来讲,身高越高体重就越大,但是即使同一身高的人,其体重亦有高有低,不尽相同。因而不能用一个函数来加以描述。我们所能做的只能是在大量的试验和观察中,寻找隐藏在上述随机性后面的统计规律性,以表达变量间的协同变化或依存关系。

如果仅仅研究变量间相互关系的密切程度和变化趋势,并用适当的统计指标表达,这就是相关分析。如果要把变量间数量上依存关系用函数形式表示出来,用一个或多个变量来推测另一变量的估计值及波动范围,这就是回归分析。依据变量间的关系可将相关与回归分为线性(直线)与非线性(曲线)。依据变量的个数可分为一元(两个变量)与多元(多个变量)相关和回归。当然依照资料是否服从双变量正态分布,我们也要选择不同的相关分析方法,当资料来自双变量正态分布时,一般选择 Pearson 积差相关分析,对不服从双变量正态分布的资料,则多是采用等级相关来分析两个变量间相关的程度。

第一节　直线相关

一、直线相关的概念

当所研究的两个事物或现象之间,既存在着密切的数量关系,又不像函数关系那样,能以一个变量的数值精确地求出另一个变量的数值,我们将这类变量之间的关系称为相关关系。直线相关分析关心的是两个变量间是否有协同变化的关系、变化的趋势、变化的密切程度和方向。

例 9-1 现有 15 例已给予某药治疗的糖尿病患者其血糖水平(mmol/L)及胰岛素水平(mu/L)数据如表 9-1 所示,试作直线相关分析。

表 9-1 15 例糖尿病患者经某药治疗后的血糖水平及胰岛素水平值

编号	胰岛素水平 x (mu/L)	血糖水平 y (mmol/L)	编号	胰岛素水平 x (mu/L)	血糖水平 y (mmol/L)
1	11	12.0	9	12	11.8
2	22	9.9	10	15	11.9
3	25	7.9	11	10	12.2
4	15	11.8	12	20	8.3
5	12	12.1	13	14	11.7
6	24	7.8	14	16	11.2
7	17	9.4	15	19	10.2
8	18	10.8			

按各组 x、y 实测值绘制散点图(图 9-1),可见糖尿病患者其血糖水平(mmol/L)及胰岛素水平(mu/L)有线性关系。

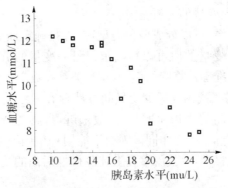

图 9-1 糖尿病患者经某药治疗后的血糖水平及胰岛素水平的散点图

从例 9-1 资料的散点图上可看出,当 x 变量(胰岛素水平)增大时,y 变量(血糖水平)也相应地减小,并且这种变化成线性趋势,也就是说 x 与 y 变量间有直线相关关系。直线相关(linear correlation)又称简单相关(simple correlation)。根据其表现形态又可分为正相关和负相关。例 9-1 资料中 x 与 y 的变化方向相反,称为负相关(negative correlation)。

将两变量在直角坐标系中作散点图,横轴变量记为 x,纵轴变量记为 y,如图 9-2。图 9-2(a)中,两变量的散点呈椭圆形分布,变化趋势同向,为正相关(positive correlation);图 9-2(b)中,两变量之散点在一条直线上,即 x 与 y 有函数关系,为完全正相关;图 9-2(c)表示两变量的变化趋势反向,为负相关;图 9-2(d)中两变量之散点亦在一条直线上,但趋势反向,为完全负相关;图 9-2(e)中散点呈圆形分布,无趋势,故 x 和 y 无相关关系;图 9-2(f)中散点分布平行于 x 轴,表示 x 增加或减少时,y 的取值范围并没有变化,故 x 和 y 无相关关系;图 9-2(g)中散点呈很规则的抛物线形,表示 x 和 y 间有非线性的相关关系,但相应的 $r = 0$,这是因为 r 所表示的仅仅是线性关系。图 9-2(h)中散点分布平行于 y 轴,表示 y 增加或减少时,x 的取值范围并没有变化,故 x 和 y 无相关关系。因此,当 $r = 0$ 时,表示 x、y 之间无关或无直线相关。

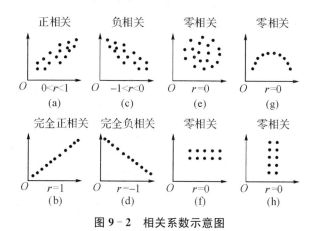

图 9-2　相关系数示意图

二、相关系数的意义与计算

(一) 相关系数的意义

相关系数(correlation coefficient)又称为 Pearson 积差相关系数(coefficient of product-moment correlation),以符号 r 表示。它是说明两个变量间线性相关的密切程度和方向的一个统计指标。计算公式为

$$r = \frac{\sum(x-\bar{x})(y-\bar{y})}{\sqrt{\sum(x-\bar{x})^2 \sum(y-\bar{y})^2}} = \frac{l_{xy}}{\sqrt{l_{xx}l_{yy}}} \tag{9-1}$$

$$l_{xx} = \sum(x-\bar{x})^2 = \sum x^2 - \frac{(\sum x)^2}{n} \tag{9-2}$$

$$l_{yy} = \sum(y-\bar{y})^2 = \sum y^2 - \frac{(\sum y)^2}{n} \tag{9-3}$$

$$l_{xy} = \sum(x-\bar{x})(y-\bar{y}) = \sum xy - \frac{(\sum x)(\sum y)}{n} \tag{9-4}$$

相关系数没有单位,其值为 $-1 \leqslant r \leqslant 1$。相关系数为正,说明变量 x 和 y 之间为正相关,即变量 x 和 y 的变化趋势是同向的;r 值为负,说明变量 x 和 y 之间为负相关,即变量 x 和 y 之间呈反方向变化;r 的绝对值等于 1,为完全相关;$r = 0$,x 和 y 之间无线性关系。相关系数愈接近 +1 或 -1,说明两变量间的直线关系愈密切。相关系数愈接近于 0,直线关系愈不密切。

(二) 计算相关系数

现用例 9-1 的资料,对 15 例已给予某药治疗的糖尿病患者测量其血糖水平(mmol/L)及胰岛素水平(mu/L)(表 9-2),试分析血糖水平与胰岛素水平间有无直线相关关系。

表 9-2　相关系数的计算表

编号	胰岛素水平 x (mu/L)	血糖水平 y (mmol/L)	x^2	y^2	xy
1	11	12.0	121	144.00	132.0
2	22	9.9	484	98.01	217.8
3	25	7.9	625	62.41	197.5
4	15	11.8	225	139.24	177.0
5	12	12.1	144	146.41	145.2
6	24	7.8	567	60.84	187.2
7	17	9.4	289	88.36	159.8
8	18	10.8	324	116.64	194.4
9	12	11.8	144	139.24	141.6
10	15	11.9	225	141.61	178.5
11	10	12.2	100	148.84	122.0
12	20	8.3	400	68.89	166.0
13	14	11.7	196	136.89	163.8
14	16	11.2	256	125.44	179.2
15	19	10.2	361	104.04	193.8
合计	250 $\sum x$	159 $\sum y$	4 470 $\sum x^2$	1 720.86 $\sum y^2$	2 555.8 $\sum xy$

$$\bar{x} = \frac{\sum x}{n} = \frac{250}{15} = 16.67$$

$$\bar{y} = \frac{\sum y}{n} = \frac{159}{15} = 10.60$$

$$l_{xx} = \sum (x - \bar{x})^2 = \sum x^2 - \frac{(\sum x)^2}{n} = 4\ 470 - \frac{(250)^2}{15} = 303.33$$

$$l_{yy} = \sum (y - \bar{y})^2 = \sum y^2 - \frac{(\sum y)^2}{n} = 1\ 720.86 - \frac{(159)^2}{15} = 35.46$$

$$l_{xy} = \sum (x - \bar{x})(y - \bar{y}) = \sum xy - \frac{(\sum x)(\sum y)}{n} = 2\ 555.8 - \frac{(250 \times 159)}{15} = -94.20$$

代入公式(9-1)得:

$$r = \frac{l_{xy}}{\sqrt{l_{xx} l_{yy}}} \frac{-94.2}{\sqrt{303.333\ 3 \times 35.46}} = -0.908\ 3$$

三、相关系数的假设检验

上面所求得的相关系数 r 是样本相关系数,它是总体相关系数 ρ 的估计值。和其他统计量一样,根据样本资料计算出来的相关系数也有抽样误差。在 $\rho = 0$ 的总体中随机抽样,由于抽样误差的影响,所得 r 值常不等于零。因此,在计算得到相关系数后,还不能根据 $|r|$ 的大小对 x、y 间是否有相关关系作判断,而接着应进行 r 是否来自 $\rho = 0$ 的假设检验。相关系数的假设检验可用 t 检验,其计算统计量 t_r 值的公式为

$$t_r = \frac{|r-0|}{\sqrt{\dfrac{1-r^2}{n-2}}}, \quad \nu = n-2 \tag{9-5}$$

在本例中,将 $r = -0.908\ 3$,$n = 15$,代入公式,得

$$t_r = \frac{|-0.908\ 3 - 0|}{\sqrt{\dfrac{1-(-0.908\ 3)^2}{15-2}}} = 7.828\ 8$$

查 t 界值表,得 $P < 0.01$,故可认为血糖水平与胰岛素水平呈负相关。

相关系数的假设检验亦可按 $\nu = n-2$,直接查相关系数 r 界值表(本书后附表 9-1),当 $|r| < r_{a(\nu)}$ 时,$P > \alpha$;当 $|r| \geqslant r_{a(\nu)}$ 时,$P \leqslant \alpha$。本例 $r = -0.908\ 3$,按 $\nu = n-2 = 15-2 = 13$,查 r 界值表,$r_{0.01(13)} = 0.641$,因 $|r| > r_{0.01(13)}$,故 $P < 0.01$。

第二节 直线回归

一、直线回归的概念

上述相关分析两个变量之间通过相关系数的假设检验存在统计学意义,只是说明两个变量之间有线性关系及关系的密切程度。而直线回归(linear regression)则是分析两变量(其中至少有一个是随机变量)间线性依存关系的一种统计分析方法。通常把一个变量称为自变量(independent variable),用 x 表示;另一个变量称为因变量(dependent variable),用 y 表示。直线回归分析在于找出两个变量有依存关系的直线方程,以确定一条能代表这些数据关系的、最接近各实测点的直线,使各实测点至该线的纵向距离的平方和为最小,我们称之为直线回归方程。直线回归是回归分析中最基本、最简单的一种,故又称简单回归(simple regression)。

二、回归方程的建立与检验

直线回归方程的一般表达式为

$$\hat{Y} = a + bx \tag{9-6}$$

式中:x 为自变量;$\hat{Y}$(读作 Y hat)为因变量 y 的估计值亦称回归值;a、b 是决定回归直线的两个参数。

a 是回归直线在 y 轴上的截距(intercept),即 $x = 0$ 时的 $\hat{Y}$ 值;b 为回归系数(regression coefficient),即直线的斜率(slope),表示当 x 改变一个单位时,y 的平均改变量。$b > 0$,表示直线从左下方走向右上方,即 y 随 x 的增大而增大;$b < 0$,表示直线从左上方走向右下方,即 y 随 x 的增大而减少;$b = 0$,表示回归直线与 x 轴平行,或随 x 改变无增减变化,即 x 与 y 无直线关系。

求回归方程的关键是要求 a 和 b 的值,根据数学上的最小二乘法(least square method)原理,使各实测值 y 与回归直线上对应的估计值 $\hat{Y}$ 之差的平方和 $\sum(y - \hat{Y})^2$ 为最小,可导出 a、b 的最小二乘法估计(least square estimation)如下:

$$b = \frac{\sum(x - \bar{x})(y - \bar{y})}{\sum(x - \bar{x})^2} = \frac{l_{xy}}{l_{xx}} \tag{9-7}$$

$$a = \bar{y} - b\bar{x} \qquad (9-8)$$

例 9 - 2 现仍用例 9 - 1 的资料,按公式(9 - 7),公式(9 - 8)求回归系数 b 及截距 a。

$$b = \frac{l_{xy}}{l_{xx}} = \frac{-94.20}{303.33} = -0.310\ 5$$

$$a = \bar{y} - b\bar{x} = 10.60 - (-0.310\ 5) \times 16.67 = 15.776\ 0$$

由此,可列出直线回归方程:

$$\hat{Y} = 15.776\ 0 - 0.310\ 5x$$

绘制回归直线。在自变量 x 的实测范围内任取相距较远且易读的两个 x 值,代入直线回归方程求得两点 $P_1(x_1, \hat{Y}_1)$ 和 $P_2(x_1, \hat{Y}_2)$,过这两点作直线即为所求回归直线。本例取 $x_1 = 12$,得 $\hat{Y}_1 = 12.0$;$x_2 = 20$,得 $\hat{Y}_2 = 9.6$。所得直线见图 9 - 3。因为回归直线是依据样本资料所建,所以作回归线一般不宜超过样本的自变量取值范围,在样本的自变量取值范围外,两变量间的关系是否还是直线关系尚不清楚,应该避免直线外延。本例回归方程所取 x 值应不超过 25 mmol/L。

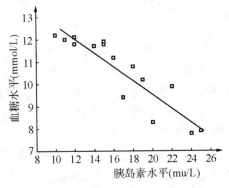

图 9 - 3 糖尿病患者测量其血糖水平与胰岛素水平的关系

回归系数的假设检验。以上所求得的回归系数 b 是样本回归系数,同其他统计量一样也会存在抽样误差,需作假设检验,检验其是否从回归系数为零的总体($\beta = 0$)中随机抽取的。即检验 b 与 0 的差别是否有统计学意义。如果差别有统计学意义,说明 β 不为零,可认为 x、y 间有直线回归存在。回归系数的检验可用 t 检验或 F 检验。

在进行假设检验之前,我们先对应变量 y 的离均差平方和 l_{yy} 作出分析。

绘制应变量 y 的平方和划分示意图(图 9 - 4),图中 P 点的纵坐标被回归直线与均数 $\bar{y}$ 截成三个线段。

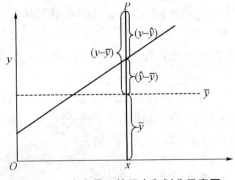

图 9 - 4 应变量 y 的平方和划分示意图

第一段 $(y-\hat{Y})$ ，表示 P 点与回归直线的纵向距离，即实测值 y 与 $\hat{Y}$ 之差，称为剩余或残差。

第二段 $(\hat{Y}-\bar{y})$ ，即估计值 $\hat{Y}$ 与均数 $\bar{y}$ 之差，它与回归系数的大小有关。$|b|$ 越大，$(\hat{Y}-\bar{y})$ 差值越大，反之亦然。

第三段 $\bar{y}$ 是应变量 y 的均数。

上述三线段的代数和为 $y=\bar{y}+(\hat{Y}-\bar{y})+(y-\hat{Y})$

即，$y-\bar{y}=(\hat{Y}-\bar{y})+(y-\hat{Y})$

这里的 P 点是散点图中任取的一点，将全部点子都按上述处理，并将等式两边平方后再求和，则有：$\sum (y-\bar{y})^2=\sum (\hat{Y}-\bar{y})^2+\sum (y-\hat{Y})^2$

上述关系用符号表示：

$$SS_{总}=SS_{回}+SS_{剩} \qquad (9-9)$$

式中，$SS_{总}=\sum (y-\bar{y})^2$ ，为 y 的离均差平方和 l_{yy} ，又称总平方和（total sum of square）。

$SS_{回}$ 即 $\sum (\hat{Y}-\bar{y})^2$ ，为回归平方和（regression sum of square），它是反映在 y 的总变异中由于 x 与 y 的直线关系而使 y 变异减小的部分，也就是在总平方和中可以用 x 解释的部分。$SS_{回}$ 越大，说明回归效果越好。

$SS_{剩}$ 即 $\sum (y-\hat{Y})^2$ ，为剩余平方和（residual sum of square），它反映 x 对 y 的线性影响之外的一切因素对 y 变异的作用，也就是在总平方和中无法用 x 解释的部分。在散点图中，各实测点离回归直线越近，$\sum (y-\hat{Y})^2$ 也就越小，说明直线回归的估计误差越小。

上述三个平方和，各有其相应的自由度 ν ，并有如下关系：

$$\nu_{总}=\nu_{回}+\nu_{剩}$$
$$\nu_{总}=n-1，\nu_{回}=1，\nu_{剩}=n-2 \qquad (9-10)$$

式中：n 为样本例数。

$SS_{总}$（即 l_{yy}）的计算前已叙述，$SS_{回}$ 和 $SS_{剩}$ 的计算如下：

$$SS_{回}=b\sum (x-\bar{x})(y-\bar{y})=bl_{xy} \qquad (9-11)$$
$$SS_{剩}=SS_{总}-SS_{回}$$

(1) t 检验：检验假设为

H_0：总体回归系数 $\beta=0$ ，即糖尿病患者其血糖水平与胰岛素水平无回归关系；

H_1：总体回归系数 $\beta\neq0$ ，即糖尿病患者其血糖水平与胰岛素水平有回归关系；

$\alpha=0.05$ 。

$$t_b=\frac{|b-0|}{S_b} \qquad (9-12)$$

式中：S_b 为样本回归系数的标准误：

$$S_b=\frac{S_{y\cdot x}}{\sqrt{l_{xx}}} \qquad (9-13)$$

$S_{y\cdot x}$ 为剩余标准差（residual standard deviation），亦称标准估计误差（standard error of the estimate）。

$$S_{y\cdot x}=\sqrt{\frac{\sum (y-\hat{y})^2}{n-2}} \qquad (9-14)$$

$\sum (y-\hat{Y})^2$ 为残差平方和(residual sum of squares)。

$$\sum (y-\hat{Y})^2 = l_{yy} - \frac{l_{xy}^2}{l_{xx}} \tag{9-15}$$

本例：$\sum (y-\hat{Y})^2 = l_{yy} - \frac{l_{xy}^2}{l_{xx}} = 35.46 - \frac{(-94.2)^2}{303.33} = 6.2059$

$$S_{y.x} = \sqrt{\frac{\sum (y-\hat{Y})^2}{n-2}} = \sqrt{\frac{6.2059}{15-2}} = 0.6909$$

$$S_b = \frac{S_{y.x}}{\sqrt{l_{xx}}} = \frac{0.5688}{\sqrt{303.33}} = 0.0397$$

$$t_b = \frac{|b-0|}{S_b} = \frac{|-0.3105|}{0.0397} = 7.8212$$

$\nu = 15 - 2 = 13$

查 t 界值表，$t_{0.001(13)} = 4.221$，$t_b > t_{0.001(13)}$，$P < 0.001$，按 $\alpha = 0.05$ 水准，拒绝 H_0，接受 H_1，可以认为糖尿病患者其血糖水平与胰岛素水平之间存在直线回归关系，即所拟合的样本直线回归方程有意义。

(2) 方差分析：直线回归的假设检验还可以用方差分析，且了解此方差分析方法，将有助于理解多元回归及多元逐步回归。这里方差分析的基本思想是：将 $SS_{总}$ 分解为 $SS_{回}$ 与 $SS_{剩}$ 两部分，然后按公式(9-16)计算检验统计量 F 值。

$$F = \frac{SS_{回}/\nu_{回}}{SS_{剩}/\nu_{剩}} = \frac{MS_{回}}{MS_{剩}} \tag{9-16}$$

$$\nu_{回} = 1, \nu_{剩} = n - 2$$

H_0、H_1、α 同上。

将有关数值列成方差分析表，如表9-3：

表9-3 方差分析表

变异来源	SS	ν	MS	F
总变异	35.4600	14		
回归	29.2491	1	29.2491	61.2162
剩余	6.2109	13	0.4778	

以 $\nu_1 = 1, \nu_2 = 13$，查 F 界值表，得 $P < 0.001$，按 $\alpha = 0.05$ 水准，拒绝 H_0，接受 H_1，认为糖尿病患者其血糖水平与胰岛素水平之间存在直线回归关系，即所拟合的样本直线回归方程有意义，结论同 t 检验。实际上，$t_r = t_b = \sqrt{F}$，即在直线相关与回归分析中，相关系数的 t 检验、回归系数的 t 检验以及回归方程的方差分析是等价的。

三、回归方程的应用

1. 描述两变量间的依存关系　通过回归系数的假设检验，若认为两变量间存在着直线回归关系，则可用直线回归方程 $\hat{y} = a + bx$ 来描述两变量间的依存关系。如由例9-1算得的回归方程 $\hat{y} = 15.776 - 0.3105x$ 就是糖尿病患者血糖水平与胰岛素水平依存变化的定量表达式。

2. 利用回归方程进行预测(forecast)　这是回归方程的一个重要的应用。所谓预测就是把预报因子(自变量 x)代入回归方程对预报量(因变量 y)进行估计,其波动范围可按求 y 值容许区间的方法计算。

例 9-3　某地卫生防疫站根据 10 年来乙脑发病率(1/10 万,预报量 y)与相应前一年 7 月份日照时间(小时,预报因子 x)建立回归方程,将乙脑发病率作平方根反正弦变换,即 $y=\sin^{-1}\sqrt{y}$,求得回归方程 $\hat{y}=-1.197+0.006\,8x$,$s_{y.x}=0.022\,3$,$\bar{x}=237.43$,$l_{xx}=569\,0$,$n=10$。已知 1990 年 7 月份日照时间 $x=260$ 小时,估计 1991 年该地的乙脑发病率(设 $\alpha=0.05$)。

y 值的 $1-\alpha$ 容许区间可按下式计算:

$[\hat{y}-t_{\alpha(n-2)}s_y,\hat{y}+t_{\alpha(n-2)}s_y]$。可简写成:

$$\hat{y}\pm t_{\alpha(n-2)}s_y \tag{9-17}$$

$$s_y=s_{y.x}\sqrt{1+\frac{1}{n}+\frac{(x-\bar{x})^2}{\sum(x-\bar{x})^2}} \tag{9-18}$$

本例 $s_y=0.022\,3\sqrt{1+\dfrac{1}{10}+\dfrac{(260-237.43)^2}{5\,690}}=0.024\,3$

按 $\alpha=0.05$,$\nu=13-2=8$,查 t 界值表得 $t_{0.05(8)}=2.306$,又 $\hat{y}=-1.197+0.006\,8\times260=0.571$,按公式(9-17),95% 容许区间为

$(0.571-2.306\times0.024\,3,0.571+2.306\times0.024\,3)=(0.515\,0,0.627\,0)$。

取原函数,$y=(\sin y)^2$,得 95% 容许区间为 $(0.000\,080\,8,0.000\,119\,7)$。

故可预测该地 1991 年乙脑发病率有 95% 的可能在 $(8.08\sim11.97)/10$ 万之间。

3. 利用回归方程进行统计控制　统计控制是利用回归方程进行逆估计,如果要求应变量 y 在一定范围内波动,可以通过控制自变量 x 的取值来实现。

例 9-4　某医师以 15 例糖尿病患者研究血糖水平(mmol/L)与胰岛素(mu/L)的关系,建立了血糖(y)与胰岛素(x)的回归方程为 $\hat{y}=15.776\,0-0.310\,5x$,剩余标准差 $s_{y.x}=0.568\,8$。现欲使某糖尿病患者的血糖保持在正常范围上限 6.72 mmol/L 附近,问应将患者血中的胰岛素控制在什么水平上?

取 95% 的附控制水准,按公式(9-17),以 $s_{y.x}$ 代替 s_y,将 6.72 作为单侧预测区间的 95% 的上限,则有:

$6.72=\hat{y}+t_{0.05(13)}s_{y.x}$

已知 $s_{y.x}=0.568\,8$,查 t 界值表得:单侧 $t_{0.05(13)}=1.771$,则:

$6.72=(15.776\,0-0.310\,5x)+1.771\times0.568\,8$

解方程得 $x=32.41$。即只要把胰岛素水平控制在 32.41 mu/L 以上,就有 95% 可能使血糖不超过正常范围上限 6.72 mmol/L。

第三节　等级相关

一、等级相关的概念

等级资料的直线相关分析称等级相关(rank correlation),这是一种非参数的统计方法。适用于下列情况:①不服从双变量正态分布而不宜作积差相关分析的资料;②总体数据的分

布类型未知的资料;③原始数据是用等级资料表示的资料。等级相关的分析方法有多种,最常用的为 Spearman 法。

Spearman 等级相关(C. Spearman,1904)的基本思想是:分别对两个观察指标的观察值 x 和 y 作秩变换,用秩次 R_x 和 R_y 表示,样本等级相关系数用 r_s 表示,总体等级相关系数用 ρ_s 表示。

r_s 的计算公式为

$$
\begin{aligned}
r_s &= \frac{\sum (R_x - \bar{R}_x)(R_y - \bar{R}_y)}{\sqrt{\sum (R_x - \bar{R}_x)^2 \sum (R_y - \bar{R}_y)^2}} \\
&= \frac{\sum R_x R_y - (\sum R_x)(\sum R_y)/n}{\sqrt{\left[\sum R_x^2 - (\sum R_x)^2/n\right]\left[\sum R_y^2 - (\sum R_y)^2/n\right]}}
\end{aligned}
\tag{9-19}
$$

式中:R_x 和 R_y 分别表示 x、y 的秩次;n 为对子数。

样本等级相关系数用 r_s 也是总体等级相关系数 ρ_s 的估计值。r_s 介于 -1 和 1 之间,r_s 为正,表示正相关;r_s 为负,表示负相关;r_s 等于零为零相关。

二、等级相关系数的计算与检验

例 9-5 在肝癌病因研究中,调查了 10 个地区肝癌死亡率(1/10 万)与食物中黄曲霉毒素 B_1 相对含量(以最高含量为 10),资料如表 9-4 所示,试用等级相关检验它们之间的关系。

表 9-4 肝癌死亡率与黄曲霉毒素 B_1 相对含量

地区编号	黄曲霉毒素 B_1 x	相对含量 R_x(秩次)	肝癌死亡率 y	(1/10 万) R_y(秩次)	R_x^2	R_y^2	$R_x R_y$
1	0.7	1	21.5	3	1	9	3
2	1.0	2	18.9	2	4	4	4
3	1.7	3	14.4	1	9	1	3
4	3.7	4	46.5	7	16	49	28
5	4.0	5	27.3	4	25	16	20
6	5.1	6	64.6	9	36	81	54
7	5.5	7	46.3	6	49	36	42
8	5.7	8	34.2	5	64	25	40
9	5.9	9	77.6	10	81	100	90
10	10.0	10	55.1	8	100	64	80
合计		55		55	385	385	364

H_0:总体的相关系数 $\rho_s = 0$;

H_1:总体的相关系数 $\rho_s \neq 0$;

$\alpha = 0.05$。

$$
r_s = \frac{\sum R_x R_y - (\sum R_x)(\sum R_y)/n}{\sqrt{\left[\sum R_x^2 - (\sum R_x)^2/n\right]\left[\sum R_y^2 - (\sum R_y)^2/n\right]}} = \frac{364 - \dfrac{55 \times 55}{10}}{\sqrt{\left(385 - \dfrac{55^2}{10}\right)\left(385 - \dfrac{55^2}{10}\right)}} = 0.745
$$

关于等级相关系数的检验:

（1）当 $n \leqslant 50$ 时，用查表法，利用样本含量 n 查等级相关系数 r_s 界值表（本书后附表 9-2）。

本例 $r_s = 0.745$，查 r_s 界值表 $r_{s(0.01,10)} = 0.745$，$r_{s(0.05,10)} = 0.648$，$r_{s(0.01,10)} = r_s > r_{s(0.05,10)}$，$0.01 = P < 0.05$，按 $\alpha = 0.05$，说明肝癌死亡率与黄曲霉毒素 B_1 相对含量间存在正相关，即肝癌死亡率随食物中黄曲霉毒素含量的增加而升高。

（2）当 $n > 50$ 时，可按公式 9-20 计算统计量 t 值，作 t 检验。

$$t = \frac{|r_s|}{\sqrt{(1 - r_s^2)/(n-2)}}, \quad \nu = n - 2 \tag{9-20}$$

第四节　直线相关与回归应用时的注意问题

一、直线相关与回归的区别与联系

1. 区别

（1）在资料要求上，如果 x 可以精确测量和严格控制，回归只要求应变量 y 为随机变量且服从正态分布，此种回归属于 I 型回归；如果 x 和 y 需要相互推断，则要求 x、y 为随机变量且都要服从正态分布，此资料类型属于 II 型回归。

（2）在应用上，相关分析用于说明两变量间的相互关系，描述两变量 x、y 相互之间呈线性关系的密切程度和方向；回归分析用于说明两变量间的依存关系，可以用一个变量的数值推算另一个变量的数值。

2. 联系

（1）正负符号：在同一资料中，计算 r 与 b 值的符号应该相同。

（2）假设检验：在同一资料中，r 与 b 值的假设检验的统计量 t 值相等，即 $t_r = t_b$。

（3）r 与 b 换算关系如下：$b = r\sqrt{l_{x \cdot y}/l_{y \cdot x}}$。在 II 型回归中：$r = \sqrt{b_{x \cdot y} b_{y \cdot x}}$。

（4）用回归解释相关：相关系数 r 的平方称为决定系数，也称为相关指数。公式为 $r^2 = \dfrac{l_{xy}^2}{l_{xx} l_{yy}} = \dfrac{l_{xy}^2 / l_{xx}}{l_{yy}} = \dfrac{SS_{回}}{SS_{总}}$，其值在 0~1 之间。决定系数表示 y 的变异中可由 x 解释的部分占总变异的比例。因此 r^2 越接近于 1，说明应用相关分析的意义越大，即贡献越大；相反的意义亦成立。

二、应用直线相关与回归时的注意事项

1. 对相关分析的作用要正确理解　相关分析只是以相关系数来描述两个变量间直线关系的密切程度和方向，并不能阐明两事物或现象间存在联系的本质；即使存在相关关系，也并不能说明是因果关系（相关关系中有的是因果关系，有的不是因果关系）。要证明两事物间的内在联系，必须凭借专业知识从理论上加以阐明。但是，当事物间的内在联系尚未被认识时，相关分析可根据它们的数量关系给理论研究提供线索。

2. 相关和回归都是分析两变量间关系的统计方法　相关表示相互关系，回归表示依存关系。与相关分析一样，回归分析前也必须先作散点图，以判断两变量间的关系是否为线性趋势，有无离群点等。

3. 积差和法相关与等级相关的应用范围是不同的　积差和法相关计算相关系数 r 适用

于双变量正态资料;等级相关可用于难以判定其总体究竟属何种分布的资料,因而应用范围较广。一般来说,能用积差和法相关计算的资料不应用等级相关计算。因此,资料明显呈偏态分布或者原始资料只能用等级划分或难以判定资料属何种分布的,才宜按等级相关处理。

4. 回归系数的统计学意义　不能仅根据回归系数假设检验之 P 值判断回归效果的优劣,因 P 值除与回归系数的大小有关外,还与样本含量有关。对于判断大样本回归系数的统计学意义尤其要谨慎。要想说明回归的贡献大小,需用决定系数 r^2 作定量的度量。

5. 回归方程的使用范围　为自变量 x 原观察数据的范围,而不能随意外推,因为我们并不知道在这些观察值的范围之外,两变量间是否也存在同样的直线关系。

知识拓展

卡尔·皮尔逊(Karl Pearson)是 19 和 20 世纪之交罕见的百科全书式的学者,是英国著名的统计学家、生物统计学家、应用数学家。他在统计学方面的主要贡献是:①导出一般化的次数曲线体系。②提出卡方(χ^2)检验。③发展了相关和回归理论。④重视个体变异性的数量表现和变异数据的处理。

复习思考题

1. 相关与回归的联系与区别是什么?
2. 某资料 X 与 Y 的相关系数为 $r=0.8$,查 r 界值表,得 $P>0.05$,可否认为 X 与 Y 有较密切的相关关系?
3. 应用直线相关与回归分析时应注意哪些问题?
4. 剩余标准差的意义与用途是什么?
5. 要使直线相关回归方程稳定性好,应当注意什么?
6. 有两组适宜作相关和回归分析的资料,如剩余平方和 $SS_{剩1}=SS_{剩2}$,是否必然有 $r_1=r_2$?
7. 某人喜得贵子,庭前种棵小树,每年测子高与树高,10 年后积累了子高与树高数据。用直线相关分析,其结论:子高与树高具有相关性。请加以评述。
8. 下列哪个式可出现负值　　　　　　　　　　　　　　　　　　　　　　　　　　(　　)
   A. $\sum(X-\bar{x})^2$　　　B. $\sum Y^2-(\sum Y^2)^2/n$　　C. $\sum(Y-\bar{Y})^2$
   D. $\sum(X-\bar{x})(Y-\bar{Y})$　　E. 以上都不是
9. $\hat{Y}=14+4X$ 是 1～7 岁儿童以年龄(岁)估计体重(市斤)的回归方程,若体重换算成国际单位千克,则此方程式有　　　　　　　　　　　　　　　　　　　　　　　　(　　)
   A. 截距改变　　　B. 回归系数改变　　　C. 两者都有改变
   D. 两者都不改变　　E. 无法确定
10. 相关系数假设检验的无效假设为　　　　　　　　　　　　　　　　　　　(　　)
    A. r 来自 $\rho=0$ 的总体　B. r 有高度相关性　C. r 不来自 $\rho=0$ 的总体
    D. r 来自 $\rho>0$ 的总体　E. r 来自 $\rho<0$ 的总体
11. $|r|>r_{0.05(\nu)}$ 时,可认为两变量之间　　　　　　　　　　　　　　(　　)
    A. 有一定关系　　　B. 有正相关关系　　　C. 有直线关系
    D. 一定有直线关系　　E. 有负相关关系
12. 已知 $r_1=r_2$,那么　　　　　　　　　　　　　　　　　　　　　　　(　　)
    A. $b_1=b_2$　　　B. $t_{b1}=t_{b2}$　　　C. $t_{r1}=t_{r2}$
    D. $t_{r1}=t_{b1}$　　E. 以上都不是
13. S_{yx} 和 S_b 分别表示　　　　　　　　　　　　　　　　　　　　　(　　)

A. $\overline{Y}$ 的离散程度和 b 的抽样误差

B. $\hat{Y}$ 对 Y 的离散程度和标准估计

C. Y 和 x 的离散程度和 b 的抽样误差

D. Y 对 $\hat{Y}$ 的离散程度和 b 的抽样误差

E. 以上都不是

14. 回归系数的假设检验　　　　　　　　　　　　　　　　　　　　　　（　　）

  A. 只能用 r 的检验代替　　B. 只能用 t 检验　　　　C. 只能用 F 检验

  D. 只能用 Q 检验　　　　E. 三者均可

15. 同一双变量资料,进行直线相关与回归分析,有　　　　　　　　　　（　　）

  A. $r>0,b<0$　　　　　　B. $r>0,b>0$　　　　C. $r<0,b>0$

  D. $r>0,b<0$　　　　　　E. r 与 b 的符号毫无关系

16. 10 名 20 岁男青年的身高与前臂长度如下:

身高 x（cm）	170	173	160	155	173	188	178	183	180	165
前臂长 y（cm）	47	42	44	41	47	50	47	46	49	43

(1) 计算相关系数。

(2) 如有相关,则用回归方程式来描述其关系绘制回归线。

17. 某地中小学近视性眼底改变资料如下,试分析年级高低与视力不良程度的关系。

年级	视力不良程度			合计
	轻	中	重	
小学生	20	43	33	96
初中生	30	62	62	154
高中生	37	51	62	150
合计	87	156	157	300

（孙　峰）

第十章　实验设计

第一节　实验设计的意义

一、医学研究的基本过程

医学研究以创造知识、整理知识为主要内容，是在专业理论的指导下，围绕人类健康问题对尚未研究或尚未深入研究的事物进行探讨，旨在于揭示事物的内部联系与客观规律，回答和解决所提出的新观点、新技术。它是促进医疗卫生事业发展的重要途径，现已成为医学工作者必不可少的工作内容。

医学研究是以课题来具体展开的，课题是为解决学科专业问题，形成具有具体目标、具体设计和实施方案的科学研究的最基本单元。一项课题研究计划的制订是其必不可少的重要环节之一，它要求研究人员具有丰富的专业知识和统计学知识。一项研究成功与否，关键在于是否能够为了达到研究目的而设计出合理的研究方案。合理的研究方案所要求的基本过程大致可分为以下六个阶段：

①明确研究的具体目标，建立科学假设

↓

②查阅并评价文献资料，为假设提供依据

↓

③制订研究设计方案和技术路线

↓

④实施研究计划

↓

⑤整理、分析研究结果

↓

⑥解释研究结果，评价科学假设，发表研究结果

绝大多数医学研究的过程均包含了统计工作，从统计工作的步骤来看，一般分为研究设计、搜集资料、整理资料和分析资料四个阶段。它们是密切联系、前后呼应不能截然分开的

整体。其中,研究设计是影响研究成功与否最关键的一环,研究设计是提高研究质量的重要保证,因此,研究人员必须具备一定的研究设计知识;在研究计划的指导下,完整、正确地搜集资料,才能整理、分析出真实的结果,得到可靠的结论;同时,要验证专业假设,必须通过分析一定的效应指标才能实现,这就又决定了应搜集哪些资料和怎样搜集、整理资料。

二、实验设计的意义

医学科学研究通常分为两大类:调查(survey)和实验(experiment)。它们区别在于调查所观察的单元(unit)受许多环境条件的影响,它们处于没有人为干预的"自然状态",如调查某地 35 岁居民的平均血压,研究人员只是通过测量该地所有 35 岁居民的血压(总体),但没有施加任何"干预"。而实验是研究者将人为控制的研究因素施加给研究对象(单元),观察其变化及结果,例如要研究某药物对居民血压的影响,研究人员可将样本分为实验组和对照组,前者服用该药物,后者服用安慰剂或者常规药物,一段时间后,对比两组居民血压变化情况,此属实验研究。因此,研究设计也就分为调查设计和实验设计,两者既有区别又有联系。本章主要介绍实验设计的有关内容。

在科学研究中,我们把合理地安排各种实验因素,正确地估计样本含量的大小,严格地控制实验误差,用较少的人力、物力、财力和时间,最大限度地获得丰富而可靠的资料,称之为实验设计(experimental design)。一份良好的研究设计,应该是专业设计和统计设计的有机结合。专业设计保证了研究课题的先进性和实用性,而统计设计则保证了研究课题设计的科学性、经济性和可重复性(reproduction)。这里的实验设计是指从统计学的角度来研究如何安排实验并对实验结果进行统计分析的一门学问,是医学研究的共性问题。

必须强调的是,没有良好的研究设计,就得不到准确可靠的结果,而此时想利用统计方法来弥补的做法,是不科学而且非常有害的。

在实际工作中,习惯上将以动物为对象的实验,称为动物实验(animal experiment);以人为对象的实验,称为试验(trial)。它又分为临床试验(clinical trial)和社区干预试验(community intervention trial),后者的特点是在社区人群中采取干预措施,如经过健康促进干预措施后,社区居民中的高血压患者血压有无下降等。从统计学的角度来看,无论是动物实验,还是以人为对象的试验,其基本原理和步骤都有共同之处,但试验是以人为研究对象的,人具有思想,存在心理活动和社会活动,不可能像动物那样,任意严格地控制措施,因此,研究者更要缜密地设计,采取相应的措施控制误差,以保证研究结果不受干扰或干扰因素在组间被平衡。

第二节　实验研究的基本要素

实验研究和其他的医学研究一样,其基本要素包括处理因素、实验(受试)对象和实验效应。这三个要素组成了完整的实验设计方案,缺一不可。如何正确选择三大要素是实验设计中专业设计的关键问题。因此设计时,需要首先明确这三个要素,并据此而制订具体的研究计划。

一、处理因素

1. 处理因素　亦称实验因素,简称为因素(factor),在医学科学研究中,研究者常常要了解实验因素对实验指标的影响,它是人们有意识地给予和控制的。例如用某种药物治疗高血压患者,观察比较两组患者血压的变化趋势,该研究中所用的药物称为处理因素。若一次实验中只研究一个因素对实验指标的影响,称为单因素试验;若一次实验中要研究两个或多个因素对实验指标的影响,称之为多因素试验。

2. 因素水平　简称为水平(level),一个因素的不同数量等级或不同状态叫做水平。例如在高血压治疗中药物的不同剂量,就是药物的不同水平。

3. 实验处理　简称为处理(treatment),是指实验对象在实验过程中所具体接受的某一因素或多个因素不同水平的组合。在单因素实验中,因素的某一水平就是一种处理;如研究某种药物治疗高血压的疗效,药物即为处理因素;在多因素实验中,不同因素的不同水平的组合称之为处理,如研究高血压综合治疗的效果,药物治疗与体育锻炼结合亦为一种处理。在同一项研究中,处理应该自始至终保持一致(标准化),不能因任何原因中途改变。

医学研究中影响实验结果除了处理因素之外,还受到一些非处理因素(又称为干扰因素或混杂因素)的影响,它们在实验过程中也起作用,往往会掩盖处理因素对效应的真实情况,而我们的研究只希望观察真实的实验因素效应,因此,对于混杂因素的控制,是研究人员必须要考虑的问题。常见的控制方法有下面两种,一是在实验设计阶段控制混杂因素的影响:①随机化:即研究对象随机分配到各组中,使混杂因素均匀地分布在实验组和对照组中。②限制:针对混杂因素,在研究对象选择时加以限制。如在研究吸烟与肺癌的关系时,考虑到年龄和性别可能是潜在的混杂因素,可以选择 40~60 岁的男性作为研究对象。③匹配。是指根据实验组的混杂因素的分布状况选择对照组,使两组间混杂因素分布相同。如作为研究对象的患者年龄有时成为某药疗效的一个混杂因素,可将对照组的年龄组成与试验组的年龄组成基本保持一致。二是在设计阶段由于种种原因对混杂因素未加控制或不便控制等,在统计分析阶段可考虑用统计学手段来分析混杂因素对结论的影响,常用的有分层分析、标准化分析及多元分析(如多元 logistic 回归等)。

二、实验对象

实验对象简称为对象(subject)或单元(unit),是指研究者根据不同的研究目而确定的施加处理的对象。实验对象从个体的角度可以是人或动物,从微观的角度可以是指某个器官、组织、细胞,甚至是 DNA 片断等,从宏观的角度而言,也可以是一个社区、一所学校、一个单位等。

在实验进行前,必须对研究对象的条件作出明确的规定,以确保研究对象的同质性。所有满足条件的研究对象就是该研究的总体,而实际参与实验的研究对象就构成了样本,只有样本真正具有代表性时,研究结果才有普遍性和推广价值。实验对象一般要求具备合乎实验目的的要求,例如患者必须确诊、无并发症(同质),动物必须纯种、健康等,如果同质性不好,研究的结论就受到怀疑;对处理要敏感,如医学上要研究呕吐现象,一般采用猫作为实验对象,因为猫对呕吐反应最敏感,且其呕吐机制等方面与人类最接近;变异要小、稳定,实验动物最好采用同胎动物;要有普遍意义或接近人类的反应,灵长类动物作为实验对象是很理想的选择,但常常不易做到。

三、实验效应

实验效应简称为效应(effect),是指受试对象接受实验处理后所出现的实验结果,通常由人或动物相应的各项指标(即变量)来表达。效应指标的选定和测定方法的选择事关研究的成败,根据实验目的的不同,一般对效应指标的要求有下面几点:

1. 针对性　指标要能够评价实验的效果、验证实验前所提出的假设。

2. 客观性　客观指标易被接受,也易被他人重复,所以指标的客观性很重要。但医学上存在一些客观指标不能反映患者的主观感觉,如止痛药的止痛效果等,目前尚没有很好的客观指标能够反映,故主观指标也不能完全抛弃。

3. 测量指标应首选数值变量,后选分类变量,有序分类变量介于两者之间。

4. 实验指标选定后,其测定方法要选精密度高、准确性好、特异性强、敏感性好的方法。在临床上还要强调无损害性、是否经济、速度快慢、操作是否方便等。

医学研究常常借助于实验与测量对机体的体液、细胞或环境物质等进行观察。由于被测量的数值形式常常不能以有限位数表示,又由于人们认识能力的不足和科学水平的限制,因此实验中测得的值与它的真实值并不一致,这种矛盾在数值上的表现就是误差。随着科学水平的提高、人们操作水平和知识的积累,误差可以被控制得愈来愈小,但不可能使误差降低为零。误差产生的必然性已为实践所证实。故凡实验结果都具有误差,误差自始至终存在于一切科学实验的过程中,这就是误差公理(law of errors)。因此,在获得实验效应时,要注意对误差的控制。

误差之所以上升到理论研究,这是由于医学上所进行的实验与测量,目的在于研究生物机体内以及环境所发生的量变现象,借以认识疾病发生、发展的客观过程,从而达到疾病的防治目的,而误差常常会歪曲这些客观现象。我们要研究疾病发生、发展的客观规律,就必须分析实验测量时产生误差的原因和性质,正确处理数据,以减小误差的发生。在计量科学和实验工作中,其结果是否可靠,除了仪器、仪表的性能外,还取决于实验研究的理论和误差分析是否正确。误差理论可以帮助我们正确组织医学实验和测量,合理地设计仪器、选用仪器及选定测量方法,使我们以最经济的方式获得最有效的结果。

1. 实验误差的定义

(1) 绝对误差(absolute error):测量值与真值之差,简称误差。

$$绝对误差＝测量值－真值。$$

真值是在某一时刻和某一位置或状态下,某量的效应所体现出的客观值或实际值。一般说来,真值是未知的,通常是指用最精密和最准确的手段和严格的实验条件下所测定之值。这种值当然也是相对的。

(2) 相对误差(relative error):绝对误差与真值之比。

$$相对误差(\%)＝绝对误差÷真值×100\%$$

2. 实验误差的种类及产生原因

(1) 系统误差(systematic error):在同一条件下多次测定同一量时,误差的绝对值和符号保持恒定;或在条件改变时,按某一确定的规律变化的误差。其产生原因主要有:标本系统误差(亦称抽样系统误差),有些实验室对标本的采取、送检和处理不当,缺乏严格的标本采取和送检制度,或由于抽样不均匀、分配不随机等因素形成的误差,使测定结果偏离真值;试剂系统误差,有些实验室对试剂贮存、规格要求不严,配制试剂又不鉴定,以致在较长时间里形成稳定的误差因素,使实验室测定结果过高或过低;仪器系统误差,如实验室引入的仪器不校准,不弄清仪器的影响因素或不按要求操作而形成实验室稳定误差因素而产生的系统误差;方法系统误差,由于实验方法以及研究可计算方法等理论不完善而引起的误差、测量人员在操作上的差异或调查询问时的倾向性暗示所引起的误差。

（2）随机误差（rando merror）:亦称偶然误差。在实际相同条件下多次测量同一变量时,误差的绝对值和符号的变化,时大时小,时正时负,没有确定的规律,不可以预料。但随着测量次数的增加,误差具有一定的分布规律,服从于总体均数为零的正态分布。其产生原因可以由于标本、试剂、器材、操作、环境等多种无法控制的微小作用因素作用的总和所引起。

（3）过失误差（gross error）:明显歪曲测量结果的误差。其特点是,误差值较大,无规律性,无重复性。其产生原因主要是人为的不实事求是,粗枝大叶,科学性不强,不规范操作,不负责任所致。

3. 实验误差的控制方法　针对误差产生的原因,过失误差是完全可以避免的,系统误差也可以通过以下三个基本方法加以消除:以修正值的方式加入测量值中消除之;在实验过程中消除一切产生系统误差的因素;在测量过程中,选择适当的测量方法,使系统误差可以抵消而不致带入测量值中。

随机误差是不可预料和控制的,但其分布有一定的规律性,这就给我们判断误差是否属于随机提供了根据。非随机误差（包括系统误差和过失误差）的分布没有规律,但明显偏离真值,使结果产生偏倚（bias）。

第三节　实验设计的基本原则

实验设计的主要作用是减少或避免非随机误差,控制随机误差,提高研究效率,因此针对误差产生的原因,在实验设计时必须遵循三个基本原则。R. A. Fisher 在 1935 年出版的《实验设计》一书中,最早提出了实验设计应遵循的对照、随机和重复三个基本统计学原则。

一、对照原则

前面已谈到实验效应除了受处理因素的影响外,常常还受到一些干扰因素（非处理因素）的影响。基于医学研究中许多疾病是能不治而愈或自行减轻和缓解的,影响疾病发生、发展的因素又是复杂多样的,不同个体间以及同一个体不同时期都明显存在着差异。因而,科研人员在科研设计时,一般都要求设立对照组（control group）。对照的基本要求是除了处理因素作有计划的变化外,实验组与对照组的其他条件应尽量保持一致,以减少非处理因素的干扰和影响（使两组的影响相互抵消）,便于正确地评价实验因素的效应。如 20 世纪 50 年代英国学者 A. B. Hill 采用临床对照试验（clinical control trial, CCT）的方法找到了抗结核病的特效药链霉素,改变了当时人们对结核的传统看法。

有比较才有鉴别。总之,设立对照的目的就是要平衡非处理因素的影响,以区分出处理的效应。而对照组与处理组间的均衡（balance）是保证正确显示处理效应的前提。这里所谓的均衡是指各对比组除了处理不同之外,其他重要的干扰因素应尽量保持一致。为做到这一点,医学研究中设立对照组要"对等、同步"。当对照组设立好以后,要对各对比组的基础情况（也称基线,base line）进行比较,以检验各组间的均衡性。

为保证对照的合理实施,在设计对照组的过程中应考虑以下几方面的均衡:受试对象条件要一致,各组实验对象具有同质性;实验条件要一致,并贯穿在实验过程的自始至终,包括实验的环境和仪器设备条件等诸方面;研究者或操作者对各组的观察、操作要求应一致,最好是同一人员;实验的时间和顺序应一致,比较各组的实验时间和顺序应同时进行或随机交叉进行,不能先做一组,后做另一组。

　　合理的对照还要求对照组与实验组的样本含量尽可能相等或接近,这样实验的效率最高,在科学研究中给对照组只安排几例的做法是不可取的。在临床试验中有时为避免患者及医生的偏性,而采用"双盲法"(double blind method),即受试对象和实施者都不知道研究对象分组情况。这种方法虽然科学性较强,但实施并非简单,有时还会涉及伦理学问题。

　　对照的分类可从不同的角度来进行:

　　(1) 按时间来分,对照可分为历史对照和同期对照。历史对照是以本人过去的研究或他人的研究结果作为对照,这种对照在使用时要特别注意资料的可比性,一般实验研究不宜提倡;同期对照使用较多。另外,标准对照是临床上常用的对照方法,是指以理论值或正常值作对照,而不专门设对照组,如临床研究药物的疗效时,可用现有的标准治疗方法作为对照组。

　　(2) 按实验对象来分,可分为自身对照和实验对照。自身对照是指对照和处理在同一对象身上进行,如药物治疗前后作比较,身体一侧作对照而另一侧作处理;实验对照是指对照组和处理组的对象除处理因素不同外,还伴随一个实验因素的差别。如观察赖氨酸对儿童生长发育的影响,处理组儿童食用强化赖氨酸的面包,对照组儿童食用未强化赖氨酸的面包,这里处理因素是强化赖氨酸,而面包是对本研究有影响的在实施处理因素时伴随的实验因素,应使之在处理组和对照组相同。

　　(3) 按对照组接受的处理不同来分,又可分为空白对照和相互对照。空白对照是指不施加任何处理的"空白"条件下观察的对照;而相互对照则指各实验组间互为对照,即对照组也施加了某种处理,如临床比较新药与传统药物的疗效,常以给传统药物组的患者作为对照组。

二、随机原则

　　1. 随机(rando mization)的概念　　是指为了保证各对比组间非处理因素分布尽可能一致而采取的一种统计学措施。它体现在随机抽样和随机分组两个方面。前者即在抽样研究中是指总体中每个单元(个体)都有相等的机会被研究者抽取为样本,包括单纯、系统、分层、整群及多级抽样,实施时常几种方法结合使用;而后者是指在实验研究中,每个实验对象都有相等的机会分配到处理组或对照组,分组的顺序要求无人为因素的影响。

　　2. 随机的作用　　避免主观因素的参与;打破原来实验对象排列的系统性,以控制系统误差;对于实验中一些意想不到的因素起平衡作用;它是统计推断的基础。

　　3. 随机的工具与方法　　常用的随机化工具有硬币、骰子、随机数字表、随机排列表以及计算机(器)伪随机数发生函数等。其实现方法结合后述的具体设计方法,再作介绍。

　　需要强调的是,"随机"不等于随便,它不能克服不良的实验技术对研究结果的影响。

三、重复原则

　　前面提到实验对象之间的差异是不可避免地存在,因而在科学实验中只有一个实验对象或一次试验常常不能说明问题,需要有足够的研究对象数量或相同实验条件下多次实验,以避免偶然性,便于得出统计学结论,这种足够的研究对象数量或相同实验条件下多次实验称为重复(replication)。那么,是不是重复越多越好呢? 也不尽然,实验对象太多,工作量增大,消耗大量人力、物力、财力和时间,具体工作(搜集资料的过程)就不易做仔细,结果反而可能影响科研的质量。究竟在研究中需要多少实验对象,即统计学上所谓的样本含量 (sample size)估计问题,请参阅有关样本含量估计的专著。

第四节　实验设计的常见类型

一、完全随机设计

1. 基本概念　完全随机设计(completely randomized design)是医学科研中最为常用的一种设计方法。它是将实验对象用随机的方法分配到各个处理组或对照组中,进行实验并观察实验效应,或分别从不同的总体中随机抽样进行对比观察的一种设计方法。这是一种单因素设计,因素水平可以是两个或多个。

2. 随机化分组的方法　如前所述,用于随机化的工具可有多种,较为常用的是查随机排列表,举例说明如下。

例 10-1　设有 15 名患者,试用随机排列表将他们分成三组。先将这批患者按照入院号编号为 1,2,…,15,然后在随机排列表内(见本书后"附表 10-1 随机排列表")随意确定一行,譬如从附表 10-1 第 8 行第 1 个数字开始,舍去 15~19,依横向抄录 0~14 的数字,它们依次录于患者编号下面。按预先规定,将随机数字为 0~4 者分入 A 组、5~9 者分为 B 组、10~14 者分为 C 组,结果列入表 10-1 中。

表 10-1　15 名患者随机化分组情况

患者编号	1	2	3	4	5	6	7	8	9	10	11	12	13	14	15
随机数字	3	2	6	1	13	8	14	0	9	11	5	4	10	7	12
归　　组	A	A	B	A	C	B	C	A	B	C	B	A	C	B	C

最后各组内患者的编号为

A 组:　1　2　4　8　12

B 组:　3　6　9　11　14

C 组:　5　7　10　13　15

3. 统计分析　若效应指标是定量资料,则两组比较可采用两个独立样本资料的 t 检验或秩和检验,多组比较用单因素方差分析(one-way ANOVA)或多个独立样本资料的秩和检验等;若效应指标是定性资料可采用 χ^2 检验等。各组的重复数(样本含量)可以相同,也可以不同,但以各组样本含量相等时统计效率最高。

4. 完全随机设计的优缺点　本设计方法简单、灵活、易理解,处理数以及重复数都不受限制,这样可以充分利用全部试验单元;统计分析也较简单;样本含量的估计较简单;如果某个实验对象发生意外,信息损失小于其他设计,对数据的处理影响不大。由于本设计对非处理因素的干扰,单纯靠随机化的办法来对各处理组进行平衡,缺乏有效的控制,因而其实验误差往往偏高,精确度较低。所以该设计一般只用于在实验对象同质性较好的条件时,而实验对象的变异较大时,该设计不提倡使用。

二、配对设计

1. 配对设计(paired design)的概念　由于实验结果的随机误差是不可避免的,当个体与个体的差异(指非处理因素)不均匀时,将那些个体之间的差异较小的研究对象配成若干对子,每对中的两个对象再用随机化的办法分配给相应的处理组和对照组。这些配对条件保证了非处理因素在处理组和对照组间的均衡,以达到降低实验误差之目的。

2. 医学研究中常见的配对设计

(1) 基本的配对设计:动物实验中,常将同种属、同窝别、同性别等组成对子,再用随机化的方法将每对中的动物分配到处理组和对照组中去;临床试验中,常将性别相同,年龄、职业相近,病情、病型(期)相同或相近的两个患者配成对子,再用随机化的方法将每对中的研究对象分配到处理组和对照组中去。

(2) 扩展的配对设计

1) 同一份标本一分为二,分别用两种不同的检测方法测量某一指标,然后比较两种检测方法,此属自身配对设计(self-controlled design),在概念上作了扩展。如结核患者痰培养,同一患者的痰可用甲、乙两种方法来培养,也属自身配对(同时对照)。

2) 将对象接受处理前的变量值作为对照值,处理后的变量值作为实验值,观察一定样本含量的对象,此属自身配对设计,在时间上作了扩展。在临床上药物治疗前后的比较,该设计不适用于慢性反复发作的疾病、自限性疾病等。如高血压患者使用降压药前后的血压变化,属自身配对(前后对照),但两次测定的时间不能相隔太久,否则可能由于时间因素的影响而不符合配对的定义。

3) 同一观察对象的两侧器官或组织分别给予不同的处理,观察其效应,此属自身配对设计,在空间上作了扩展。该设计适用于临床上的局部作用的研究,如皮肤过敏试验、扩瞳药等。

3. 随机化分组方法

例 10-2 若有 16 名高血压患者作为研究对象,已按性别相同,体重、年龄相近等要求配成 8 对,试将这 8 对研究对象随机分至甲、乙两组之中。

先将这 16 名研究对象编号,第一对对象中的第一个编为 1.1,第二个编为 1.2,余类推;再从附表 10-1 中任意指定一行,譬如说第 3 行,舍去 8~19 数字,横向抄录 8 个随机数字于研究对象编号下方,并规定遇奇数取甲乙顺序,遇偶数取乙甲顺序。结果列入表 10-2 中。

表 10-2 8 对研究对象随机分入甲乙两组

对象编号	1.1	1.2	2.1	2.2	3.1	3.2	4.1	4.2	5.1	5.2	6.1	6.2	7.1	7.2	8.1	8.2
随机数字	1		2		0		3		7		4		5		6	
归 组	甲	乙	乙	甲	乙	甲	甲	乙	甲	乙	乙	甲	甲	乙	乙	甲

这样两组对象的分配情况如下:

甲组:1.1 2.2 3.2 4.1 5.1 6.2 7.1 8.2

乙组:1.2 2.1 3.1 4.2 5.2 6.1 7.2 8.1

4. 统计分析 若效应指标是定量资料可采用配对资料 t 检验、方差分析、配对符号秩和检验等;若效应指标是定性资料可用配对 χ^2 检验等。

5. 优缺点 配对设计除降低实验误差,提高实验的精确度外,它还可以扩展到空间、时间诸方面(上述)。在实际工作中,配对条件不能过多、过严,否则,按照要求将实验对象难以配成对子,尤其是在临床科研中。

三、随机区组设计

1. 随机区组设计(randomized block design)的概念 也称为配伍组设计。该设计首先是在农业试验中提出来的,认为小麦的产量不仅受其品种(处理)的影响,还受田块(block,区组)的影响。因此,将每个田块再分成几个单元(unit),每个单元所接受的处理(即不同品种的小麦)是随机的,这样的设计既可分析处理的作用,也可分析田块的影响,提高了试验效率。

应用到医学领域的科学实验,如将相同特征的患者(同性别,年龄、病情程度相近等)按处理数的多少(比如是 k 个)归为一个区组(block),至于同一区组内每个患者接受何种处理,则是随机的。本设计是配对设计的一种扩展,当 k 为 2 时,本设计就是配对设计。如果临床试验中,同一批研究对象除了治疗前后测定了某指标外,在治疗过程中还测定了该指标,该设计从自身配对设计扩展为配伍设计,一个对象即为一个区组。

2. 随机区组设计的设计方法　首先设置"区组",将性质相同或相近的实验对象归为一个区组,每个区组的例数就是处理组数;再将区组随机化,即各区组内的实验对象用随机化的方法,决定它们被分到哪一个处理组中。

例 10-3　现假设已按动物的基本特征设置好了 6 个区组,每个区组各有 4 个动物,如何进行随机化分组?

首先将第一区组的动物编为 1,2,3,4 号,第二区组的动物编为 5,6,7,8 号,其余类推,第六区组的动物编为 21,22,23,24 号。然后在随机排列表中任意指定 6 行,比如在附表 10-2第 6 至第 11 行,每行只取随机数字 1~4,舍去其他数字。每行对应一个区组,横向抄录随机数于各区组研究对象编号之下,1~4 分别对应 A、B、C、D 四组 (表 10-3)。

表 10-3　24 只动物区组内随机化分配情况

动物编号	1	2	3	4	5	6	7	8	9	10	11	12
随机数字	2	1	4	3	3	2	4	1	3	2	1	4
归　组	B	A	D	C	C	B	D	A	C	B	A	D
动物编号	13	14	15	16	17	18	19	20	21	22	23	24
随机数字	3	2	1	4	4	3	2	1	3	1	2	4
归　组	C	B	A	D	D	C	B	A	C	A	B	D

四组的动物编号分别为

A组: 2　8　11　15　20　22

B组: 1　6　10　14　19　23

C组: 4　5　9　13　18　21

D组: 3　7　12　16　17　24

3. 随机区组设计的统计分析　若效应指标是定量资料时,可采用两因素方差分析(two-way ANOVA)或多个相关样本资料的秩和检验(参阅其他统计专著)等。

4. 随机区组设计的优缺点　随机区组设计因为误差减低、均衡性好,可以提高实验效率,统计分析也较简易。但在统计分析时有一个假定,即区组与处理组间无交互作用,故不能分析交互作用。这种设计的主要缺点,是一个区组内的观察对象发生意外,整个区组只好放弃或者不得已而采取缺项估计。

四、交叉设计

1. 交叉设计(cross-over design)的概念　亦称为交叉配对设计。按照配对设计的方法将受试对象随机分成两组,按照设计好的实验次序,在各个时期对受试对象逐一实施两种处理,然后对比分析两种处理的效应。因两种处理因素先后作用于同一个受试对象,并且在各对受试对象之间交叉出现,故称为交叉设计。这种设计综合了自身比较和组间比较两种方法,设计效率较高。

2. 交叉设计的设计方法

例 10-4　以甲、乙两种药物(处理因素)治疗高血压病人 16 例,试用交叉设计的方法比较其疗效。

首先设定每组观察两个阶段,实施顺序 A 组为甲乙,B 组相反为乙甲。具体实施方法如下:将同质的受试对象随机分成 A、B 两组(方法同例 10-2),第一阶段 A 组接受甲处理,B 组接受乙处理;第二阶段两组处理因素相互交换,即 A 组接受乙处理,B 组接受甲处理。每一阶段结束后检测相关效应指标。研究中两个阶段时期应该相同。

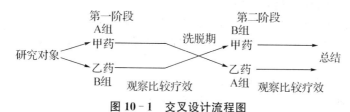

图 10-1　交叉设计流程图

运用交叉设计时要充分考虑到两个处理因素间的实验效应不能有蓄积及交互作用,为避免二者的相互沾染,两个阶段间的洗脱期要足够长,以保证受试对象不同阶段开始时条件基本一致,一般应大于 6~8 个半衰期。同时还需考虑生物作用的特点。

3. 交叉设计的统计分析　若效应指标是定量资料时,两阶段交叉设计可采用三因素方差分析或多个相关样本资料的秩和检验(参阅其他统计专著)等,得到处理间、阶段间及个体间的结果分析。若效应指标是定性资料时,可采用配对 χ^2 检验。

4. 交叉设计的优缺点　交叉设计兼有自身比较和组间比较的优点,同一受试对象先后交叉接受两种处理,可减少一半的样本量,同时可排除受试对象非处理因素、顺序效应的影响,实验效率高。资料分析时可得到处理间、阶段间及个体间的比较结果,可综合分析处理因素的有效性。但该设计实施周期较长,且设计的前提是受试对象先后条件一致,因而只适用于受试对象状态比较恒定而样本来源较少的研究,如慢性病患者的对症治疗药物的疗效观察,不适用于有自愈倾向和病程较短的疾病。

知识扩展

析因设计(factorial design) 对两个或两个以上因素的各水平的所有组合都进行实验的多因素实验设计方法。这种设计方法既可以分析各处理因素的主效应(独立效应),又可以分析因素间的交互作用,是一种具有全面性、均衡性的高效率设计方法。通过对析因设计的数据分析,可以获得:①各因素不同水平的效应大小;②各因素间的交互作用;③通过比较各因素各水平间的组合,找出最佳组合。析因设计是一个各因素水平完备的设计,但如果考虑的因素过多,则处理组数很多,工作量较大,因此设计时处理因素与水平数尽可能少而精,如果必须考虑多个因素多个水平时,建议选择正交设计等方法。

正交设计(orthogonal design):通过正交表和交互作用表,合理安排各因素,并对结果分析获得信息的多因素多水平实验设计方法。这种设计方法保留了析因设计的优点,同时避免了析因试验工作量繁重的弊端,是全面实验的部分实施。正交设计既可以分析各处理因素的主效应(独立效应),找出各因素最佳水平的最佳组合,又可以分析因素间的交互作用的性质,已广泛应用于医学研究各个领域。正交表是正交设计的专用工具,每个表还配有相应的交互作用表。将因素和交互作用合理地安排在正交表的表头是正交设计的关键,具体步骤详见相关论著。

复习思考题

1. 实验设计的基本原则是　　　　　　　　　　　　　　　　　　　　　　　　　　（　　）
    A. 随机、配对、盲法　　　　　　　　B. 重复、随机、均衡
    C. 随机、配对、均衡　　　　　　　　D. 齐同、均衡、盲法
    E. 随机、重复、对照

2. 实验设计和调查设计的根本区别是　　　　　　　　　　　　　　　　　　　　　（　　）
    A. 实验设计以动物为对象　　　　　　B. 调查设计以人为对象
    C. 实验设计可随机分组　　　　　　　D. 实验设计可人为设置处理因素
    E. 两者无区别

3. 实验研究和调查研究相比,主要优点是　　　　　　　　　　　　　　　　　　　（　　）
    A. 节省时间　　　　　　　　　　　　B. 节省人力
    C. 节省经费　　　　　　　　　　　　D. 干扰因素少
    E. 统计分析指标少

4. 作某疫苗的效果观察欲用"双盲"试验,所谓"双盲"即　　　　　　　　　　　　（　　）
    A. 试验组接受疫苗,对照组接受安慰剂
    B. 观察者和试验对象都不知道安慰剂的性质
    C. 观察者和试验对象都不知道谁接受疫苗谁接受安慰剂
    D. 试验组和对照组都不知道谁是观察者
    E. 两组试验对象都不知道自己是试验组还是对照组

5. 以下哪一项不是交叉设计的特点　　　　　　　　　　　　　　　　　　　　　　（　　）
    A. 节省样本量　　　　　　　　　B. 统计分析效率高
    C. 可进行个体间分析,也可进行处理间、阶段间分析
    D. 实施周期较长　　　　　　　　E. 可适用于各类疾病的研究

6. 对照组不施加处理因素,但施加某种实验因素的对照是　　　　　　　　　　　（　　）
    A. 实验对照　　　　　　　　　　B. 空白对照
    C. 历史对照　　　　　　　　　　D. 标准对照
    E. 相互对照

7. 实验研究的设计方法种类有哪些?

8. 何谓对照? 其意义和形式是什么?

9. 实验设计的基本要素和基本原则是什么?

10. 配对设计时,研究对象经过配对后,为什么还需再经随机化分组?

11. 完全随机设计与配对设计的主要区别,其各自的优缺点是什么?

12. 某研究者欲将 24 只大白鼠分成三组进行动物实验,要求每组动物数相等,试将其随机分入各组。

（张莉娜）

第十一章 统计表与统计图

统计表(statistical table)与统计图(statistical graph)是统计描述的重要工具，是从事医疗卫生工作者必须掌握的基本技能。

第一节 统 计 表

统计表是用表格的形式表达所要分析对象的数据特征、统计分析的结果或研究事物之间的关联，是统计描述和结果解释的基本手段。统计表种类繁多，有收集资料的观察表，整理资料的汇总表和统计计算用的统计分析表。本节主要介绍统计分析表的结构及要求。

一、基本结构

统计表由标题、标目、数字、线条和备注五部分组成(图 11-1)。

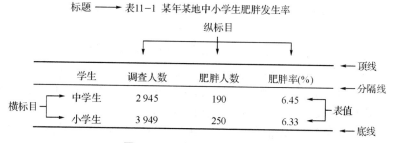

图 11-1 统计表的基本结构

二、内容与要求

1. **标题** 位于表的上方，包括表的序号与标题。表的序号一般用阿拉伯数字表示；标题概括了表的主要内容，包括分组标志和统计指标。分组标志常为处理因素、观察对象、方法等的分类，如表中学生分为中学生和小学生，统计指标为肥胖发生率，必要时交代时间地点。

2. **标目** 标目有横标目和纵标目之分。横标目常常是分组标志，位于表的左侧，是表中的主语，如表 11-1 中的"中学生"和"小学生"。若分组标志只有一个时，称为简单表；若分组标志多于一个，如上表除了分为中学生与小学生外，还按性别男女进行分组，则称复合表或组合表。两个标志可并列排放或将另一个放在纵标目的上方(表 11-1)。纵标目常为统计指标或计算这一指标的相关数据。总标目是对横标目和纵标目内容的概括，如表 11-1 中的"学生"即为横坐标目的总标目，纵标目的总标目在必要时才设置。制表时确定纵横标目最为关键。

表 11-1 某年某地不同性别中小学生肥胖发生率

学生	男			女		
	调查人数	肥胖人数	肥胖率(%)	调查人数	肥胖人数	肥胖率(%)
中学生	2 032	100	4.92	913	90	9.85
小学生	2 018	127	6.29	1 931	123	6.37

3. 数字 一律用阿拉伯数字;数字小数点上下要对齐,无小数点时可以为左对齐或右对齐;一般无数字用"—"表示;暂缺用"…"表示;0 为确切值。

4. 线条 统计表主要是突出数字,因而线条不宜过多,一般有顶线、底线和 1~2 条分隔线,即所谓的三线表、四线表。

5. 备注 有时表内数字要进行注解,一般放在表的下方,表内数字用"＊、＋、♯、△"标注。一张统计表的备注不宜太多。

第二节 统 计 图

统计图是利用点的位置、线段的升降、直条的高低、面积的大小来表示数据资料和指标,更加形象直观地反映统计量的大小及变化趋势,便于分析比较及理解记忆。统计图往往与统计表相结合以弥补各自的不足。

医学上常用的基本统计图形有条图、百分条图、百分圆图、线图、半对数线图、直方图、散点图和统计地图。

一、制图的基本要求

1. 根据研究目的和资料的性质选择合适的图形。

2. 需要一个标题以简明扼要地说明图的内容,其要求同统计表的标题,一般列在图的下方中央。

3. 纵横轴一般均有标目,且有单位,表示纵轴和横轴数字刻度的意义,纵轴与横轴等长或稍短(一般要求 5:7)。

4. 同一坐标内相互比较的事物放在一起,用不同颜色或图案加以区分,并附图例说明,图例即对图中不同颜色或图案代表的指标进行注释。

5. 尺度 横轴自左至右,纵轴自下而上,纵轴一般从 0 开始(半对数图与散点图例外)。

二、统计图的种类及绘制

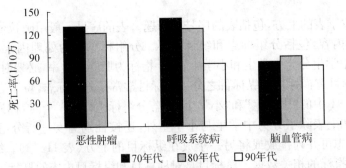

图 11-2 某地 20 世纪 70 年代、80 年代和 90 年代三种疾病死亡率的比较

1. 条图(bar graph)　用等宽的直条长短表示相互独立的事物某项指标的数值大小。条图有单式直条图和复式直条图两种。如图 11-2 所示,该图属于复式直条图,三个年代为一组,每组中有三个直条分别表示恶性肿瘤、呼吸系统病与脑血管病的死亡率。条图的纵轴必须从 0 开始,等间距分点,各直条等宽。为了便于比较,一般将被比较的指标从大到小顺序排列。

2. 构成图　构成图有圆图(pie graph)　与百分条图(percent bar graph)两种,表示事物各组成部分在整体中所占的比重。圆图见图 11-3。绘图时以圆的面积为 100%,各构成比乘以圆心角 3.6 度,自某刻度(如 12 点或 9 点)起顺时针方向,从大到小依次进行,若有两组相同资料进行比较,可将等大的两个圆并列排放,顺序相同,进行比较。百分条图是将直条全长作为 100%,将各构成比由大到小顺序排列(图 11-4)。

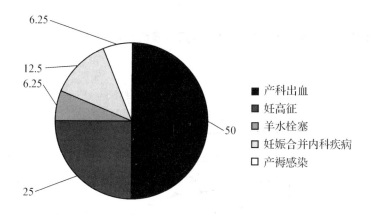

图 11-3　某地 2005—2008 年孕产妇死因构成

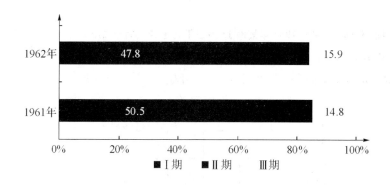

图 11-4　某矿 1961 年和 1962 年矽肺患者期别构成

3. 线图　线图是用线段的升降来表示某指标在时间上的发展变化趋势或某现象随另一现象变化的情况。线图根据纵横轴的刻度又可分为普通线图(line graph)和半对数线图(semilogarithmic line graph)。普通线图的纵横轴均为算术刻度,表示统计指标变化幅度,如图 11-5 表示 9 年来结核病死亡率的下降幅度大于白喉。而半对数线图的坐标中有一个坐标是对数刻度(图 11-6),表示 9 年来尽管两病的死亡率均呈下降趋势,但白喉的下降速率或比例高于结核病。由此可见两图的功用是不完全相同的。

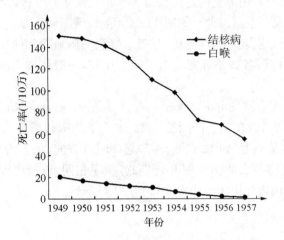

图 11-5　1949—1957 年某地 15 岁以下儿童结核病与白喉死亡率（1/10 万）

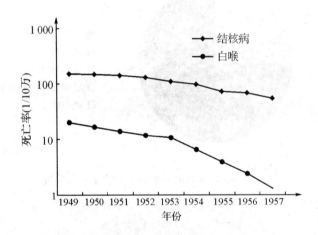

图 11-6　1949—1957 年某地 15 岁以下儿童结核病与白喉死亡率（1/10 万）

4. 直方图（histogram）　用矩形的面积表示各组段的频数或频率大小，用来表示资料的频数分布状况。应注意，纵轴的刻度必须从"0"开始，如图 11-7 所示。

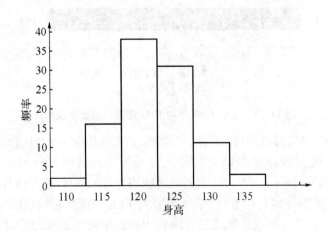

图 11-7　101 名 7 岁儿童的身高

5. 散点图(scatter diagram)　用点的密集程度和方向表示两变量之间的联系,如图 11 - 8 所示。

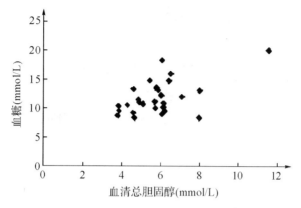

图 11 - 8　27 名糖尿病人的血糖与血清总胆固醇的关系

上述介绍的几种图形是统计图的几种基本图形,实际工作中根据研究目的和资料特点可将上述图形进行演化,如图 11 - 9 它将五个统计量,即中位数(中间横线)、P_{75}(箱子顶端)、P_{25}(箱子底端)、最大值(箱子外上端)和最小值(箱子外下端)用图形的方式显示出来,便于直观分析,可见,箱子越长,说明数据的离散程度越大,图 11 - 9 中可疑患者的 P_{25} 与最小值相等,故没有显示箱子外下端。

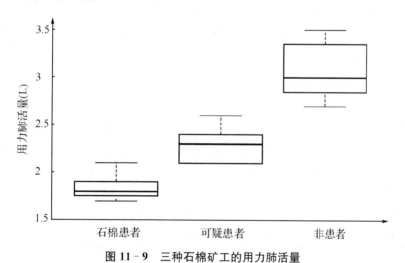

图 11 - 9　三种石棉矿工的用力肺活量

扩展知识

统计图除了常见的几种类型外,还有高低图(high-low charts)、面积图(area charts)、统计地图(statistical map)等。高低图是用多个垂直线段表示数值区域的统计图。可以是一组数据的范围(最大值-最小值),95%的置信区间(下限-上限),$\pm1.96 \cdot SD$(低值-均值-高值)等,如股票每天价格的波动范围。面积图类似折线图,只是将折线下的区域涂上颜色,不同组的数据采用不同的颜色,强调数据随时间的变化过程,如某工厂在不同地区随时间变化的销售额。不过,在二维的面积图中,不同组的数据画在一起,后面绘制的数据若有数值比前面小,将会被隐藏。统计地图主要是基于地图,利用颜色的深浅、填充的疏密程度、或其他图表表示不同区域的各统计指标之间同一性和差异性的图形,常用于人口、工业、农业等各种社会经济部门,如中国各省份的人口密度情况,世界各国疟原虫感染率分布情况等。

复习思考题

1. 请将下列数据编制成合格的统计分析表。

表 11-2　不同消毒液消毒脐带的效果考察

项目	试验组			对照组
	庆大霉素 (8 万单位/10 ml)	苯扎溴铵 (0.1%)	生理盐水冲洗 服四环素 3 d	生理盐水 冲洗
总例数	30	30	30	30
感染例数	1	3	5	8
百分比(%)	3.3	10	16.7	26.7

2. 根据下列统计资料试作统计图。

表 11-3　两个民族 A、B、O 血型构成

民族	A 型	B 型	O 型	AB 型	合计
维吾尔族	442	483	416	172	1 513
回族	369	384	487	115	1 355
合计	811	867	903	287	2 868

表 11-4　痢疾杆菌药敏试验结果

制菌药物	试验株数	敏感度百分比(%)				
		高敏	中敏	轻敏	不敏	合计
老鹳草煎剂	243	48.5	30.4	16.1	5.0	100
丹贞合剂	250	53.2	36.4	10.4	—	100
呋喃唑酮	250	20.8	49.2	26.8	3.2	100

表 11-5　某部队 1977 年各月传染病发病人次

月份	1	2	3	4	5	6	7	8	9	10	11	12	合计
传染病发病人次	3	4	7	14	9	14	17	104	58	12	5	2	249

表 11-6　224 例胸膜炎病人的年龄分配

病人年龄	各组人数占全部病人的百分比(%)
11—	4.1
16—	13.5
21—	44.6
31—	27.1
41—	8.9
51—	1.8
合计	100.0

(廖　奇)

附录一　预防医学实习指导

实习一　公共场所空气中甲醛含量的测定

（酚试剂分光光度法）

一、目的和要求

1. 掌握空气中甲醛的测定方法。
2. 熟悉空气中甲醛含量的卫生学意义。

二、内容和步骤

（一）原理

空气中的甲醛与酚试剂反应生成嗪，嗪在酸性溶液中被高铁离子氧化形成蓝绿色化合物。根据颜色深浅，比色定量。

（二）试剂

本法中所用水均为重蒸馏水或去离子交换水；所用的试剂纯度一般为分析纯。

1. 吸收液原液　称量 0.10 g 酚试剂[$C_6H_4SN(CH_3)C：NNH_2 \cdot HCl$，简称 MBTH]，加水溶解，置于 100 ml 棕色容量瓶中，加水至刻度。放冰箱中保存，可稳定 3 天。

2. 吸收液　量取吸收原液 5.0 ml，稀释至 100 ml，即为吸收液。采样时，临用现配。

3. 1‰硫酸铁铵溶液　称量 1.0 g 硫酸铁铵[$NH_4Fe(SO_4)_2 \cdot 12H_2O$]，用 0.1 mol/L 盐酸溶解，并稀释至 100 ml。

4. 0.1 mol/L 碘溶液　称量 40 g 碘化钾，溶于 25 ml 水中，加入 12.7 g 碘。待碘完全溶解后，用水定容至 1 000 ml。移入棕色瓶中，暗处贮存。

5. 1 mol/L 氢氧化钠溶液　称量 40 g 氢氧化钠，溶于水中，并稀释至 1 000 ml。

6. 0.5 mol/L 硫酸溶液　取 28 ml 浓硫酸缓慢加入水中，冷却后，稀释至 1 000 ml。

7. 0.1 mol/L 碘酸钾标准液　准确称取经 105 ℃干燥 2 小时的碘酸钾(GR)3.566 8 g，放入小烧杯内，加入水溶解后移入 1 000 ml 容量瓶中，反复冲洗小烧杯并将洗液转入容量瓶中，加水定容至刻度，摇匀。

8. 0.1 mol/L 硫代硫酸钠标准溶液　称取 25 g $Na_2S_2O_3 \cdot 5H_2O$ 溶于新煮沸冷却后的水中，加入 0.2 g 碳酸钠，并稀释至 1 000 ml，贮于棕色瓶中，如混浊应过滤。放置 1 周后用下述方法标定。

标定方法：精确量取 25.00 ml 0.1 mol/L 碘酸钾标准液于 250 ml 碘量瓶中，加入 75 ml 新煮沸冷却后的水，加 3 g 碘化钾，10 ml 冰醋酸，摇匀后，暗处旋转 3 分钟。用硫代硫酸钠标准液滴定至淡黄色，加 1 ml 0.5%淀粉，呈蓝色，再继续滴定至蓝色刚刚褪去即为终点。记录所用硫代硫酸钠标液的体积 V(ml)。硫代硫酸钠溶液的浓度可用下式计算：

$$硫代硫酸钠溶液的浓度(mol/L) = \frac{0.1 \times 25.00}{V}$$

9. 0.5%淀粉溶液　将0.5 g可溶性淀粉,用少量水调成糊状后,再加入100 ml沸水,并煮沸2~3分钟至溶液透明。冷却后,加入0.1 g水杨酸或0.4 g氯化锌保存。

10. 甲醛标准贮备溶液　取2.8 ml含量为36%~38%甲醛溶液,放入1 L容量瓶中,加水稀释至刻度。此溶液1 ml约相当于1 mg甲醛。其标准浓度用下述碘量法标定。

甲醛标准贮备溶液的标定:精确量取20.00 ml待标定的甲醛标准贮备溶液,置于250 ml碘量瓶中。加入20 ml 0.1 mol/L碘溶液和15 ml 1 mol/L氢氧化钠溶液,放置15分钟,加入20 ml 0.5 mol/L硫酸溶液,再放置15分钟,用0.1 mol/L硫代硫酸钠溶液滴定,至溶液呈现淡黄色时,加入1 ml 0.5%淀粉溶液继续滴定至恰使蓝色褪去为止,记录所用硫代硫酸钠溶液体积(V_2,ml)。同时用水作试剂空白滴定,记录空白滴定所用硫代硫酸钠标准溶液的体积(V_1,ml)。甲醛溶液的浓度用公式(1)计算:

$$甲醛溶液浓度(mg/ml) = (V_1 - V_2)c\frac{15}{20} \qquad (实1-1)$$

式中:V_1为试剂空白消耗[$c(Na_2S_2O_3) = 0.1 \text{ mol/L}$]硫代硫酸钠溶液的体积,ml;

V_2为甲醛标准贮备溶液消耗[$c(Na_2S_2O_3) = 0.1 \text{ mol/L}$]硫代硫酸钠溶液的体积,ml;

c为硫代硫酸钠溶液的准确摩尔浓度,mol/L。

两次平行滴定,误差应小于0.05 ml,否则重新标定。

11. 甲醛标准溶液　临用时,将甲醛标准贮备溶液用水稀释成1.0 ml含10 μg甲醛。立即再取此溶液10.0 ml,加入100 ml容量瓶中,加入5 ml吸收原液,用水定容至100 ml,此液1.0 ml含1.0 μg甲醛,放置30分钟后,用于配制标准色列管。此标准溶液可稳定24小时。

（三）仪器和设备

1. 10 ml大型气泡吸收管　出气口内径为1 mm,出气口至管底距离等于或小于5 mm。

2. 恒流采样器　流量范围0~1 L/min。流量稳定可调,恒流误差小于2%,采样前和采样后用皂膜流量计校准采样系列流量,误差小于5%。

3. 10 ml具塞比色管。

4. 分光光度计。

5. 空盒气压计。

（四）采样

用一个内装5 ml吸收液的大型气泡吸收管,以0.5 L/min流量,采气10 L。并记录采样点的温度和大气压力。采样后样品在室温下应在24小时内分析。

（五）分析步骤

1. 标准曲线的绘制　取10 ml具　用塞比色管,用甲醛标准溶液按实表1-1制备标准系列。

实表1-1　甲醛标准溶液配置表

管号	0	1	2	3	4	5	6	7	8
标准溶液(ml)	0	0.10	0.20	0.40	0.60	0.80	1.00	1.50	2.00
吸收液(ml)	5.0	4.9	4.8	4.6	4.4	4.2	4.0	3.5	3.0
甲醛含量(μg)	0	0.1	0.2	0.4	0.6	0.8	1.0	1.5	2.0

向各管中加入0.4 ml 1%硫酸铁铵溶液,摇匀,放置15分钟。用1 cm比色皿,在波长630 nm下,以水参比,测定各管溶液的吸光度。以甲醛含量为横坐标,吸光度为纵坐标,绘制

曲线,计算回归斜率,以斜率倒数作为样品测定的计算因子 B_g(μg/吸光度)。

2. 样品测定　采样后,将样品溶液全部转入比色管中,用少量吸收液洗吸收管,合并使总体积为 5 ml。按绘制标准曲线的操作步骤[见(五)1]测定吸光度(A);在每批样品测定的同时,用 5 ml 未采样的吸收液作试剂空白,测定试剂空白的吸光度(A_0)。

（六）结果计算

1. 将采样体积按公式(实 1-2)换算成标准状态下采样体积

$$V_0 = V_t\left(\frac{T_0}{273+t}\right)\left(\frac{p}{p_0}\right) \qquad (实 1-2)$$

式中:V_0 为标准状态下的采样体积,L;

V_t 为采样体积,L[采样流量(L/min)·采样时间(min)];

t 为采样点的气温;

T_0 为标准状态下的绝对温度 273 K;

p 为采样点的大气压力,kPa;

p_0 为标准状态下的大气压力,101 kPa。

2. 空气中甲醛浓度按公式(实 1-3)计算

$$c = (A - A_0)\frac{B_g}{V_0} \qquad (实 1-3)$$

式中:c 为空气中甲醛浓度,mg/m³;

A 为样品溶液的吸光度;

A_0 为空白溶液的吸光度;

B_g 为由(五)1 项得到的计算因子,μg/吸光度;

V_0 为换算成标准状态下的采样体积,L。

（七）测量范围、干扰和排除

1. 测量范围　用 5 ml 样品溶液,本法测定范围为 0.1~1.5 μg;采样体积为 10 L 时,可测浓度范围 0.01~0.15 mg/m³。

2. 灵敏度　本法灵敏度为 2.8 μg/吸光度。

3. 检出下限　本标检出 0.056 μg 甲醛。

4. 干扰及排除　20 μg 酚、2 μg 醛以及二氯化氮对本法无干扰,与二氧化硫共存时,使测定结果偏低。因此对二氧化硫干扰不可忽视,可将气样先通过硫酸锰滤纸过滤器予以排除。

5. 再现性　当甲醛含量为 0.1 μg/5 ml,0.6 μg/5 ml,1.5 μg/5 ml 时,重复测定的变异系数为 5%、5%、3%。

（张美荣）

实习二　漂白粉中有效氯含量以及水的余氯量和需氯量的测定

一、目的和要求

1. 掌握漂白粉中有效氯测定的原理和方法。

2. 熟悉水的需氯量和余氯的测定方法。

3. 能够根据水的需氯量和水量，计算出应加漂白粉的重量。

二、内容和步骤

（一）漂白粉有效氯含量测定（碘量法）

1. 原理　漂白粉在酸性溶液中能氧化碘化钾析出碘，再用硫代硫酸钠滴定所析出的碘，即可算出漂白粉中的有效氯含量。

$$2KI+2HCl+Ca(OCl)Cl \Longleftrightarrow CaCl_2+2KCl+H_2O+I_2$$
$$I_2+2Na_2S_2O_3 \Longleftrightarrow Na_2S_4O_6+2NaI$$

2. 主要器材和试剂

（1）器材：250 ml 碘量瓶；100 ml 容量瓶；100 ml 量筒；200 ml 烧杯；10 ml 移液管；5 ml、1 ml 吸管；碱性滴定管 50 ml；滴管。

（2）试剂：漂白粉片；0.7%硫代硫酸钠；1%淀粉液；碘化钾；1∶3 稀盐酸。

3. 操作步骤

（1）制取 1%漂白粉悬浮液：称取 1g 漂白粉片，用蒸馏水定容到 100 ml。

（2）取 250 ml 碘量瓶，加入 50 ml 蒸馏水、5 ml 1∶3 的稀盐酸、约 200 mg KI，振荡均匀。

（3）用移液管吸取 1%漂白粉悬浮液 10 ml，放入上述碘量瓶内。此时瓶内溶液立刻呈棕色，振荡均匀后，避光静置 5 分钟后滴定。

（4）自滴定管加入 0.7% $Na_2S_2O_3$ 标准液，不断振荡，直至出现淡黄色，然后加入 1 ml 淀粉溶液，此时溶液呈蓝色。

（5）继续滴加 0.7% $Na_2S_2O_3$ 标准液至蓝色刚褪去为止，记录 $Na_2S_2O_3$ 标准液用量。

（6）结果：滴定所消耗的 $Na_2S_2O_3$ 的 ml 数，即为该漂白粉中有效氯的百分含量。

$$漂白粉有效氯(\%)=\frac{V_1 \times T}{\dfrac{1\ 000}{100} \times V_2} \times 100$$

其中，V_1：滴定时所用硫代硫酸钠标准液(ml)；

V_2：1%漂白粉悬浊液(ml)；

T：1 ml 硫代硫酸钠标准液相当于有效氯的量。

（二）水的需氯量测定

1. 原理　取一定体积的水样数份，分别加入不同量的已知浓度的漂白粉稀释液，半小时后用邻联甲苯胺比色法测定余氯，取其余氯为 0.3 mg/L 的水样，计算水的需氯量。

2. 器材和试剂

（1）器材：200 ml 烧杯 5 只；100 ml 量筒；5 ml、1 ml 吸管；10 ml 比色管 5 个；玻棒。

（2）试剂：甲土立丁；余氯标准系列。

3. 操作步骤

（1）配制 0.01%漂白粉溶液：量取 1%漂白粉悬浮液 1 ml，加蒸馏水定容至 100 ml，此溶液 1 ml＝0.01 mg 漂白粉。

（2）将 5 个烧杯依次编号，向杯中各加入 100 ml 水样。

（3）吸取 0.01%漂白粉溶液 0.5 ml、1.0 ml、1.5 ml、2.0 ml、2.5 ml，分别依次加入以上各杯中。此时各杯中所含漂白粉量分别为 0.5、1.0、1.5、2.0、2.5 mg/L。用玻棒搅拌均匀，静置半小时后测余氯。

（4）取 10 ml 比色管 5 支，分别加入甲土立丁 5 滴，将上述各杯中的水样分别移到比色管至 2/3 体积，摇匀后与标准比较。

余氯在 0.3 mg/L 左右的一杯中的漂白粉加入量，即为消毒水样所需漂白粉的加入量（mg/L）。

（5）计算结果：

水样需氯量（mg/L）＝该水样漂白粉的加入量（mg/L）×有效氯百分含量－0.3 mg/L

例如：第 5 杯所呈现的余氯相当于 0.3 mg/L，该水样的漂白粉加入量为 2.5 mg/L；如果漂白粉有效氯含量为 30%，则该水样的需氯量为：需氯量＝2.5×30%－0.3＝0.45（mg/L）

（三）余氯测定（邻联甲苯胺比色法）

1. 原理　水中余氯与邻联甲苯胺（O-tolidine，又名土立丁）作用产生黄色的联苯醌化合物，根据其颜色的深浅进行比色定量。

2. 器材和试剂　余氯标准比色测定器；10 ml 比色管 5 支；吸管。

0.1%邻联甲苯胺（甲土立丁）溶液：称取甲土立丁 1 g 于研钵中，加入 5 ml 3∶7 盐酸调成糊状，稀释成 1 000 ml，存于棕色瓶中，在阴暗处保存半年左右也可使用。

3. 操作步骤　加 0.5 ml（3～5 滴）甲土立丁溶液于 10 ml 比色管中，加水样至 10 ml 刻度处，混匀。静置数分钟后在余氯比色测定器中比色，测出水样中余氯含量（mg/L），或按实表 2-1 估计水样中余氯的含量。

实表 2-1　余氯含量估计表

估计余氯量（mg/L）	呈色	氯嗅程度
0.3	淡黄色	刚能嗅出氯臭
0.5	黄色	容易嗅出氯臭
0.7～1.0	深黄色	明显嗅出氯臭
2.0 以上	棕黄色	强刺激味

4. 注意事项

（1）水样温度在 15～20 ℃时显色最好。如水温较低，可适当加温再比色。

（2）如产生淡蓝绿色，可能由于水样碱度过高，可加入 1∶2 的稀盐酸 1 ml 再比色。

三、问题讨论

1. 饮用水消毒的方法有哪些？最常用的是哪种？

2. 饮用水的氯化消毒原理及其影响效果的因素和优缺点有哪些？

（许爱芹）

实习三　环境污染案例讨论

一、目的和要求

1. 熟悉环境污染案例的调查分析方法。
2. 了解环境污染所致公害事件的危害性及防治。

二、案例讨论

(一) 案例 1

水俣湾位于日本九州岛西侧不知火海东岸。水俣市是以新日本氮肥厂为中心建立起来的市镇,人口大约 10 万。

1956 年 4 月,一名 5 岁 11 个月的女孩被送到水俣工厂附属医院就诊,其主要症状为脑障碍:步态不稳,语言不清,谵语等。在以后的五周内,病儿的妹妹和近邻中的四人也出现了同样的症状。1956 年 5 月 1 日,该院院长向水俣市卫生当局作了报告,说"发生了一种不能确诊的中枢神经系统疾病的流行"。因这些人的症状和当地猫发生的"舞蹈病"症状相似,又因病因不明,故当地人称这为"猫舞蹈病"或"奇病"。

经过工厂附属医院、市卫生当局、市医院及当地医师会的调查,发现儿童及成年人中都有病例发生,初步调查共发现了 30 例患者,其中一部分自 1953 年就已发病并多数住在渔村。过去对这些患者的诊断不一,有的被诊断为乙型脑炎,有的被诊断为乙醇中毒、梅毒、先天性运动失调及其他。因患者发病时期正赶上各种传染病流行期,且呈地方性和聚集性,故判定为一种传染病并采取了相应的措施。

【问题讨论】

1. 你认为水俣湾附近发生的这些病例可能是什么原因引起的? 为什么?
2. 为什么当时会判定在人群中流行的病为传染病?
3. 要找出引起本事件的原因,应做哪些调查? 请设计一个调查方案?

(二) 案例 2

1956 年 8 月熊本大学医学部成立水俣病研究组,对流行原因进行了调查。他们发现早在 1950 年,在这一水域就曾发现异常现象:鱼类漂浮海面,贝类经常腐烂,一些海藻枯萎。1952 年发现乌鸦和某些海鸟在飞翔中突然坠入海中。有时章鱼和乌贼漂浮于海面,呈半死状态,以至儿童可直接用手捕捞。到 1953 年,发现猫、猪、狗等家畜中出现发狂致死的现象。特别引人注目的是当地居民称为"舞蹈病"的猫,即猫的步态犹如酒醉,大量流涎,突然痉挛发作或疯狂兜圈,或东蹿西跳,有时又昏倒不起。到 1957—1958 年,因这样病死的猫很多,致使水俣湾附近地区的猫到了绝迹的程度。但是,水俣湾中的鱼类,大部分仍能继续生存,渔民照样捕鱼,居民仍然以鱼为主要食品。

流行病学调查后,专家们认为该地区的疾病不是传染性疾病,而是因长期食用水俣湾中鱼贝类后引起的一种重金属中毒,毒物可能来自化工厂排出的废水。进一步调查发现,当时工厂废水中含有多种重金属,如锰、钛、砷、汞、硒、铜和铅等。尽管研究人员在环境和尸体中检出了大量的锰、硒、钛,但以猫进行实验时却不能引起与"奇病"相同的症状。虽然研究组未能找到原因物质,但他们在 1957 年的研究中发现,由其他地区移来放到水俣湾中的鱼类,很快蓄积了大量的毒物,用这些鱼喂猫时,也引起了水俣病的症状,即受试猫每日 3 次,每次喂以捕自水俣湾中的小鱼 40 条,每次总量为 10 g。经过 51 天(平均),全部受试猫出现了症状。由其他地区送来的猫,喂以水俣湾的鱼贝类后,在 32～65 天内也全部发病。

【问题讨论】

1. 该次中毒事件可否定为环境污染? 什么是环境污染? 当时未采取任何措施会造成哪些影响?

2. 研究组进行的实验研究为什么能证明水俣湾水域受到了严重污染? 要充分证实这个问题还应做哪些研究工作?

3. 请从本例说明食物链在生物富集中的作用。

(三) 案例 3

1958 年 9 月,熊本大学武内教授发现水俣病患者的临床表现和病理表现与职业性甲基汞中毒的症状非常吻合。因此,研究组开始用甲基汞进行实验,结果投给甲基汞的猫出现了与吃水俣湾的鱼贝类后发病的猫完全相同的症状。与此同时,研究组进行了第一次环境汞的调查。结果表明,水俣湾的汞污染特别严重,在工厂废水排出口附近底质中含汞量达 2.010 mg/L,随着与排水口距离的增加,含汞量也逐渐减少。水俣湾内鱼贝类的含汞量也很高,贝类含汞量在 11.4～39.0 mg/L,牡蛎含汞量为 5.61 mg/L,蟹为 35.7 mg/L。当地自然发生的病猫和投给甲基汞的实验性病猫的含汞量为:肝 37～145.5 mg/L(对照组为 0.9～3.6 mg/L);肾 12.2～36.1 mg/L(对照组 0.09～0.82 mg/L);脑 8.05～18.6 mg/L(对照组 0.05～0.13 mg/L);毛发 21.5～70 mg/L(对照组 0.51～2.12 mg/L)。

23 名水俣病死者脏器中含汞量也很高。1960 年调查发现患者的发汞值高达 96.8～705 mg/L。停止吃鱼后,发汞量逐渐下降,健康者中发汞高达 100～191 mg/L。1960 年 9 月田教授从一个引起水俣病的贝类体中提取出了甲基汞。

【问题讨论】

1. 研究组的环境汞调查说明了什么? 水俣病的病因是什么? 理由是什么?

2. 通过什么方法可以发现机体接触了汞或甲基汞? 如发现某地居民发汞值明显高于正常范围最高限值,我们要查出原因,应进行哪些工作?

(四) 案例 4

尽管作了大量的调查,但由于未采取实际防治措施,病例仍不断出现。另一方面,氮肥公司却反驳说,在生产流程工艺中根本不使用甲基汞,只使用无机汞,所以拒绝承认该工厂是污染来源。1962 年末,熊本大学的入鹿山博士在实验室中发现了一瓶该厂乙醛生产过程中形成的渣浆,并从中测出了氯化甲基汞。这个发现确凿无疑地证实,用作催化剂的无机汞是在乙醛生产过程中转化为甲基汞,然后排入水俣湾中。

1962 年底,官方承认的水俣病患者为 121 人,其中死亡 46 人。进一步调查发现,患者家属中 84% 的人具有和水俣病有关的某些症状,55% 的人在日常生活中存在着某些精神和神经系统方面的障碍。对污染最严重的水俣地区进行的调查结果表明:居民中 28% 出现感觉障碍;24% 协调障碍;12% 言语障碍;29% 听力障碍;13% 视野缩小;10% 有震颤以及其他神经症状。调查还发现了一些出现率较高、过去却不认为是与本病有关的神经症状,如肌萎缩、癫痫性发作、四肢痛等。这些被认为是甲基汞中毒的慢性类型。

截止 1974 年 12 月,已正式承认的患者为 798 名,其中死亡 107 人,另外,还有 2 800 人左右已提出申请,等待承认。

【问题讨论】

1. 为什么氮肥公司拒绝承认是污染源? 如何去证实?

2. 为什么说水俣病是历史上发生的公害病之一? 今后如何防止类似公害事件的发生?

(许爱芹)

实习四　职业中毒案例分析

一、目的和要求

1. 掌握职业病的诊断及处理原则。
2. 熟悉现场职业卫生学调查的方法与要求。

二、案例讨论

（一）案例1

第一部分：某农用车生产企业喷漆工王某，男，26 岁，工龄 3 年，因"乏力、面色苍白、活动后心悸 3 个月"于某年 5 月 24 日到某社区医院就诊，经检查血常规白细胞 $2.4 \times 10^9/L$，中性粒细胞 $1.1 \times 10^9/L$，血红蛋白 65 g/L，血小板 $30 \times 10^9/L$，社区医师认为病情较重，建议转上级医院进一步检查。患者于 5 月 25 日到当地某三级甲等综合医院血液病科就诊，骨髓检查诊断为再生障碍性贫血，收入院治疗，主治医生经仔细询问病史，怀疑该病员的疾病与职业有关，询问了同工种工人的健康状况。

【问题讨论】

1. 引起职业性血液系统损害的最常见的化学毒物是什么？哪些工种的作业工人接触该化学毒物？

2. 患者所患疾病是否与职业有关？如何证实或排除这种关系？

第二部分：患者 2 名同工种同事获悉工友住院，也来医院就诊，经过系统检查确诊为再生障碍性贫血和白细胞减少症，入院后血液科主治医生立即请职业病科医生会诊，协助诊治。

【问题讨论】

3. 作为职业卫生与职业病专业人员，如何正确进行上述疾病职业病的诊断？

4. 作为职业病医师，你如何获得现场职业卫生学有关资料？企业如果不配合怎么办？

第三部分：职业病医生迅速将上述情况报告给当地卫生行政部门，当地政府和企业领导非常重视，卫生监督机构和安监机构立即进行了现场职业卫生学调查，同时企业领导组织同车间所有作业工人进行了健康体检。初步筛查血常规三系中有一项或多项异常者 31 人。

【问题讨论】

5. 职业卫生工作中如何做到三级预防？企业领导组织工人体检属哪一级预防？患者住院诊治属于哪一级预防？

6. 职业病医生迅速将上述情况报告给当地卫生行政部门报告的意义是什么？

第四部分：现场职业卫生学调查结果如下：

①该企业喷漆车间生产流程为：成型农用车入车间喷漆线→稀料调漆、喷漆→晾干→农用车出车间→入库。

整个车间长 50 m，宽 20 m，高 6 m，总面积 1 000 m²。双排喷漆操作线，有 6 个排风扇，2 个正常运转，4 个损坏。平时门窗关闭。稀料含苯 30%，每日消耗苯 40 kg。经检测苯的 8 小时时间加权平均浓度为卫生标准（6 mg/m³）的 15 倍。作业工人已经发放防毒面具，但是作业时佩戴感觉不适，效率较不戴时低，所以工人基本不戴。另外，作业工人实行绩效工资，根据工作量计算奖金，任务重时加班现象普遍。

②经职业病诊断确诊为职业性慢性苯中毒患者共 34 例,其中职业性慢性重度苯中毒 5 例。

【问题讨论】

7. 简述职业性苯中毒的诊断与分级标准。

8. 分析上述情况发生的原因,如何避免再次发生中毒事件?

第五部分:

①对该厂的职业卫生与职业医学服务情况调查结果如下:

该企业为一中外合资企业,于三年前投产,投产前已向卫生防疫站申报,并验收通过。接苯作业工人均进行就业前职业健康检查,身体健康无职业禁忌证者录用。由于是合资企业,享受一些当地的优惠政策,因此卫生监督并不到位。企业虽然也对职工进行了职业卫生宣传教育,但是对于具体措施是否落实并不重视。为了追求产量,一些防护措施如通风、防毒面具等只是为了应付检查。

②对该厂接触苯作业工人无定期体检制度,上述作业工人入职后没有进行健康体检。因此,没有早期发现中毒患者,致使患者带病作业,加重了病情。

③事故发生后由职业病科医师对全厂职工进行体格检查,治疗中毒患者,并进行随访。

【问题讨论】

9. 作为一名职业卫生医师,你认为企业对于职业健康防护问题在哪些方面需要进一步改进和加强?

10. 粗略估算一下本次中毒事故所造成的损失,包括经济损失和患者的精神伤害,进一步掌握加强职业卫生三级预防的重要意义。

（二）案例 2

第一部分:某造纸企业员工李某及同事 5 人,于 5 月某日上午 9 时开始清理纸浆污水池。李某下池后瞬间昏迷倒在池中,同事张某、王某下池救助,数分钟后也失去意识。其余 2 名同事穿戴好防毒面具及服装后下池将 3 人救出,急送至当地医院。入院检查 3 人均处于深昏迷状态,肺部闻及湿啰音,心音低钝。主治医生在抢救病人的同时迅速将上述事件向当地卫生行政部门和安全生产监督部门报告。

【问题讨论】

1. 根据患者职业史、作业环境和临床表现,你考虑患者昏迷的原因是什么?

2. 主治医生为什么要对上述情况及时向当地行政部门进行报告? 报告的具体要求是什么?

第二部分:当地卫生行政部门和安监部门接到报告后,迅速派出专家赴现场调查采样。该污水池位于企业厂房后边,长 20 m,宽 15 m,深 3 m,污水污泥约 1 m。污水池有水泥板覆盖,在池的一角有 1.5 m² 左右的入口,下有铁梯至池底。池中空气污浊,有明显的臭鸡蛋味,企业分管领导承认工人作业前未按规定进行有效的通风处理。现场采样检测结果池内空气中含有高浓度的硫化氢。

【问题讨论】

3. 从上述事件看,职业卫生现场调查的意义是什么?

4. 根据现场调查结果,你认为该企业在本次事故中存在主要的安全隐患是什么? 如何改进并避免此类事故的再次发生?

第三部分：主管医生迅速组织职业病科等相关科室医生进行了会诊，根据现场职业卫生学调查结果、临床表现和辅助检查等综合分析，临床诊断确诊为急性硫化氢中毒。积极给予氧疗、防治脑水肿和肺水肿、糖皮质激素、能量合剂、营养支持等综合治疗，病人病情趋于稳定。

【问题讨论】

5. 硫化氢中毒的发病机制是什么？

6. 硫化氢中毒的主要临床表现和抢救措施有哪些？

第四部分：上述 3 名患者经过积极救治，病情逐渐好转，2 人痊愈，1 人因缺氧时间较长，呈植物状态存活。3 名患者的职业病诊断均为：职业性急性重度硫化氢中毒。上述事件发生后，企业领导非常重视，一方面对患者进行积极救治，另一方面积极配合卫生和安监部门的调查，对于企业存在的安全隐患进行系统的排查和整改，此后再未发生中毒事件。

【问题讨论】

7. 结合上述病例，说明职业病诊断的正确程序。

8. 除了硫化氢中毒以外，其他常见的窒息性气体中毒还有哪些？如何进行鉴别诊断？

（菅向东）

实习五 尘肺读片

一、目的和要求

1. 掌握尘肺病的诊断原则。

2. 熟悉尘肺病 X 线诊断分期标准。

二、内容和步骤

（一）诊断原则及分期

尘肺病诊断应按照国家《尘肺病诊断标准》(GBZ 70－2009)进行，根据可靠的生产性粉尘接触史，以技术质量合格的 X 射线后前位胸片表现为主要依据，结合现场职业卫生学、尘肺流行病学调查资料和健康监护资料，参考临床表现和实验室检查，排除其他肺部类似疾病后，对照尘肺病诊断标准片做出尘肺病的诊断。

1. 观察对象　粉尘作业人员健康检查发现 X 射线胸片有不能确定的尘肺样影像学改变，其性质和程度需要在一定期限内进行动态观察者。

2. X 射线胸片表现分期

(1) Ⅰ期尘肺：有总体密集度 1 级的小阴影，分布范围至少达到 2 个肺区。

(2) Ⅱ期尘肺：有总体密集度 2 级的小阴影，分布范围超过 4 个肺区；或有总体密集度 3 级的小阴影，分布范围达到 4 个肺区。

(3) Ⅲ期尘肺有下列三种表现之一者：①有大阴影出现，其长径不小于 20 mm，短径不小于 10 mm；②有总体密集度 3 级的小阴影，分布范围超过 4 个肺区并有小阴影聚集；③有总体密集度 3 级的小阴影，分布范围超过 4 个肺区并有大阴影。

（二）胸片质量

1. 基本要求　必须包括两侧肺尖和肋膈角，胸锁关节基本对称，肩胛骨阴影不与肺野重叠；片号、日期及其他标志应分别置于两肩上方，排列整齐，清晰可见，不与肺野重叠；照片无伪影、漏光、污染、划痕、水渍及体外物影像。

2. 解剖标志显示　两侧肺纹理清晰、边缘锐利，并延伸到肺野外带；心缘及横膈面成像锐利；两侧侧胸壁从肺尖至肋膈角显示良好；气管、隆突及两侧主支气管轮廓可见，并可显示胸椎轮廓；心后区肺纹理可以显示；右侧膈顶一般位于第 10 后肋水平。

3. 光密度　上中肺野最高密度应在 1.45～1.75；膈下光密度小于 0.28；直接曝光区光密度大于 2.50 。

4. 胸片质量分级

一级片(优片)：完全符号胸片质量要求。

二级片(良片)：不完全符合胸片质量要求，但尚未降到三级片。

三级片(差片)：有下列情况之一者为三级片，不能用于尘肺初诊。

(1) 不完全符合胸片基本要求，其缺陷影响诊断区面积之和在半个肺区至一个肺区之间；

(2) 两侧肺纹理不够清晰锐利，或局部肺纹理模糊，其影响诊断区面积之和在半个肺区至一个肺区之间；

(3) 两侧肺尖至肋膈角的侧胸壁显示不佳，气管轮廓模糊，心后区肺纹理难以辨认；

(4) 吸气不足，右侧膈顶位于第八后肋水平；

(5) 照片偏黑，上中肺区最高光密度在 1.85～1.90；或照片偏白，上中肺区最高光密度在 1.30～1.40；或灰雾度偏高，膈下光密度在 0.40～0.50；或直接曝光区光密度在 2.20～2.30。

四级片(废片)：胸片质量达不到三级片者为四级片，不能用于尘肺诊断。

X 线胸片质量分为一、二、三、四级，尘肺病初次诊断时胸片质量必须达到一级或二级片，复诊可以用三级片。

（三）读片方法

1. 肺区划分方法　将肺尖至膈顶的垂直距离等分为三，用等分点的水平线把每侧肺野各分为上、中、下三个肺区。

2. 小阴影形态和大小　小阴影指肺野内直径或宽度不超过 10 mm 的阴影。小阴影的形态可分为圆形和不规则形两类，按其大小各分为三种。小阴影的形态及大小以标准片所示为准。

(1) 圆形小阴影以字母 p、q、r 表示：

p：直径最大不超过 1.5 mm；

q：直径大于 1.5 mm，不超过 3 mm；

r：直径大于 3 mm，不超过 10 mm。

(2) 不规则形小阴影以字母 s、t、u 表示：

s：宽度最大不超过 1.5 mm；

t：宽度大于 1.5 mm，不超过 3 mm；

u：宽度大于 3 mm，不超过 10 mm。

(3) 记录方法：阅读胸片时应记录小阴影的形态和大小。胸片上的小阴影几乎全部为同一形态和大小时，将其字母符号分别写在斜线的上面和下面，例如：p/p、s/s 等；胸片上出现两种以上形态和大小的小阴影时，将主要的小阴影的字母符号写在斜线上面，次要的且有相当数量的另一种写在斜线下面，例如：p/q、s/p、q/t 等。

（4）密集度:指一定范围内小阴影的数量。小阴影密集度的判定应以标准片为准。读片时应首先判定各肺区的密集度,然后确定全肺的总体密集度。

1）密集度可简单地划分为四级,即 0、1、2、3 级。

①判定肺区密集度要求小阴影分布至少占该区面积的 2/3;

②小阴影分布范围是指出现有 1 级密集度（含 1 级）以上的小阴影的肺区数;

③总体密集度是指全肺内密集度最高的肺区的密集度。

2）十二小级分级:小阴影密集度是一个连续的渐变的过程,为客观地反映这种改变,在四大级的基础上再把每级划分为三小级,即 0/- ,0/0 ,0/1 ;1/0 ,1/1 ,1/2 ;2/1 ,2/2 ,2/3 ;3/2 ,3/3 ,3/+ 。目的在于提供更多的信息,更细致地反映病变情况,进行流行病学研究和医学监护。读片及记录方法如下:将胸片与标准片比较,先按规定的四大级判定分级,若其小阴影密集度与标准片基本相同,记录为 1/1 ,2/2 ,3/3 。若其小阴影密集度和标准片比较,认为较高一级或较低一级也应认真考虑,则同时记录下来,例如 2/1 或 2/3 ,前者含义是密集度属 2 级,但 1 级也要认真考虑;后者含义是密集度属 2 级,但 3 级也要认真考虑。

3）分布范围及总体密集度判定方法

①判定肺区密集度要求小阴影分布至少占该肺区面积的 2/3;

②小阴影分布范围是指出现有 1 级密集度（含 1 级）以上的小阴影的肺区数;

③总体密集度是指全肺内密集度最高的肺区的密集度。

3. 大阴影　指肺野内直径或宽度大于 10 mm 的阴影。

4. 小阴影聚集　指局部小阴影明显增多聚集,但尚未形成大阴影。

5. 胸膜斑　长期接触石棉粉尘可引起胸膜改变,如弥漫性胸膜增厚、局限性胸膜斑。胸膜斑系指除肺尖部和肋膈角区以外的厚度大于 5mm 的局限性胸膜增厚,或局限性钙化胸膜斑块。

接触石棉粉尘,胸片表现有总体密集度 1 级的小阴影,分布范围达到 1 个肺区或小阴影密集度达到 0/1,分布范围至少 2 个肺区,如出现胸膜斑,可诊断为石棉肺Ⅰ期;胸片表现有总体密集度 1 级的小阴影,分布范围超过 4 个肺区,或有总体密集度达到 2 级的小阴影,分布范围达到 4 个肺区,如胸膜斑已累及部分心缘或膈面,可诊断为石棉肺Ⅱ期;胸片表现有总体密集度 3 级的小阴影,分布范围超过 4 个肺区,如单个或两侧多个胸膜斑长度之和超过单侧胸壁长度的 2/3,或累及心缘使其部分显示蓬乱,可诊断为石棉肺Ⅲ期。

6. 附加符号

1）bu　肺大泡

2）ca　肺癌和胸膜间皮瘤

3）cn　小阴影钙化

4）cp　肺心病

5）cv　空洞

6）ef　胸腔积液

7）em　肺气肿

8）es　淋巴结蛋壳样钙化

9）ho　蜂窝肺

10）pc　胸膜钙化

11）pt　胸膜增厚

12）px　气胸

13）rp 类风湿性尘肺

14）tb 活动性肺结核

实表 5 - 1 尘肺阅片记录表

	排片日期									
	片号									
	胸片质量									
小阴影	形态									
	总密集度									
	范围									
	小阴影聚集									
	大阴影									
	大阴影面积									
	胸膜改变									
	附加符号									
	诊断									
	日期									
	读片人签字									

（倪春辉）

实习六 食谱编制

将每日各餐主、副食的品种、数量及烹调方法排列成表，即称为食谱。

一、目的和要求

1. 编制食谱是为了把食物结构、膳食指南等要求，纳入一日三餐，使居民能按需要摄入足够的能量和各种营养素。对营养性疾病患者来说，给其编制食谱则是一种基本的治疗措施。

2. 通过食谱编制，可指导炊管人员有计划地管理膳食，并充分利用食物中营养素之间的相互影响和互补作用，用有限度的经费来取得最佳的营养效果，以逐步提高人体的营养水平。

3. 根据参考摄入量及平衡膳食宝塔将各类食物按日编入食谱，并合理地分配到各餐次中，以达到平衡膳食的基本要求。一般食谱制订至少是 1 周食谱，以便在一定时间内取得食物的协调。

二、主要原则

1. 根据用膳者的生理特点和参考摄入量要求，应满足其对能量及各营养素的需要，并选择适宜的各种食物，尽可能包括各类食物在内，组成平衡膳食。

2. 各营养素间比例合适(蛋白质 10％～15％,脂肪 20％～25％,碳水化合物 55％～65％);三餐能量分配合理(早:午:晚为 30％:40％:30％)。

3. 食物的搭配要合理。注意成酸性食物与成碱性食物的搭配、主食与副食、杂粮与精粮、荤与素等食物的平衡搭配。

4. 食品应安全无害,符合国家食品卫生标准。

5. 充分考虑用膳者的经济情况、饮食习惯,当地不同季节的食物供应及价格情况,食堂的设备条件和厨师的烹饪技术等来进行膳食调配。注意减少烹调加工对营养素的损失。并尽量做到食物品种丰富多样,如主食有米面,有干有稀;副食有菜有汤,荤素兼备;食品的色、香、味、型俱佳。使 1 周内的食谱尽量不重复,且每 1～2 周更换一次食谱。

三、食谱编制的步骤和方法

计算法与食物交换份法结合使用:以男大学生(成年男子中等体力活动)为例。

1. 参照 DRIs,按用膳者的年龄、性别、劳动强度等确定一日三餐中的总能量和各营养素摄入量。

如成年男子中等体力活动者的参考摄入量如下:能量 11.29 kJ(2 700 kcal)、蛋白质 80 g(其中优质蛋白>1/3),脂肪 50～60 g、碳水化合物 450～500 g,钙 800 mg,铁 15 mg,锌 15.5 mg,硒 50 μg,碘 150 μg,维生素 A 800 μg RE,维生素 D 5 μg,维生素 B_1 1.4 mg,维生素 B_2 1.4 mg,烟酸 14 mg,维生素 C 100 mg 等

2. 计算碳水化合物、蛋白质、脂肪推荐摄入量。

本例产能营养素供能比定为蛋白质 12％,脂肪 27％,碳水化合物 62％。

$$蛋白质＝2700×12％÷4＝81(g)$$
$$脂　肪＝2700×25％÷9＝75(g)$$
$$碳水化合物＝2700×62％÷4＝420(g)$$

3. 参照中国居民平衡膳食宝塔建议,先确定大学生中等体力活动每天应有牛奶、鸡蛋、蔬菜、水果的用量,如实表 6-1。

实表 6-1　食物用量计算(g)

食物	用量	蛋白质	脂肪	碳水化合物
牛奶	200	200×3.2％*＝6	200×3.5％*＝7	200×4.6％*＝9
鸡蛋	60	60×87％△×12.7％*＝7	60×87％△×9％*＝5	
蔬菜类	500			500×93％△×3.2％*＝15
水果类	200			200×75％△×13％*＝20
谷薯类	376÷76％ ＝494	500×8％*＝40 81−(6+7+40)＝28	500×1.5％*＝7	420−(9+15+20) ＝376
瘦肉类	28÷18％＝155		155×20％*＝31 75−(7+5+7+31) ＝25	
食油	25÷100％＝25			

注: *:查"食物成分表"所得的营养素含量;△:可食部。

4. 计算主食用量 用每天碳水化合物摄入总量(420 g)减去以上常用食物中碳水化合物的量,得谷薯类用量(376 g),再除以谷薯类碳水化合物含量(76%)得谷薯类用量(494 g),为方便起见,选择主食用量为 500 g。

5. 计算肉类、油脂用量 计算方法同 4(实表 6-1)。

6. 由实表 6-1 可知,男大学生中等体力活动一天应摄入的主、副食用量为谷薯类 500 g、蔬菜类 500 g、水果类 200 g、牛奶 200 g、鸡蛋 60 g、肉类 150 g、植物油 25 g。按照食物交换份表(实表 6-3~实表 6-7)选择具体主、副食品种及用量,按早、中、晚 1/5、2/5、2/5 的比例将主、副食分配到一日三餐中去,并确定烹调方法,配成 1 日食谱,见实表 6-2。

7. 编排一周食谱 一日食谱确定以后,按"同类互换,多种多样"的原则,制定出一周食谱,并排列成表。同类食物等值交换份表见实表 6-3~实表 6-7。

8. 调整食谱 对照食物成分表,计算出一周食谱的能量及各种营养素的含量,并与参考摄入量进行比较,如果大致相符(能量相差±10%以内,其他营养素相差±20%以内),可认为该食谱合乎要求,否则要增减或更换食品的种类或数量,直至符合要求。

实表 6-2 男大学生一日食谱

餐别	饭菜名称	原料名称及数量(g)
早餐	肉包子	面粉 120
		肥瘦猪肉 30
	牛奶	200
	白糖	10
	五香蛋	鸡蛋 60
		调料适量
午餐	米饭	大米 150
	韭黄炒肉丝	瘦猪肉 50
		韭黄 150
		菜油 15
	白菜汤	白菜 50
		调料适量
零食		饼干 50
		芦柑 200
晚餐	米饭	大米 200
	炒青菜	青菜 200
	鸭血豆腐紫菜汤	豆腐 50
		鸭血 50
		紫菜 10
		调料适量
		菜油 10

本日能量 11.00 MJ(2 629 kcal),蛋白质 86.2 g(动物蛋白+豆类蛋白 31.3%),脂肪 62 g,碳水化合物 430 g(产能比例分别为 13.1%、21.5%和、65.4%)。钙 1 018 mg,铁 38.8 mg,锌 14.2 mg,维生素 A 2 179 μg RE,维生素 13 mg,维生素 B_1 1.5 mg,维生素 B_2 1.6 mg,烟酸 20.2 mg,维生素 C 198 mg。

实表 6-3　谷类和薯类食物交换份表

食物	重量(g)
面粉	50
大米	50
玉米面	50
小米	50
高粱米	50
挂面	50
面包	75
干粉丝(皮、条)	40
土豆(食部)	250
凉粉	750

实表 6-4　豆类食物交换份表

食物	重量(g)
豆浆	125
豆腐(南)	70
豆腐(北)	42
油豆腐	20
豆腐干	25
熏干	25
腐竹	5
千张	14
豆腐皮	10
豆腐丝	25

实表 6-5　蔬菜、水果类食物交换份表

食物(食部)	重量(g)
大白菜、油菜、圆白菜、韭菜、菠菜等	500~750
芹菜、莴苣、雪里蕻(鲜)、空心菜等	500~750
西葫芦、西红柿、茄子、苦瓜、冬瓜、南瓜等	500~750
菜花、绿豆芽、茭白、蘑菇(鲜)等	500~750
柿子椒	350
鲜豇豆	250
鲜豌豆	100
倭瓜	350
胡萝卜	200
萝卜	350
蒜苗	200
水浸海带	350
李子、葡萄、香蕉、苹果、桃、橙子、橘子等	200~250

实表 6-6　动物性食物交换份表

食物(食部)	重量(g)
瘦猪肉	50
瘦羊肉	50
瘦牛肉	50
鸡蛋(500 g 约 8 个)	1 个
禽	50
肥瘦猪肉	25
肥瘦羊肉	25
肥瘦牛肉	25
鱼虾	50
酸奶	200
牛奶	250
牛奶粉	30

实表 6-7　纯能量食物交换份表

食物	重量(g)
菜籽油	5
豆油、花生油、棉籽油、芝麻油	5
牛油、羊油、猪油(未炼)	5

（徐广飞）

实习七　食物中毒案例分析

一、目的要求

1. 掌握食物中毒的概念、临床表现、诊断及治疗处理原则。
2. 熟悉食物中毒的调查处理方法及案例分析方法。

二、案例讨论

（一）案例 1

2013 年 7 月 20 日上午,某市一家医院门诊收治了数十名症状相似的病人,病人均有恶心、呕吐、腹痛、腹泻、发烧等症状。

根据病人的主诉,所有病人都有食用过某农贸市场出售的熟猪头肉的情况,有的在 7 月 19 日午餐,有的在 7 月 19 日晚餐。买回家后均未经加热而直接食用,且家人中未食猪头肉者未发病。根据以上情况,该医生初步怀疑为食物中毒,并立即向食品药品监督管理部门报告。

食品药品监督管理人员在接到医院的食物中毒报告后,迅速准备,立即奔赴现场,在医护人员的协助下,进一步了解有关情况,让患者填写了"进餐情况调查表",并协助医务人员妥善处理病人,采集病人的吐泻物及血尿样品。此外,食品药品监督管理人员应对该农贸市场的熟猪头肉出售商贩进行了现场检查和采样,并对猪头肉的加工制作场所进行了检查和采样。现场检查情况:该商贩熟肉出售场所无防蝇、防尘设施,且附近卫生状况较差,苍蝇乱飞,尘土飞扬。加工制作场所卫生状况更差,刀、菜板、桶等器具污秽不堪,而且生熟不分。实验室检查结果:细菌总数和大肠菌群严重超标;从病人的吐泻物中分离出了大量的变形杆菌。

【问题讨论】

1. 如果你是该医院的门诊医生,在接到第一例病人时,你会考虑哪些疾病? 一个上午接到如此多的症状相似的病人,你如何考虑?

2. 如果怀疑食物中毒,应如何处理?

3. 如果你作为食品药品监督管理执法人员,在接到食物中毒报告后,应作好哪几个方面的准备工作?

4. 你如何进行现场调查和采样工作?

5. 这是一起什么样的食物中毒?

6. 为了防止此类中毒事件的发生,今后应作好哪些方面的工作?

7. 应如何处理该熟肉制售商贩?

（二）案例 2

某市食品药品监督管理部门于 2013 年 8 月 6 日上午 9 时，接到某医院食物中毒报告，有关人员立即赶到医院，发现情况如下：该医院在 8 月 5 日夜间共收治了 70 人疑似食物中毒病人，所有病人均为某大学同级同学，5 日中午在某酒店聚会，晚上陆续发病，症状以腹部阵发性绞痛、腹泻为主，水样便，部分为血水样便。

食品药品监督管理人员经过详细的调查询问，初步认定 5 日的午餐是本次食物中毒的致病餐次。进一步调查发现，发病者多数为男同学，女同学很少发病，原因是女同学发现凉拌海带有异味，大多都不愿吃该菜，而男同学则不在乎，而且，老板最后还专门为每个餐桌免费送了一份凉拌海带。调查还发现，所有食用者均发病，而未使用者无一发病。

临床症状调查：80％的病人潜伏期为 6～10 小时，85％的病人主要临床症状为上腹阵发性绞痛，随后腹泻，每天 5～10 余次不等，多为水样便，仅少数为洗肉水样便，个别有黏液或黏血便，但无里急后重。多数病人有恶心、呕吐，体温稍高。

【问题讨论】

1. 根据以上情况，你是否怀疑食物中毒？为什么？
2. 你认为最可能的餐次是哪一餐？为什么？
3. 你认为中毒食品可能是什么？作为中毒食品有哪些特点？
4. 你认为可能是哪种类型的食物中毒？为什么
5. 为明确诊断，应进一步做哪些工作？
6. 通过本案例，你认为食物中毒的调查处理主要应包括哪几个步骤？

（徐广飞）

实习八　　PASW/SPSS 概述及统计分析方法的选择

一、目的和要求

1. 学会从光盘上安装 PASW/SPSS Statistics。
2. 初步熟悉 PASW/SPSS Statistics 的界面。
3. 学会将数据录为 PASW/SPSS Statistics 的数据文件。
4. 熟悉统计分析方法的选择。

二、内容和步骤

（一）PASW/SPSS Statistics 的安装、启动及退出

1. 启动 Windows XP 或 Windows 7 操作系统。
2. 将 PASW/SPSS Statistics 的安装光盘插入光驱。
3. 在"我的电脑"中点击 PASW/SPSS Statistics 所在盘符，找到"setup. exe"文件，双击，即可启动 PASW/SPSS Statistics 安装程序。如果你的机器有自动运行功能，安装盘插入后即可出现安装提示。
4. 按照安装提示向导，依次进行安装，选择安装位置，并输入软件系列号、用户姓名、单位名称、安装类型和模块。

5. 单击 Windows 左下角的【开始】→【所有程序】→【SPSS Inc】→【PASW Statistics 18】，可启动 PASW Statistics 18.0，并可见到 PASW Statistics 18.0 的启动对话框，做相应选择后进入主窗口（实图 8－1）。可以根据不同需要定义语言窗口和输出窗口。

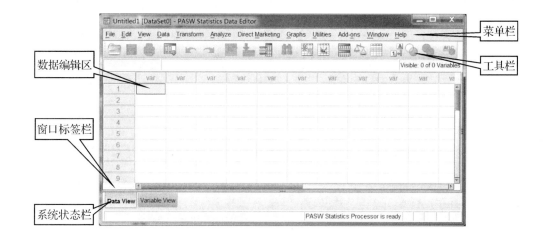

实图 8－1 PASW Statistics 的主窗口

6. 完成统计分析后，从 File 菜单中的 Exit 项或点击窗口右上角⊠可退出 PASW/SPSS Statistics。

（二）PASW Statistics 数据录入

1. 单击 PASW Statistics 主窗口左下方的 Variable View 标签，进入变量窗口（实图 8－2），对变量进行定义。注意数值型变量的总宽度要包括小数点前后的位数，小数点计 1 个位数；值标签的定义多采用习惯值，如定义 sex，1＝"男"，2＝"女"。

2. 单击窗口左下方的 Data View 标签，进入数据窗口（实图 8－3），将对应的数据录入。

3. 点击 File 菜单中的 Save 子菜单，根据提示输入文件名后选保存即可。

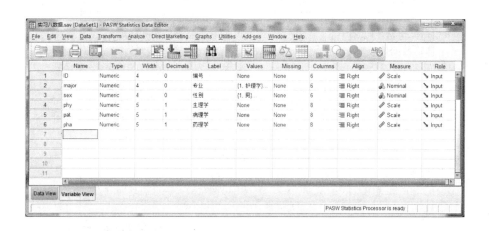

实图 8－2 PASW Statistics 变量窗口

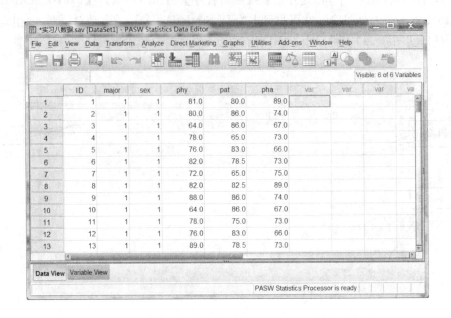

实图 8-3　PASW Statistics 数据窗口

（三）统计分析方法的选择

在临床科研工作中，正确地选择统计分析方法，应充分考虑科研工作者的分析目的、临床科研设计方法、搜集到的数据资料类型、数据资料的分布特征以及所涉及的统计方法的条件等。任何一个问题没考虑到或考虑有误，都有可能导致统计分析方法的选择失误。

此外，统计分析方法的选择应在科研的设计阶段来完成，而不应该在临床试验结束或在数据的收集工作已完成之后。

对临床科研数据进行统计分析时，选择统计方法时可参考实表 8-1。

实表 8-1　常用统计分析方法的选择

变量类型	分析目的	统计方法	PASW/SPSS 操作过程	应用条件
数值变量（计量资料）	样本均数与总体均数的比较	t 检验	数据格式：1 个反应变量 Analyze→Compare means→One-sample T Test…	正态分布
	两组资料的比较（完全随机设计）	成组设计的 t 检验	数据格式：1 个反应变量，1 个分组变量 Analyze→Compare means→Independent-sample T Test…	正态分布且方差齐
		成组设计的 t' 检验	数据格式：1 个反应变量，1 个分组变量 Analyze→Compare means→Independent-sample T Test…	正态分布且方差不齐
		成组设计的秩和检验	数据格式：1 个反应变量，1 个分组变量 Analyze→Nonparametric Tests→2 Independent Sample…	

续实表 8 - 1

变量类型		分析目的	统计方法	PASW/SPSS 操作过程	应用条件
数值变量（计量资料）		配对资料的比较（配对设计）	配对设计的 t 检验	数据格式:2 个反应变量 Analyze → Compare means → Paired-sample T Test…	差值呈正态分布
			符号秩和检验	数据格式:2 个反应变量 Analyze → Nonparametric Tests →2 Related Sample…	差值呈非正态分布
		多组资料的比较（完全随机设计）	完全随机设计的方差分析	数据格式:1 个反应变量,1 个分组变量 Analyze→Compare means→One-Way ANOVA…	正态分布且方差齐
			完全随机设计的秩和检验	数据格式:1 个反应变量,1 个分组变量 Analyze → Nonparametric Tests →K Independent Sample…	非正态分布且方差不齐
		随机区组资料的比较	随机区组资料的方差分析	数据格式:1 个反应变量,2 个分组变量 Analyze → General linear model →Univariate…	正态分布且方差齐
		两变量之间的相互关系	直线相关	数据格式:1 个自变量,1 个因变量 Analyze→Correlate→Bivariate…	双变量,正态分布
			等级相关	数据格式:1 个自变量,1 个因变量 Analyze→Correlate→Bivariate…	不服从双变量正态分布 总体分布类型未知 用等级表示的资料
		两变量之间的依存关系	直线回归	数据格式:1 个自变量,1 个因变量 Analyze→Regression→Linear…	应变量为正态分布
分类变量	无序分类变量（计数资料）	样本率与总体率的比较	u 检验	数据格式:1 个分组变量,1 个频数变量 Data → Weight Cases … → ⊙Weight Cases by: Analyze → Nonparametric Tests →Bino mial…	$np \geq 5$ 且 $n(1-p) \geq 5$
		两个率或构成比的比较（完全随机设计）	四格表的 χ^2 检验	数据格式:2 个分类变量,1 个频数变量 Data → Weight Cases … → ⊙Weight Cases by: Analyze → Descriptive Statistics →Crosstabs…	$n \geq 40$ 且 $T \geq 5$

续实表 8-1

变量类型		分析目的	统计方法	PASW/SPSS 操作过程	应用条件
分类变量	无序分类变量（计数资料）	两个率或构成比的比较（完全随机设计）	校正四格表的 χ^2 检验	数据格式:2 个分类变量,1 个频数变量 Data → Weight Cases … →⊙Weight Cases by: Analyze → Descriptive Statistics →Crosstabs…	$n \geqslant 40$ 且 $1 \leqslant T < 5$
			四格表的确切概率法	数据格式:2 个分类变量,1 个频数变量 Data → Weight Cases … →⊙Weight Cases by: Analyze → Descriptive Statistics →Crosstabs…	$n < 40$ 或 $T < 1$
		配对四格表比较（配对设计）	配对 χ^2 检验	数据格式:2 个分类变量,1 个频数变量 Data → Weight Cases … →⊙Weight Cases by: Analyze → Descriptive Statistics →Crosstabs…	$b + c \geqslant 40$
			校正配对 χ^2 检验	数据格式:2 个分类变量,1 个频数变量 Data → Weight Cases … →⊙Weight Cases by: Analyze → Descriptive Statistics →Crosstabs…	$b + c < 40$
		多个率或构成比资料的比较（完全随机设计）	行×列表 χ^2 检验	数据格式:2 个分类变量,1 个频数变量 Data → Weight Cases … →⊙Weight Cases by: Analyze → Descriptive Statistics →Crosstabs…	全部格子 $T \geqslant 5$ 或少于 1/5 的格子 $1 \leqslant T < 5$
	有序分类变量（等级资料）	配对设计	符号秩和检验	数据格式:2 个反应变量 Analyze → Nonparametric Tests →2 Related Sample…	差值非正态分布
		两组资料的比较（完全随机设计）	成组设计的秩和检验	数据格式:1 个分组变量,1 个反应变量,1 个频数变量 Data → Weight Cases … →⊙Weight Cases by: Analyze → Nonparametric Tests → 2 Independent Sample…	非正态且方差不齐
		多组资料的比较（完全随机设计）	Kruskal-Wallis H检验	数据格式:1 个分组变量,1 个反应变量,1 个频数变量 Data → Weight Cases … →⊙Weight Cases by: Analyze → Nonparametric Tests → K Independent Sample…	方差不齐

三、问题讨论

1. 安装 PASW/SPSS Statistics 的步骤有哪些?
2. 医学科研设计类型有哪些? 变量可以分为哪几类?
3. 将实表 8－2 数据录成 PASW/SPSS Statistics 的数据文件。

实表 8－2　某校对部分专业学生生理学、病理学、药理学抽查成绩表

编号	专业	性别	生理学	病理学	药理学
1	护理学	男	81.0	80.0	89.0
2	护理学	男	80.0	86.0	74.0
3	护理学	男	64.0	86.0	67.0
4	护理学	男	78.0	65.0	73.0
5	护理学	男	76.0	83.0	66.0
6	护理学	男	82.0	78.5	73.0
7	护理学	男	72.0	65.0	75.0
8	护理学	男	82.0	82.5	89.0
9	护理学	男	88.0	86.0	74.0
10	护理学	男	64.0	86.0	67.0
11	护理学	男	78.0	75.0	73.0
12	护理学	男	76.0	83.0	66.0
13	护理学	男	89.0	78.5	73.0
14	护理学	男	76.0	81.0	75.0
15	护理学	男	89.0	80.0	89.0
16	护理学	男	88.0	86.0	74.0
17	护理学	男	64.0	86.0	67.0
18	护理学	男	78.0	75.0	73.0
19	护理学	男	76.0	83.0	66.0
20	护理学	男	89.0	78.5	73.0
21	护理学	男	87.0	81.0	75.0
22	护理学	女	78.0	79.0	70.0
23	护理学	女	84.0	89.0	79.0
24	护理学	女	76.0	80.0	75.0
25	护理学	女	72.0	77.0	85.0
26	护理学	女	77.0	71.0	87.0
27	护理学	女	83.0	82.0	79.0
28	护理学	女	82.0	68.0	80.0

续实表 8 - 2

编号	专业	性别	生理学	病理学	药理学
29	护理学	女	74.0	76.0	88.0
30	护理学	女	78.0	79.0	70.0
31	护理学	女	84.0	89.0	79.0
32	护理学	女	67.0	88.0	75.0
33	护理学	女	87.0	77.0	85.0
34	护理学	女	77.0	71.0	87.0
35	护理学	女	65.0	82.0	79.0
36	护理学	女	82.0	68.0	80.0
37	护理学	女	70.0	76.0	88.0
38	护理学	女	78.0	79.0	70.0
39	护理学	女	84.0	89.0	79.0
40	护理学	女	67.0	88.0	75.0
41	护理学	女	87.0	77.0	85.0
42	护理学	女	77.0	71.0	87.0
43	护理学	女	65.0	82.0	79.0
44	护理学	女	77.5	68.0	80.0
45	护理学	女	72.5	76.0	88.0
46	临床医学	男	78.0	79.0	81.5
47	临床医学	男	91.0	78.5	88.0
48	临床医学	男	79.0	81.0	76.0
49	临床医学	男	82.0	86.0	86.0
50	临床医学	男	78.0	70.5	69.0
51	临床医学	男	72.0	68.0	80.0
52	临床医学	男	81.0	73.0	67.0
53	临床医学	男	68.5	80.0	73.0
54	临床医学	男	78.0	70.0	81.5
55	临床医学	男	78.0	71.0	81.5
56	临床医学	男	82.0	78.5	88.0
57	临床医学	男	79.0	66.0	76.0
58	临床医学	男	96.0	80.0	86.0
59	临床医学	男	78.0	70.5	69.0
60	临床医学	男	72.0	68.0	80.0

续实表 8 - 2

编号	专业	性别	生理学	病理学	药理学
61	临床医学	男	81.0	73.0	67.0
62	临床医学	男	68.5	70.0	73.0
63	临床医学	男	78.0	79.0	81.5
64	临床医学	男	80.5	78.5	88.0
65	临床医学	男	79.0	81.0	76.0
66	临床医学	男	82.0	86.0	86.0
67	临床医学	男	78.0	70.5	69.0
68	临床医学	男	72.0	68.0	80.0
69	临床医学	男	81.0	73.0	67.0
70	临床医学	男	68.5	80.0	73.0
71	临床医学	女	76.0	74.0	77.0
72	临床医学	女	73.0	78.0	69.0
73	临床医学	女	79.0	72.0	75.0
74	临床医学	女	73.0	80.0	75.0
75	临床医学	女	78.0	83.0	70.0
76	临床医学	女	72.0	78.0	72.0
77	临床医学	女	63.0	73.0	84.0
78	临床医学	女	76.0	74.0	77.0
79	临床医学	女	73.0	78.0	69.0
80	临床医学	女	79.0	72.0	75.0
81	临床医学	女	70.0	70.0	75.0
82	临床医学	女	78.0	83.0	70.0
83	临床医学	女	69.0	78.0	72.0
84	临床医学	女	83.0	73.0	84.0
85	临床医学	女	76.0	74.0	77.0
86	临床医学	女	73.0	78.0	69.0
87	临床医学	女	79.0	72.0	75.0
88	临床医学	女	70.0	62.5	75.0
89	临床医学	女	78.0	83.0	70.0
90	临床医学	女	69.0	78.0	72.0
91	临床医学	女	63.0	73.0	84.0
92	全科医学	男	80.0	72.0	81.0

续实表 8－2

编号	专业	性别	生理学	病理学	药理学
93	全科医学	男	74.5	65.5	73.0
94	全科医学	男	84.0	75.5	86.0
95	全科医学	男	82.5	94.0	81.5
96	全科医学	男	72.5	65.0	80.0
97	全科医学	男	73.5	74.0	80.0
98	全科医学	男	82.0	65.0	76.0
99	全科医学	男	72.5	72.0	81.0
100	全科医学	男	74.5	70.0	73.0
101	全科医学	男	84.0	76.0	86.0
102	全科医学	男	82.5	92.5	81.5
103	全科医学	男	83.0	76.0	80.0
104	全科医学	男	63.0	74.0	80.0
105	全科医学	男	75.0	74.0	76.0
106	全科医学	男	86.0	72.0	81.0
107	全科医学	男	74.5	77.5	73.0
108	全科医学	男	84.0	76.0	86.0
109	全科医学	男	82.0	94.0	81.5
110	全科医学	男	69.0	76.0	80.0
111	全科医学	男	63.0	74.0	80.0
112	全科医学	男	87.0	74.0	76.0
113	全科医学	女	82.0	78.0	93.0
114	全科医学	女	85.0	61.5	75.0
115	全科医学	女	92.0	73.0	74.5
116	全科医学	女	69.0	60.0	60.0
117	全科医学	女	79.0	74.0	67.0
118	全科医学	女	68.0	73.0	74.0
119	全科医学	女	80.0	68.0	75.0
120	全科医学	女	76.0	74.0	68.0
121	全科医学	女	89.5	78.0	93.0
122	全科医学	女	85.0	61.5	75.0
123	全科医学	女	92.0	73.0	74.5
124	全科医学	女	69.0	60.0	60.0

续实表 8 - 2

编号	专业	性别	生理学	病理学	药理学
125	全科医学	女	79.0	74.0	67.0
126	全科医学	女	68.0	73.0	74.0
127	全科医学	女	88.0	68.0	75.0
128	全科医学	女	76.0	74.0	68.0
129	全科医学	女	89.5	78.0	93.0
130	全科医学	女	85.0	61.5	75.0
131	全科医学	女	78.0	73.0	74.5
132	全科医学	女	69.0	60.0	60.0
133	全科医学	女	79.0	74.0	67.0
134	全科医学	女	68.0	73.0	74.0
135	全科医学	女	88.0	68.0	75.0
136	全科医学	女	76.0	74.0	68.0

（谷玉明）

实习九　统计图的绘制

一、目的和要求

1. 掌握不同统计图的使用。
2. 熟悉常用统计图的生成过程。

二、内容和步骤

PASW Statistics 的制图功能很强，根据资料的结构可以生成多种图形，它可以在各种统计分析过程中生成，也可以通过菜单"Graphs"生成。PASW Statistics 的图形的绘制可分为三个步骤：

（1）建立 PASW/SPSS 数据文件。

（2）生成图形。

（3）修饰图形。

（一）条形图的绘制

1. 打开数据文件（实习八练习的数据文件）。

2. 点击 Graphs 菜单项中 Legacy Dialogs 的 Bar... 子菜单，在 Bar Charts 对话框中选择条图类型。本例选 Clustered（复式条图）。

3. 在 Bar Charts 对话框中的 Data in Chart Are 中选择数据类型：Sum maries for groups of cases（分组描述）、Sum maries for separate variables（不同变量描述）、Values of

individual cases(同一变量不同样本取值的描述)。本例选择系统默认方式：Sum maries for groups of cases。

4. 点击 Define 定义图形参数。本例选择 Other statistic 其他变量的综合统计函数。

5. 选择 phy 变量进入 Variable 框内，点击 Changs Statistic 选择统计函数。本例选择 mean of values，点击 Continue 返回上级对话框。

6. 选择 major 变量进入 Category Axis 为横轴分类变量。

7. 选择 sex 变量进入 Define Clusters by 为分组变量。

8. 对图形命名：点击 Titles... 系统弹出 Titles 对话框，在主题图栏 Titles 栏中输入"某校各专业部分学生生理学成绩"，点击 Continue 返回主对话框。

9. 点 OK 提交系统运行，即可绘出条图（实图 9-1）。

10. 双击图形可对其进行编辑。

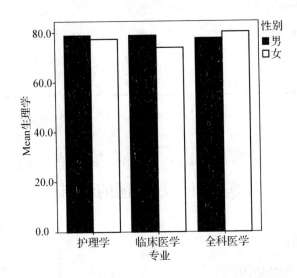

实图 9-1　某校各专业部分学生生理学成绩

（二）线图的绘制

某地 1978－1984 年，不同性别某病发病情况见实表 9-1，试绘制线图进行描述。

实表 9-1　某地 1978－1984 年某病发病率（1/10 万）

年份	男	女
1978	45.19	41.54
1979	37.97	29.00
1980	38.37	31.88
1981	37.42	29.10
1982	30.59	28.08
1983	33.31	28.10
1984	20.29	18.29

1. 首先建立数据文件，定义年份为 year，年份依次为 1978、1979、1980、1981、1982、1983、1984；性别为 sex，男为 1，女为 2；发病率为 rate。录入原始数据（实图 9-2）。

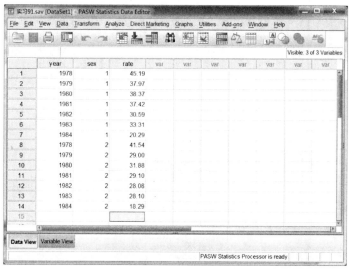

实图 9－2　数据窗口

2. 点击 Graphs 菜单项中 Legacy Dialogs 的 Line... 子菜单，弹出 Line Chart 对话框（实图9－3）。

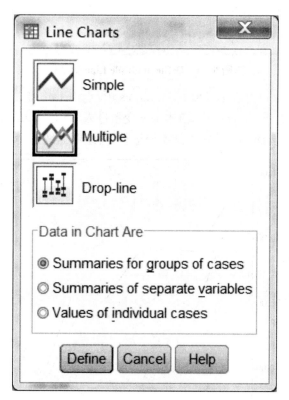

实图 9－3　**Line Chart 对话框**

3. 本例选择 multiple（多线图），点击 Define 按钮进入 Define multiple Line：Sum maries for groups of cases 对话框（实图 9－4）。

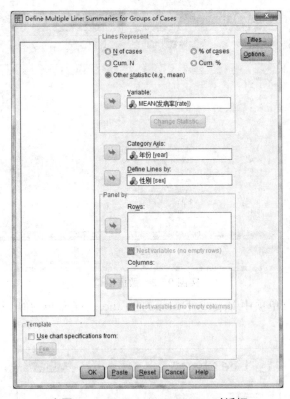

实图 9 - 4　Define multiple Line 对话框

4. 在 Lines Represent 中选择 Other statistics 项, 点击 rate 变量进入 Variable 框内; 点击 year 变量进入 Category Axis 框内; 点击 sex 变量进入 Define Line 框内。

5. 对图形命名后, 选择 OK 按钮提交系统运行, 可绘制出线图 (实图 9 - 5)。

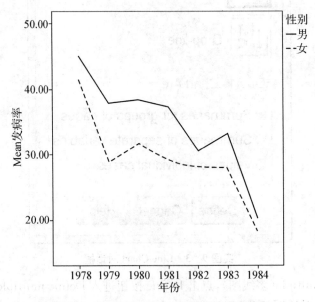

实图 9 - 5　某地 1978—1984 年某病发病率

（三）圆图的绘制

某医院 1995 年各科病床设立情况见实表 9－2，试绘制图形进行描述。

实表 9－2 某医院 1995 年各科病床分布

部　门	床位数（张）	构成比（%）
内　科	180	30.00
外　科	160	26.67
妇产科	50	8.33
儿　科	80	13.33
传染科	100	16.67
五官科	30	5.00

1. 首先建立数据文件，定义部门为 depart，内科为 1，外科为 2，妇产科为 3，儿科为 4，传染科为 5，五官科为 6；床位数为 bed。录入原始数据。

2. 点击 Graphs 菜单项中 Legacy Dialogs 的 Pie...子菜单，系统弹出 Pie Charts 选项框（实图 9－6）。

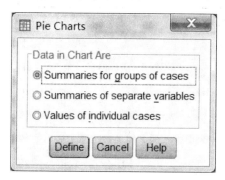

实图 9－6 Pie Charts 对话框

3. 在 Data in Chart Are 中选择 Sum maries for groups of cases 项，点击 Define 钮系统弹出 Define Pie：Sum maries for groups of cases 对话框（实图 9－7）。

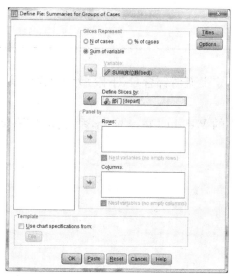

实图 9－7 Define Pie 对话框

4. 在 Slices Represent 中选择 Sum of variable 项,点击 bed 变量进入 Variable 框中;点击 depart 变量进入 Define Slices by 框中。

5. 对图形命名后,点击 OK 钮提交系统运行,可绘制出圆图(实图 9-8)。

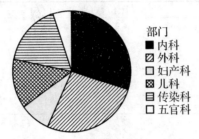

部门
■ 内科
☑ 外科
□ 妇产科
⊠ 儿科
▤ 传染科
□ 五官科

实图 9-8　某医院各科床位构成图

(四)直方图的绘制

某医师测定 15 岁男孩血清锌含量(实表 9-3),试绘制图形进行描述。

实表 9-3　某地 15 岁男孩血清锌含量分布

血清锌含量(μmol/L)	人数
10～	2
11～	4
12～	9
13～	13
14～	19
15～	28
16～	17
17～	14
18～	8
19～	5
20～	1

1. 首先建立数据文件,定义血清锌含量(下限)为 zn,血清锌含量组中值为 znmid,人数为 number。录入原始数据。

2. 点击 Date 菜单项中的 Weight Cases 命令,系统弹出 Weight Cases 对话框(实图 9-9)。

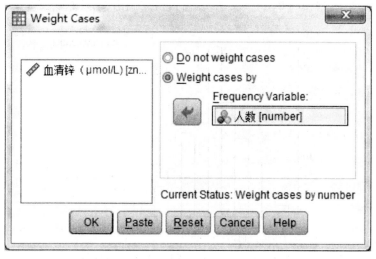

实图 9-9 Weight Cases 对话框

3. 将变量 number 选入 Frequency Variable 框,点击 OK 返回。

4. 点击 Graphs 菜单中 Legacy Dialogs 的 Histogra m...子菜单,系统弹出 Histogram 对话框,点击 znmid 变量进入 Variable 框中(实图 9-10)。

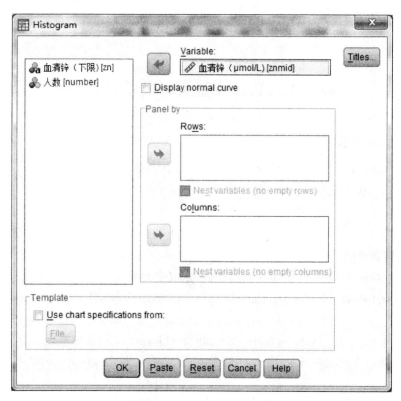

实图 9-10 Histogram 对话框

5. 对图形命名后，点击 OK 钮提交系统运行，可绘制出直方图（实图 9‑11）。

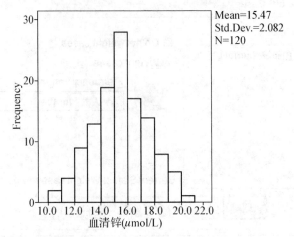

实图 9‑11　某地 15 岁男孩血清锌含量分布图

三、问题讨论

1. 分别绘制实表 8‑2 的资料中病理学、药理学成绩的条形图。
2. 练习第十一章复习思考题第 2 题。

（谷玉明）

实习十　数值变量资料的统计分析

一、目的和要求

1. 掌握变量资料的描述性指标的计算，掌握统计推断结果的解释和应用。
2. 熟悉 PASW Statistics 中均数比较的方法和步骤。

二、内容和步骤

（一）数值变量的统计描述

1. 用第六章例 6‑1 的数据建立数据文件，定义身高变量为 stature，录入原始数据。

2. 点击 transform 菜单中的 Recode into Different Variables 子菜单，系统弹出其对话框。

3. 点击 stature 变量进入 Numeric Variables→Output Variable 框内。

4. 在 Output Variable 框内输入存放分组结果的变量名 group，并单击 Change 按钮确认。

5. 点击 Old and New Values…进入子对话框，在 Old Value 项目下的 Range 中输入组段上下限值，然后在 New Value 项目下选中 Value 并输入新变量值，单击 Add 按钮。依此操作分别完成所有组段的输入（实图 10‑1）。

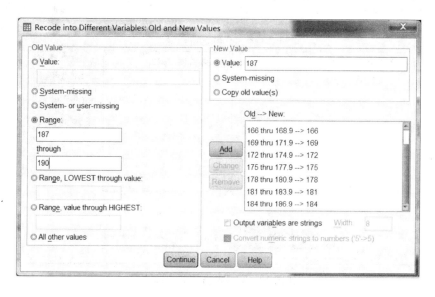

实图 10 - 1　Old and New Values 对话框

6. 点击 Continue 返回,点击 OK 提交系统运行,新变量 group 生成。

7. 点击 Analyze 菜单中的 Descriptive Statistics 子菜单,选择 Frequencies... 项系统弹出 Frequencies 对话框,点击 group 变量进入 Variables 框内,选中 Display frequency tables,点击 OK 提交系统运行,频数分布表见实表 10 - 1。

实表 10 - 1　PASW Statistics 输出的频数分布表

		Frequency	Percent	Valid Percent	Cumulative Percent
Valid	160.00	2	1.4	1.4	1.4
	163.00	5	3.6	3.6	5.0
	166.00	18	12.9	12.9	17.9
	169.00	25	17.9	17.9	35.7
	172.00	35	25.0	25.0	60.7
	175.00	26	18.6	18.6	79.3
	178.00	16	11.4	11.4	90.7
	181.00	8	5.7	5.7	96.4
	184.00	3	2.1	2.1	98.6
	187.00	2	1.4	1.4	100.0
	Total	140	100.0	100.0	

8. 点击 Analyze 菜单中的 Descriptive Statistics 子菜单,选择 Frequencies... 项系统弹出 Frequencies 对话框(实图 10 - 2)。

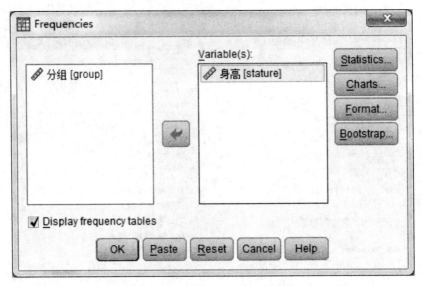

实图 10 - 2　Frequencies 对话框

9. 点击 stature 变量进入 Variables 框内,表示对身高进行描述性分析。

10. 点击 Statistics... 按钮选择输出统计量,如实图 10 - 3;本例选择 mean、median、Sum、Std. deviation、S. E. mean,点击 Continue 返回。

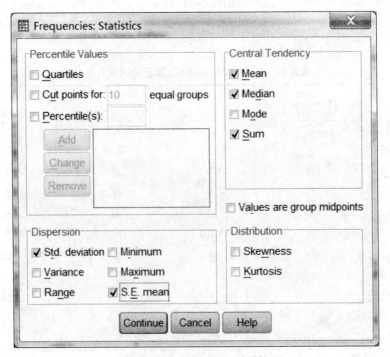

实图 10 - 3　Statistics 对话框

11. 点击 Charts 选择输出图形,本例选择 Histograms,Show normal curve on histogram 后点击 Continue 返回,点击 OK 提交系统运行。

12. 结果　系统输出身高的平均数、标准误、中位数、标准差、算术总和;直方图见实图 10 - 4。

Statistics

身高

H	Valid	140
	Missing	0
Mean		173.859
Sid. Error of Mean		.4375
Median		173.400
Std. Deviation		5.1764
Sum		24340.2

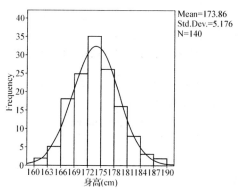

实图 10-4　某地某年 140 名 20 岁正常男子身高分布

（二）均数的比较

1. 配对资料的 t 检验　用第六章例 6-22 的资料说明配对资料 t 检验的操作过程。

（1）建立数据文件,定义编号为 number,术前为 preoperative,术后为 postoperative,录入原始数据（实图 10-5）。

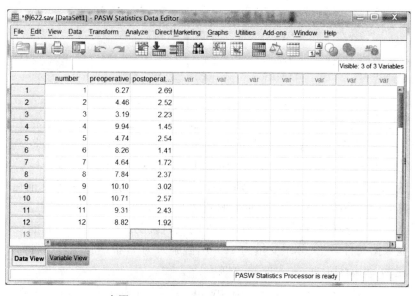

实图 10-5　PASW Statistics Data Editor

（2）点击 Analyze 菜单中的 Compare means 子菜单,选择 Paired-Sample T Test... 项,

系统弹出 Paired-Sa mple T Test 对话框(实图 10 - 6)。

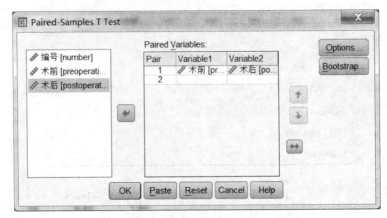

实图 10 - 6　Paired-Sa mples T Test 对话框

(3) 分别点击变量 preoperative、postoperative 进入 Paired Variables 框内。

(4) 其他项可选默认值,点击 OK 提交系统运行。

Paired Samples Statistics

		mean	N	Std. Deviation	Std. Error mean
Pair 1	术前	7. 356 7	12	2. 586 87	. 746 76
	术后	2. 239 2	12	. 506 96	. 146 35

Paired Samples Correlations

		N	Correlation	Sig.
Pair 1	术前 & 术后	12	−. 015	. 964

Paired Samples Test

	Paired Differences					t	df	Sig. (2-tailed)
	Mean	Std. Deviation	Std. Error Mean	95% Confidence Interval of the Difference				
				Lower	Upper			
Pair 1　术前-术后	5. 11750	2. 64328	. 76305	3. 43804	6. 79696	6. 707	11	. 000

(5) 结果:系统先输出了手术前后的血清 CYFRA21 - 1 的平均数、观察例数、标准差和标准误;其次输出了手术前后的血清 CYFRA21 - 1 的相关系数;最后是检验结果,t 值为 6. 707,P 值为 0. 000 033。可以认为差别有统计学意义,即肺癌患者手术前后的血清 CY-FRA21 - 1 有变化。系统还输出了平均数、标准差、标准误及 95% 可信区间。

2. 成组资料的 t 检验　用第六章例 6 - 23 的资料说明成组资料 t 检验的操作过程。

(1) 建立数据文件,定义分组变量为 group,健康人为 1,Ⅲ期肺气肿患者为 2;定义 α_1 抗胰蛋白酶含量为 antitryptase,录入原始数据。

(2) 点击 Analyze 菜单中的 Compare means 子菜单,选择 Independent-Sample T Test 项,系统弹出 Independent-Sample T Test 对话框。

(3) 点击 antitryptase 变量进入 Test Variables 框内;点击 group 变量进入 Grouping

Variables 框内,表示对健康人与Ⅲ期肺气肿患者的 α_1 抗胰蛋白酶含量进行比较,再点击 Define Variables 对性别变量进行定义,在 Group 1 框内输入 1,在 Group 2 框内输入 2,点击 Continue 返回(实图 10 - 7)。

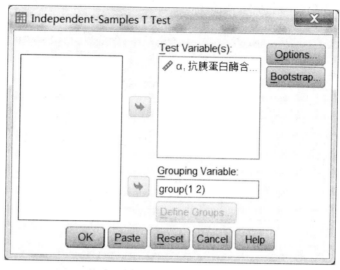

实图 10 - 7　Independent-Samples T Test 对话框

（4）其他项选系统默认方式,点击 OK 提交系统运行。

Group Statistics

	分组	N	mean	Std. Deviation	Std. Error mean
α_1 抗胰蛋白酶含量	健康人	15	2.067	1.014 7	.262 0
	Ⅲ期肺气肿患者	13	4.323	1.106 9	.307 0

Independent Samples Test

		Levene's Test for Equality of Variances		t-test for Equality of Means						
		F	Sig.	t	df	Sig. (2—tailed)	Mean Difference	Std. Error Difference	95% Confidence Interval of the Difference	
									Upper	Lower
α_1 抗胰蛋白酶含量	Equal variances assumed	.291	.594	−5.627	26	.000	−2.256 4	.4010	−3.080 7	−1.432 1
	Equal variances not assumed			−5.591	24.641	.000	−2.256 4	.4036	−3.088 2	−1.424 6

（5）结果:系统首先输出了按分组的 α_1 抗胰蛋白酶含量的平均数、标准差、标准误;然后输出了成组 t 检验的结果,方差间齐性检验结果 P 值为 0.594,说明资料方差齐,故观察成组 t 检验的结果时观察 Equality variances assumed 所对应行的结果,P 值为 0.000 006,差别有统计学意义,可以认为健康人与Ⅲ期肺气肿患者的 α_1 抗胰蛋白酶含量不同。系统同时输出了差异的 95% 可信区间。

3. **单因素方差分析**　用第六章例 6 - 24 的资料说明单因素方差分析的操作过程。

（1）建立数据文件，定义肺活量为 pulm；分组变量为 group，石棉肺患者为 1，可疑患者为 2，非患者为 3。录入原始数据。

（2）点击 Analyze 菜单中的 Compare means 子菜单，选择 One-Way ANOVA... 项，系统弹出 One-Way ANOVA 对话框（实图 10-8）。

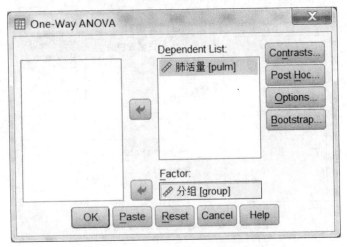

实图 10-8　One-Way ANOVA 对话框

（3）点击肺活量变量进入 Dependent List 框内；点击分组变量进入 Factor 框内，表示以患者分组为依据对肺活量进行方差分析。

（4）点击 Post Hoc... 钮，系统弹出 One-Way ANOVA：Post Hoc multiple Comparisons 对话框，指定比较方法，本例选择 SNK（Student-New man-Keuls）。点击 Continue 返回。

（5）其他项选系统默认方式，点击 OK 提交系统运行。

ANOVA

肺活量

	Sum of Squares	df	Mean Square	F	Sig.
Between Groups	8.828	2	4.414	78.892	.000
Within Groups	1.399	25	.056		
Total	10.227	27			

肺活量

Student-Newman-Keuls[a,b]

分组	N	Subset for alpha=0.05		
		1	2	3
石棉肺患者	10	1.820		
可疑患者	8		2.338	
非患者	10			3.140
Sig.		1.000	1.000	1.000

Means for groups in homogeneous subsets are displayed.

a. Uses Harmonic mean Sample Size=9.231.

b. The group sizes are unequal. The har monic mean of the group sizes is used. Type I error levels are not guaranteed.

（6）结果：系统首先输出了 3 组资料方差分析的结果，F 值为 78.892，P 值为 <0.001，因

此不同类型患者之间肺活量差异有统计学意义;随后系统输出了应用 SNK 方法进行两两比较的结果,可见石棉肺患者、可疑患者与非患者相互之间的肺活量差异均有统计学意义。

4. 配伍组设计资料的方差分析　用第六章例 6-25 的资料说明配伍组设计资料的两因素方差分析的操作过程。

(1) 建立数据文件,定义止痛得分为 effect;止痛方法为 method,A 为 1,B 为 2,C 为 3,D 为 4;疼痛水平为 level。录入原始数据(实图 10-9)。

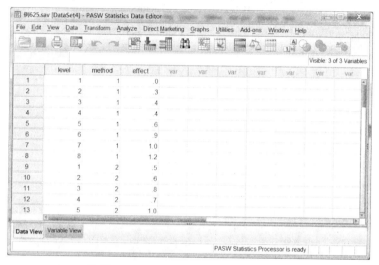

实图 10-9　PASW Statistics Data Editor

(2) 点击 Analyze 菜单中的 General Linear model 子菜单,选择 Univariate 项,系统弹出 Univariate 对话框(实图 10-10)。

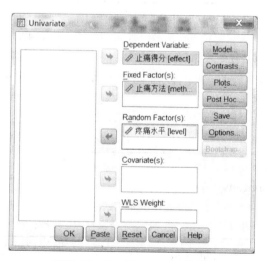

实图 10-10　Univariate 对话框

(3) 点击变量 effect 进入 Dependent Variable 框内,变量 method 进入 Fixed Factor(s) 框内,变量 level 进入 Random Factor(s)框内。

(4) 点击 model,选 custom,在效应选项中选 main effect,在 Factor&Covariates 框中选变量 method 和 level,在 Build Term(s)中点击箭头,把变量 method 和 level 放入 model 中,点击 Continue 返回。

（5）点击 Post Hoc 把变量 method 放入 Post Hoc Tests for 框内，在 Equal Variances Assumed 中选 SNK 法。点击 Continue 返回。

（6）点击 Options，把 method 和 level 放入 Display means for 框内，点击 Continue 返回。

（7）点击 Plots，把变量 level 放入 Horizontal Axis 框内，变量 method 放入 Separate Lines 框内，单击 Add，点击 Continue 返回。

（8）点击 OK 钮，提交系统运行。系统输出下列结果。

Between-Subjects Factors

		Value Label	N
止痛方法	1	A	8
	2	B	8
	3	C	8
	4	D	8
疼痛水平	1		4
	2		4
	3		4
	4		4
	5		4
	6		4
	7		4
	8		4

Tests of Between-Subjects Effects

Dependent Cariable：止痛得分

Source		Type III Sum of Squares	df	Mean Square	F	Sig.
Hypothesis		42.781	1	42.781	53.489	.000
Error		5.599	7	.800^a		
method	Hypothesis	5.736	3	1.912	132.193	.000
	Error	.304	21	.014^b		
level	Hypothesis	5.599	7	.800	55.296	.000
	Error	.304	21	.014^b		

a. MS(level)；b. MS(Error)

Esti mated marginalmeans

1. 止痛方法

Dependent Variable：止痛得分

止痛方法	Mean	Std. Error	95% Confidence Interval	
			Lower Bound	Upper Bound
A	.600	.043	.512	.688
B	1.062	.043	.974	1.151
C	1.175	.043	1.087	1.263
D	1.787	.043	1.699	1.876

2. 疼痛水平

Dependent Variable：止痛得分

疼痛水平	Mean	Std. Error	95% Confidence Interval	
			Lower Bound	Upper Bound
1	.575	.060	.450	.700
2	.725	.060	.600	.850
3	.900	.060	.775	1.025
4	.875	.060	.750	1.000
5	1.250	.060	1.125	1.375
6	1.550	.060	1.425	1.675
7	1.650	.060	1.525	1.775
8	1.725	.060	1.600	1.850

Post Hoc Tests

止痛得分

Student-Newman-Keuls[a,b]

止痛方法	N	Subset		
		1	2	3
A	8	.600		
B	8		1.063	
C	8		1.175	
D	8			1.787
Sig.		1.000	.075	1.000

Means for groups in homogeneous subsets are displayed.

Based on observed means.

The errorter mis Mean Square(Error)＝.014.

a. Uses Harmonic mean Sample Size＝8.000.

b. Alpha＝.05.

Profile Plots

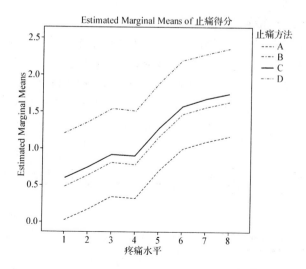

Estimated Marginal Means of 止痛得分

（9）结果

①止痛方法有 4 种，每种方法止痛 8 个水平。

②止痛水平有 8 个，每个水平用 4 种方法。

③方法因素：$F=132.193$，$P<0.001$，按 0.05 水准，拒绝无效假设，可认为止痛方法之间的差异有统计学意义，即四种止痛方法处理后的疼痛得分总体均数不等或不全等。

④疼痛水平因素：$F=55.296$，$P<0.001$，按 0.05 水准，拒绝无效假设，可认为不同疼痛水平之间的差异有统计学意义，即 8 个疼痛水平患者经不同止痛方法处理后的得分总体均数不等或不全等。

⑤各个止痛方法、疼痛水平的均数、标准误及 95％可信区间。

⑥采用 SNK 法进行均数两两之间的比较结果显示，除了 B 方法与 C 方法之间差异无统计学意义以外，其他止痛方法之间差异均有统计学意义。

⑦响应变量散点图显示：不同止痛方法的疼痛得分差异有统计学意义。

三、问题讨论

1. 练习第六章复习思考题 4、5、6 题。

2. 对实习八实表 8-2 的资料中生理学、药理学成绩按性别、专业进行比较。

（谷玉明）

实习十一　分类变量资料的统计分析

一、目的和要求

1. 掌握分类变量资料的数据录入。

2. 熟悉 χ^2 检验的方法和步骤。

3. 学会检验结果的解释和应用。

二、内容和步骤

（一）四格表资料的 χ^2 检验

用第七章例 7-7 的资料说明四格表资料 χ^2 检验的操作过程。

1. 建立数据文件　定义变量疗法为 method，甲法为 1，乙法为 2；定义疗效为 effect 有效为 1，无效为 2；定义频数为 freq。录入数据（实图 11-1、实图 11-2）。

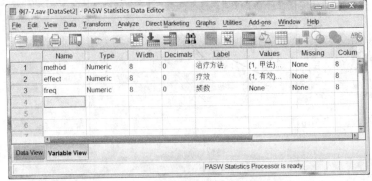

实图 11-1　Variable View

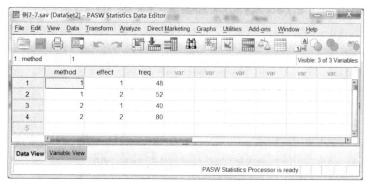

实图 11 - 2 Data View

2. 点击 Data 菜单中的 Weight Cases 子菜单,把变量 freq 点入 Frequency Variable 框内,点击 OK 返回(实图 11 - 3)。

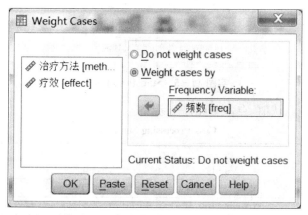

实图 11 - 3 Weight Cases 对话框

3. 点击 Analyze 菜单中的 Descriptive Statistics 子菜单,选择 Crosstabs…,系统弹出 Crosstabs 对话框,点击变量 method 进入 Row(s)框内,变量 effect 进入 Column(s)框内(实图 11 - 4)。

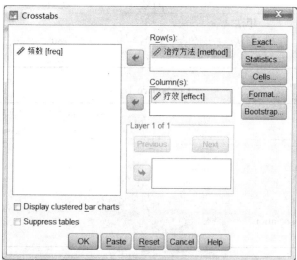

实图 11 - 4 Crosstabs 对话框

4. 点击 Statistics... 钮选择统计方法和参数，如实图 11－5；本例选择 Chi-square，点击 Continue 返回。

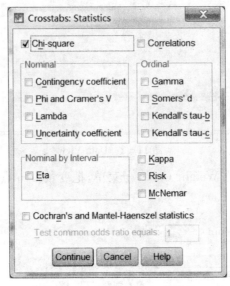

实图 11－5　Statistics 对话框

5. 其他选择系统默认值，点击 OK 提交系统运行。

Case Processing Summary

| | \multicolumn{6}{c}{Cases} | | | | | |
| | \multicolumn{2}{c}{Valid} | \multicolumn{2}{c}{Missing} | \multicolumn{2}{c}{Total} |
	N	Percent	N	Percent	N	Percent
治疗方法 * 疗效	220	100.0%	0	.0%	220	100.0%

治疗方法 * 疗效 Crosstabulation

Count

| | | \multicolumn{2}{c}{疗效} | Total |
		有效	无效	
治疗方法	甲法	48	52	100
	乙法	40	80	120
Total		88	132	220

Chi-Square Tests

	Value	df	Asymp. Sig. (2-sided)	Exact Sig. (2-sided)	Exact Sig. (1-sided)
Pearson Chi-Square	4.889[a]	1	.027		
Continuity Correction[b]	4.297	1	.038		
Likelihood Ratio	4.892	1	.027		
Fisher's Exact Test				.038	.019
Linear-by-Linear Association	4.867	1	.027		
N of Valid Cases	220				

a. 0 cells (.0%) have expected count less than 5. The minimum expected count is 40.00.

b. Computed only for a 2×2 table

6. 结果　N=220>40,最小理论数为 40>5,χ^2 值为 4.889,df 为 1,$P=0.027<0.05$, 可以认为两种方法治疗该病的疗效差异有统计学意义,即两种方法治疗该病的疗效有差别。

（二）行×列表资料的 χ^2 检验

用第七章例 7-9 的资料说明行×列表资料 χ^2 检验的操作过程。

1. 建立数据文件　定义变量疗法为 method,西药为 1,中药为 2,中西药结合为 3;定义疗效为 effect 有效为 1,无效为 2;定义频数为 freq。录入数据(实图 11-6)。

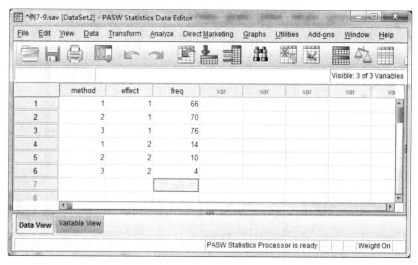

实图 11-6　Data View

2. 点击 Data 菜单中的 Weight Cases 子菜单,把变量 freq 点入 Frequency Variable 框内,点击 OK 返回(实图 11-7)。

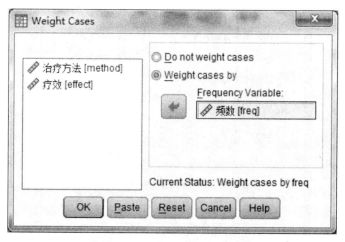

实图 11-7　Weight Cases 对话框

3. 点击 Analyze 菜单中的 Descriptive　Statistics 子菜单,选择 Crosstabs...系统弹出 Crosstabs 对话框,点击变量 method 进入 Row(s)框内,变量 effect 进入 Column(s)框内(实图 11-8)。

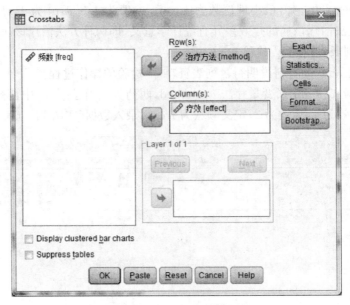

实图 11－8　Crosstabs 对话框

4. 点击 Statistics... 钮选择统计方法和参数，如实图 11－9；本例选择 Chi-square，点击 Continue 返回。

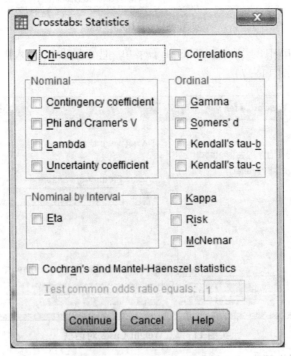

实图 11－9　Statistics 对话框

5. 其他选择系统默认值，点击 OK 提交系统运行。

Case Processing Summary

	Cases					
	Valid		Missing		Total	
	N	Percent	N	Percent	N	Percent
治疗方法 ＊ 疗效	240	100.0％	0	.0％	240	100.0％

治疗方法 ＊ 疗效 Crosstabulation

Count

		疗效		Total
		有效	无效	
治疗方法	西药	66	14	80
	中药	70	10	80
	中西药结合	76	4	80
Total		212	28	240

Chi-Square Tests

	Value	df	Asymp. Sig. (2-sided)
Pearson Chi-Square	6.146[a]	2	.046
Likelihood Ratio	6.669	2	.036
Linear-by-Linear Association	6.039	1	.014
N of Valid Cases	240		

a. 0 cells (.0％) have expected count less than 5. The minimum expected count is 9.33.

6. 结果　N＝240，χ^2 值为 6.146，df 为 2，$P＝0.046＜0.05$，差别有统计学意义（由于 P 值很接近检验水准 α，下结论时要慎重）。可以认为三种方法治疗儿童支气管哮喘的疗效不同或不全相同。

（三）配对四格表资料的 χ^2 检验

用第七章例 7-11 的资料说明配对四格表资料 χ^2 检验的操作过程。

1. 建立数据文件　定义变量血 HP 抗原为 antigen，"＋"为 1，"－"为 2；呼气试验为 exhale，"＋"为 1，"－"为 2；频数为 freq。录入数据（实图 11-10）。

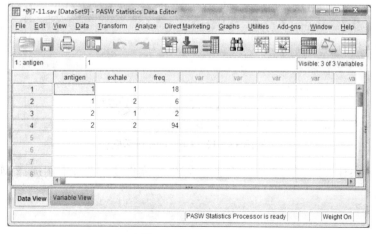

实图 11-10　Data View

2. 点击 Data 菜单中的 Weight Cases 子菜单,把变量 freq 点入 Frequency Variable 框内,点击 OK 返回(实图 11-11)。

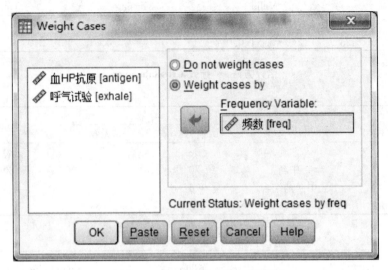

实图 11-11　Weight Cases 对话框

3. 点击 Analyze 菜单中的 Descriptive　Statistics 子菜单,选择 Crosstabs...,系统弹出 Crosstabs 对话框,点击变量 antigen 进入 Row(s)框内,变量 exhale 进入 Column(s)框内(实图 11-12)。

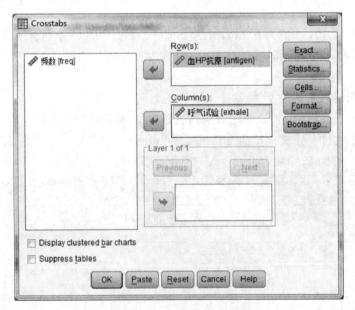

实图 11-12　Crosstabs 对话框

4. 点击 Statistics... 钮选择统计方法和参数,如实图 11-13;本例选择 McNemar,点击 Continue 返回。

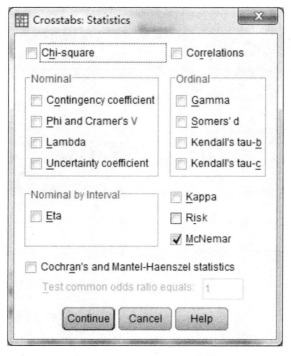

实图 11-13　Statistics 对话框

5. 其他选择系统默认值,点击 OK 提交系统运行。

Case Processing Summary

	Cases					
	Valid		Missing		Total	
	N	Percent	N	Percent	N	Percent
血 HP 抗原 * 呼气试验	120	100.0%	0	.0%	120	100.0%

血 HP 抗原 * 呼气试验 Crosstabulation

Count

		呼气试验		Total
		+	−	
血 HP 抗原	｜	18	6	24
	−	2	94	96
Total		20	100	120

Chi-Square Tests

	Value	Exacrt Sig. (2-sided)
McNemar Test		.289[a]
N of Valid Cases	120	

a. Binomial distribution used.

6. 结果　N=120,McNemar Test $P=0.289>0.05$,差别无统计学意义。尚不能认为两种方法检测的阳性率不相等。

三、问题讨论

1. 自行练习 $R \times C$ 表资料的 χ^2 检验。

2. 练习第七章复习思考题 2、4、5、6、7 题。

（谷玉明）

实习十二　秩 和 检 验

一、目的和要求

1. 掌握秩和检验的方法和步骤。

2. 熟悉秩和检验的应用条件。

二、内容和步骤

（一）配对资料符号秩和检验

用第八章例 8-1 的资料说明配对资料符号秩和检验的操作过程。

1. 首先建立数据文件，定义极谱法为 pola，分光光度法为 spec，录入原始数据。

2. 点击 Analyze 菜单中的 Nonparametric Tests 子菜单，选择 Legacy Dialogs 的 2 Related Samples... 项，系统弹出 Two-Related-Samples Tests 对话框（实图 12-1）。

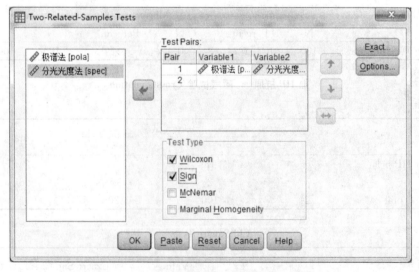

实图 12-1　Two-Related-Samples Tests 对话框

3. 点击变量 pola，spec 进入 Tests Variables 框中。

4. 在 Test Type 对话框中选择 Wilcoxon 及 Sign。

5. 点击 Options 选择 Descriptive 点击 Continue 返回；点击 OK 钮提交系统运行。

Wilcoxon Signed Ranks Test

Ranks

		N	Mean Rank	Sum of Ranks
分光光度法-极谱法	Negative Ranks	6[a]	3.75	22.50
	Positive Ranks	2[b]	6.75	13.50
	Ties	1[c]		
	Total	9		

a. 分光光度法 < 极谱法

b. 分光光度法 > 极谱法

c. 分光光度法＝极谱法

Test Statistics[b]

	分光光度法-极谱法
Z	−.641[a]
Asymp. Sig. (2‑tailed)	.521

a. Based on positive ranks.

b. Wilcoxon Signed Ranks Test

Sign Test

Frequencies

		N
分光光度法-极谱法	Negative Differences[a]	6
	Positive Differences[b]	2
	Ties[c]	1
	Total	9

a. 分光光度法 < 极谱法

b. 分光光度法 > 极谱法

c. 分光光度法＝极谱法

Test Statistics[b]

	分光光度法-极谱法
Exact Sig. (2‑tailed)	.289[a]

a. Binomial distribution used.

b. Sign Test

（二）两个独立样本资料的秩和检验

用第八章例 8‑2 的资料说明两个独立样本资料的秩和检验的操作过程。

1. 首先建立数据文件,定义分组变量为 group:铅作业组为 1,非铅作业组为 2;定义血铅值为 lead,录入原始数据。

2. 点击 Analyze 菜单中的 Nonparametric Tests 子菜单,选择 Legacy Dialogs 的 2 Independent Samples...项,系统弹出 Two-Independent-Samples Tests 对话框(实图 12 - 2)。

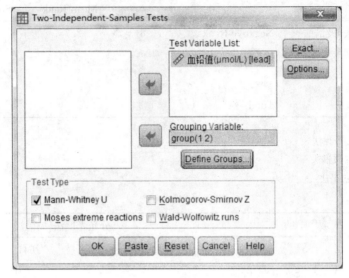

实图 12 - 2 Two-Independent-Samples Tests 对话框

3. 点击 lead 变量进入 Test Variable List 框中,点击 group 变量进入 Grouping Variable 框中,点击 Define Range...来定义分组取值范围,输入分组最大值和最小值,点击 Continue 返回。

4. 在 Test Type 项中选 Mann-Whitney U,点击 OK 提交系统运行。

Ranks

	分　组	N	Mean Rank	Sum of Ranks
血铅值(μmol/L)	铅作业组	7	13.36	93.50
	非铅作业组	10	5.95	59.50
	Total	17		

Test Statistics[b]

	血铅值(μmol/L)
Mann-Whitney U	4.500
Wilcoxon W	59.500
Z	−2.980
Asymp. Sig. (2 - tailed)	.003
Exact Sig. [2* (1 - tailed Sig.)]	.001[a]

a. Not corrected for ties.

b. Grouping Variable:分组

5. **结果**　各组的平均秩次分别为 13.36、5.957,Z 值为−2.980,$P=0.003$;铅作业工人与非铅作业工人血铅值差异有统计学意义,即可认为铅作业工人血铅值高于非铅作业工人。

（三）多组独立样本资料的秩和检验

用第八章例 8-4 的资料说明多组独立样本资料的秩和检验的操作过程。

1. 首先建立数据文件,定义分组变量为 group：Ⅰ期为 1,Ⅱ期为 2,Ⅲ期为 3；定义血清粘蛋白含量为 mucin,录入原始数据。

2. 点击 Analyze 菜单中的 Nonparametric Tests 子菜单,选择 Legacy Dialogs 的 K Independent Samples... 项,系统弹出 Tests for Several Independent Samples 对话框（实图 12-3）。

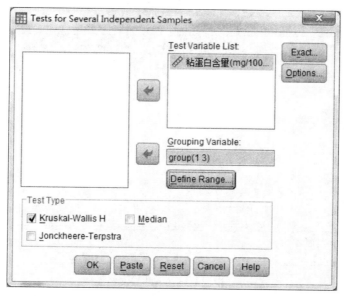

实图 12-3　Tests for Several Independent Samples 对话框

3. 点击 mucin 变量进入 Test Variable List 框中,点击 group 变量进入 Grouping Variable 框中,点击 Define Range... 来定义分组取值范围,输入分组最大值和最小值,点击 Continue 返回。

4. 在 Test Type 项中选 Kruskal-Wallis H,点击 OK 提交系统运行。

Ranks

	分组	N	Mean Rank
粘蛋白含量(mg/100 ml)	Ⅰ期	8	7.06
	Ⅱ期	8	15.44
	Ⅲ期	8	15.00
	Total	24	

Test Statistics[a,b]

	粘蛋白含量(mg/100 ml)
Chi-square	7.117
df	2
Asymp. Sig.	.028

a. Kruskal Wallis Test

b. Grouping Variable：分组

5. 结果　χ^2 值为 7.117,df 为 2,$P=0.028$,差别有统计学意义,即可以认为三期矽肺病人的血清黏蛋白含量的总体分布位置不同或不全同。

（四）多组等级资料比较的秩和检验

用第八章例8-5的资料说明多组等级资料的秩和检验的操作过程。

1. 首先建立数据文件,定义疗效变量为 effect:无效为1,好转为2,显效为3,控制为4;定义治疗方法变量为 method:糖衣片为1,黄酮片为2,复方组为3,定义频数变量为 freq。录入原始数据(实图12-4)。

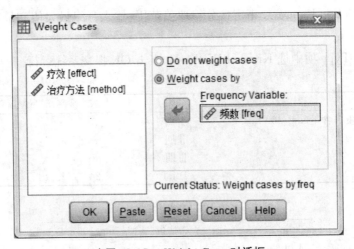

实图 12-4 Data View

2. 点击 Data 菜单中的 Weight Cases 子菜单,把变量 freq 点入 Frequency Variable 框内,点击 OK 返回(实图12-5)。

实图 12-5 **Weight Cases 对话框**

3. 点击 Analyze 菜单中的 Nonparametric Tests 子菜单,选择 Legacy Dialogs 的 K Independent Samples... 项,系统弹出 Tests for Several Independent Samples 对话框(实图12-6)。

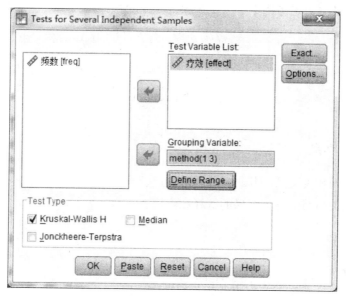

实图 12 - 6　**Tests for Several Independent Sa mples 对话框**

4. 点击 effect 变量进入 Test Variable List 框中,点击 method 变量进入 Grouping Variable 框中,点击 Define Range... 来定义分组取值范围,输入分组最小值 1 和最大值 3,点击 Continue 返回。

5. 在 Test Type 项中选 Kruskal-Wallis H,点击 OK 提交系统运行。

Ranks

	治疗方法	N	Mean Rank
疗效	糖衣片	361	239.50
	黄酮片	58	312.34
	复方组	77	242.60
	Total	496	

Test Statistics[a,b]

	疗效
Chi-square	14.935
df	2
Asymp. Sig.	.001

a. Kruskal Wallis Test

b. Grouping Variable：治疗方法

6. 结果　三组的平均秩次分别为 239.50、312.34、242.60,χ^2 值为 14.935,df 为 2,$P=0.001$;三种方剂疗效差异有统计学意义,可认为三种方剂的疗效有差别。

三、问题讨论

1. 试列出用 PASW/SPSS 进行秩和检验的步骤。

2. 练习第八章复习思考题 1、2、3、4、5 题。

(谷玉明)

实习十三　相关与回归分析

一、目的和要求

1. 掌握变量间相关关系、回归关系的分析方法和步骤。

2. 学会对相关与回归分析结果的解释和应用。

二、内容和步骤

(一) 相关分析

用第九章例 9-1 的资料说明直线相关的操作过程。

1. 首先建立数据文件,定义胰岛素水平为 insulin,定义血糖水平为 bloodsugar,录入原始数据。

2. 点击 Graphs 菜单项中 Legacy Dialogs 的 Scatter/dot... 子菜单,弹出 Scatter/dot 对话框,选择 Simple Scatter,Define,insulin 为 x,bloodsugar 为 y,点击 OK 钮提交系统运行。

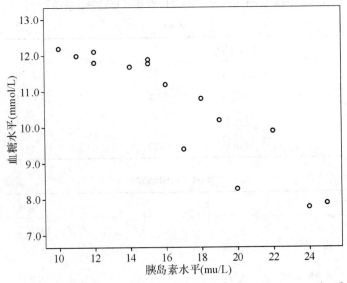

3. 点击 Analyze 菜单中的 Correlate 子菜单,选择 Bivariate... 项,系统弹出 Bivariate Correlations 对话框(实图 13-1)。

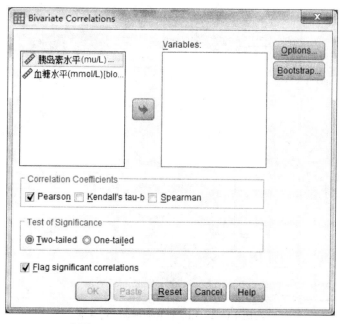

实图 13 - 1　Bivariate Correlations 对话框

4. 将变量 insulin、bloodsugar 选择进入 Variables 框内,其余使用默认值,点击 OK 钮提交系统运行。

Correlations

		胰岛素水平(mu/L)	血糖水平(mmol/L)
胰岛素水平(mu/L)	Pearson Correlation	1	−.908**
	Sig.（2 - tailed）		.000
	N	15	15
血糖水平(mmol/L)	Pearson Correlation	−.908**	1
	Sig.（2 - tailed）	.000	
	N	15	15

＊＊. Correlation is significant at the 0.01 level (2 - tailed).

5. 结果　胰岛素水平与血糖水平的相关系数为−0.908,P 值<0.001,说明胰岛素水平与血糖水平有高度相关。

（二）回归分析

1. 以上述相关分析资料为例,点击 Analyze 菜单中的 Regression 子菜单,选择 Linear...项,系统弹出 Linear Regression 对话框(实图 13 - 2)。

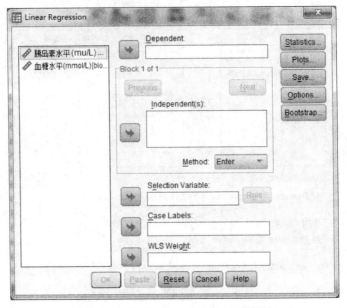

实图 13 - 2　**Linear Regression 对话框**

2. 将变量 bloodsugar 作为因变量选入 Dependent 框内,将 insulin 作为自变量选入 Independent(s)框内,其余使用默认值,点击 OK 提交系统运行。

Variables Entered/Removed[b]

model	Variables Entered	Variables Removed	Method
1		胰岛素水平(mu/L)[a]	. Enter

a. All requested variables entered.

b. Dependent Variable:血糖水平(mmol/L)

Model Smmary

Model	R	R Square	Adjusted R Square	Std. Error of the Estimate
1	.908[a]	.825	.812	.6909

a. Predictors:(Constant),胰岛素水平(mu/L)

ANOVA[b]

Model		Sum of Squares	df	Mean Square	F	Sig.
1	Regression	29.254	1	29.254	61.277	.000[a]
	Residual	6.206	13	.477		
	Total	35.460	14			

a. Predictors:(Constant),胰岛素水平(mu/L)

b. Dependent Variable:血糖水平(mmol/L)

Coefficients[a]

Model		Unstandaridized Coefficients		Standardized Coefficients	t	Sig.
		B	Std. Error	Beta		
1	(Constant)	15.776	.685		23.036	.000
	胰岛素水平(mu/L)	−.311	.040	−.908	−7.828	.000

a. Dependent Variable：血糖水平(mmol/L)

3. 结果　系统首先输出回归分析的属性,以血糖水平为因变量,以胰岛素水平为自变量,采用全部入选法进行分析;然后系统输出了模型的复相关系数为 0.908,复相关系数的平方即决定系数为 0.825,说明血糖水平的 82.5% 是由胰岛素水平来决定的;在系统输出的模型方差分析结果中可知,模型的 P 值<0.001,说明回归方程有效;最后系统输出了回归系数 −0.311。

回归方程为:

$$血糖水平=15.776−0.311×胰岛素水平$$

（三）等级相关分析

用第九章例 9-5 的资料说明等级相关的操作过程。

1. 首先建立数据文件,定义黄曲霉毒素 B1 为 aflatoxin,定义肝癌死亡率为 deaths,录入原始数据。

2. 点击 Analyze 菜单中的 Correlate 子菜单,选择 Bivariate... 项,系统弹出 Bivariate Correlations 对话框(实图 13-3)。

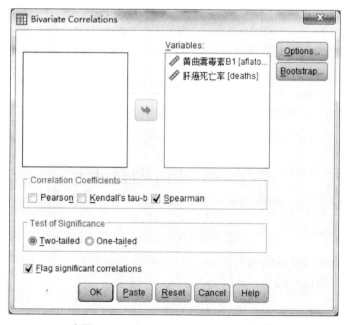

实图 13-3　Bivariate Correlations 对话框

3. 将变量 aflatoxin、deaths 选择进入 Variables 框内,Correlation Coefficients 项中选择 Spearman,其余使用默认值,点击 OK 钮提交系统运行,结果如下。

Correlations

			黄曲霉毒素 B1	肝癌死亡率
Spearman's rho	黄曲霉毒素 B1	Correlation Coefficient	1.000	.745*
		Sig.（2 - tailed）	.	.013
		N	10	10
	肝癌死亡率	Correlation Coefficient	.745*	1.000
		Sig.（2 - tailed）	.013	.
		N	10	10

*. Correlation is significant at the 0.05 level (2 - tailed).

三、问题讨论

1. 试列出用 PASW/SPSS Statistics 进行变量间相关与回归分析的步骤。

2. 某医师研究免疫球蛋白，IgG(r/ml)与琼脂扩散圈直径(mm)关系资料如实表 13 - 1 所示，试分析 IgG 浓度与琼脂扩散圈直径间的关系。

实表 13 - 1　Ig G 浓度与琼脂扩散圈关系

IgG(r/ml)	琼脂扩散圈直径(mm)
40	15.9
80	18.0
160	23.6
320	30.9
400	34.1
800	40.3
1 600	45.7
2 400	48.0
3 200	50.3
4 000	50.3

（谷玉明）

实习十四　医学科研设计

一、目的和要求

1. 掌握医学科研设计的概念。

2. 学习医学科研设计的基本方法。

二、内容和步骤

大学生不良卫生习惯现状调查与分析：

1. 收集有关大学生不良卫生习惯的信息。

2. 确定调查的目的和指标，确定调查范围和样本的含量。

3. 拟订调查表和分析表。

4. 实施调查。

5. 按分析表整理资料，用 SPSS 进行资料分析。

三、问题讨论

1. 抽样方法有哪些？本次调查采用那种抽样方法？

2. 确定分析指标和分析方法。

3. 对调查结果进行分析，写出调查报告。

（谷玉明）

附录二 预防医学专业常用词汇中英文对照

Ⅰ型错误（type Ⅰ error）

2,3,7,8 四氯二苯-P-二噁英（tetrachlorodibenzo-p-dioxin, TC-DD)

Ⅱ型错误（type Ⅱ error）

Conover 检验（Conover's test）

Fisher 确切概率法（Fisher'sexact test）

N-亚硝基化合物（N-nitroso compounds）

q 检验（又称 student-new man-keuls 法，SNK）

t 分布（t-distribution）

t 检验（t test）

α 亚麻酸（linolenic acid,十八碳三烯酸,$C_{18:3}$)

χ^2 检验（chi-square test,或称卡方检验）

阿尼林（aniline）

阿托品化（atropinization）

阿托品中毒（atropinism）

埃希菌属（Escherichia）

氨基甲酸酯类（carbamates）

氨基咪唑氮杂芳烃（amino-i midazoazaarenes, AIAs）

氨基酸（amino acid）

氨基酸评分（amino acid score, AAS）

百草枯（paraquat, PQ）

百分条图（percent bar graph）

半对数线图（semilogarithmic line graph）

爆震性耳聋（explosive deafness）

苯（benzene, C_6H_6)

苯胺（aniline）

苯丙氨酸（phenylalanine）

苯并(a)芘[benzo(a) pyrene, B(a)P]

必需氨基酸（essential amino acid, EAA）

必需微量元素（essential microelements）

必需脂肪酸（essential fatty acid, EFA）

变异系数（coefficient of variation）

标准估计误差（standard error estimation）

标准化率（standardized rate）

标准体重（standard weight）

标准误（standard error）

标准正态分布（standard normal distribution）

表观消化率（apparent digestibility）

病因概率（probability of causation, PC）

不可吸入性纤维（non-respirable fibers）

布鲁氏杆菌（Brucella）

布鲁氏杆菌病（brucellosis）

参考值范围（reference ranges）

参数检验（parametric test）

参数统计（parametric statistics）

参数与统计量（parameter and statistics）

残差平方和（residual sum of squares）

肠外营养（parenteral nutrition, PN）

超细颗粒物（ultrafine particulate matter）

尘肺病（pneumoconiosis）

尘螨（dust mite）

痴呆（dementia）

迟发性多发性神经毒作用（organophosphate induced delayed polyneuropathy, OPIDP）

赤潮或红潮（red tide）

初级卫生保健（primary health care）

除草剂（herbicide）

处理（treatment）

次生环境（secondary environment）

刺激性气体（irritant gases）

刺激性气体中毒（irritant gas poisoning）

促进健康行为（health-pro moted behavior）

大气颗粒物（particulate matter）

大气圈（atmospheric sphere）

大阴影（large opacity）

单侧检验（one-sided test）

单体（monomer）

单因素方差分析（one-way analysis of variance）

单元（unit）

蛋（eggs）

蛋氨酸（methionine）

蛋白质（protein）

蛋白质净利用率(net protein utilization,NPU)

蛋白质-能量营养不良(protein-energy malnutrition,Pem)

氮平衡(nitrogen balance)

等级相关(rank correlation)

低出生体重儿(low birth weight,LBW)

低温环境(cold environment)

地方病(endemic disease)

地方性氟中毒(endemic fluorine poisoning)

地方性砷中毒(endemic arsenic poisoning)

地面水(surface water)

地下水(underground water)

点估计(point estimation)

碘(iodine)

碘缺乏病(iodine deficiency disorders,IDD)

电磁场(Electromagnetic field,emf)

电离辐射(ionizing radiation)

调查(survey)

调整率(adjusted rate)

定量资料(quantitative data)

定期健康检查(periodical examination)

定脂(fixed fat)

动物实验(animal experiment)

动脂(variable fat)

豆类(pulses)

独立作用(independent action)

短时间接触容许浓度(permissible concentration-short term exposure limit,PC-STEL)

对流层(troposphere)

对象(subject)

对照组(control group)

多环芳烃(polycyclic aromatic hydrocarbons,PAH)

多环芳族化合物(polycyclic aroatic compounds)

多重比较(multiple comparison)

二级预防(secondary prevention)

二乙基二硫代氨基甲酸钠(dithiocarb)

二噁英类(dioxins)

方差分析(analysis of variance,ANOVA)

方差和标准差(variance and standard deviation)

放射性活度(radioactivity)

非必需氨基酸(non-essential amino acid,NEAA)

非参数检验(nonparametric test)

非参数统计(nonparametric statistics)

非传染性疾病(non-communicable disease)

非电离辐射(nonionizing radiation)

非吸入粉尘(non-inhalable dust)

非要素制剂(no-elemental diet)

肥胖(obesity)

分类变量资料(categorical variable data)

分类资料(categorical data)

分析资料(analysis of data)

酚类化合物(phenols)

呋喃丹(carbofuran)

负偏态分布(skewed negatively distribution)

负相关(negative correction)

副溶血性弧菌($V.\ parahaemolyticus$)

富营养化(eutrophication)

腹绞痛(lead colic)

腹泻(diarrhoea)

钙(calcium)

甘油(glycerin)

肝血管肉瘤(hepatic angiosarcoma)

高低图(high-low charts)

高分子化合物(high molecular compound)

高频电磁场(high-frequency electromagnetic field)

高铁血红蛋白(methemoglobin,MetHb)

高温环境(high temperature environment)

高温作业(work in hot environment)

高原病(high altitude illness)

高原性肺水肿(highaltitude pulmonary edema,HAPE)

隔热(heat isolation)

个体危险因素(host risk factors)

个体易感者(vulnerable group)

工作有关疾病(work-related disease)

公害病(public nuisance disease)

功能蓄积(functional accumulation)

汞(mercury,Hg)

汞毒性震颤(mercurial tremor)

佝偻病(rickets)

构成比(constituent ratio)

谷胱甘肽过氧化物酶(glutathione peroxidase,GSH-Px)

骨质软化症(osteomalacia)

骨质疏松症(osteoporosis)

固醇类(sterols)

管饲营养(enteral feeding,tube feeding)

光化学烟雾（photochemical smog）

硅酸盐（silicates）

硅酸盐肺（silicatosis）

硅烷醇基团（silanol group）

国际癌症研究机构（International Agency for Research on Cancer，IARC）

国际劳工组织（International Labour Organization，ILO）

国民生产总值（Gross national product，GNP）

过度医疗（over medicalisation）

过滤（filtration）

过失误差（gross error）

过氧酰基硝酸酯（peroxyacyl nitrates，PANs）

行（row）

含铁血黄素（hemosiderin）

合成纤维（synthetic fiber）

合成橡胶（synthetic rubber）

合理膳食（rational diet）

河豚（puffer fish）

河豚毒素（tetrodotoxin，TTX）

核黄素（riboflavin）

赫恩小体（Heinz body）

红肉（red meat）

红外线（infrared ray）

红细胞谷胱甘肽还原酶活力系数（erythrocyte glutathione reductase activation coefficient，EGRAC）

宏量营养素（macronutrients）

宏量元素（macroelement）

呼吸性粉尘（respirable dust）

化学耗氧量（chemical oxygen demand，COD）

化学评分（chemical score）

化学组成明确制剂（chemically defined diet，CDD）

坏血病（scurvy）

环境内分泌干扰化合物（environmental endocrine disrupting chemicals，EDCs）

环境污染（environmental pollution）

环境因素（environmental factors）

环境应答基因（environmental response gene）

黄曲霉毒素（aflatoxin，AF）

挥发性有机化合物（volatile organic compounds，VOCs）

回归平方和（regression sum of square）

回归系数（regression coefficient）

混合喂养（mixed feeding）

混合性尘肺（mixed dust pneumoconiosis）

混合性粉尘（mixed dust）

混凝沉淀（coagulative precipitation）

机械通风（mechanical ventilation）

肌酐—身高指数（creatinine height index，CHI）

积差相关系数（coefficient of product- moment correlation）

基本膳食（basal diet）

基础代谢（basalmetabolism）

基础代谢率（basalmetabolic rate，BMR）

基础情况（也称基线，base line）

极差（range）

急性 CO 中毒迟发性脑病（delayed encephalopathy by acute carbon monoxide poisoning，DEAcmP）

急性胆碱能危象（acute cholinergic crisis，ACC）

急性高原病（acute mountain sickness，AmS）

急性呼吸窘迫综合征（acute respiratory distress syndrome，ARDS）

急性氯气中毒（acute chlorine poisoning）

急性有机磷农药中毒（acute organophosphorus pesticides poisoning，AOPP）

集中趋势（central tendency）

几何均数（geometric mean）

计量资料（measurement data）

剂量当量（dose equivalent，H）

剂量反应关系（dose-response relationship）

剂量效应关系（dose-effect relationship）

甲醇（methyl alcohol）

甲醛（formaldehyde）

假设检验（hypothesis testing）

假性胆碱酯酶（pseudocholinesterase）

简单回归（simple regrssion）

简单相关（simple correlation）

健康相关行为（health-related behavior）

健康效应谱（spectrum of health effect）

降水（precipitation）

交叉设计（cross-over design）

焦耳（Joule，J）

焦磷酸硫胺素（thia mine pyrophosphate，TPP）

脚气病（beriberi）

拮抗作用（antagonistic action）

截距（intercept）

解偶联蛋白（uncoupling protein，UCP）

介水传染病（water-borne infectious disease）

金黄色葡萄球菌（S. aureus）

金属尘肺（metallic pneumoconiosis）

金属硫蛋白（metallothionein）

金属烟热（metal fume fever）

进行性块状纤维化（progressive massive fibrosis, PMF）

经济赔偿性疾病（compensable disease）

静息代谢率（resting metabolic rate, RmR）

就业前健康检查（pre-employment examination）

聚合物（polymer）

绝对误差（absolute error）

军团菌病（legionella pneumonia）

均衡（balance）

均数的抽样误差（sampling error of mean）

卡（calorie, cal）

抗坏血酸（ascorbic acid）

抗癞皮病因子（anti-dermatitis factor）

抗氧化物质（antioxidants）

可见光（visible light）

可耐受最高摄入量（tolerable upper intake level, UL）

可吸入颗粒物（inhalable particulate, IP）

可吸入性粉尘（inhalable dust）

可吸入性纤维（respirable fibers）

可疑致癌物（suspected carcinogen）

可重复性（reproduction）

克山病（Keshan disease）

空气动力学直径（aerodynamic equivalent diameter, AED）

空气离子化（air ionization）

空气污染指数（air pollution index, API）

空气质量指数（air quality index, AQI）

赖氨酸（lysine）

癞皮病（pellagra）

老化（ageing）

类金属（metalloid）

类脂（lipoid）

离均差平方和（sum of square, SS）

离散趋势（tendency dispersion）

理论频数（theoretical frequency）

理想体重（idea body weight, IBW）

粒径（particle diameter, Dp）

连续性校正（correction for continuity）

粮谷类（cereals）

两因素方差分析（two-way analysis of variance）

亮氨酸（leucine）

列（column）

临床对照试验（clinical control trial, CCT）

临床试验（clinical trial）

磷脂（phospholipids）

硫胺素（thiamine）

硫化氢（hydrogen sulfide, H_2S）

硫血红蛋白（sulfmethemoglobin, SHb）

率（rate）

率的标准误（standard error of rate）

率的抽样误差（sampling error of rate）

氯乙烯（vinyl chloride, VC）

慢性地方性砷中毒（chronic endemic arseniasis）

慢性高山病（chronic mountain sickness, cmS）

慢性阻塞性肺部疾患（chronic obstructive pulmonary disease, COPD）

煤肺（anthracosis）

煤工尘肺（coal workers' pneumoconiosis, CWP）

煤矽肺（anthracosilicosis）

酶联免疫吸附测定法（Enzyme-linked Immunosorbent Assay-ELISA）

每日膳食营养素供给量（recommended dietary allowances, RDAs）

棉尘症（byssinosis）

面积图（Area charts）

蘑菇（mushroom）

母乳喂养（breast feeding）

奶（milk）

脑水肿（cerebral edema, CE）

能量（energy）

能量系数（caloric quotient）

尼克酸（nicotinic acid）

拟除虫菊酯（pyrethroids）

农药（agricultural chemicals）

配对设计（paired design）

烹调油烟（cooking fume）

皮肤迟发型过敏反应（skin delayed hyprsensitivity, SDH）

皮炎（dermatitis）

皮褶厚度（skin fold thickness）

蜱传脑炎（tick-bone encephalitis, TBE）

偏倚（bias）

频率与概率（frequency and probability）

频数分布表（table of frequency distribution）

平衡膳食（balanced diet）

平均数（average）

平均需要量（estimated average requirement，EAR）

平流层（stratosphere）

普遍性预防（universal prevention）

气象因素（meteorological factor）

千卡（kilocalorie，kcal）

铅线（Burton's gum lead line）

潜在致癌物（potential carcinogen）

禽（poultry）

氰化氢（hydrogen cyanide，HCN）

区间估计（interval estimation）

屈肢症（bends）

全营养混合液（total nutrition ad mixture，TNA）

泉水（spring water）

缺铁性红细胞生成期（irondeficent ervthropoiesis，IDE）

缺铁性贫血期（irondeficiency anemia，IDA）

确认致癌物（proved carcinogen）

热层（thermosphere）

热痉挛（heat cramp）

热射病（heat stroke）

热适应（heat acclimatization）

热衰竭（heat exhaustion）

热应激蛋白（heat shock protein，HSP）

人工喂养（artificial feeding）

人工有机粉尘（synthetic material dust）

溶解氧（dissolved oxygen，DO）

肉（meat）

肉毒梭状芽胞杆菌（C. botulinum）

乳清蛋白（lactoalbumin）

乳糖不耐症（lactose intolerance）

三级预防（tertiary prevention）

三级预防策略（preventive strategies at three levels）

三酰甘油（triglycerides）

三硝基甲苯（trinitrotoluene，TNT）

散点图（scatter diagram）

色氨酸（tryptophan）

森林脑炎（forest encephalitis）

森林脑炎病毒（forest encephalitis virus）

杀虫剂（insecticide）

杀螨剂（miticide）

杀鼠剂（rodenticide）

杀真菌剂（fungicide）

沙门菌属（salmonella）

筛检（screening）

膳食纤维（dietary fiber）

膳食营养素参考摄入量（dietary reference intakes，DRIs）

上臂肌围（armmuscle circumference，AMC）

上臂围（arm circumference，AC）

社会因素（social factor）

社会支持（social support）

社区干预试验（community intervention trial）

社区卫生服务（community-based health care）

射频辐射（radiofrequency radiation）

神经病靶标酯酶（neuropathy target esterase，NTE）

神经管畸形（neural tube defects）

生产性毒物（occupational toxicant）

生化需氧量（biochemical oxygen demand，BOD）

生活方式因素（lifestyle factor）

生活环境（living environment）

生态平衡（ecological balance）

生态系统（ecosystem）

生态系统健康（ecosystem health）

生物放大作用（biomagnification）

生物浓缩作用（bioconcentration）

生物圈（biosphere）

生物-心理-社会医学模式（bio-psycho-socialmedical model）

生物蓄积作用（bioaccumulation）

生物学价值（biological value，BV）

生物因素所致职业病（occupational disease due to biological factor）

声音（sound）

剩余标准差（standard deviation regression）

剩余平方和（residual sun of square）

石棉肺（asbestosis）

石棉小体（asbestos body）

时间加权平均容许浓度（permissible concentration - time-weighted average，PC-TWA）

实际频数（actual frequency）

实验（experiment）

实验设计（experimental design）

食品添加剂（food additives）

食物(food)

食物链(food chain)

食物热效应(thermic effect of food,TEF)

食物特殊动力作用(specific dynamic action,SDA)

食物中毒 (food poisoning)

食源性疾病(foodborne disease)

世界癌症研究基金会和美国癌症研究所专家小组(The World Cancer Research Fund and the American Institute for Cancer Research Institute，WCRF/AICR)

视黄醇(retinol)

视黄醇当量(retinol equivalent，RE)

试验(trial)

试验膳食(pilot diet)

适宜摄入量(adequate intake,AI)

嗜肺军团菌(*legionella pneumophila*)

收集资料(collection of data)

瘦素(leptin)

瘦体质(lean body mass)

蔬菜水果类(vegetables and fruits)

数值变量资料(numerical variable data)

双侧检验(two-sided test)

双盲法(double blind method)

水华(water bloom)

水平(level)

水圈(hydrosphere)

水体富营养化(eutrophication)

水体污染 (water pollution)

水俣病(minamata disease)

四分位数(quartile)

四分位数间距(inter-quartile range)

四格表(fourfold table)

四级预防(quaternary prevention)

苏氨酸(threonine)

速发型矽肺(acute silicosis)

塑料(plastics)

算术均数(arithmetic mean)

随机 (rando mization)

随机区组设计(randomized block design)

随机误差(random error)

羧化辅酶(cocarboxylase)

胎儿宫内发育迟缓 (intrauterine growth retardation,IUGR)

太阳辐射(solar radiation)

炭尘肺(carbon pneumoconiosis)

炭疽芽胞杆菌(Bacillus athracis)

碳水化合物(carbohydrates)

糖耐量受损(impaired glucose tolerance, IGT)

糖尿病(diabetes mellitus,Dm)

糖脂(glycolipids)

体力活动水平系数(physical activity level,PAL)

体质指数(body mass index，BMI)

田块(block,区组)

条图(bar graph)

铁(iron)

铁蛋白(ferritin)

铁减少期(iron depletion, ID)

听觉疲劳(auditory fatigue)

听觉适应(auditory adaptation)

听力损伤(hearing impairment)

听力损失(hearing loss)

同质与变异(homogeneity and variation)

统计表(statistical table)

统计地图(statistical map)

统计描述(statistical descriptive)

统计图(statistical graph)

统计推断(inferential statistics)

统计学(statistics)

统计资料类型(type of statistical data)

痛痛病(ital-ital disease)

突发环境污染事件(abrupt environmental pollution accidents)

土拉菌病(tularamia)

土壤污染(soil pollution)

推荐摄入量(recommended nutrient intake,RNI)

脱叶剂(defoliant)

外大气层(exosphere)

外周静脉至中心静脉置管 (peripherally inserted central venous catheters，PICC)

完全随机设计(completely rando mized design)

晚发型矽肺(delayed silicosis)

危害健康行为(health-risky behavior)

微波(microwave)

微量营养素(micronutrients)

维生素（vitamin）

维生素 D₂（麦角钙化醇，ergocalciferol）

维生素 D₃（胆钙化醇，cholecalciferol）

维生素 PP（pellagra-preventive）

无机粉尘（inorganic dust）

无限总体（infinite population）

五星级医生（five-star doctor）

物理因素所致职业病（occupational disease due to physical factor）

物质蓄积（material accumulation）

误差公理（law of errors）

吸收剂量（absorbed dose）

析因设计（factorial design）

矽肺（silicosis）

矽结节（silicotic nodule）

硒（selenium）

系统误差（systematic error）

细菌总数（bacteria count）

细颗粒物（fine particulate matter）

先天畸形（congenital malformation）

线图（line graph）

相乘作用（synergistic action）

相对比（relative ratio）

相对数（relative number）

相对误差（relative error）

相关系数（correlation coefficient）

相加作用（additive action）

消毒（disinfection）

消化率（digestibility）

硝基苯（nitrobenzene）

小阴影（small opacity）

效应（effect）

斜率（slope）

缬氨酸（valine）

心身疾患或身心疾病（psychosomatic disorder，psychosomatic disease）

锌（zinc）

行为医学（behavior medicine）

性传播疾病（sexually transmitted diseases，STDs）

胸膜斑（pleural plaque）

选择性预防（selective prevention）

亚油酸（linoleic acid，十八碳二烯酸，$C_{18:2}$）

烟酸（niacin）

严重急性呼吸系统综合征（severe acute respiratory syndromes，SARS）

岩石圈（lithosphere）

研究设计（research design）

盐酸戊乙奎醚（penehyclidine hydrochloride injection）

眼结膜印迹细胞学（conjunctival impression cytology，CIC）

样本含量（sample size）

要素制剂（elemental diet）

叶酸（folic acid，FA）

夜盲症（night blindness）

一级预防（primary prevention）

一氧化碳（carbon monoxide，CO）

医学监护（medical surveillance）

医学模式（medical model）

医学统计学（medical statistics or statistics in medicine）

医源性疾病（iatrogenic disease）

胰蛋白酶抑制剂（trypsin inhibitor）

胰岛素抵抗（insulin resistance，IR）

遗传因素（inherited factors）

乙酰胆碱胆碱酯酶（acetyl cholinesterase，AChE）

社区为定向的基层医疗（community oriented primary care，COPC）

异亮氨酸（isoleucine）

意向性震颤（intentional tremor）

因素（factor）

应变量（response variable）

营养（nutrition）

营养风险筛查（nutritional risk screening，NRS）

营养素（nutrients）

营养素的需要量（nutritional requirement）

永久性听阈位移（permanent threshold shift，PTS）

有机粉尘（organic dust）

有机磷农药（organophosphorus pesticide）

有机溶剂（organic solvents）

有限总体（finite population）

鱼（fish）

预测（forecast）

预防医学（preventive medicine）

原生环境（pri mary environment）

圆图（piegraph）

匀浆制剂（homogenized diet）

杂环胺(heterocyclic amines, HCA)

暂时性听阈位移(temporary threshold shift, TTS)

早产儿(premature)

噪声(noise)

噪声聋(noise-induced deafness)

照射量(exposure, X)

针对性预防(targeted prevention)

真消化率(true digestibility)

整理资料(sorting data)

正常值范围(normal ranges)

正交设计(orthogonal design)

正偏态分布(skewed positively distribution)

正态分布(nor mal distribution)

正相关(positive correction)

肢端溶骨症(acroosteolysis, AOL)

脂蛋白(lipoprotein)

脂肪(fat)

脂肪酸(fatty acids)

脂类(lipids)

直方图(histogram)

直线回归(linear regression)

直线相关(linear correlation)

职业癌(occupational cancer)

职业病(occupational disease)

职业健康监护(occupational health surveillance)

职业禁忌证(occupational contraindication)

职业特征(occupational stigma)

职业卫生与职业医学(occupational health and occu-pationalmedicine)

职业性耳鼻喉口腔疾病(occupational ENTS disease)

职业性放射性疾病(occupational radiation sickness)

职业性粉尘(occupational dust)

职业性皮肤病(occupational dermal disease)

职业性外伤(occupational trauma)

职业性眼病(occupational eye disease)

职业性有害因素(occupational hazards)

职业性致癌因素(occupational carcinogen)

职业性肿瘤(occupational cancer)

职业中毒(occupational poisoning)

植物生长调节剂(plant growth regulator)

治疗膳食(therapeutic diet)

秩和检验(rank sum test)

窒息性气体(asphyxiating gases)

中毒性白内障(toxic cataracta)

中间层(mesosphere)

中间期肌无力综合征(intermediate myasthenia syn-drome, IMS)

中位数和百分位数(median and percentile)

中心静脉营养(total parenteral nutrition, TPN)

重复(replication)

周围静脉营养(peripheral parenteral nutrition, PPN)

主观的全面评价方法(subjective global assessment, SGA)

住宅(residential building)

转基因食品(transgenic food)

紫外线(ultraviolet, UV)

自变量(independent variable)

自然环境(natural environment)

自身配对设计(self-controlled design)

自由度(degree of freedom)

总大肠菌群(coliform bacteria)

总平方和(total sum of square)

总体与样本(population and sample)

总需氧量(total oxygen demand, TOD)

总悬浮颗粒物(total suspended particulate, TSP)

总有机碳(total organic carbon, TOC)

纵横径之比(aspect ratio)

组氨酸(histidine)

组件配方(modular formula)

组件制剂(nutrient module)

最高容许浓度(maxi mum allowable concentration, mAC)

最小二乘法(least square method)

最小二乘法估计(least square estimation)

附录三 医学统计方法附表

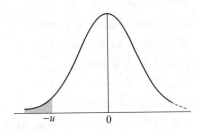

附表 6-1 标准正态分布曲线下的面积

u	0.00	0.01	0.02	0.03	0.04	0.05	0.06	0.07	0.08	0.09
−3.0	0.001 3	0.001 3	0.001 3	0.001 2	0.001 2	0.001 1	0.001 1	0.001 1	0.001 0	0.001 0
−2.9	0.001 9	0.001 8	0.001 8	0.001 7	0.001 6	0.001 6	0.001 5	0.001 5	0.001 4	0.001 4
−2.8	0.002 6	0.002 5	0.002 4	0.002 3	0.002 3	0.002 2	0.002 1	0.002 1	0.002 0	0.001 9
−2.7	0.003 5	0.003 4	0.003 3	0.003 2	0.003 1	0.003 0	0.002 9	0.002 8	0.002 7	0.002 6
−2.6	0.004 7	0.004 5	0.004 4	0.004 3	0.004 1	0.004 0	0.003 9	0.003 8	0.003 7	0.003 6
−2.5	0.006 2	0.006 0	0.005 9	0.005 7	0.005 5	0.005 4	0.005 2	0.005 1	0.004 9	0.004 8
−2.4	0.008 2	0.008 0	0.007 8	0.007 5	0.007 3	0.007 1	0.006 9	0.006 8	0.006 6	0.006 4
−2.3	0.010 7	0.010 4	0.010 2	0.009 9	0.009 6	0.009 4	0.009 1	0.008 9	0.008 7	0.008 4
−2.2	0.013 9	0.013 6	0.013 2	0.012 9	0.012 5	0.012 2	0.011 9	0.011 6	0.011 3	0.011 0
−2.1	0.017 9	0.017 4	0.017 0	0.016 6	0.016 2	0.015 8	0.015 4	0.015 0	0.014 6	0.014 3
−2.0	0.022 8	0.022 2	0.021 7	0.021 2	0.020 7	0.020 2	0.019 7	0.019 2	0.018 8	0.018 3
−1.9	0.028 7	0.028 1	0.027 4	0.026 8	0.026 2	0.025 6	0.025 0	0.024 4	0.023 9	0.023 3
−1.8	0.035 9	0.035 1	0.034 4	0.033 6	0.032 9	0.032 2	0.031 4	0.030 7	0.030 1	0.029 4
−1.7	0.044 6	0.043 6	0.042 7	0.041 8	0.040 9	0.040 1	0.039 2	0.038 4	0.037 5	0.036 7
−1.6	0.054 8	0.053 7	0.052 6	0.051 6	0.050 5	0.049 5	0.048 5	0.047 5	0.046 5	0.045 5
−1.5	0.066 8	0.065 5	0.064 3	0.063 0	0.061 8	0.060 6	0.059 4	0.058 2	0.057 1	0.055 9
−1.4	0.080 8	0.079 3	0.077 8	0.076 4	0.074 9	0.073 5	0.072 1	0.070 8	0.069 4	0.068 1
−1.3	0.096 8	0.095 1	0.093 4	0.091 8	0.090 1	0.088 5	0.086 9	0.085 3	0.083 8	0.082 3
−1.2	0.115 1	0.113 1	0.111 2	0.109 3	0.107 5	0.105 6	0.103 8	0.102 0	0.100 3	0.098 5
−1.1	0.135 7	0.133 5	0.131 4	0.129 2	0.127 1	0.125 1	0.123 0	0.121 0	0.119 0	0.117 0
−1.0	0.158 7	0.156 2	0.153 9	0.151 5	0.149 2	0.146 9	0.144 6	0.142 3	0.140 1	0.137 9
−0.9	0.184 1	0.181 4	0.178 8	0.176 2	0.173 6	0.171 1	0.168 5	0.166 0	0.163 5	0.161 1
−0.8	0.211 9	0.209 0	0.206 1	0.203 3	0.200 5	0.197 7	0.194 9	0.192 2	0.189 4	0.186 7
−0.7	0.242 0	0.238 9	0.235 8	0.232 7	0.229 6	0.226 6	0.223 6	0.220 6	0.217 7	0.214 8
−0.6	0.274 3	0.270 9	0.267 6	0.264 3	0.261 1	0.257 8	0.254 6	0.251 4	0.248 3	0.245 1
−0.5	0.308 5	0.305 0	0.301 5	0.298 1	0.294 6	0.291 2	0.287 7	0.284 3	0.281 0	0.277 6
−0.4	0.344 6	0.340 9	0.337 2	0.333 6	0.330 0	0.326 4	0.322 8	0.319 2	0.315 6	0.312 1
−0.3	0.382 1	0.378 3	0.374 5	0.370 7	0.366 9	0.363 2	0.359 4	0.355 7	0.352 0	0.348 3
−0.2	0.420 7	0.416 8	0.412 9	0.409 0	0.405 2	0.401 3	0.397 4	0.393 6	0.389 7	0.385 9
−0.1	0.460 2	0.456 2	0.452 2	0.448 3	0.444 3	0.440 4	0.436 4	0.432 5	0.428 6	0.424 7
−0.0	0.500 0	0.496 0	0.492 0	0.488 0	0.484 0	0.480 1	0.476 1	0.472 1	0.468 1	0.464 1

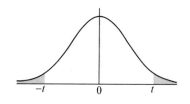

附表 6-2　 t 界值表

自由度 ν		概　率, P									
	单侧	0.25	0.20	0.10	0.05	0.025	0.01	0.005	0.002 5	0.001	0.000 5
	双侧	0.50	0.40	0.20	0.10	0.05	0.02	0.01	0.005	0.002	0.001
1		1.000	1.376	3.078	6.314	12.706	31.821	63.657	127.321	318.309	636.619
2		0.816	1.061	1.886	2.920	4.303	6.965	9.925	14.089	22.327	31.599
3		0.765	0.978	1.638	2.353	3.182	4.541	5.841	7.453	10.215	12.924
4		0.741	0.941	1.533	2.132	2.776	3.747	4.604	5.598	7.173	8.610
5		0.727	0.920	1.476	2.015	2.571	3.365	4.032	4.773	5.893	6.869
6		0.718	0.906	1.440	1.943	2.447	3.143	3.707	4.317	5.208	5.959
7		0.711	0.896	1.415	1.895	2.365	2.998	3.499	4.029	4.785	5.408
8		0.706	0.889	1.397	1.860	2.306	2.896	3.355	3.833	4.501	5.041
9		0.703	0.883	1.383	1.833	2.262	2.821	3.250	3.690	4.297	4.781
10		0.700	0.879	1.372	1.812	2.228	2.764	3.169	3.581	4.144	4.587
11		0.697	0.876	1.363	1.796	2.201	2.718	3.106	3.497	4.025	4.437
12		0.695	0.873	1.356	1.782	2.179	2.681	3.055	3.428	3.930	4.318
13		0.694	0.870	1.350	1.771	2.160	2.650	3.012	3.372	3.852	4.221
14		0.692	0.868	1.345	1.761	2.145	2.624	2.977	3.326	3.787	4.140
15		0.691	0.866	1.341	1.753	2.131	2.602	2.947	3.286	3.733	4.073
16		0.690	0.865	1.337	1.746	2.120	2.583	2.921	3.252	3.686	4.015
17		0.689	0.863	1.333	1.740	2.110	2.567	2.898	3.222	3.646	3.965
18		0.688	0.862	1.330	1.734	2.101	2.552	2.878	3.197	3.610	3.922
19		0.688	0.861	1.328	1.729	2.093	2.539	2.861	3.174	3.579	3.883
20		0.687	0.860	1.325	1.725	2.086	2.528	2.845	3.153	3.552	3.850
21		0.686	0.859	1.323	1.721	2.080	2.518	2.831	3.135	3.527	3.819
22		0.686	0.858	1.321	1.717	2.074	2.508	2.819	3.119	3.505	3.792
23		0.685	0.858	1.319	1.714	2.069	2.500	2.807	3.104	3.485	3.768
24		0.685	0.857	1.318	1.711	2.064	2.492	2.797	3.091	3.467	3.745
25		0.684	0.856	1.316	1.708	2.060	2.485	2.787	3.078	3.450	3.725
26		0.684	0.856	1.315	1.706	2.056	2.479	2.779	3.067	3.435	3.707
27		0.684	0.855	1.314	1.703	2.052	2.473	2.771	3.057	3.421	3.690
28		0.683	0.855	1.313	1.701	2.048	2.467	2.763	3.047	3.408	3.674
29		0.683	0.854	1.311	1.699	2.045	2.462	2.756	3.038	3.396	3.659
30		0.683	0.854	1.310	1.697	2.042	2.457	2.750	3.030	3.385	3.646
31		0.682	0.853	1.309	1.696	2.040	2.453	2.744	3.022	3.375	3.633
32		0.682	0.853	1.309	1.694	2.037	2.449	2.738	3.015	3.365	3.622
33		0.682	0.853	1.308	1.692	2.035	2.445	2.733	3.008	3.356	3.611
34		0.682	0.852	1.307	1.691	2.032	2.441	2.728	3.002	3.348	3.601
35		0.682	0.852	1.306	1.690	2.030	2.438	2.724	2.996	3.340	3.591
36		0.681	0.852	1.306	1.688	2.028	2.434	2.719	2.990	3.333	3.582
37		0.681	0.851	1.305	1.687	2.026	2.431	2.715	2.985	3.326	3.574
38		0.681	0.851	1.304	1.686	2.024	2.429	2.712	2.980	3.319	3.566
39		0.681	0.851	1.304	1.685	2.023	2.426	2.708	2.976	3.313	3.558
40		0.681	0.851	1.303	1.684	2.021	2.423	2.704	2.971	3.307	3.551
50		0.679	0.849	1.299	1.676	2.009	2.403	2.678	2.937	3.261	3.496
60		0.679	0.848	1.296	1.671	2.000	2.390	2.660	2.915	3.232	3.460
70		0.678	0.847	1.294	1.667	1.994	2.381	2.648	2.899	3.211	3.435
80		0.678	0.846	1.292	1.664	1.990	2.374	2.639	2.887	3.195	3.416
90		0.677	0.846	1.291	1.662	1.987	2.368	2.632	2.878	3.183	3.402
100		0.677	0.845	1.290	1.660	1.984	2.364	2.626	2.871	3.174	3.390
200		0.676	0.843	1.286	1.653	1.972	2.345	2.601	2.839	3.131	3.340
500		0.675	0.842	1.283	1.648	1.965	2.334	2.586	2.820	3.107	3.310
1000		0.675	0.842	1.282	1.646	1.962	2.330	2.581	2.813	3.098	3.300
∞		0.675	0.842	1.282	1.645	1.960	2.326	2.576	2.807	3.090	3.291

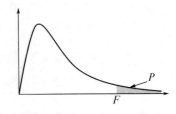

附表 6-3　F 界值表（方差分析用）

上行：$P=0.05$　下行：$P=0.01$

分母的自由度 ν_2	分子的自由度，ν_1											
	1	2	3	4	5	6	7	8	9	10	11	12
1	161.45	199.50	215.71	224.58	230.16	233.99	236.77	238.88	240.54	241.88	242.98	243.91
	4052.18	4999.50	5403.35	5624.58	5763.65	5858.99	5928.36	5981.07	6022.47	6055.85	6083.32	6106.32
2	18.51	19.00	19.16	19.25	19.30	19.33	19.35	19.37	19.38	19.40	19.40	19.41
	98.50	99.00	99.17	99.25	99.30	99.33	99.36	99.37	99.39	99.40	99.41	99.42
3	10.13	9.55	9.28	9.12	9.01	8.94	8.89	8.85	8.81	8.79	8.76	8.74
	34.12	30.82	29.46	28.71	28.24	27.91	27.67	27.49	27.35	27.23	27.13	27.05
4	7.71	6.94	6.59	6.39	6.26	6.16	6.09	6.04	6.00	5.96	5.94	5.91
	21.20	18.00	16.69	15.98	15.52	15.21	14.98	14.80	14.66	14.55	14.45	14.37
5	6.61	5.79	5.41	5.19	5.05	4.95	4.88	4.82	4.77	4.74	4.70	4.68
	16.26	13.27	12.06	11.39	10.97	10.67	10.46	10.29	10.16	10.05	9.96	9.89
6	5.99	5.14	4.76	4.53	4.39	4.28	4.21	4.15	4.10	4.06	4.03	4.00
	13.75	10.92	9.78	9.15	8.75	8.47	8.26	8.10	7.98	7.87	7.79	7.72
7	5.59	4.74	4.35	4.12	3.97	3.87	3.79	3.73	3.68	3.64	3.60	3.57
	12.25	9.55	8.45	7.85	7.46	7.19	6.99	6.84	6.72	6.62	6.54	6.47
8	5.32	4.46	4.07	3.84	3.69	3.58	3.50	3.44	3.39	3.35	3.31	3.28
	11.26	8.65	7.59	7.01	6.63	6.37	6.18	6.03	5.91	5.81	5.73	5.67
9	5.12	4.26	3.86	3.63	3.48	3.37	3.29	3.23	3.18	3.14	3.10	3.07
	10.56	8.02	6.99	6.42	6.06	5.80	5.61	5.47	5.35	5.26	5.18	5.11
10	4.96	4.10	3.71	3.48	3.33	3.22	3.14	3.07	3.02	2.98	2.94	2.91
	10.04	7.56	6.55	5.99	5.64	5.39	5.20	5.06	4.94	4.85	4.77	4.71
11	4.84	3.98	3.59	3.36	3.20	3.09	3.01	2.95	2.90	2.85	2.82	2.79
	9.65	7.21	6.22	5.67	5.32	5.07	4.89	4.74	4.63	4.54	4.46	4.40
12	4.75	3.89	3.49	3.26	3.11	3.00	2.91	2.85	2.80	2.75	2.72	2.69
	9.33	6.93	5.95	5.41	5.06	4.82	4.64	4.50	4.39	4.30	4.22	4.16
13	4.67	3.81	3.41	3.18	3.03	2.92	2.83	2.77	2.71	2.67	2.63	2.60
	9.07	6.70	5.74	5.21	4.86	4.62	4.44	4.30	4.19	4.10	4.02	3.96
14	4.60	3.74	3.34	3.11	2.96	2.85	2.76	2.70	2.65	2.60	2.57	2.53
	8.86	6.51	5.56	5.04	4.69	4.46	4.28	4.14	4.03	3.94	3.86	3.80
15	4.54	3.68	3.29	3.06	2.90	2.79	2.71	2.64	2.59	2.54	2.51	2.48
	8.68	6.36	5.42	4.89	4.56	4.32	4.14	4.00	3.89	3.80	3.73	3.67
16	4.49	3.63	3.24	3.01	2.85	2.74	2.66	2.59	2.54	2.49	2.46	2.42
	8.53	6.23	5.29	4.77	4.44	4.20	4.03	3.89	3.78	3.69	3.62	3.55
17	4.45	3.59	3.20	2.96	2.81	2.70	2.61	2.55	2.49	2.45	2.41	2.38
	8.40	6.11	5.18	4.67	4.34	4.10	3.93	3.79	3.68	3.59	3.52	3.46
18	4.41	3.55	3.16	2.93	2.77	2.66	2.58	2.51	2.46	2.41	2.37	2.34
	8.29	6.01	5.09	4.58	4.25	4.01	3.84	3.71	3.60	3.51	3.43	3.37
19	4.38	3.52	3.13	2.90	2.74	2.63	2.54	2.48	2.42	2.38	2.34	2.31
	8.18	5.93	5.01	4.50	4.17	3.94	3.77	3.63	3.52	3.43	3.36	3.30
20	4.35	3.49	3.10	2.87	2.71	2.60	2.51	2.45	2.39	2.35	2.31	2.28
	8.10	5.85	4.94	4.43	4.10	3.87	3.70	3.56	3.46	3.37	3.29	3.23
21	4.32	3.47	3.07	2.84	2.68	2.57	2.49	2.42	2.37	2.32	2.28	2.25
	8.02	5.78	4.87	4.37	4.04	3.81	3.64	3.51	3.40	3.31	3.24	3.17
22	4.30	3.44	3.05	2.82	2.66	2.55	2.46	2.40	2.34	2.30	2.26	2.23
	7.95	5.72	4.82	4.31	3.99	3.76	3.59	3.45	3.35	3.26	3.18	3.12
23	4.28	3.42	3.03	2.80	2.64	2.53	2.44	2.37	2.32	2.27	2.24	2.20
	7.88	5.66	4.76	4.26	3.94	3.71	3.54	3.41	3.30	3.21	3.14	3.07
24	4.26	3.40	3.01	2.78	2.62	2.51	2.42	2.36	2.30	2.25	2.22	2.18
	7.82	5.61	4.72	4.22	3.90	3.67	3.50	3.36	3.26	3.17	3.09	3.03
25	4.24	3.39	2.99	2.76	2.60	2.49	2.40	2.34	2.28	2.24	2.20	2.16
	7.77	5.57	4.68	4.18	3.85	3.63	3.46	3.32	3.22	3.13	3.06	2.99

续附表 6-3

分母的自由度 ν_2	分子的自由度，ν_1											
	14	16	20	24	30	40	50	75	100	200	500	∞
1	245.36	246.46	248.01	249.05	250.10	251.14	251.77	252.62	253.04	253.68	254.06	254.31
	6142.67	6170.10	6208.73	6234.63	6260.65	6286.78	6302.52	6323.56	6334.11	6349.97	6359.50	6365.86
2	19.42	19.43	19.45	19.45	19.46	19.47	19.48	19.48	19.49	19.49	19.49	19.50
	99.43	99.44	99.45	99.46	99.47	99.47	99.48	99.49	99.49	99.49	99.50	99.50
3	8.71	8.69	8.66	8.64	8.62	8.59	8.58	8.56	8.55	8.54	8.53	8.53
	26.92	26.83	26.69	26.60	26.50	26.41	26.35	26.28	26.24	26.18	26.15	26.13
4	5.87	5.84	5.80	5.77	5.75	5.72	5.70	5.68	5.66	5.65	5.64	5.63
	14.25	14.15	14.02	13.93	13.84	13.75	13.69	13.61	13.58	13.52	13.49	13.46
5	4.64	4.60	4.56	4.53	4.50	4.46	4.44	4.42	4.41	4.39	4.37	4.37
	9.77	9.68	9.55	9.47	9.38	9.29	9.24	9.17	9.13	9.08	9.04	9.02
6	3.96	3.92	3.87	3.84	3.81	3.77	3.75	3.73	3.71	3.69	3.68	3.67
	7.60	7.52	7.40	7.31	7.23	7.14	7.09	7.02	6.99	6.93	6.90	6.88
7	3.53	3.49	3.44	3.41	3.38	3.34	3.32	3.29	3.27	3.25	3.24	3.23
	6.36	6.28	6.16	6.07	5.99	5.91	5.86	5.79	5.75	5.70	5.67	5.65
8	3.24	3.20	3.15	3.12	3.08	3.04	3.02	2.99	2.97	2.95	2.94	2.93
	5.56	5.48	5.36	5.28	5.20	5.12	5.07	5.00	4.96	4.91	4.88	4.86
9	3.03	2.99	2.94	2.90	2.86	2.83	2.80	2.77	2.76	2.73	2.72	2.71
	5.01	4.92	4.81	4.73	4.65	4.57	4.52	4.45	4.41	4.36	4.33	4.31
10	2.86	2.83	2.77	2.74	2.70	2.66	2.64	2.60	2.59	2.56	2.55	2.54
	4.60	4.52	4.41	4.33	4.25	4.17	4.12	4.05	4.01	3.96	3.93	3.91
11	2.74	2.70	2.65	2.61	2.57	2.53	2.51	2.47	2.46	2.43	2.42	2.40
	4.29	4.21	4.10	4.02	3.94	3.86	3.81	3.74	3.71	3.66	3.62	3.60
12	2.64	2.60	2.54	2.51	2.47	2.43	2.40	2.37	2.35	2.32	2.31	2.30
	4.05	3.97	3.86	3.78	3.70	3.62	3.57	3.50	3.47	3.41	3.38	3.36
13	2.55	2.51	2.46	2.42	2.38	2.34	2.31	2.28	2.26	2.23	2.22	2.21
	3.86	3.78	3.66	3.59	3.51	3.43	3.38	3.31	3.27	3.22	3.19	3.17
14	2.48	2.44	2.39	2.35	2.31	2.27	2.24	2.21	2.19	2.16	2.14	2.13
	3.70	3.62	3.51	3.43	3.35	3.27	3.22	3.15	3.11	3.06	3.03	3.00
15	2.42	2.38	2.33	2.29	2.25	2.20	2.18	2.14	2.12	2.10	2.08	2.07
	3.56	3.49	3.37	3.29	3.21	3.13	3.08	3.01	2.98	2.92	2.89	2.87
16	2.37	2.33	2.28	2.24	2.19	2.15	2.12	2.09	2.07	2.04	2.02	2.01
	3.45	3.37	3.26	3.18	3.10	3.02	2.97	2.90	2.86	2.81	2.78	2.75
17	2.33	2.29	2.23	2.19	2.15	2.10	2.08	2.04	2.02	1.99	1.97	1.96
	3.35	3.27	3.16	3.08	3.00	2.92	2.87	2.80	2.76	2.71	2.68	2.65
18	2.29	2.25	2.19	2.15	2.11	2.06	2.04	2.00	1.98	1.95	1.93	1.92
	3.27	3.19	3.08	3.00	2.92	2.84	2.78	2.71	2.68	2.62	2.59	2.57
19	2.26	2.21	2.16	2.11	2.07	2.03	2.00	1.96	1.94	1.91	1.89	1.88
	3.19	3.12	3.00	2.92	2.84	2.76	2.71	2.64	2.60	2.55	2.51	2.49
20	2.22	2.18	2.12	2.08	2.04	1.99	1.97	1.93	1.91	1.88	1.86	1.84
	3.13	3.05	2.94	2.86	2.78	2.69	2.64	2.57	2.54	2.48	2.44	2.42
21	2.20	2.16	2.10	2.05	2.01	1.96	1.94	1.90	1.88	1.84	1.83	1.81
	3.07	2.99	2.88	2.80	2.72	2.64	2.58	2.51	2.48	2.42	2.38	2.36
22	2.17	2.13	2.07	2.03	1.98	1.94	1.91	1.87	1.85	1.82	1.80	1.78
	3.02	2.94	2.83	2.75	2.67	2.58	2.53	2.46	2.42	2.36	2.33	2.31
23	2.15	2.11	2.05	2.01	1.96	1.91	1.88	1.84	1.82	1.79	1.77	1.76
	2.97	2.89	2.78	2.70	2.62	2.54	2.48	2.41	2.37	2.32	2.28	2.26
24	2.13	2.09	2.03	1.98	1.94	1.89	1.86	1.82	1.80	1.77	1.75	1.73
	2.93	2.85	2.74	2.66	2.58	2.49	2.44	2.37	2.33	2.27	2.24	2.21
25	2.11	2.07	2.01	1.96	1.92	1.87	1.84	1.80	1.78	1.75	1.73	1.71
	2.89	2.81	2.70	2.62	2.54	2.45	2.40	2.33	2.29	2.23	2.19	2.17

续附表 6-3

分母的自由度 ν_2	分子的自由度，ν_1											
	1	2	3	4	5	6	7	8	9	10	11	12
26	4.23	3.37	2.98	2.74	2.59	2.47	2.39	2.32	2.27	2.22	2.18	2.15
	7.72	5.53	4.64	4.14	3.82	3.59	3.42	3.29	3.18	3.09	3.02	2.96
27	4.21	3.35	2.96	2.73	2.57	2.46	2.37	2.31	2.25	2.20	2.17	2.13
	7.68	5.49	4.60	4.11	3.78	3.56	3.39	3.26	3.15	3.06	2.99	2.93
28	4.20	3.34	2.95	2.71	2.56	2.45	2.36	2.29	2.24	2.19	2.15	2.12
	7.64	5.45	4.57	4.07	3.75	3.53	3.36	3.23	3.12	3.03	2.96	2.90
29	4.18	3.33	2.93	2.70	2.55	2.43	2.35	2.28	2.22	2.18	2.14	2.10
	7.60	5.42	4.54	4.04	3.73	3.50	3.33	3.20	3.09	3.00	2.93	2.87
30	4.17	3.32	2.92	2.69	2.53	2.42	2.33	2.27	2.21	2.16	2.13	2.09
	7.56	5.39	4.51	4.02	3.70	3.47	3.30	3.17	3.07	2.98	2.91	2.84
32	4.15	3.29	2.90	2.67	2.51	2.40	2.31	2.24	2.19	2.14	2.10	2.07
	7.50	5.34	4.46	3.97	3.65	3.43	3.26	3.13	3.02	2.93	2.86	2.80
34	4.13	3.28	2.88	2.65	2.49	2.38	2.29	2.23	2.17	2.12	2.08	2.05
	7.44	5.29	4.42	3.93	3.61	3.39	3.22	3.09	2.98	2.89	2.82	2.76
36	4.11	3.26	2.87	2.63	2.48	2.36	2.28	2.21	2.15	2.11	2.07	2.03
	7.40	5.25	4.38	3.89	3.57	3.35	3.18	3.05	2.95	2.86	2.79	2.72
38	4.10	3.24	2.85	2.62	2.46	2.35	2.26	2.19	2.14	2.09	2.05	2.02
	7.35	5.21	4.34	3.86	3.54	3.32	3.15	3.02	2.92	2.83	2.75	2.69
40	4.08	3.23	2.84	2.61	2.45	2.34	2.25	2.18	2.12	2.08	2.04	2.00
	7.31	5.18	4.31	3.83	3.51	3.29	3.12	2.99	2.89	2.80	2.73	2.66
42	4.07	3.22	2.83	2.59	2.44	2.32	2.24	2.17	2.11	2.06	2.03	1.99
	7.28	5.15	4.29	3.80	3.49	3.27	3.10	2.97	2.86	2.78	2.70	2.64
44	4.06	3.21	2.82	2.58	2.43	2.31	2.23	2.16	2.10	2.05	2.01	1.98
	7.25	5.12	4.26	3.78	3.47	3.24	3.08	2.95	2.84	2.75	2.68	2.62
46	4.05	3.20	2.81	2.57	2.42	2.30	2.22	2.15	2.09	2.04	2.00	1.97
	7.22	5.10	4.24	3.76	3.44	3.22	3.06	2.93	2.82	2.73	2.66	2.60
48	4.04	3.19	2.80	2.57	2.41	2.29	2.21	2.14	2.08	2.03	1.99	1.96
	7.19	5.08	4.22	3.74	3.43	3.20	3.04	2.91	2.80	2.71	2.64	2.58
50	4.03	3.18	2.79	2.56	2.40	2.29	2.20	2.13	2.07	2.03	1.99	1.95
	7.17	5.06	4.20	3.72	3.41	3.19	3.02	2.89	2.78	2.70	2.63	2.56
60	4.00	3.15	2.76	2.53	2.37	2.25	2.17	2.10	2.04	1.99	1.95	1.92
	7.08	4.98	4.13	3.65	3.34	3.12	2.95	2.82	2.72	2.63	2.56	2.50
70	3.98	3.13	2.74	2.50	2.35	2.23	2.14	2.07	2.02	1.97	1.93	1.89
	7.01	4.92	4.07	3.60	3.29	3.07	2.91	2.78	2.67	2.59	2.51	2.45
80	3.96	3.11	2.72	2.49	2.33	2.21	2.13	2.06	2.00	1.95	1.91	1.88
	6.96	4.88	4.04	3.56	3.26	3.04	2.87	2.74	2.64	2.55	2.48	2.42
100	3.94	3.09	2.70	2.46	2.31	2.19	2.10	2.03	1.97	1.93	1.89	1.85
	6.90	4.82	3.98	3.51	3.21	2.99	2.82	2.69	2.59	2.50	2.43	2.37
125	3.92	3.07	2.68	2.44	2.29	2.17	2.08	2.01	1.96	1.91	1.87	1.83
	6.84	4.78	3.94	3.47	3.17	2.95	2.79	2.66	2.55	2.47	2.39	2.33
150	3.90	3.06	2.66	2.43	2.27	2.16	2.07	2.00	1.94	1.89	1.85	1.82
	6.81	4.75	3.91	3.45	3.14	2.92	2.76	2.63	2.53	2.44	2.37	2.31
200	3.89	3.04	2.65	2.42	2.26	2.14	2.06	1.98	1.93	1.88	1.84	1.80
	6.76	4.71	3.88	3.41	3.11	2.89	2.73	2.60	2.50	2.41	2.34	2.27
400	3.86	3.02	2.63	2.39	2.24	2.12	2.03	1.96	1.90	1.85	1.81	1.78
	6.70	4.66	3.83	3.37	3.06	2.85	2.68	2.56	2.45	2.37	2.29	2.23
1000	3.85	3.00	2.61	2.38	2.22	2.11	2.02	1.95	1.89	1.84	1.80	1.76
	6.66	4.63	3.80	3.34	3.04	2.82	2.66	2.53	2.43	2.34	2.27	2.20
∞	3.84	3.00	2.60	2.37	2.21	2.10	2.01	1.94	1.88	1.83	1.79	1.75
	6.64	4.60	3.78	3.32	3.02	2.80	2.64	2.51	2.41	2.32	2.24	2.18

续附表 6-3

分母的自由度 ν_2	分子的自由度，ν_1											
	14	16	20	24	30	40	50	75	100	200	500	∞
26	2.09	2.05	1.99	1.95	1.90	1.85	1.82	1.78	1.76	1.73	1.71	1.69
	2.86	2.78	2.66	2.58	2.50	2.42	2.36	2.29	2.25	2.19	2.16	2.13
27	2.08	2.04	1.97	1.93	1.88	1.84	1.81	1.76	1.74	1.71	1.69	1.67
	2.82	2.75	2.63	2.55	2.47	2.38	2.33	2.26	2.22	2.16	2.12	2.10
28	2.06	2.02	1.96	1.91	1.87	1.82	1.79	1.75	1.73	1.69	1.67	1.65
	2.79	2.72	2.60	2.52	2.44	2.35	2.30	2.23	2.19	2.13	2.09	2.06
29	2.05	2.01	1.94	1.90	1.85	1.81	1.77	1.73	1.71	1.67	1.65	1.64
	2.77	2.69	2.57	2.49	2.41	2.33	2.27	2.20	2.16	2.10	2.06	2.03
30	2.04	1.99	1.93	1.89	1.84	1.79	1.76	1.72	1.70	1.66	1.64	1.62
	2.74	2.66	2.55	2.47	2.39	2.30	2.25	2.17	2.13	2.07	2.03	2.01
32	2.01	1.97	1.91	1.86	1.82	1.77	1.74	1.69	1.67	1.63	1.61	1.59
	2.70	2.62	2.50	2.42	2.34	2.25	2.20	2.12	2.08	2.02	1.98	1.96
34	1.99	1.95	1.89	1.84	1.80	1.75	1.71	1.67	1.65	1.61	1.59	1.57
	2.66	2.58	2.46	2.38	2.30	2.21	2.16	2.08	2.04	1.98	1.94	1.91
36	1.98	1.93	1.87	1.82	1.78	1.73	1.69	1.65	1.62	1.59	1.56	1.55
	2.62	2.54	2.43	2.35	2.26	2.18	2.12	2.04	2.00	1.94	1.90	1.87
38	1.96	1.92	1.85	1.81	1.76	1.71	1.68	1.63	1.61	1.57	1.54	1.53
	2.59	2.51	2.40	2.32	2.23	2.14	2.09	2.01	1.97	1.90	1.86	1.84
40	1.95	1.90	1.84	1.79	1.74	1.69	1.66	1.61	1.59	1.55	1.53	1.51
	2.56	2.48	2.37	2.29	2.20	2.11	2.06	1.98	1.94	1.87	1.83	1.80
42	1.94	1.89	1.83	1.78	1.73	1.68	1.65	1.60	1.57	1.53	1.51	1.49
	2.54	2.46	2.34	2.26	2.18	2.09	2.03	1.95	1.91	1.85	1.80	1.78
44	1.92	1.88	1.81	1.77	1.72	1.67	1.63	1.59	1.56	1.52	1.49	1.48
	2.52	2.44	2.32	2.24	2.15	2.07	2.01	1.93	1.89	1.82	1.78	1.75
46	1.91	1.87	1.80	1.76	1.71	1.65	1.62	1.57	1.55	1.51	1.48	1.46
	2.50	2.42	2.30	2.22	2.13	2.04	1.99	1.91	1.86	1.80	1.76	1.73
48	1.90	1.86	1.79	1.75	1.70	1.64	1.61	1.56	1.54	1.49	1.47	1.45
	2.48	2.40	2.28	2.20	2.12	2.02	1.97	1.89	1.84	1.78	1.73	1.70
50	1.89	1.85	1.78	1.74	1.69	1.63	1.60	1.55	1.52	1.48	1.46	1.44
	2.46	2.38	2.27	2.18	2.10	2.01	1.95	1.87	1.82	1.76	1.71	1.68
60	1.86	1.82	1.75	1.70	1.65	1.59	1.56	1.51	1.48	1.44	1.41	1.39
	2.39	2.31	2.20	2.12	2.03	1.94	1.88	1.79	1.75	1.68	1.63	1.60
70	1.84	1.79	1.72	1.67	1.62	1.57	1.53	1.48	1.45	1.40	1.37	1.35
	2.35	2.27	2.15	2.07	1.98	1.89	1.83	1.74	1.70	1.62	1.57	1.54
80	1.82	1.77	1.70	1.65	1.60	1.54	1.51	1.45	1.43	1.38	1.35	1.32
	2.31	2.23	2.12	2.03	1.94	1.85	1.79	1.70	1.65	1.58	1.53	1.49
100	1.79	1.75	1.68	1.63	1.57	1.52	1.48	1.42	1.39	1.34	1.31	1.28
	2.27	2.19	2.07	1.98	1.89	1.80	1.74	1.65	1.60	1.52	1.47	1.43
125	1.77	1.73	1.66	1.60	1.55	1.49	1.45	1.40	1.36	1.31	1.27	1.25
	2.23	2.15	2.03	1.94	1.85	1.76	1.69	1.60	1.55	1.47	1.41	1.37
150	1.76	1.71	1.64	1.59	1.54	1.48	1.44	1.38	1.34	1.29	1.25	1.22
	2.20	2.12	2.00	1.92	1.83	1.73	1.66	1.57	1.52	1.43	1.38	1.33
200	1.74	1.69	1.62	1.57	1.52	1.46	1.41	1.35	1.32	1.26	1.22	1.19
	2.17	2.09	1.97	1.89	1.79	1.69	1.63	1.53	1.48	1.39	1.33	1.28
400	1.72	1.67	1.60	1.54	1.49	1.42	1.38	1.32	1.28	1.22	1.17	1.13
	2.13	2.05	1.92	1.84	1.75	1.64	1.58	1.48	1.42	1.32	1.25	1.19
1000	1.70	1.65	1.58	1.53	1.47	1.41	1.36	1.30	1.26	1.19	1.13	1.08
	2.10	2.02	1.90	1.81	1.72	1.61	1.54	1.44	1.38	1.28	1.19	1.11
∞	1.69	1.64	1.57	1.52	1.46	1.39	1.35	1.28	1.24	1.17	1.11	1.00
	2.08	2.00	1.88	1.79	1.70	1.59	1.52	1.42	1.36	1.25	1.15	1.00

附表 7-1　百分率的可信区间
上行：95%可信区间　下行　99%可信区间

n	0	1	2	3	4	5	6	7	8	9	10	11	12	13
1	0—98													
	0—100													
2	0—84	1—99												
	0—93	0—100												
3	0—71	1—91	9—99											
	0—83	0—96	4—100											
4	0—60	1—81	7—93											
	0—73	0—89	3—97											
5	0—52	1—72	5—85	15—95										
	0—65	0—81	2—92	8—98										
6	0—46	0—64	4—78	12—88										
	0—59	0—75	2—86	7—93										
7	0—41	0—58	4—71	10—82	18—90									
	0—53	0—68	2—80	6—88	12—94									
8	0—37	0—53	3—65	9—76	16—84									
	0—48	0—63	1—74	5—83	10—90									
9	0—34	0—48	3—60	7—70	14—79	21—86								
	0—45	0—59	1—69	4—78	9—85	15—91								
10	0—31	0—45	3—56	7—65	12—74	19—81								
	0—41	0—54	1—65	4—74	8—81	13—87								
11	0—28	0—41	2—52	6—61	11—69	17—77	23—83							
	0—38	0—51	1—61	3—69	7—77	11—83	17—89							
12	0—26	0—38	2—48	5—57	10—65	15—72	21—79							
	0—36	0—48	1—57	3—66	6—73	10—79	15—85							
13	0—25	0—36	2—45	5—54	9—61	14—68	19—75	25—81						
	0—34	0—45	1—54	3—62	6—69	9—76	14—81	19—86						
14	0—23	0—34	2—43	5—51	8—58	13—65	18—71	23—77						
	0—32	0—42	1—51	3—59	5—66	9—72	13—78	17—83						
15	0—22	0—32	2—41	4—48	8—55	12—62	16—68	21—73	27—79					
	0—30	0—40	1—49	2—56	5—63	8—69	12—74	16—79	21—84					
16	0—21	0—30	2—38	4—46	7—52	11—59	15—65	20—70	25—75					
	0—28	0—38	1—46	2—53	5—60	8—66	11—71	15—76	19—81					
17	0—20	0—29	2—36	4—43	7—50	10—56	14—62	18—67	23—72	28—77				
	0—27	0—36	1—44	2—51	4—57	7—63	10—69	14—74	18—78	22—82				
18	0—19	0—27	1—35	4—41	6—48	10—54	13—59	17—64	22—69	26—74				
	0—26	0—35	1—42	2—49	4—55	7—61	10—66	13—71	17—75	21—79				
19	0—18	0—26	1—33	3—40	6—46	9—51	13—57	16—62	20—67	24—71	29—76			
	0—24	0—33	1—40	2—47	4—53	6—58	9—63	12—68	16—73	19—77	23—81			
20	0—17	0—25	1—32	3—38	6—44	9—49	12—54	15—59	19—64	23—69	27—73			
	0—23	0—32	1—39	2—45	4—51	6—56	9—61	11—66	15—70	18—74	22—78			
21	0—16	0—24	1—30	3—36	5—42	8—47	11—52	15—57	18—62	22—66	26—70	30—74		
	0—22	0—30	1—37	2—43	3—49	6—54	8—59	11—63	14—68	17—71	21—76	24—80		
22	0—15	0—23	1—29	3—35	5—40	8—45	11—50	14—55	17—59	21—64	24—68	28—72		
	0—21	0—29	1—36	2—42	3—47	5—52	8—57	10—61	13—66	16—70	20—73	23—77		
23	0—15	0—22	1—28	3—34	5—39	8—44	10—48	13—53	16—57	20—62	23—66	27—69	31—73	
	0—21	0—28	1—35	2—40	3—45	5—50	7—55	10—59	13—63	15—67	19—71	22—75	25—78	
24	0—14	0—21	1—27	3—32	5—37	7—42	10—47	13—51	16—55	19—59	22—63	26—67	29—71	
	0—20	0—27	0—33	2—39	3—44	5—49	7—53	9—57	12—61	15—65	18—69	21—73	24—76	
25	0—14	0—20	1—26	3—31	5—36	7—41	9—45	12—49	15—54	18—58	21—61	24—65	28—69	31—72
	0—19	0—26	0—32	1—37	3—42	5—47	7—51	9—56	11—60	14—63	17—67	20—71	23—74	26—77
26	0—13	0—20	1—25	2—30	4—35	7—39	9—44	12—48	14—52	17—56	20—60	23—63	27—67	30—70
	0—18	0—25	0—31	1—36	3—41	4—46	6—50	9—54	11—58	13—62	16—65	19—69	22—72	25—75

续附表 7-1

n	X													
	0	1	2	3	4	5	6	7	8	9	10	11	12	13
27	0—13	0—19	1—24	2—29	4—34	6—38	9—42	11—46	14—50	17—54	19—58	22—61	26—65	29—68
	0—18	0—25	0—30	1—35	3—40	4—44	6—48	8—52	10—56	13—60	15—63	18—67	21—70	24—73
28	0—12	0—18	1—24	2—28	4—33	6—37	8—41	11—45	13—49	16—52	19—56	22—59	25—63	28—66
	0—17	0—24	0—29	1—34	3—39	4—43	6—47	8—51	10—55	12—58	15—62	17—65	20—68	23—71
29	0—12	0—18	1—23	2—27	4—32	6—36	8—40	10—44	13—47	15—51	18—54	21—58	24—61	26—64
	0—17	0—23	0—28	1—33	2—37	4—42	6—46	8—49	10—53	12—57	14—60	17—63	19—66	22—70
30	0—12	0—17	1—22	2—27	4—31	6—35	8—39	10—42	12—46	15—49	17—53	20—56	23—59	26—63
	0—16	0—22	0—27	1—32	2—36	4—40	5—44	7—48	9—52	11—55	14—58	16—62	19—65	21—68
31	0—11	0—17	1—22	2—26	4—30	6—34	8—38	10—41	12—45	14—48	17—51	19—55	22—58	25—61
	0—16	0—22	0—27	1—31	2—35	4—39	5—43	7—47	9—50	11—54	13—57	16—60	18—63	20—66
32	0—11	0—16	1—21	2—25	4—29	5—33	7—36	9—40	12—43	14—47	16—50	19—53	21—56	24—59
	0—15	0—21	0—26	1—30	2—34	4—38	5—42	7—46	9—49	11—52	13—56	15—59	17—62	20—65
33	0—11	0—15	1—20	2—24	3—28	5—32	7—36	9—39	11—42	13—46	16—49	18—52	20—55	23—58
	0—15	0—20	0—25	1—30	2—34	3—37	5—41	7—44	8—48	10—51	12—54	14—57	17—60	19—63
34	0—10	0—15	1—19	2—23	3—28	5—31	7—35	9—38	11—41	13—44	15—48	17—51	20—54	22—56
	0—14	0—20	0—25	1—29	2—33	3—36	5—40	6—43	8—47	10—50	12—53	14—56	16—59	18—62
35	0—10	0—15	1—19	2—23	3—27	5—30	7—34	8—37	10—40	13—43	15—46	17—49	19—52	22—55
	0—14	0—20	0—24	1—28	2—32	3—35	5—39	6—42	8—45	10—49	12—52	14—55	16—57	18—60
36	0—10	0—15	1—18	2—22	3—26	5—29	6—33	8—36	10—39	12—42	14—45	16—48	19—51	21—54
	0—14	0—19	0—23	1—27	2—31	3—35	5—38	6—41	8—44	9—47	11—50	13—53	15—56	17—59
37	0—10	0—14	1—18	2—22	3—25	5—28	6—32	8—35	10—38	12—41	14—44	16—47	18—50	20—53
	0—13	0—18	0—23	1—27	2—30	3—34	4—37	6—40	7—43	9—46	11—49	13—52	15—55	17—58
38	0—10	0—14	1—18	2—21	3—25	5—28	6—32	8—34	10—37	11—40	13—43	15—46	18—49	20—51
	0—13	0—18	0—22	1—26	2—30	3—33	4—36	6—39	7—42	9—45	11—48	12—51	14—54	16—56
39	0—9	0—14	1—17	2—21	3—24	4—27	6—31	8—33	9—36	11—39	13—42	15—45	17—48	19—50
	0—13	0—18	0—21	1—25	2—29	3—32	4—35	6—38	7—41	9—44	10—47	12—50	14—53	16—55
40	0—9	0—13	1—17	2—21	3—24	4—27	6—30	8—33	9—35	11—38	13—41	15—44	17—47	19—49
	0—12	0—17	0—21	1—25	2—28	3—32	4—35	5—38	7—40	9—43	10—46	12—49	13—52	15—54
41	0—9	0—13	1—17	2—20	3—23	4—26	6—29	7—32	9—35	11—37	12—40	14—43	16—46	18—48
	0—12	0—17	0—21	1—24	2—28	3—31	4—34	5—37	7—40	8—42	10—45	11—48	13—50	15—53
42	0—9	0—13	1—16	2—20	3—23	4—26	6—28	7—31	9—34	10—37	12—39	14—42	16—45	18—47
	0—12	0—17	0—20	1—24	2—27	3—30	4—33	5—36	7—39	8—42	9—44	11—47	13—49	15—52
43	0—9	0—12	1—16	2—19	3—23	4—25		7—31	8—33	10—36	12—39	14—41	15—44	17—46
	0—12	0—16	0—20	1—23	2—26	3—30	4—33	5—35	6—38	8—41	9—43	11—46	13—49	14—51
44	0—9	0—12	1—15	2—19	3—22	4—25	5—28	7—30	8—33	10—35	11—38	13—40	15—43	17—45
	0—11	0—16	0—19	1—23	2—26	3—29	4—32	5—35	6—37	8—40	9—42	11—45	12—47	14—50
45	0—8	0—12	1—15	2—18	3—21	4—24	5—27	7—30	8—32	9—34	11—37	13—39	15—42	16—44
	0—11	0—15	0—19	1—22	2—25	3—28	4—31	5—34	6—37	8—39	9—42	10—44	12—47	14—49
46	0—8	0—12	1—15	2—18	3—21	4—24	5—26	7—29	8—31	9—34	11—36	13—39	14—41	16—43
	0—11	0—15	0—19	1—22	2—25	3—28	4—31	5—33	6—36	7—39	9—41	10—43	12—46	13—48
47	0—8	0—12	1—15	2—17	3—20	4—23	5—26	6—28	8—31	9—34	11—36	12—38	14—40	16—43
	0—11	0—15	0—18	1—21	2—24	2—27	3—30	5—33	6—35	7—38	9—40	10—42	11—45	13—47
48	0—8	0—11	1—14	2—17	3—20	4—22	5—25	6—28	8—30	9—33	11—35	12—37	14—39	15—42
	0—10	0—14	0—18	1—21	2—24	2—27	3—29	5—32	6—35	7—37	8—40	10—42	11—44	13—47
49	0—8	0—11	1—14	2—17	2—20	4—22	5—25	6—27	7—30	9—32	10—35	12—37	13—39	15—41
	0—10	0—14	0—17	1—20	1—24	2—26	3—29	4—32	6—34	7—36	8—39	9—41	11—44	12—46
50	0—7	0—11	1—14	2—17	2—19	3—22	5—24	6—26	7—29	9—31	10—34	11—36	13—38	15—41
	0—10	0—14	0—17	1—20	1—23	2—26	3—28	4—31	5—33	7—36	8—38	9—40	11—43	12—45

续附表 7-1

n	14	15	16	17	18	19	20	21	22	23	24	25
26												
27	32—71											
	27—76											
28	31—69											
	26—74											
29	30—68	33—71										
	25—72	28—75										
30	28—66	31—69										
	24—71	27—74										
31	27—64	30—67	33—70									
	23—69	26—72	28—75									
32	26—62	29—65	32—68									
	22—67	25—70	27—73									
33	26—61	28—64	31—67	34—69								
	21—66	24—69	26—71	29—74								
34	25—59	27—62	30—65	32—68								
	21—64	23—67	25—70	28—72								
35	24—58	26—61	29—63	31—66	34—69							
	20—63	22—66	24—68	27—71	29—73							
36	23—57	26—59	28—62	30—65	33—67							
	19—62	22—64	23—67	26—69	28—72							
37	23—55	25—58	27—61	30—63	32—66	34—68						
	19—60	21—63	23—65	25—68	28—70	30—73						
38	22—54	24—57	26—59	29—62	31—64	33—67						
	18—59	20—61	22—64	25—66	27—69	29—71						
39	21—53	23—55	26—58	28—60	30—63	32—65	35—68					
	18—58	20—60	22—63	24—65	26—68	28—70	30—72					
40	21—52	23—54	25—57	27—59	29—62	32—64	34—66					
	17—57	19—59	21—61	23—64	25—66	27—68	30—71					
41	20—51	22—53	24—56	26—58	29—60	31—63	33—65	35—67				
	17—55	19—58	21—60	23—63	25—65	27—67	29—69	31—71				
42	20—50	22—52	24—54	26—57	28—59	30—61	32—64	34—66				
	16—54	18—57	20—59	22—61	24—64	26—66	28—67	30—70				
43	19—49	21—51	23—53	25—56	27—58	29—60	31—62	33—65	36—67			
	16—53	18—56	19—58	21—60	23—62	25—65	27—66	29—69	31—71			
44	19—48	21—50	22—52	24—55	26—57	28—59	30—61	33—63	35—65			
	15—52	17—55	19—57	21—59	23—61	25—63	26—65	28—68	30—70			
45	18—47	20—49	22—51	24—54	26—56	28—58	30—60	32—62	34—64	36—66		
	15—51	17—54	19—56	20—58	22—60	24—62	26—64	28—66	30—68	32—70		
46	18—46	20—48	21—50	23—53	25—55	27—57	29—59	31—61	33—63	35—65		
	15—50	16—53	18—55	20—57	22—59	23—61	25—63	27—65	29—67	31—69		
47	18—45	19—47	21—49	23—52	25—54	26—56	28—58	30—60	32—62	34—64	36—66	
	14—49	16—52	18—54	19—56	21—58	23—60	25—62	26—64	28—66	30—68	32—70	
48	17—44	19—46	21—48	22—51	24—53	26—55	28—57	30—59	31—61	33—63	35—65	
	14—49	16—51	17—53	19—55	21—57	22—59	24—61	26—63	28—65	29—67	31—69	
49	17—43	18—45	20—47	22—50	24—52	25—54	27—56	29—58	31—60	33—62	34—64	36—66
	14—48	15—50	17—52	19—54	20—56	22—58	23—60	25—62	27—64	29—66	31—68	32—70
50	16—43	18—45	20—47	21—49	23—51	25—53	26—55	28—57	30—59	32—61	34—63	36—65
	14—47	15—49	17—51	18—53	20—55	21—57	23—59	25—61	26—63	28—65	30—67	32—68

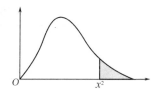

附表 7-2 χ^2 界值表

自由度	概　率，P												
ν	0.995	0.990	0.975	0.950	0.900	0.750	0.500	0.250	0.100	0.050	0.025	0.010	0.005
1					0.02	0.10	0.45	1.32	2.71	3.84	5.02	6.63	7.88
2	0.01	0.02	0.05	0.10	0.21	0.58	1.39	2.77	4.61	5.99	7.38	9.21	10.60
3	0.07	0.11	0.22	0.35	0.58	1.21	2.37	4.11	6.25	7.81	9.35	11.34	12.84
4	0.21	0.30	0.48	0.71	1.06	1.92	3.36	5.39	7.78	9.49	11.14	13.28	14.86
5	0.41	0.55	0.83	1.15	1.61	2.67	4.35	6.63	9.24	11.07	12.83	15.09	16.75
6	0.68	0.87	1.24	1.64	2.20	3.45	5.35	7.84	10.64	12.59	14.45	16.81	18.55
7	0.99	1.24	1.69	2.17	2.83	4.25	6.35	9.04	12.02	14.07	16.01	18.48	20.28
8	1.34	1.65	2.18	2.73	3.49	5.07	7.34	10.22	13.36	15.51	17.53	20.09	21.95
9	1.73	2.09	2.70	3.33	4.17	5.90	8.34	11.39	14.68	16.92	19.02	21.67	23.59
10	2.16	2.56	3.25	3.94	4.87	6.74	9.34	12.55	15.99	18.31	20.48	23.21	25.19
11	2.60	3.05	3.82	4.57	5.58	7.58	10.34	13.70	17.28	19.68	21.92	24.72	26.76
12	3.07	3.57	4.40	5.23	6.30	8.44	11.34	14.85	18.55	21.03	23.34	26.22	28.30
13	3.57	4.11	5.01	5.89	7.04	9.30	12.34	15.98	19.81	22.36	24.74	27.69	29.82
14	4.07	4.66	5.63	6.57	7.79	10.17	13.34	17.12	21.06	23.68	26.12	29.14	31.32
15	4.60	5.23	6.26	7.26	8.55	11.04	14.34	18.25	22.31	25.00	27.49	30.58	32.80
16	5.14	5.81	6.91	7.96	9.31	11.91	15.34	19.37	23.54	26.30	28.85	32.00	34.27
17	5.70	6.41	7.56	8.67	10.09	12.79	16.34	20.49	24.77	27.59	30.19	33.41	35.72
18	6.26	7.01	8.23	9.39	10.86	13.68	17.34	21.60	25.99	28.87	31.53	34.81	37.16
19	6.84	7.63	8.91	10.12	11.65	14.56	18.34	22.72	27.20	30.14	32.85	36.19	38.58
20	7.43	8.26	9.59	10.85	12.44	15.45	19.34	23.83	28.41	31.41	34.17	37.57	40.00
21	8.03	8.90	10.28	11.5、9	13.24	16.34	20.34	24.93	29.62	32.67	35.48	38.93	41.40
22	8.64	9.54	10.98	12.34	14.04	17.24	21.34	26.04	30.81	33.92	36.78	40.29	42.80
23	9.26	10.20	11.69	13.09	14.85	18.14	22.34	27.14	32.01	35.17	38.08	41.64	44.18
24	9.89	10.86	12.40	13.85	15.66	19.04	23.34	28.24	33.20	36.42	39.36	42.98	45.56
25	10.52	11.52	13.12	14.61	16.47	19.94	24.34	29.34	34.38	37.65	40.65	44.31	46.93
26	11.16	12.20	13.84	15.38	17.29	20.84	25.34	30.43	35.56	38.89	41.92	45.64	48.29
27	11.81	12.88	14.57	16.15	18.11	21.75	26.34	31.53	36.74	40.11	43.19	46.96	49.64
28	12.46	13.56	15.31	16.93	18.94	22.66	27.34	32.62	37.92	41.34	44.46	48.28	50.99
29	13.12	14.26	16.05	17.71	19.77	23.57	28.34	33.71	39.09	42.56	45.72	49.59	52.34
30	13.79	14.95	16.79	18.49	20.60	24.48	29.34	34.80	40.26	43.77	46.98	50.89	53.67
40	20.71	22.16	24.43	26.51	29.05	33.66	39.34	45.62	51.81	55.76	59.34	63.69	66.77
50	27.99	29.71	32.36	34.76	37.69	42.94	49.33	56.33	63.17	67.50	71.42	76.15	79.49
60	35.53	37.48	40.48	43.19	46.46	52.29	59.33	66.98	74.40	79.08	83.30	88.38	91.95
70	43.28	45.44	48.76	51.74	55.33	61.70	69.33	77.58	85.53	90.53	95.02	100.42	104.22
80	51.17	53.54	57.15	60.39	64.28	71.14	79.33	88.13	96.58	101.88	106.63	112.33	116.32
90	59.20	61.75	65.65	69.13	73.29	80.62	89.33	98.64	107.56	113.14	118.14	124.12	128.30
100	67.33	70.06	74.22	77.93	82.36	90.13	99.33	109.14	118.50	124.34	129.56	135.81	140.17

附表 8-1 T 界值表(配对比较的符号秩和检验用)

n	单侧:0.05 双侧:0.10	0.025 0.050	0.01 0.02	0.005 0.010
5	0~15			
6	2~19	0~21		
7	3~25	2~26	0~28	
8	5~31	3~33	1~35	0~36
9	8~37	5~40	3~42	1~44
10	10~45	8~47	5~50	3~52
11	13~53	10~56	7~59	5~61
12	17~61	13~65	9~69	7~71
13	21~70	17~74	12~79	9~82
14	25~80	21~84	15~90	12~93
15	30~90	25~95	19~101	15~105
16	35~101	29~107	23~113	19~117
17	41~112	34~119	27~126	23~130
18	47~124	40~131	32~139	27~144
19	53~137	46~144	37~153	32~158
20	60~150	52~158	43~167	37~173
21	67~164	58~173	49~182	42~189
22	75~178	65~188	55~198	48~205
23	83~193	73~203	62~214	54~222
24	91~209	81~219	69~231	61~239
25	100~225	89~236	76~249	68~257
26	110~241	98~253	84~267	75~276
27	119~259	107~271	92~286	83~295
28	130~276	116~290	101~305	91~315
29	140~295	126~309	110~325	100~335
30	151~314	137~328	120~345	109~356
31	163~333	147~349	130~366	118~378
32	175~353	159~369	140~388	128~400
33	187~374	170~391	151~410	138~423
34	200~395	182~413	162~433	148~447
35	213~417	195~435	173~457	159~471
36	227~439	208~458	185~481	171~495
37	241~462	221~482	198~505	182~521
38	256~485	235~506	211~530	194~547
39	271~509	249~531	224~556	207~573
40	286~534	264~556	238~582	220~600
41	302~559	279~582	252~609	233~628
42	319~584	294~609	266~637	247~656
43	336~610	310~636	281~665	261~685
44	353~637	327~663	296~694	276~714
45	371~664	343~692	312~723	291~744
46	389~692	361~720	328~753	307~774
47	407~721	378~750	345~783	322~806
48	426~750	396~780	362~814	339~837
49	446~779	415~810	379~846	355~870
50	466~809	434~841	397~878	373~902

附表 8-2　**T 界值表**(两组比较的秩和检验用)

	单侧	双侧
1 行	$P=0.050$	$P=0.10$
2 行	$P=0.025$	$P=0.05$
3 行	$P=0.010$	$P=0.02$
4 行	$P=0.005$	$P=0.01$

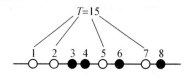

n_1 (较小)	n_2-n_1										
	0	1	2	3	4	5	6	7	8	9	10
2				3~13	3~15	3~17	4~18	4~20	4~22	4~24	5~25
					3~19	3~21	3~23	3~25	4~26		
3	6~15	6~18	7~20	8~22	8~25	9~27	10~29	10~32	11~34	11~37	12~39
		6~21	7~23	7~26	8~28	8~31	9~33	9~36	10~38	10~41	
			6~27	6~30	7~32	7~35	7~38	8~40	8~43		
				6~33	6~36	6~39	7~41	7~44			
4	11~25	12~28	13~31	14~34	15~37	16~40	17~43	18~46	19~49	20~52	21~55
	10~26	11~29	12~32	13~35	14~38	14~42	15~45	16~48	17~51	18~54	19~57
		10~30	11~33	11~37	12~40	13~43	13~47	14~50	15~53	15~57	16~60
			10~34	10~38	11~41	11~45	12~48	12~52	13~55	13~59	14~62
5	19~36	20~40	21~44	23~47	24~51	26~54	27~58	28~62	30~65	31~69	33~72
	17~38	18~42	20~45	21~49	22~53	23~57	24~61	26~64	27~68	28~72	29~76
	16~39	17~43	18~47	19~51	20~55	21~59	22~63	23~67	24~71	25~75	26~79
	15~40	16~44	16~49	17~53	18~57	19~61	20~65	21~69	22~73	22~78	23~82
6	28~50	29~55	31~59	33~63	35~67	37~71	38~76	40~80	42~84	44~88	46~92
	26~52	27~57	29~61	31~65	32~70	34~74	35~79	37~83	38~88	40~92	42~96
	24~54	25~59	27~63	28~68	29~73	30~78	32~82	33~87	34~92	36~96	37~101
	23~55	24~60	25~65	26~70	27~75	28~80	30~84	21~89	32~94	33~99	34~104
7	39~66	41~71	43~76	45~81	47~86	49~91	52~95	54~100	56~105	58~110	61~114
	36~69	38~74	40~79	42~84	44~89	46~94	48~99	50~104	52~109	54~114	56~119
	34~71	35~77	37~82	39~87	40~93	42~98	44~103	45~109	47~114	49~119	51~124
	32~73	34~78	35~84	37~89	38~95	40~100	41~106	43~111	44~117	45~122	47~128
8	51~85	54~90	56~96	59~101	62~106	64~112	67~117	69~123	72~128	75~133	77~139
	49~87	51~93	53~99	55~105	58~110	60~116	62~122	65~127	67~133	70~138	72~144
	45~91	47~97	49~103	51~109	53~115	56~120	58~126	60~132	62~138	64~144	66~150
	43~93	45~99	47~105	49~111	51~117	53~123	54~130	56~136	58~142	60~148	62~154
9	66~105	69~111	72~117	75~123	78~129	81~135	84~141	87~147	90~153	93~159	96~165
	62~109	65~115	68~121	71~127	73~134	76~140	79~146	82~152	84~159	87~165	90~171
	59~112	61~119	63~126	66~132	68~139	71~145	73~152	76~158	78~165	81~171	83~178
	56~115	58~122	61~128	63~135	65~142	67~149	69~156	72~162	74~169	76~176	78~183
10	82~128	86~134	89~141	92~148	96~154	99~161	103~167	106~174	110~180	113~187	117~193
	78~132	81~139	84~146	88~152	91~159	94~166	97~173	100~180	103~187	107~193	110~200
	74~136	77~143	79~151	82~158	85~165	88~172	91~179	93~187	96~194	99~201	102~208
	71~139	73~147	76~154	79~161	81~169	84~176	86~184	89~191	92~198	94~206	97~213

附表 8-3 H 界值表（三样本比较的秩和检验用）

n	n_1	n_2	n_3	P	
				0.05	0.01
7	3	2	2	4.71	
	3	3	1	5.14	
8	3	3	2	5.36	
	4	2	2	5.33	
	4	3	1	5.21	
	5	2	1	5.00	
9	3	3	3	5.60	7.20
	4	3	2	5.44	6.44
	4	4	1	4.97	6.67
	5	2	2	5.16	6.53
	5	3	1	4.96	
10	4	3	3	5.73	6.75
	4	4	2	5.45	7.04
	5	3	2	5.25	6.82
	5	4	1	4.99	6.95
11	4	4	3	5.60	7.14
	5	3	3	5.65	7.08
	5	4	2	5.27	7.12
	5	5	1	5.13	7.31
12	4	4	4	5.69	7.65
	5	4	3	5.63	7.44
	5	5	2	5.34	7.27
13	5	4	4	5.62	7.76
	5	5	3	5.71	7.54
14	5	5	4	5.64	7.79
15	5	5	5	5.78	7.98

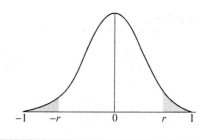

附表 9-1　r 界值表

自由度		概　率，P								
ν	单侧	0.25	0.10	0.05	0.025	0.01	0.005	0.002 5	0.001	0.000 5
	双侧	0.50	0.20	0.10	0.05	0.02	0.01	0.005	0.002	0.001
1		0.707	0.951	0.988	0.997	1.000	1.000	1.000	1.000	1.000
2		0.500	0.800	0.900	0.950	0.980	0.990	0.995	0.998	0.999
3		0.404	0.687	0.805	0.878	0.934	0.959	0.974	0.986	0.991
4		0.347	0.608	0.729	0.811	0.882	0.917	0.942	0.963	0.974
5		0.309	0.551	0.669	0.755	0.833	0.875	0.906	0.935	0.951
6		0.281	0.507	0.621	0.707	0.789	0.834	0.870	0.905	0.925
7		0.260	0.472	0.582	0.666	0.750	0.798	0.836	0.875	0.898
8		0.242	0.443	0.549	0.632	0.715	0.765	0.805	0.847	0.872
9		0.228	0.419	0.521	0.602	0.685	0.735	0.776	0.820	0.847
10		0.216	0.398	0.497	0.576	0.658	0.708	0.750	0.795	0.823
11		0.206	0.380	0.476	0.553	0.634	0.684	0.726	0.772	0.801
12		0.197	0.365	0.457	0.532	0.612	0.661	0.703	0.750	0.780
13		0.189	0.351	0.441	0.514	0.592	0.641	0.683	0.730	0.760
14		0.182	0.338	0.426	0.497	0.574	0.623	0.664	0.711	0.742
15		0.176	0.327	0.412	0.482	0.558	0.606	0.647	0.694	0.725
16		0.170	0.317	0.400	0.468	0.542	0.590	0.631	0.678	0.708
17		0.165	0.308	0.389	0.456	0.529	0.575	0.616	0.662	0.693
18		0.160	0.299	0.378	0.444	0.515	0.561	0.602	0.648	0.679
19		0.156	0.291	0.369	0.433	0.503	0.549	0.589	0.635	0.665
20		0.152	0.284	0.360	0.423	0.492	0.537	0.576	0.622	0.652
21		0.148	0.277	0.352	0.413	0.482	0.526	0.565	0.610	0.640
22		0.145	0.271	0.344	0.404	0.472	0.515	0.554	0.599	0.629
23		0.141	0.265	0.337	0.396	0.462	0.505	0.543	0.588	0.618
24		0.138	0.260	0.330	0.388	0.453	0.496	0.534	0.578	0.607
25		0.136	0.255	0.323	0.381	0.445	0.487	0.524	0.568	0.597
26		0.133	0.250	0.317	0.374	0.437	0.479	0.515	0.559	0.588
27		0.131	0.245	0.311	0.367	0.430	0.471	0.507	0.550	0.579
28		0.128	0.241	0.306	0.361	0.423	0.463	0.499	0.541	0.570
29		0.126	0.237	0.301	0.355	0.416	0.456	0.491	0.533	0.562
30		0.124	0.233	0.296	0.349	0.409	0.449	0.484	0.526	0.554
31		0.122	0.229	0.291	0.344	0.403	0.442	0.477	0.518	0.546
32		0.120	0.225	0.287	0.339	0.397	0.436	0.470	0.511	0.539
33		0.118	0.222	0.283	0.334	0.392	0.430	0.464	0.504	0.532
34		0.116	0.219	0.279	0.329	0.386	0.424	0.458	0.498	0.525
35		0.115	0.216	0.275	0.325	0.381	0.418	0.452	0.492	0.519

续附表 9-1

n	单侧	0.25	0.10	0.05	0.025	0.01	0.005	0.002 5	0.001	0.000 5
	双侧	0.50	0.20	0.10	0.05	0.02	0.01	0.005	0.002	0.001
36		0.113	0.213	0.271	0.320	0.376	0.413	0.446	0.486	0.513
37		0.111	0.210	0.267	0.316	0.371	0.408	0.441	0.480	0.507
38		0.110	0.207	0.264	0.312	0.367	0.403	0.435	0.474	0.501
39		0.108	0.204	0.261	0.308	0.362	0.398	0.430	0.469	0.495
40		0.107	0.202	0.257	0.304	0.358	0.393	0.425	0.463	0.490
41		0.106	0.199	0.254	0.301	0.354	0.389	0.420	0.458	0.484
42		0.104	0.197	0.251	0.297	0.350	0.384	0.416	0.453	0.479
43		0.103	0.195	0.248	0.294	0.346	0.380	0.411	0.449	0.474
44		0.102	0.192	0.246	0.291	0.342	0.376	0.407	0.444	0.469
45		0.101	0.190	0.243	0.288	0.338	0.372	0.403	0.439	0.465
46		0.100	0.188	0.240	0.285	0.335	0.368	0.399	0.435	0.460
47		0.099	0.186	0.238	0.282	0.331	0.365	0.395	0.431	0.456
48		0.098	0.184	0.235	0.279	0.328	0.361	0.391	0.427	0.451
49		0.097	0.182	0.233	0.276	0.325	0.358	0.387	0.423	0.447
50		0.096	0.181	0.231	0.273	0.322	0.354	0.384	0.419	0.443

附表 9-2　r_s 界值表

n		概　率，P								
	单侧	0.25	0.10	0.05	0.025	0.01	0.005	0.0025	0.001	0.0005
	双侧	0.50	0.20	0.10	0.05	0.02	0.01	0.005	0.002	0.001
4		0.600	1.000	1.000						
5		0.500	0.800	0.900	1.000	1.000				
6		0.371	0.657	0.829	0.886	0.943	1.000	1.000		
7		0.321	0.571	0.714	0.786	0.893	0.929	0.964	1.000	1.000
8		0.310	0.524	0.643	0.738	0.833	0.881	0.905	0.952	0.976
9		0.267	0.483	0.600	0.700	0.783	0.833	0.867	0.917	0.933
10		0.248	0.455	0.564	0.648	0.745	0.794	0.830	0.879	0.903
11		0.236	0.427	0.536	0.618	0.709	0.755	0.800	0.845	0.873
12		0.217	0.406	0.503	0.587	0.678	0.727	0.769	0.818	0.846
13		0.209	0.385	0.484	0.560	0.648	0.703	0.747	0.791	0.824
14		0.200	0.367	0.464	0.538	0.626	0.679	0.723	0.771	0.802
15		0.189	0.354	0.446	0.521	0.604	0.654	0.700	0.750	0.779
16		0.182	0.341	0.429	0.503	0.582	0.635	0.679	0.729	0.762
17		0.176	0.328	0.414	0.485	0.566	0.615	0.662	0.713	0.748
18		0.170	0.317	0.401	0.472	0.550	0.600	0.643	0.695	0.728
19		0.165	0.309	0.391	0.460	0.535	0.584	0.628	0.677	0.712
20		0.161	0.299	0.380	0.447	0.520	0.570	0.612	0.662	0.696
21		0.156	0.292	0.370	0.435	0.508	0.556	0.599	0.648	0.681
22		0.152	0.284	0.361	0.425	0.496	0.544	0.586	0.634	0.667
23		0.148	0.278	0.353	0.415	0.486	0.532	0.573	0.622	0.654
24		0.144	0.271	0.344	0.406	0.476	0.521	0.562	0.610	0.642
25		0.142	0.265	0.337	0.398	0.466	0.511	0.551	0.598	0.630
26		0.138	0.259	0.331	0.390	0.457	0.501	0.541	0.587	0.619
27		0.136	0.255	0.324	0.382	0.448	0.491	0.531	0.577	0.608
28		0.133	0.250	0.317	0.375	0.440	0.483	0.522	0.567	0.598
29		0.130	0.245	0.312	0.368	0.433	0.475	0.513	0.558	0.589
30		0.128	0.240	0.306	0.362	0.425	0.467	0.504	0.549	0.580
31		0.126	0.236	0.301	0.356	0.418	0.459	0.496	0.541	0.571
32		0.124	0.232	0.296	0.350	0.412	0.452	0.489	0.533	0.563
33		0.121	0.229	0.291	0.345	0.405	0.446	0.482	0.525	0.554
34		0.120	0.225	0.287	0.340	0.399	0.439	0.475	0.517	0.547
35		0.118	0.222	0.283	0.335	0.394	0.433	0.468	0.510	0.539
36		0.116	0.219	0.279	0.330	0.388	0.427	0.462	0.504	0.533
37		0.114	0.216	0.275	0.325	0.382	0.421	0.456	0.497	0.526
38		0.113	0.212	0.271	0.321	0.378	0.415	0.450	0.491	0.519
39		0.111	0.210	0.267	0.317	0.373	0.410	0.444	0.485	0.513
40		0.110	0.207	0.264	0.313	0.368	0.405	0.439	0.479	0.507
41		0.108	0.204	0.261	0.309	0.364	0.400	0.433	0.473	0.501
42		0.107	0.202	0.257	0.305	0.359	0.395	0.428	0.468	0.495
43		0.105	0.199	0.254	0.301	0.355	0.391	0.423	0.463	0.490
44		0.104	0.197	0.251	0.298	0.351	0.386	0.419	0.458	0.484
45		0.103	0.194	0.248	0.294	0.347	0.382	0.414	0.453	0.479
46		0.102	0.192	0.246	0.291	0.343	0.378	0.410	0.448	0.474
47		0.101	0.190	0.243	0.288	0.340	0.374	0.405	0.443	0.469
48		0.100	0.188	0.240	0.285	0.336	0.370	0.401	0.439	0.465
49		0.098	0.186	0.238	0.282	0.333	0.366	0.397	0.434	0.460
50		0.097	0.184	0.235	0.279	0.329	0.363	0.393	0.430	0.456

附表 10-1　随机排列表

编号	1	2	3	4	5	6	7	8	9	10	11	12	13	14	15	16	17	18	19	20
1	8	6	19	13	5	18	12	1	4	3	9	2	17	14	11	7	16	15	10	0
2	8	19	7	6	11	14	2	13	5	17	9	12	0	16	15	1	4	10	18	3
3	18	1	10	13	17	2	0	3	8	15	7	4	19	12	5	14	9	11	6	16
4	6	19	1	5	18	12	4	0	13	10	16	17	7	14	11	15	8	3	9	2
5	1	2	7	4	18	0	15	13	5	12	19	10	9	14	16	8	6	11	3	17
6	11	19	2	15	14	10	8	12	1	17	4	3	0	9	16	6	13	7	18	5
7	14	3	16	7	9	2	15	12	11	4	13	19	8	1	18	6	0	5	17	10
8	3	2	16	6	1	13	17	19	8	14	0	15	9	18	11	5	4	10	7	12
9	16	9	10	3	15	0	11	2	1	5	18	8	19	13	6	12	17	4	7	14
10	4	11	18	6	0	8	12	16	17	3	2	9	5	7	19	10	15	13	14	1
11	5	15	18	13	7	3	10	14	16	1	8	2	17	6	9	4	0	12	19	11
12	0	18	10	15	11	12	3	13	14	1	17	2	6	9	16	4	7	8	19	5
13	10	9	14	18	12	17	15	3	5	2	11	19	8	0	1	4	7	13	6	16
14	11	9	13	0	14	12	18	7	2	10	4	17	19	6	5	8	3	15	1	16
15	17	1	0	16	9	12	2	4	5	18	14	15	7	19	6	8	11	3	10	13
16	17	1	5	2	8	12	15	13	19	14	7	16	6	3	9	10	4	11	0	18
17	5	16	15	7	18	10	12	9	11	6	13	17	14	1	0	4	3	2	19	8
18	16	19	0	8		10	13	17	4	3	15	18	11	1	12	9	5	7	2	14
19	13	9	17	12	15	4	3	1	16	2	10	18	8	6	7	19	14	11	0	5
20	11	12	8	16	3	19	14	17	9	7	4	4	10	0	18	15	6	5	13	2
21	19	12	13	8	4	15	16	7	0	11	1	5	14	18	3	6	10	9	2	17
22	2	18	8	14	6	11	1	9	15	0	17	10	4	7	13	3	12	5	16	19
23	9	16	17	18	5	7	12	2	4	10	0	13	8	3	14	15	6	11	1	19
24	15	0	14	6	1	2	9	8	18	4	10	17	3	12	16	11	19	13	7	5
25	14	0	9	18	19	16	10	4	5	1	6	2	12	3	11	13	7	8	17	15

附表 10-2　随机数字表

03 47 43 73 86	36 96 47 36 61	46 96 63 71 62	3326 16 80 45	60 11 14 10 95
97 74 24 67 62	42 81 14 57 20	42 53 32 37 32	27 07 36 07 51	24 51 79 89 73
16 76 62 27 66	56 50 26 71 07	32 90 79 78 53	13 55 38 58 59	88 97 54 14 10
12 56 85 99 26	96 96 68 27 31	05 03 72 93 15	57 12 10 14 21	88 26 49 81 76
55 59 56 35 64	38 54 82 46 22	31 62 43 09 90	06 18 44 32 53	23 83 01 30 30
16 22 77 94 39	49 54 43 54 82	17 37 93 23 78	87 35 20 96 43	84 26 34 91 64
84 42 17 53 31	57 24 55 06 88	77 04 74 47 67	21 76 33 50 25	83 92 12 06 76
63 01 63 78 59	16 95 55 67 19	98 10 50 71 75	12 86 73 58 07	44 39 52 38 79
33 21 12 34 29	78 64 56 07 82	52 42 07 44 38	15 51 00 13 42	99 66 02 79 54
57 60 86 32 44	09 47 27 96 54	49 17 46 09 62	90 52 84 77 27	08 02 73 43 28
18 18 07 92 46	44 17 16 58 09	79 83 86 19 62	06 76 50 03 10	55 23 64 05 05
26 62 38 97 75	84 16 07 44 99	83 11 46 32 24	20 14 85 88 45	10 93 72 88 71
23 42 40 64 74	82 97 77 77 81	07 45 32 14 08	32 98 94 07 72	93 85 79 10 75
52 36 28 19 95	50 92 26 11 97	00 56 76 31 38	80 22 02 53 53	86 60 42 04 53
37 85 94 35 12	83 39 50 08 30	42 34 07 96 88	54 42 06 87 93	35 85 29 48 39
70 29 17 12 13	40 33 20 38 26	13 89 51 03 74	17 76 37 13 04	07 74 21 19 30
56 62 18 37 35	96 83 50 87 75	97 12 25 93 47	70 33 24 03 54	97 77 46 44 80
99 49 57 22 77	88 42 95 45 72	16 64 36 16 00	04 43 18 66 79	94 77 24 21 90
16 03 15 04 72	33 27 14 34 09	45 59 34 68 49	12 72 07 34 45	99 27 72 95 14
31 16 93 32 43	50 27 89 87 19	20 15 37 00 49	52 85 66 60 44	38 63 88 11 80
68 34 30 13 70	55 74 30 77 40	44 22 78 84 26	04 33 46 09 52	68 07 97 06 57
74 57 25 65 76	59 29 97 68 60	71 91 38 67 54	13 58 18 24 76	15 54 55 95 52
27 42 37 86 53	48 55 90 65 72	96 57 69 36 10	96 46 92 42 45	97 60 49 04 91
00 39 68 29 61	66 37 32 20 30	77 84 57 03 29	10 45 65 04 26	11 04 96 67 24
29 94 98 94 24	68 49 69 10 82	53 75 91 93 30	34 25 20 57 27	40 48 73 51 92
16 90 82 66 59	83 62 64 11 12	67 19 00 71 74	60 47 21 29 68	02 02 37 03 31
11 27 94 75 06	06 09 19 74 66	02 94 37 34 02	76 70 90 30 86	38 45 94 30 38
35 24 10 16 20	33 32 51 26 38	79 78 45 04 91	16 92 53 56 16	02 75 50 95 98
38 23 16 86 38	42 38 97 01 50	87 75 66 81 41	40 01 74 91 62	48 51 84 08 32
31 96 25 91 47	96 44 33 49 13	34 86 82 53 91	00 52 43 48 85	27 55 26 89 62
66 67 40 67 14	64 05 71 95 86	11 05 65 09 68	76 83 20 37 90	57 16 00 11 66
14 90 84 45 11	75 73 88 05 90	52 27 41 14 86	22 98 12 22 08	01 52 74 95 80
68 05 51 18 00	33 96 02 75 19	07 60 62 93 55	59 33 82 43 90	49 37 38 44 59
20 46 78 73 90	97 51 40 14 02	04 02 33 31 08	39 54 16 49 36	47 95 93 13 30
64 19 58 97 79	15 06 15 93 20	01 90 10 75 06	40 78 78 89 62	02 67 74 17 33
05 26 93 70 60	22 35 85 15 13	92 03 51 59 77	59 56 78 06 83	52 91 05 70 74
07 97 10 88 23	09 98 42 99 64	61 71 62 99 15	06 51 29 16 93	58 05 77 09 51
68 71 86 85 85	54 87 66 47 54	73 32 08 11 12	44 95 92 63 16	29 56 24 29 48
26 99 61 65 53	58 37 78 80 70	42 10 50 67 42	32 17 55 85 74	94 44 67 16 94
14 65 52 68 75	87 59 36 22 41	26 78 63 06 55	13 08 27 01 50	15 29 39 39 43
17 53 77 58 71	71 41 61 50 72	12 41 93 96 26	44 95 27 36 99	02 96 74 30 83
90 26 59 21 19	23 52 23 33 12	96 94 02 18 39	07 02 18 36 07	25 99 32 70 23
41 23 52 55 99	31 04 49 69 96	10 47 48 45 88	13 41 43 89 20	97 17 14 49 17
60 20 50 81 69	31 99 73 68 68	35 81 33 03 76	24 30 12 48 60	18 99 10 72 34
91 25 38 05 90	94 58 28 41 36	45 37 59 03 09	90 35 57 29 12	82 62 54 65 60
34 50 57 74 37	98 80 33 00 91	09 77 93 19 82	74 94 80 04 04	45 07 31 66 49
85 22 04 39 43	73 81 53 94 79	33 62 46 86 28	08 31 54 46 31	53 94 13 38 47
09 79 13 77 48	73 82 97 22 21	05 03 27 24 83	72 89 44 05 60	35 80 39 94 88
88 75 80 18 14	22 95 75 42 49	39 32 82 22 49	02 48 07 70 37	16 04 61 67 87
90 96 23 70 00	39 00 03 06 90	55 85 78 38 36	94 37 30 69 32	90 89 00 76 33

主要参考文献

1. 国家自然科学基金委员会. 自然科学学科发展战略调研报告. 预防医学. 北京:科学出版社,1995

2. 《中国卫生年鉴》编辑委员会. 中国卫生年鉴 2000. 北京:人民卫生出版社,2000

3. 仲来福,等. 卫生学. 第 6 版. 北京:人民卫生出版社,2004

4. 蔡宏道,等. 现代环境卫生学. 北京:人民卫生出版社,1995

5. 陈学敏,等. 环境卫生学. 第 4 版. 北京:人民卫生出版社,2001

6. 王学良,等. 预防医学. 北京:北京医科大学出版社,2000

7. 陈炳卿,等. 营养与食品卫生学. 第 4 版. 北京:人民卫生出版社,2000

8. 中国营养学会. 中国居民膳食营养素参考摄入量. 北京:中国轻工业出版社,2001

9. E. E. 齐格勒,LJ 小法勒. 著;闻芝梅,等. 译. 现代营养学. 第 7 版. 北京:人民卫生出版社,1998

10. 陈炳卿,等. 现代食品卫生学. 北京:人民卫生出版社,2001

11. 顾景范,等. 临床营养学. 上海:上海科学技术出版社,1990

12. 何风生,等. 中华职业医学. 北京:人民卫生出版社,1999

13. 梁友信,等. 劳动卫生与职业病学. 第 4 版. 北京:人民卫生出版社,2000

14. 沈国安,等. 职业性肺病. 北京:中国医药科技出版社,1999

15. 王移兰,等. 现代劳动卫生学. 北京:人民卫生出版社,1994

16. 龚幼龙,等. 社会医学. 北京:人民卫生出版社,2000

17. 孙贵范,等. 预防医学. 北京:人民卫生出版社,2001

18. 何廷尉等. 预防医学. 北京:高等教育出版社,2001

19. 方积乾,等. 卫生统计学. 第 7 版. 北京:人民卫生出版社. 2012

20. 郭祖超,等. 医学统计学. 北京:人民军医出版社,1999

21. 金丕焕,等. 医用统计方法. 上海:上海医科大学出版社,1993

22. 余松林. 临床随访资料的统计分析方法. 北京:人民卫生出版社. 1991

23. LaDou J. Occupational and Environmental Medicine. second edition. Appletom& Lange, Stanford, Connecticut,1997

24. 郭新彪. 环境与健康学. 北京:北京大学医学出版社,2006

25. 傅华等. 预防医学. 第 5 版. 北京:人民卫生出版社,2008

26. 陈启光. 医学统计学. 南京:东南大学出版社,2007

27. 陆守曾. 医学统计学. 第 2 版. 北京:中国统计出版社,2007

28. 汪国雄. 等. 预防医学. 南京:东南大学出版社,2002

29. 黄水平,等. 预防医学. 第 2 版. 南京:东南大学出版社,2007

30. 孙贵范,等. 职业卫生与职业医学. 第 7 版. 北京:人民卫生出版社. 2013

31. 杨克敌,等. 环境卫生学. 第 7 版. 北京:人民卫生出版社. 2012

32. 孙长颢,等. 营养与食品卫生学. 第 7 版. 北京:人民卫生出版社. 2012